历代名医名著精选丛书

黄元御 医学名著三书

HUANG YUANYU YIXUE MINGZHUO SANSHU

清·黄元御 著

刘从明 王明惠 点校

河南科学技术出版社
·郑州·

内容提要

本书收录清代著名医学家、"一代宗师"黄元御最具影响力的三部经典名著《四圣心源》《伤寒悬解》《金匮悬解》。黄元御尊崇黄帝、岐伯、越人、仲景四圣之作，将《内经》《难经》《伤寒论》《金匮要略》之精髓，融会贯通于一体，重新编次厘定，阐发其经旨微义，并多有创见和发挥。本书文辞工美，医理圆周，前述理论，后列诸病，堪称经典之作，适合广大中医从业者阅读参考。

图书在版编目（CIP）数据

黄元御医学名著三书/清·黄元御著；刘从明，王明惠点校. —郑州：河南科学技术出版社，2020.7

ISBN 978-7-5349-9774-7

Ⅰ.①黄…　Ⅱ.①黄…②刘…③王…　Ⅲ.①中国医药学－中国－清代　Ⅳ.①R2-52

中国版本图书馆 CIP 数据核字（2019）第 285016 号

出版发行：河南科学技术出版社
　　　　　　北京名医世纪文化传媒有限公司
　　　　　　地址：北京市丰台区万丰路 316 号万开基地 B 座 1-114　　邮编：100161
　　　　　　电话：010-63863186　010-63863168
策划编辑：赵东升
文字编辑：赵东升
责任审读：周晓洲
责任校对：龚利霞
封面设计：中通世奥
版式设计：崔刚图文
责任印制：陈震财
印　　刷：北京盛通印刷股份有限公司
经　　销：全国新华书店、医学书店、网店
开　　本：720 mm×1020 mm　1/16　　**印张**：22.50　　　　**字数**：403 千字
版　　次：2020 年 7 月第 1 版　　2020 年 7 月第 1 次印刷
定　　价：49.00 元

如发现印、装质量问题，影响阅读，请与出版社联系并调换

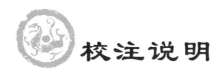

校注说明

黄元御(公元 1705－1758 年)，名玉潞，字元御，又名坤载，号研农，别号玉楸子。清代著名医学家，乾隆帝御医。其著作不仅在国内受欢迎，而且已于清末传入日本、朝鲜等国。

黄元御医籍十一种，已刊行八种(《伤寒悬解》《金匮悬解》《四圣悬枢》《四圣心源》《长沙药解》《伤寒说义》《素灵微蕴》《玉楸药解》)，未刊行三种(《素问悬解》《灵枢悬解》《难经悬解》)。本书遴选其最具代表性，学术阐述深刻，临证指导价值较高的《四圣心源》《伤寒悬解》《金匮悬解》三种校注合编成帙。

《四圣心源》十卷，成书于清乾隆十八年(1753)，初刊于嘉庆十八年(1813)。以黄帝、岐伯、秦越人、张仲景四圣典籍精蕴为本，旁采诸家之长，融合己见而成。主要阐述基础理论，以经络、脉法、藏象、气血、运气等为主；以气机升降、五行生克之理阐明病机；重视脾胃阴阳升降之说，谓"脾为己土以太阴而主升，胃为戊土以阳明而主降，升降之权，则在阴阳之交，是谓中气"，强调中气是"和济水火之机，升降金木之轴"。阐述诸病根源，亦以中气为要，认为中气之为病者，一则为虚，二则为湿邪所困，三则为郁，轮轴莫运，升降失职，则百病由作。在诸病论治方面，尤重顾护脾胃，调节气机升降，故用药偏于温补。对四圣之书，从源到流，重加考订，以探究其原意。理法方药齐备，薪传四圣微旨，探奇诀奥，内容宏富，足资业医者师法研读。《四库全书总目提要》评谓："元御于《素问》《灵枢》《难经》《伤寒论》《金匮玉函经》五书，已各为之解，复融贯其旨，以为此书。其文极为博辩，而词胜于意者多。"

《伤寒悬解》十四卷，卷首，卷末各一卷。成书于清乾隆十三年(1748)。卷首论仲景微旨，阐述伤寒温病各不同气、外感病传经大凡、营卫受病区别、六经病与经脉脏腑的关系等；卷一、卷二论脉法；卷三至卷五论太阳病；卷六、卷七论阳明病；卷八、卷九论少阳病；卷十论太阴病；卷十一论少阴病；卷十二论厥阴病；卷十三论伤寒类证，阐述温病、痉病、湿病、暍病、霍乱、差后劳复、阴阳易等病证；卷十四论汗下宜忌，讨论诸汗吐下可与不可；卷末附王叔和"伤寒例"。黄氏对王叔和整理《伤寒论》的编次颇有微词，谓：自王叔和混热病于伤寒，后来坊本杂出，又有"传经为热，直中为寒"之说，而伤寒亡矣。且简编亦多失次，因而解其脉法，详其经络，考其常变，辨其宜忌，凡旧文之讹乱者，悉为审定，力图"于破裂纷乱之中条分缕析，复其次第"。书中将《伤寒论》一百十三方分别六经病证,予以归纳整理,按六经病本病、经病、腑病、脏病、坏病,以及实证、虚证、入阴入阳等归类,对原文逐条诠释。条理清晰,对六经病证的成因、传变、辨证论治阐述其详,是学习研究《伤寒论》的重要参考读物。《四库全书总目提要》评谓:"其持论甚高。考《伤寒论》书本经叔和之编次,已乱其原次,元御以为错文,较为有据。"

《金匮悬解》成书于清乾隆十三年(1748),对《金匮要略》原文重新编次,列七类二十二卷。每卷之首先为概说,以下对每条原文分章论述,凡三百六十五章。黄氏以为"非精于《灵》《素》之理者,不能解《金匮》之言",故其注必以《内经》《难经》为据,并广涉阴阳五行制化与气机升降之理。此外,又广搜博采,参合诸家,以贯通《金匮》原文。《四库全书总目提要》谓其"四诊九候之法,言之颇详"。

本次整理,所选三种名著皆以清同治七年(1868)《黄氏医书八种》为底本,参考了清光绪二十年(1894)图书集成印书局排印本。其中《伤寒悬解》参校了清道光十二年(1832)长沙燮和精舍刻本、咸丰九年(1859)顺德黄氏刻本。《金匮悬解》参校了清咸丰十年(1860)燮和精舍刻本、同治五年(1866)爱竹山房刻本。《四圣心源》参校了嘉庆十八(1813)年刻本、道光十二年(1832)阳湖张琦宛邻书屋刻本。以点校为主,校注文字力求简明扼要,不做繁琐考证,不轻易删改,以保持本书原貌。将原来的竖排版改为现代横排版,加现代标点。繁体字改为规范简体字;异体字改为通行规范字;古今字通假字一律不改动,在首见处出注说明;避讳字原则上不改动,如特别需要恢复本字者,出注说明。在校注过程中,以对校为主,如系底本讹误者出校说明,可校可不校者不出校;若读不通的字、词、句,采用对校不能解决者,则采用本校、他校、理校,但凡改动一字,必出校说明。凡难字、僻字、易于误解的异读字,均加注释并注音,注音采用汉字拼音加直音法;凡有歧义、僻义、费解之词,原则上加注;凡书名、人名、地名,一般不做注释;原方位词"右"、"左"等一律改为"上"、"下",不出注文。

由于编校人员古学功底、点校水平有限,有失校处,祈望斧正。

点校者

2019 年 12 月

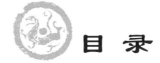

目 录

四圣心源

伤寒悬解

金匮悬解

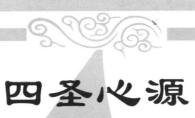

四圣心源

四圣心源自序

　　医有黄帝、岐伯、越人、仲景，四圣之书，争光日月，人亡代革，薪火无传。玉楸子悯后世作者不达其意，既解《伤寒》《金匮》，乃于己巳①二月，作《四圣心源》，解内外百病，原始要终，以继先圣之业。创辟大略，遇事辍笔。庚午四月，北游帝城。十一月终，南赴清江。辛未二月，随驾武林。四月还署，研思旧草，十得其九，厥功未竟。八月十五，开舟北上，再客京华。壬申十月，作天人之解，续成全书。癸酉二月，解长沙药性，五月删定《伤寒》，七月笔削《金匮》，八月修瘟疫痘疹，成于九月十七。维时霖雨初晴，商飙徐发，落木飘零，黄叶满阶。玉楸子处萧凉之虚馆，坐寂寞之闲床，起他乡之遥恨，生故国之绵思。悲哉！清秋之气也，黯然远客之心矣。爰取《心源》故本，加之润色。嗟乎！往者虞卿违赵而著《春秋》，屈原去楚而作《离骚》。古人论述，往往失地远客，成于羁愁郁闷之中。及乎书竣业就，乃心独喜，然后知当时之失意，皆为后此之得意无穷也。向使虞卿终相赵国，屈原永宦楚邦，则《离骚》不作，《春秋》莫著，迄于今，其人已朽，其书不传，两人之得意，不如其失意也。当世安乐之人，其得天者诚厚，然隙驷不留，尺波电谢，生存而处华屋，零落而归山丘，身与夕露同晞，名与朝华并灭，荆棘狐兔之中，樵牧歌吟之下，其为安乐者焉在。窃以为天之厚安乐之人，不如其厚羁愁之士，丈夫得失之际，非俗人之所知也。顾自己巳，以至壬申，历年多矣。元草未就，是天既长与以穷愁之境，而不频假以消闲之日。帝眷之隆，何可恃也。良时非多，勖之而已。

癸酉九月甲戌昌邑黄元御

---

①己巳：乾隆十四年，即公元 1749 年

四圣心源卷一　天人解

昌邑黄元御坤载著

　　昔在黄帝,咨于岐伯,作《内经》,以究天人之奥。其言曰:善言天者,必有验于人。然则善言人者,必有验于天矣。天人一也,未识天道,焉知人理。慨自越人、仲景而后,秘典弗著,至教无传。叹帝宰之杳茫,怅民义之幽深。徒托大象,不测其原。空抚渺躬,莫解其要。人有无妄之疾,医乏不死之方,群称乳虎,众号苍鹰。哀彼下泉之人,念我同门之友,作天人解。

阴阳变化

　　阴阳未判,一气混茫。气含阴阳,则有清浊。清则浮升,浊则沉降,自然之性也。升则为阳,降则为阴,阴阳异位,两仪分焉。清浊之间,是谓中气。中气者,阴阳升降之枢轴,所谓土也。

　　枢轴运动,清气左旋,升而化火,浊气右转,降而化水,化火则热,化水则寒。方其半升,未成火也,名之曰木。木之气温,升而不已,积温成热,而化火矣。方其半降,未成水也,名之曰金。金之气凉,降而不已,积凉成寒,而化水矣。

　　水、火、金、木,是名四象。四象即阴阳之升降,阴阳即中气之浮沉。分而名之,即曰四象,合而言之,不过阴阳;分而言之,则曰阴阳,合而言之,不过中气所变化耳。

　　四象轮旋,一年而周,阳升于岁半之前,阴降于岁半之后。阳之半升则为春,全升则为夏;阴之半降则为秋,全降则为冬。春生夏长,木火之气也,故春温而夏热;秋收冬藏,金水之气也,故秋凉而冬寒。土无专位,寄旺于四季之月,各十八日,而其司令之时,则在六月之间。土合四象,是谓五行也。

五行生克

　　五行之理,有生有克:木生火,火生土,土生金,金生水,水生木;木克土,土克水,水克火,火克金,金克木。其相生相克,皆以气而不以质也,成质则不能生克矣。盖天地之位,北寒南热,东温西凉。阳升于东,则温气成春,升于南,则热气成夏。阴降于西,则凉气成秋,降于北,则寒气成冬。春之温生夏之热,夏之热生秋之凉,秋之凉生冬之寒,冬之寒生春之温。土为四象之母,实生四象,曰火土者,以其寄宫在六月火令之后,六月湿盛,湿为土气也。其实水火交蒸,乃生湿气。六月之时,火在土上,水在土下,寒热相逼,是以湿动。湿者,水火之中气。土寄位于西南,南热而西凉,故曰火生土,土生金也。相克者,制其太过也。木性发散,敛之以金气,则木不过散;火性升炎,伏之以水气,则火不过炎;土性濡湿,疏之以木气,则土不过湿;金性收敛,温之以火气,则金不过收;水性降润,渗之以土气,则水不过润,皆气化自然之妙也。

脏腑生成

人与天地相参也。阴阳肇基,爰有祖气,祖气者,人身之太极也。祖气初凝,美恶攸分,清浊纯杂,是不一致,厚薄完缺,亦非同伦。后日之灵蠢寿夭,贵贱贫富,悉于此判,所谓命秉于生初也。

祖气之内,含抱阴阳。阴阳之间,是谓中气。中者,土也。土分戊己,中气左旋,则为己土,中气右转,则为戊土。戊土为胃,己土为脾。己土上行,阴升而化阳。阳升于左,则为肝,升于上,则为心。戊土下行,阳降而化阴。阴降于右,则为肺,降于下,则为肾。肝属木而心属火,肺属金而肾属水,是人之五行也。

五行之中,各有阴阳,阴生五脏,阳生六腑。肾为癸水,膀胱为壬水,心为丁火,小肠为丙火,肝为乙木,胆为甲木,肺为辛金,大肠为庚金。五行各一,而火分君相,脏有心主相火之阴,腑有三焦相火之阳也。

气血原本

肝藏血,肺藏气,而气原于胃,血本于脾。盖脾土左旋,生发之令畅,故温暖而生乙木;胃土右转,收敛之政行,故清凉而化辛金。午半阴生,阴生则降,三阴右降,则为肺金,肺金即心火之清降者也,故肺气清凉而性收敛。子半阳生,阳生则升,三阳左升,则为肝木,肝木即肾水之温升者也,故肝血温暖而性生发。肾水温升而化木者,缘己土之左旋也,是以脾为生血之本。心火清降而化金者,缘戊土之右转也,是以胃为化气之原。气统于肺,凡脏腑经络之气,皆肺气之所宣布也,其在脏腑则曰气,而在经络则为卫。血统于肝,凡脏腑经络之血,皆肝血之所流注也,其在脏腑则曰血,而在经络则为营。营卫者,经络之气血也。

精神化生

肝血温升,升而不已,温化为热,则生心火;肺气清降,降而不已,清化为寒,则生肾水。水之寒者,五脏之悉凝也。阴极则阳生,故纯阴之中,又含阳气。火之热者,六腑之尽发也。阳极则阴生,故纯阳之中,又胎阴气。阴中有阳,则水温而精盈;阳中有阴,则气清而神旺。神发于心,方其在肝,神未旺也,而已现其阳魂;精藏于肾,方其在肺,精未盈也,而先结其阴魄。《素问》:随神往来者谓之魂,并精出入者谓之魄。盖阳气方升,未能化神,先化其魂,阳气全生,则魂变而为神。魂者,神之初气,故随神而往来。阴气方降,未能生精,先生其魄,阴气全降,则魄变而为精。魄者,精之始基,故并精而出入也。

形体结聚

肝主筋,其荣爪;心主脉,其荣色;脾主肉,其荣唇;肺主皮,其荣毛;肾主骨,其荣发。凡人之身,骨以立其体干,筋以束其关节,脉以通其营卫,肉以培其部分,皮以固其肌肤。皮毛者,肺金之所生也,肺气盛则皮毛致密而润泽。肌肉者,脾土之所生也,脾气盛则肌肉丰满而充实。脉络者,心火之所生也,心气盛则脉络疏通而条达。筋膜者,肝木之所生也,肝气盛则筋膜滋荣而和畅。髓骨者,肾水之所生也,肾气盛则髓骨坚凝而轻利。五气皆备,形成而体具矣。

五官开窍

肝窍于目,心窍于舌,脾窍于口,肺窍于鼻,肾窍于耳。五脏之精气,开窍于头上,是谓五官。手之三阳,自手走头,足之三阳,自头走足,头为手足六阳之所聚会。五脏阴也,阴极生阳,阳性清虚而清上,清虚之极,神明出焉。五神发露,上开七窍,声色臭味,于此攸辨。

官窍者,神气之门户也。清阳上升,则七窍空灵;浊阴上逆,则五官窒塞。清升浊降,一定之位。人之少壮,清升而浊降,故上虚而下实;人之衰老,清陷而浊逆,故下虚而上实。七窍之空灵者,以其上虚;五官之窒塞者,以其上实。其实者,以其虚也;其虚者,以其实也。

五气分主

肝属木,其色青,其臭臊,其味酸,其声呼,其液泣。心属火,其臭焦,其味苦,其声笑,其液汗,其色赤。脾属土,其味甘,其声歌,其液涎,其色黄,其臭香。肺属金,其声哭,其液涕,其色白,其臭腥,其味辛。肾属水,其液唾,其色黑,其臭腐,其味咸,其声呻。盖肝主五色,五脏之色,皆肝气之所入也,入心为赤,入脾为黄,入肺为白,入肾为黑。心主五臭,五脏之臭,皆心气之所入也,入脾为香,入肺为腥,入肾为腐,入肝为臊。脾主五味,五脏之味,皆脾气之所入也,入肺为辛,入肾为咸,入肝为酸,入心为苦。肺主五声,五脏之声,皆肺气之所入也,入肾为呻,入肝为呼,入心为言,入脾为歌。肾主五液,五脏之液,皆肾气之所入也,入肝为泪,入心为汗,入脾为涎,入肺为涕。

五味根原

木曰曲直,曲直作酸;火曰炎上,炎上作苦;金曰从革,从革作辛;水曰润下,润下作咸;土爱稼穑,稼穑作甘。火性炎上,上炎则作苦;水性润下,下润则作咸;木性升发,直则升而曲则不升,郁而不升,是以作酸;金性降敛,从则降而革则不降,滞而不降,是以作辛。使坎离交媾,龙虎回环,则火下炎而不苦,水上润而不咸,木直升而不酸,金从降而不辛。金木者,水火所由以升降也。木直则肾水随木而左升,金从则心火随金而右降。木曲而不直,故肾水下润;金革而不从,故心火上炎。而交济水火,升降金木之权,总在于土。土者,水、火、金、木之中气,左旋则化木火,右转则化金水,实四象之父母也。不苦、不咸、不酸、不辛,是以味甘。己土不升,则水木下陷,而作酸咸,戊土不降,则火金上逆,而作苦辛,缘土主五味,四象之酸苦辛咸,

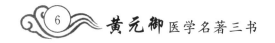

皆土气之中郁也。四象之内,各含土气,土郁则传于四脏,而作诸味,调和五脏之原,职在中宫也。

五情缘起

肝之气风,其志为怒。心之气热,其志为喜。肺之气燥,其志为悲。肾之气寒,其志为恐。脾之气湿,其志为思。盖阳升而化火则热,阴降而化水则寒。离火上热,泄而不藏,敛之以燥金,则火交于坎府。坎水下寒,藏而不泄,动之以风木,则水交于离宫。木生而火长,金收而水藏。当其半生,未能茂长,则郁勃而为怒,既长而神气畅达,是以喜也;当其半收,将至闭藏,则牢落而为悲,既藏而志意幽沦,是以恐也。

物情乐升而恶降,升为得位,降为失位。得位则喜,未得则怒,失位则恐,将失则悲,自然之性如此,其实总土气之回周而变化也。己土东升,则木火生长,戊土西降,则金水收藏。生长则为喜怒,收藏则为悲恐。若轮枢莫运,升降失职,喜怒不生,悲恐弗作,则土气凝滞,而生忧思。

心之志喜,故其声笑,笑者,气之升达而酣适也。肾之志恐,故其声呻,呻者,气之沉陷而幽郁也。肝之志怒,故其声呼,呼者,气方升而未达也。肺之志悲,故其声哭,哭者,气方沉而将陷也。脾之志忧,故其声歌,歌者,中气结郁,故长歌以泄怀也。

精华滋生

阴生于上,胃以纯阳而含阴气,有阴则降,浊阴下降,是以清虚而善容纳。阳生于下,脾以纯阴而含阳气,有阳则升,清阳上升,是以温暖而善消磨。水谷入胃,脾阳磨化,渣滓下传,而为粪溺,精华上奉,而变气血。

气统于肺,血藏于肝,肝血温升,则化阳神,肺气清降,则产阴精。五脏皆有精,悉受之于肾;五脏皆有神,悉受之于心;五脏皆有血,悉受之于肝;五脏皆有气,悉受之于肺,总由土气之所化生也。

土爱稼穑,稼穑作甘,谷味之甘者,秉土气也。五谷香甘,以养脾胃。土气充盈,分输四子。己土左旋,谷气归于心肺;戊土右转,谷精归于肾肝。脾胃者,仓廪之官,水谷之海,人有胃气则生,绝胃气则死。胃气即水谷所化,食为民天,所关非细也。

糟粕传导

水谷入胃,消于脾阳。水之消化,较难于谷。缘脾土磨化,全赖于火。火为土母,火旺土燥,力能克水。脾阳蒸动,水谷精华,化为雾气,游溢而上,归于肺家。肺金清肃,雾气降洒,化而为水,如釜水沸腾,气蒸为雾也。气化之水,有精有粗,精者入于脏腑,而为津液,粗者入于膀胱,而为溲溺。溲溺通利,胃无停水,糟粕后传,是以便干。

《灵枢·营卫生会》：上焦如雾，中焦如沤，下焦如渎。气水变化于中焦，沤者，气水方化，而未盛也。及其已化，则气腾而上，盛于胸膈，故如雾露；水流而下，盛于膀胱，故如川渎。川渎之决，由于三焦。《素问·灵兰秘典》：三焦者，决渎之官，水道出焉。盖三焦之火秘，则上温脾胃而水道通；三焦之火泄，则下陷膀胱而水窍闭。《灵枢·本输》：三焦者，足太阳、少阴之所将，太阳之别也。上踝五寸，别入贯腨肠，出于委阳，并太阳之正，入络膀胱，约下焦，实则闭癃，虚则遗溺。以水性蛰藏，太阳寒水蛰藏，三焦之火秘于肾脏，则内温而外清，水府清通，上窍常开，是以气化之水渗于膀胱，而小便利。若太阳寒水不能蛰藏，三焦之火泄于膀胱，膀胱热癃，水窍不开，脾胃寒郁，但能消谷，不能消水，水不化气上腾，爰与谷滓并入二肠，而为泄利。泄利之家，水入二肠而不入膀胱，是以小便不利。所谓实则闭癃者，三焦之火泄于膀胱也。

经脉起止

胆、胃、大肠、小肠、三焦、膀胱，是谓六腑；肝、心、脾、肺、肾、心包，是谓六脏。六脏六腑，是生十二经。经有手足不同，阳明大肠、太阳小肠、少阳三焦，是谓手之三阳经；阳明胃、太阳膀胱、少阳胆，是谓足之三阳经；太阴脾、少阴肾、厥阴肝，是谓足之三阴经；太阴肺、少阴心、厥阴心主，是谓手之三阴经。

手之三阳，自手走头。手阳明，自次指，出合谷，循臂上廉，上颈，入下齿，左之右，右之左，上挟鼻孔。手太阳，自小指，从手外侧循臂下廉，上颈，至目内眦。手少阳，自名指，循手表，出臂外，上颈，至目锐眦。三经皆自臂外而走头，阳明在前，太阳在后，少阳在中。

足之三阳，自头走足。足阳明行身之前，自鼻之交頞，循喉咙，入缺盆，下乳，挟脐，循胫外，入大指、次指。足太阳行身之后，自目内眦，上额，交巅，下项，挟脊，抵腰，贯臀，入腘中，出外踝，至小指。足少阳行身之侧，自目锐眦，从耳后，下颈，入缺盆，下胸，循胁，从膝外廉出外踝，入名指。三经皆自腿外而走足，阳明在前，太阳在后，少阳在中。

足之三阴，自足走胸。足太阴行身之前，自大指，上内踝，入腹，上膈。足少阴行身之后，自小指，循内踝，贯脊，上膈，注胸中。足厥阴行身之侧，自大指，上内踝，抵小腹，贯膈，布胁肋。三经皆自腿里而走胸，太阴在前，少阴在后，厥阴在中。

手之三阴，自胸走手。手太阴，自胸，出腋下，循臑内前廉，入寸口，至大指。手少阴，自胸，出腋下，循臑内后廉，抵掌后，至小指。手厥阴，自胸，出腋下，循臑内，入掌中，至中指。三经皆自臂里而走手，太阴在前，少阴在后，厥阴在中。

手三阳之走头，足三阳之走足，皆属其本腑而络其所相表里之脏。足三阴之走胸，手三阴之走手，皆属其本脏而络其所相表里之腑。手阳明与手太阴为表里，足阳明与足太阴为表里，手太阳与手少阴为表里，足太阳与足少阴为表里，手少阳与

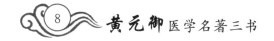

手厥阴为表里,足少阳与足厥阴为表里。六阳六阴,分行于左右手足,是谓二十四经也。

奇经部次

奇经八脉,督、任、冲、带、阳跷、阴跷、阳维、阴维。督脉行于身后,起于下极之腧,并入脊里,上至风府,入属于脑,诸阳之纲也。任脉行于身前,起于中极之下,循腹里,上关元,入目,络舌,诸阴之领也。冲脉起于气冲,并足少阴,挟脐上行,至胸中而散,诸经之海也。带脉起于季胁,回身一周,环腰如带,诸经之约也。阳跷起于跟中,循外踝上行,入于风池,主左右之阳也。阴跷起于跟中,循内踝上行,交贯冲脉,主左右之阴也。阳维起于诸阳会,维络于身,主一身之表也。阴维起于诸阴交,维络于身,主一身之里也。阳跷、阳维者,足太阳之别。阴跷、阴维者,足少阴之别。凡此八脉者,经脉之络也。经脉隆盛,入于络脉,络脉满溢,不拘于经,内溉脏腑,外濡腠理,别道自行,谓之奇经也。

营气运行

水谷入胃,化生气血。气之剽悍者,行于脉外,命之曰卫;血之精专者,行于脉中,命之曰营。营卫运行,一日一夜周身五十度。入一呼,脉再动,一吸,脉再动,呼吸定息,脉五动,闰以太息,脉六动,一息六动,人之常也。一动脉行一寸,六动脉行六寸。

《灵枢·脉度》:手之六阳,从手至头,长五尺,五六三丈。手之六阴,从手至胸,长三尺五寸,三六一丈八尺,五六三尺,合二丈一尺。足之六阳,从足至头,长八尺,六八四丈八尺。足之六阴,从足至胸,长六尺五寸,六六三丈六尺,五六三尺,合三丈九尺。跷脉从足至目,长七尺五寸,二七一丈四尺,二五一尺,合一丈五尺。督脉、任脉,长四尺五寸,二四八尺,二五一尺,合九尺。凡都合一十六丈二尺。平人一日一夜一万三千五百息,一息脉行六寸,十息脉行六尺。一日百刻,一刻一百三十五息,人气半周于身,脉行八丈一尺,两刻二百七十息,人气一周于身,脉行十六丈二尺,百刻一万三千五百息,人气五十周于身,脉行八百一十丈。

营气之行也,常于平旦寅时,从手太阴之寸口始,自手太阴注手阳明,足阳明注足太阴,手少阴注手太阳,足太阳注足少阴,手厥阴注手少阳,足少阳注足厥阴,终于两跷、督、任,是谓一周也。二十八脉,周而复始,阴阳相贯,如环无端。五十周毕,明日寅时,又会于寸口,此营气之度也。

卫气出入

卫气昼行阳经二十五周,夜行阴脏二十五周。卫气之行也,常于平旦寅时,从足太阳之睛明始,睛明在目之内眦,足太阳之穴也。平旦阳气出于目,目张则气上行于头,循项,下足太阳,至小指之端;别入目内眦,下手太阳,至小指之端;别入目锐眦,下足少阳,至小指、次指之端,上循手少阳之分侧,下至名指之端;别入耳前,下足阳明,至中指之端;别入耳下,下手阳明,至次指之端;其至于足也,入足心,出内踝,下入足少阴经;阴跷者,足少阴之别,属于目内眦,自阴跷而复合于目,交于足太阳之睛明,是谓一周。如此者二十五周,日入阳尽,而阴受气矣,于是内入于阴脏。其入于阴也,常从足少阴之经而注于肾,肾注于心,心注于肺,肺注于肝,肝注于脾,脾复注于肾,是谓一周。如此者二十五周,平旦阴尽而阳受气矣,于是外出于阳经。其出于阳也,常从肾至足少阴之经,而复合于目。卫气入于阴则寐,出于阳则寤。一日百刻,周身五十,此卫气之度也。《难经》营卫相随之义,言营行脉中,卫行脉外,相附而行,非谓其同行于一经也。

四圣心源卷二　六气解

昌邑黄元御坤载著

内外感伤,百变不穷,溯委穷源,不过六气,六气了彻,百病莫逃,义至简而法至精也。仲景既没,此义遂晦,寒热错讹,燥湿乖谬。零素雪于寒泉,飘温风于阳谷。以水益水而愈深,以火益火而弥热。生灵夭札,念之疚心,作六气解。

六气名目

厥阴风木	足厥阴肝	乙木
	手厥阴心主	相火
少阴君火	手少阴心	丁火
	足少阴肾	癸水
少阳相火	手少阳三焦	相火
	足少阳胆	甲木
太阴湿土	足太阴脾	己土
	手太阴肺	辛金
阳明燥金	手阳明大肠	庚金
	足阳明胃	戊土
太阳寒水	足太阳膀胱	壬水
	手太阳小肠	丙火

六气从化

天有六气,地有五行。六气者,风、热、暑、湿、燥、寒。五行者,木、火、土、金、水。在天成象,在地成形。六气乃五行之魂,五行即六气之魄。人为天地之中气,秉天气而生六腑，秉地气而生五脏。六气五行，皆备于人身。内伤者，病于人气之偏；外感者，因天地之气偏，而人气感之。

内外感伤，总此六气。其在天者，初之气，厥阴风木也，在人则肝之经应之；二之气，少阴君火也，在人则心之经应之；三之气，少阳相火也，在人则三焦之经应之；四之气，太阴湿土也，在人则脾之经应之；五之气，阳明燥金也，在人则大肠之经应之；六之气，太阳寒水也，在人则膀胱之经应之。

天人同气也，经有十二，六气统焉。足厥阴以风木主令，手厥阴火也，从母化气而为风；手少阳以相火主令，足少阳木也，从子化气而为暑；手少阴以君火主令，足少阴水也，从妻化气而为热；足太阳以寒水主令，手太阳火也，从夫化气而为寒；足太阴以湿土主令，手太阴金也，从母化气而为湿；手阳明以燥金主令，足阳明土也，从子化气而为燥。

盖癸水上升，而化丁火，故手少阴以君火司气，而足少阴癸水在从化之例；丙火下降，而化壬水，故足太阳以寒水当权，而手太阳丙火在奉令之条。木之化火也，木气方盛，而火气初萌，母强子弱，故手厥阴以相火而化气于风木；火气既旺，而木气已虚，子壮母衰，故足少阳以甲木而化气于相火。土之化金也，土气方盛，而金气初萌，母强子弱，故手太阴以辛金而化气于湿土；金气方盛，而土气已虚，子壮母衰，故足阳明以戊土而化气于燥金。母气用事，子弱未能司权，则子从母化；子气用事，母虚不能当令，则母从子化。所谓将来者进，成功者退，自然之理也。

六气偏见

人之六气，不病则不见，凡一经病，则一经之气见。平人六气调和，无风、无火、无湿、无燥、无热、无寒，故一气不至独见。病则或风，或火，或湿，或燥，或热，或寒，六气不相交济，是以一气独见。如厥阴病则风盛，少阴病则热盛，少阳病则暑盛，太阴病则湿盛，阳明病则燥盛，太阳病则寒盛也。

以此气之偏盛，定缘彼气之偏虚。如厥阴风盛者，土金之虚也；少阴热盛，少阳暑盛者，金水之虚也；太阴湿盛者，水木之虚也；阳明燥盛者，木火之虚也；太阳寒盛者，火土之虚也。以六气之性，实则克其所胜而侮所不胜，虚则己所不胜者乘之，而己所能胜者亦来侮之也。究之一气之偏盛，亦缘于虚。厥阴能生，则阳气左升而木荣，其风盛者，生意之不遂也。少阴能长，则君火显达而上清，其热盛者，长气之不旺也。阳明能收，则阴气右降而金肃，其燥盛者，收令之失政也。太阳能藏，则相火闭蛰而下暖，其寒盛者，藏气之不行也。土为四维之中气，木火之能生长者，太阴己土之阳升也；金水之能收藏者，阳明戊土之阴降也。中气旺则戊己转运而土和，中气衰则脾胃湿盛而不运。

土生于火而火灭于水，土燥则克水；土湿则水气泛滥，侮土而灭火。水泛土湿，木气不达，则生意盘塞，但能贼土，不能生火以培土，此土气所以困败也。血藏于肝而化于脾,太阴土燥,则肝血枯而胆火炎,未尝不病。但足太阴脾以湿土主令,足阳明胃从燥金化气,湿为本气而燥为化气,是以燥气不敌湿气之旺。阴易盛而阳易衰,土燥为病者,除阳明伤寒承气证外不多见,一切内外感伤杂病,尽缘土湿也。

本气衰旺

经有十二,司化者六经,从化者六经。从化者不司气化,总以司化者为主,故十二经统于六气。病则或见司化者之本气,或见从化者之本气,或司化者而见从化之气,或从化者而见司化之气,全视乎本气之衰旺焉。

手少阴以君火司化,足少阴之水从令而化热者,常也,而足少阴之病寒,是从化者自见其本气,以水性原寒,手少阴之病寒,是司化者而见从化之气,以君火原从水化也。足太阳以寒水司化,手太阳之火从令而化寒者,常也,而手太阳之病热,是从化者自见其本气,以火性原热,足太阳之病热,是司化者而见从化之气,以寒水原从火化也。足厥阴以风木司化,手厥阴之火从令而化风,手少阳以相火司化,足少阳之木从令而化暑者,常也,而手厥阴之病暑,足少阳之病风,是从化者自见其本气,以火性生暑而木性生风也。足太阴以湿土司化,手太阴之金从令而化湿,手阳明以燥金司化,足阳明之土从令而化燥者,常也,而手太阴之病燥,足阳明之病湿,是从化者自见其本气,以金性本燥而土性本湿也。

大抵足太阳虽以寒化,而最易病热。手少阴虽以热化,而最易病寒。厥阴原以风化,而风盛者固多。少阳虽以火化,而火败者非少。金性本燥,而手太阴从土化湿者,常有七八。土性本湿,而足阳明从金化燥者,未必二三也。

厥阴风木

风者,厥阴木气之所化也,在天为风,在地为木,在人为肝。足厥阴以风木主令,手厥阴心主以相火而化气于风木,缘木实生火,风木方盛,子气初胎,而火令未旺也。

冬水闭藏,一得春风鼓动,阳从地起,生意乃萌。然土气不升,固赖木气以升之,而木气不达,实赖土气以达焉。盖厥阴肝木,生于肾水而长于脾土。水土温和,则肝木发荣,木静而风恬;水寒土湿,不能生长木气,则木郁而风生。

木以发达为性,己土湿陷,抑遏乙木发达之气,生意不遂,故郁怒而克脾土,风动而生疏泄,凡腹痛下利,亡汗失血之证,皆风木之疏泄也。肝藏血而华色,主筋而荣爪,风动则血耗而色枯,爪脆而筋急,凡眦黑唇青,爪断筋缩之证,皆风木之枯燥也。及其传化乘除,千变不穷。故风木者,五脏之贼,百病之长,凡病之起,无不因于木气之郁,以肝木主生,而人之生气不足者,十常八九,木气抑郁而不生,是以病也。木为水火之中气,病则土木郁迫,水火不交,外燥而内湿,下寒而上热。手厥阴,火也。木气畅遂,则厥阴心主从令而化风;木气抑郁,则厥阴心主自现其本气。是以厥阴之病,下之则寒湿俱盛,上之则风热兼作,其气然也。

少阴君火

热者,少阴君火之所化也,在天为热,在地为火,在人为心。少阴以君火主令,手少阴心,火也,足少阴肾,水也,水火异气,而以君火统之,缘火位于上而生于下。坎中之阳,火之根也,坎阳升则上交离位而化火,火升于水,是以癸水化气于丁火。水化而为火,则寒从热化,故少阴之气,水火并统,而独以君火名也。

君火虽降于手而实升于足,阳盛则手少阴主令于上而癸水亦成温泉,阴盛则足少阴司气于下而丁火遂为寒灰。以丁火虽司气化,而制胜之权,终在癸水,所恃者,生土以镇之。但土虽克水,而百病之作,率由土湿,湿则不能克水,而反被水侮。土能克水者,惟伤寒阳明承气一证,其余则寒水侮土者,十九不止。土溃则火败,故少阴一病,必寒水泛滥而火土俱负,其势然也。至于上热者,此相火之逆也。火中有液,癸水之根,相火上逆,灾及宫城,心液消亡,是以热作。凡少阴病热,乃受累于相火,实非心家之过。而方其上热,必有下寒,以水火分离,而不交也。见心家之热,当顾及肾家之寒。盖水火本交,彼此相交,则为一气,不交则离析分崩,逆为冰炭。究之火不胜水,则上热不敌下寒之剧,不问可知也。

血根于心而藏于肝,气根于肾而藏于肺。心火上热,则清心家之血;肾水下寒,则暖肾家之气。故补肝之血则宜温,补心之血则宜清,补肺之气则宜凉,补肾之气则宜暖,此定法也。

少阳相火

暑者,少阳相火之所化也,在天为暑,在地为火,在人为三焦。手少阳以相火主令,足少阳胆以甲木而化气于相火,缘火生于木,相火既旺,母气传子,而木令已衰也。

三焦之火,随太阳膀胱之经下行,以温水脏,出腘中,贯腨肠,而入外踝。君火升于足而降于手,相火升于手而降于足,少阳之火降,水得此火,而后通调,故三焦独主水道。《素问·灵兰秘典》:三焦者,决渎之官,水道出焉。膀胱者,州都之官,津液藏焉,气化则能出矣。盖水性闭蛰而火性疏泄,闭蛰则善藏,疏泄则善出。《灵枢·本输》:三焦者,入络膀胱,约下焦,实则闭癃,虚则遗溺。相火下蛰,水脏温暖而水腑清利,则出不至于遗溺,藏不至于闭癃,而水道调矣。水之所以善藏者,三焦之火秘于肾脏也。此火一泄,陷于膀胱,实则下热而闭癃,虚则下寒而遗溺耳。

手之阳清,足之阳浊。清则升而浊则降,手少阳病则不升,足少阳病则不降,凡上热之证,皆甲木之不降,于三焦无关也。相火本自下行,其不下行而逆升者,由于戊土之不降。戊土与辛金,同主降敛,土降而金敛之,相火所以下潜也。戊土不降,辛金逆行,收气失政,故相火上炎。足少阳虽从三焦化火,而原属甲木,病则兼现其本气。相火逆行,则克庚金,甲木上侵,则贼戊土。手足阳明,其气本燥,木火双刑,则燥热郁发,故少阳之病,多传阳明。然少阳之气,阴方长而阳方消,其火虽盛,而亦易衰。阴消阳长则壮,阴长阳消则病,病于相火之衰者,十之八九(内伤惊悸之证,皆相火之衰也),病于相火之旺者,十之一二而已(伤寒少阳有之)。

太阴湿土

湿者,太阴土气之所化也,在天为湿,在地为土,在人为脾。太阴以湿土主令,辛金从土而化湿,阳明以燥金主令,戊土从金而化燥。己土之湿为本气,戊土之燥为子气,故胃家之燥不敌脾家之湿,病则土燥者少而土湿者多也。

太阴主升,己土升则癸水与乙木皆升。土之所以升者,脾阳之发生也。阳虚则土湿而不升,己土不升,则水木陷矣。火金在上,水木在下,火金降于戊土,水木升于己土。戊土不降,则火金上逆;己土不升,则水木下陷,其原总由于湿盛也。

《子华子》:阴阳交,则生湿。湿者,水火之中气。上湿则化火而为热,下湿则化水而为寒,然上亦有湿寒,下亦有湿热。湿旺气郁,津液不行,火盛者,熏蒸而生热痰,火衰者,泛滥而生寒饮,此湿寒之在上者。湿旺水郁,膀胱不利,火衰者,流溢而为白淫,火盛者,梗涩而为赤浊,此湿热之在下者。

便黄者,土色之下传;便赤者,木气之下陷。缘相火在水,一线阳根,温升而化乙木。木中温气,生火之母,升则上达而化火,陷则下郁而生热。木气不达,侵逼土位,以其郁热,传于己土,己土受之,于是浸淫于膀胱,五行之性,病则传其所胜,其势然也。

阴易盛而阳易衰,故湿气恒长而燥气恒消。阴盛则病,阳绝则死,理之至浅,未尝难知。后世庸愚,补阴助湿,泻火伐阳,病家无不夭枉于滋润,此古今之大祸也。

阳明燥金

燥者,阳明金气之所化也,在天为燥,在地为金,在人为大肠。阳明以燥金主令,胃土从令而化燥,太阴以湿土主令,肺金从令而化湿。胃土之燥,子气而非本气,子气不敌本气之旺,故阴盛之家,胃土恒湿;肺金之湿,母气而非本气,母气不敌本气之旺,故阳盛之家,肺金恒燥。

太阴性湿,阳明性燥,燥湿调停,在乎中气。中气旺则辛金化气于湿土而肺不伤燥,戊土化气于燥金而胃不伤湿,中气衰则阴阳不交而燥湿偏见。湿胜其燥,则饮少而食减,溺涩而便滑;燥胜其湿,则疾饥而善渴,水利而便坚。

阴易进而阳易退,湿胜者常多,燥胜者常少。辛金化湿者,十之八九。戊土化燥者,百不二三。阳明虽燥,病则太阴每胜而阳明每负,土燥而水亏者,伤寒阳明承气证外绝无而仅有,是以仲景垂法,以少阴负跌阳者为顺。缘火胜则土燥,水胜则土湿,燥则克水,湿则反为水侮。水负则生,土负则死,故少阴宜负而跌阳宜胜,以土能胜水,则中气不败,未有中气不败而人死者。

燥为寒热之中气,上燥则化火而为热,下燥则化水而为寒。反胃噎膈之家,便若羊矢,其胃则湿而肠则燥。湿为阴邪,阴性亲下,故根起于脾土而标见于膝踝,燥为阳邪,阳性亲上,故根起于大肠而标见于肘腕。所谓阴邪居下,阳邪居上,一定之位也。

然上之燥亦因于下之湿,中风之家,血枯筋缩,其膝踝是湿,而肘腕未尝非燥。使己土不湿,则木荣血畅,骨弱筋柔,风自何来!医家识燥湿之消长,则仲景堂奥可阶而升矣。

太阳寒水

寒者,太阳水气之所化也,在天为寒,在地为水,在人为膀胱。太阳以寒水主令,足太阳膀胱,水也,手太阳小肠,火也,火水异气,而以寒水统之,缘水位于下而生于上。离中之阴,水之根也,离阴降而下交坎位而化水,水降于火,是以丙火化气于壬水。火化而为水,则热从寒化,故太阳之气,水火并统,而独以寒水名也。

水性本寒,少阳三焦之火,随太阳而下行,水得此火,应当不寒,不知水之不寒者,癸水而非壬水也。盖水以蛰藏为性,火秘于内,水敛于外,是谓平人。木火主里,自内而生长之,故里气常温,金水主表,自外而收藏之,故表气常清。血生于木火,故血温而内发,气化于金水,故气清而外敛。人之经脉,厥阴在里,春气之内生也;次则少阴,夏气之内长也;次则阳明,秋气之外收也;太阳在表,冬气之外藏也。阳藏则外清而内温,阳泄则内寒而外热,外易寒水而为热火,内易温泉而为寒冰,外愈热而内愈寒,生气绝根,是以死也。

癸水温而壬水寒则治,癸水寒而壬水热则病。癸水病则必寒,壬水病则多热。以丁火化于癸水,故少阴之脏,最易病寒;壬水化于丙火,故太阳之腑,最易病热。是以病寒者,独责癸水而不责壬水;病热者,独责壬水而不责癸水也。

仲景《伤寒》以六经立法,从六气也。六气之性情形状,明白昭揭,医必知此,而后知六经之证。六经之变化虽多,总不外乎六气,此义魏晋而后,绝无解者。先圣之法,一线莫传,凌夷至于今日,不堪问矣。

六气治法

治厥阴风木法

桂枝苓胶汤

甘草　桂枝　白芍　茯苓　当归　阿胶　生姜　大枣

上热加黄芩,下寒加干姜、附子。

治少阴君火法

黄连丹皮汤

黄连　白芍　生地　丹皮

少阴病,水胜火负,最易生寒。若有下寒,当用椒、附。

治少阳相火法

柴胡芍药汤

柴胡　黄芩　甘草　半夏　人参　生姜　大枣　白芍

治太阴湿土法

术甘苓泽汤

甘草　茯苓　白术　泽泻

治阳明燥金法

百合五味汤

百合　石膏　麦冬　五味

治太阳寒水法

苓甘姜附汤

甘草　茯苓　干姜　附子

太阳病,最易化生湿热,以化气于丙火,而受制于湿土也。若有湿热,当用栀、膏之类。

四圣心源卷三　脉法解

昌邑黄元御坤载著

六腑化谷,津液布扬。流溢经络,会于气口。气口成寸,以决死生。微妙在脉,不可不察。医法无传,脉理遂湮。金简长封,玉字永埋。方书累架,七诊之义无闻;医录连床,九候之法莫著。既迷罔于心中,复绵昧于指下,使跼蹐之余,命饱庸妄之毒手。顾此恨恨,废卷永怀,作脉法解。

寸口脉法

饮食入胃,腐化消磨,手太阴散其精华,游溢经络,以化气血。气血周流,现于气口,以成尺寸。气口者,手太阴肺经之动脉也。关前为寸,关后为尺,尺为阴而寸为阳。关者,阴阳之中气也。寸口在鱼际之分,关上在太渊之分,尺中在经渠之分。

心与小肠候于左寸,肺与大肠候于右寸,肝胆候于左关,脾胃候于右关,肾与膀胱候于两尺,心主三焦,随水下蛰,亦此附焉。《素问·脉要精微论》:尺内两旁,则季胁也,尺外以候肾,尺里以候腹。中附上,左外以候肝,内以候膈,右外以候胃,内以候脾,两关部也。上附上,右外以候肺,内以候胸中,左外以候心,内以候膻中,两寸部也。前以候前,后以候后,上竟上者,胸喉中事也,下竟下者,少腹腰股膝胫足中事也。谨调尺寸,而表里上下,于此得矣。

盖肺主藏气,而朝百脉,十二经之气,皆受之于肺。平旦寅初,肺气流布,起于寸口,运行十二经中,周而复始,一日一夜,五十度毕,次日平旦寅初,复会于寸口。

寸口者,脉之大会。此日寸口,乃寸尺三部之总名,非但鱼际已也。故十二经之盛衰,悉见于此。《灵枢·经脉》:经脉者,常不可见也,其虚实也,以气口知之,此气口所以独为五脏主也。气口即寸口。手之三阳,自手走头,大小肠腑虽至浊,而经行头上,则为至清,故与心肺同候于两寸。越人十难,实为定法,近人乃欲候大小肠于两尺,乖谬极矣。

寸口人迎脉法

气口者,手太阴经之动脉,在鱼际之下;人迎者,足阳明经之动脉,在结喉之旁。太阴行气于三阴,故寸口可以候五脏,阳明行气于三阳,故人迎可以候六腑,以太阴为五脏之首,阳明为六腑之长也。

脏阴盛则人迎小而寸口大,虚则人迎大而寸口小,腑阳衰则寸口大而人迎小,旺则寸口小而人迎大。《灵枢·禁服》:寸口主中,人迎主外,春夏人迎微大,秋冬寸口微大,如是者,命曰平人。人迎大一倍于寸口,病在足少阳,一倍而躁,在手少阳。人迎二倍,病在足太阳,二倍而躁,在手太阳。人迎三倍,病在足阳明,三倍而躁,在手阳明。盛则为热,虚则为寒,紧则痛痹,代则乍甚乍间。人迎四倍,且大且数,名曰溢阳,溢阳为外格,死不治。寸口大一倍于人迎,病在足厥阴,一倍而躁,在手厥阴。寸口二倍,病在足少阴,二倍而躁,在手少阴。寸口三倍,病在足太阴,三倍而躁,在手太阴。盛则胀满、寒中、食不化,虚则热中、出糜、少气、溺色变,紧则痛痹,代则乍痛乍止。寸口四倍,且大且数,名曰溢阴,溢阴为内关,死不治。《灵枢·经脉》:人迎与脉口(即寸口也),俱盛四倍以上,命曰关格,关格者,与之短期。《灵枢·五色》:人迎盛坚者,伤于寒,气口盛坚者,伤于食。以气口主里,伤食则阴郁于内,故气口盛坚。人迎主表,伤寒则阳郁于外,故人迎盛坚。此诊寸口人迎之法也。寸口人迎之脉,载在经文,后世乃有左为人迎、右为气口之说,无稽妄谈,不足辨也。

三部九候脉法

十二经皆有动脉,上部之动脉在头,中部之动脉在手,下部之动脉在足,是为三部,一部三候,是为九候。《素问·三部九候论》:人有三部,部有三候,三候者,有天、有地、有人也。上部天,两额之动脉,足少阳之颔厌也;上部地,两颊之动脉,足阳明之地仓、大迎也。上部人,耳前之动脉,手少阳之和髎也。中部天,手太阴之太渊、经渠也。中部地,手阳明之合谷也;中部人,手少阴之神门也。下部天,足厥阴之五里也;下部地,足少阴之太溪也;下部人,足太阴之箕门也。下部之天以候肝,地以候肾,人以候脾胃之气。中部之天以候肺,地以候胸中之气,人以候心。上部之天以候头角之气,地以候口齿之气,人以候耳目之气也。下部之天,女子则取太冲。下部之人,胃气则候于阳明之冲阳,仲景谓之趺阳。此三部九候之法也。《难经》:三部者,寸、关、尺也。九候者,浮、中、沉也。与《素问》不同,此一部中之三部九候也,另是一法。

脏腑脉象

五脏为阴,六腑为阳,阴阳既殊,脉象攸分。肝脉弦,心脉洪,脾脉缓,肺脉涩,肾脉沉,其甚者为脏,其微者为腑。《难经》:心脉急甚者,肝邪干心也,微急者,胆邪干小肠也。心脉大甚者,心邪自干心也,微大者,小肠邪自干小肠也。心脉缓甚者,脾邪干心也,微缓者,胃邪干小肠也。心脉涩甚者,肺邪干心也,微涩者,大肠邪干小肠也。心脉沉甚者,肾邪干心也,微沉者,膀胱邪干小肠也。其他脏腑,依此类推。甚者沉而得之,微者浮而得之。

大抵腑脉浮数,脏脉沉迟。仲景《脉法》[①]:浮为在表,沉为在里,数为在腑,迟为在脏是也。盖阳外阴内,一定之理。腑气内交,脏气外济,则阴阳平而脉息调,腑病则气不内交,是以但浮而不沉,脏病则气不外济,是以但沉而不浮也。观越人十难一脉十交之义,大肠、小肠俱候于心脉,可知欲候大小肠于两尺之误。

四时脉体

天地之气,生长于春夏,收藏于秋冬。人与天地同气也,阳气生长,则脉浮升,阴气收藏,则脉沉降,是以春之脉升,夏之脉浮,秋之脉降,冬之脉沉。《素问·脉要精微论》:天地之变,阴阳之应,彼春之暖,为夏之暑,彼秋之忿,为冬之怒。四变之动,脉与之上下,以春应中规,夏应中矩,秋应中衡,冬应中权。是故冬至四十五日,阳气微上,阴气微下;夏至四十五日,阴气微上,阳气微下。阴阳有时,与脉为期。春日浮,如鱼之游在波;夏日在肤,泛泛乎万物有余;秋日下肤,蛰虫将去;冬日在骨,蛰虫周密,君子居室。升降浮沉,随时变更。寸脉本浮,而一交秋冬,则见沉意;尺脉本沉,而一交春夏,则见浮机,此气化一定,毫发不爽也。仲景《脉法》:春弦、秋浮、冬沉、夏洪。弦者,浮升之象,洪者,浮之极也。浮者,金气方收,微有降意,而未能遽沉。大约春脉沉而微浮,夏则全浮,秋脉浮而微沉,冬则全沉,仲景《脉法》原与经义相同耳。

真脏脉义

土者,四维之中气也。脾以阴土而含阳气,故脾阳左升,则化肝木。胃以阳土而胎阴气,故胃阴右降,则化肺金。金降于北,凉气化寒,是谓肾水;木升于南,温气化热,是谓心火。肺、肝、心、肾,四象攸分,实则脾胃之左右升降而变化者也。

脾胃者,四脏之母,母气亏败,四子失养,脉见真脏,则人死焉。故四脏之脉,必以胃气为本。肝脉弦,心脉钩,肺脉毛,肾脉石,脾胃脉缓,其弦、钩、毛、石而缓者,是四脏之有胃气也。其弦、钩、毛、石而不缓者,是谓真脏脉。真脏脉见,胃气败竭,必死不救也。《玉机真脏论》:脾脉者,土也,孤脏以灌四旁者也。《平人气象论》:平人之常气禀于胃,胃者,平人之常气也,人无胃气曰逆,逆者死。人以水谷为本,故

人绝水谷则死,脉无胃气亦死。所谓无胃气者,但得真脏脉,不得胃气也。

所谓真脏脉者,真肝脉至,中外急,如循刀刃责责然,如按琴瑟弦,色青白不泽,毛折,乃死。真心脉至,坚而搏,如循薏苡子累累然,色赤黑不泽,毛折,乃死。真脾脉至,弱而乍数乍疏,色黄青不泽,毛折,乃死。真肺脉至,大而虚,如以毛羽中人肤,色白赤不泽,毛折,乃死。真肾脉至,搏而绝,如指弹石辟辟然,色黑黄不泽,毛折,乃死。诸真脏脉见者,皆死不治也。

五脏者,皆禀气于胃。胃者,五脏之本也。脏气者,不能自致于手太阴,必因于胃气乃至于手太阴也。故五脏各以其时自胃而至于手太阴。邪气胜者,精气衰也。病甚者,胃气不能与之俱至于手太阴,故真脏之气独见。独见者,病胜脏也,故曰死。

盖土位乎中,一身之元气也。土生于火而火死于水,故仲景垂训,以少阴负跌阳为顺,少阴水胜,则火灭而土败也。自医法失传,后世庸愚,乃滋阴泻阳,补水灭火,以败胃气,以此毒天下,而民从之,良可哀也!

浮沉大小

五脏之脉,心肺俱浮,肾肝俱沉,脾胃居沉浮之间,阳浮而阴沉,其性然也。然阳主降而阴主升,阳体虽浮,而内含降意,则浮中带沉;阴体虽沉,而内含升意,则沉中带浮。沉而微浮,则阴不下走;浮而微沉,则阳不上飞。若使寸脉但浮而不沉,则阳气上逆而不交于阴,尺脉但沉而不浮,则阴气下陷而不交于阳,水火分离,下寒上热,诸病生矣。升降阴阳之权,全在乎中,中者,土也。己土升则乙木上达而化清阳,戊土降则辛金下行而化浊阴,阴阳交济,是以寸不但浮而尺不但沉。

土之所以升降失职者,木刑之也。木生于水而长于土,土气冲和,则肝随脾升,胆随胃降,木荣而不郁。土弱而不能达木,则木气郁塞,肝病下陷而胆病上逆。木邪横侵,土被其贼,脾不能升而胃不能降,于是两关之脉大。左关之大者,肝脾之郁而不升也;右关之大者,胆胃之郁而不降也。胆木化气于相火,胆木右降,则相火下蛰,而不上炎,胆木逆升,相火上炎,而刑肺金,肺金被克,清气郁蒸,而生上热,于是右寸之脉亦大。肝木主升,肝木不升,生意抑遏,而生下热,于是左尺之脉亦大。右寸之大者,肺金之上逆也;左尺之大者,肝木之下陷也。

胃主降浊,胃逆则浊气上填,仓廪不纳,恶心呕吐之病生焉。脾主升清,脾陷则清气下瘀,水谷不消,胀满泄利之病生焉。肺藏气而性降,肝藏血而性升,金逆则气不清降而上郁,木陷则血不温升而下脱。肺主收敛,肝主疏泄。血升而不至于流溢者,赖肺气之收敛也;气降而不至于固结者,赖肝血之疏泄也。木陷则血脱于下,而肺金失敛,则血上溢;金逆则气郁于上,而肝木不升,则气下结。推之,凡惊悸、吐衄、盗汗、遗精之病,皆金气不能降敛,淋癃、泄痢、嗳腐、吞酸之病,皆木气不能生发。

金逆而莫收敛,则君火失根而左寸亦大;木陷而行疏泄,则相火下拔而右尺亦大。大者,有余之象也。于其有余之中,得其不足之意,则脉之妙解,而医之至数也。经所谓大则病进者,别有玄机,非后世医书阳盛阴虚之说也。

二十四脉

浮沉

浮沉者,阴阳之性也。《难经》:呼出心与肺,吸入肾与肝,呼吸之间,脾受谷味也,其脉在中。阳性浮而阴性沉,呼出为阳,心肺之气也,吸入为阴,肾肝之气也。

心肺之脉俱浮,浮而散大者,心也,浮而短涩者,肺也。肾肝之脉俱沉,沉而濡实者,肾也,沉而牢长者,肝也。脾居阴阳之中,其气在呼吸之交,其脉在浮沉之半,其位曰关。关者,阴阳之关门,阴自此升而为寸,阳自此降而为尺,阖辟之权,于是在焉,故曰关也。

阳盛则寸浮,阴盛则尺沉,阴盛于里,阳盛于表。仲景《脉法》:浮为在表,沉为在里,一定之法也。然浮沉可以观表里,不可以定阴阳。三难:关以前者,阳之动也,脉当见九分而浮,过者法曰太过,减者法曰不及,遂上鱼为溢,此阴乘之脉也。关以后者,阴之动也,脉当见一寸而沉,过者法曰太过,减者法曰不及,遂入尺为覆,此阳乘之脉也。阳乘阴位,则清气不升,故下覆于尺。阴乘阳位,则浊气不降,故上溢于鱼。溢者,浮之太过而曰阴乘;覆者,沉之太过而曰阳乘。是则浮不可以为阳而沉不可以为阴。浮沉之中,有虚实焉。浮之损小,沉之实大,是阳虚于表而实于里也;沉之损小,浮之实大,是阳虚于里而实于表也。浮大昼加,沉细夜加,浮大昼死,沉细夜死。诊者当于浮沉之中参以虚实也。

迟数

迟数者,阴阳之气也。九难:数者,腑也;迟者,脏也。数则为热,迟则为寒。经脉之动,应乎漏刻,一呼再动,一吸再动,呼吸定息,而脉五动,气之常也。过则为数,减则为迟。脏阴而腑阳,数则阳盛而为腑,迟则阴盛而为脏,阳盛则热,阴盛则寒。数之极,则为至,迟之极,则为损。一定之法也。

然迟不尽寒,而数不尽热。《脉法》:趺阳脉迟而缓,胃气如经也。寸口脉缓而迟,缓则阳气长,迟则阴气盛,阴阳相抱,营卫俱行,刚柔相得,名曰强也。是迟缓者,趺阳寸口之常脉,未可以为寒也。曰:病人脉数,数为热。当消谷引食,而反吐者,以发其汗,令阳气微,膈气虚,脉乃数也。数为客热,不能消谷,胃中虚冷故也。是数者,阳明之阳虚,未可以为热也。

凡脉或迟或数,乖戾失度则死。十四难:一呼再至曰平,三至曰离经,四至曰夺精,五至曰死,六至曰命绝,此至之脉也。一呼一至曰离经,二呼一至曰夺精,三呼一至曰死,四呼一至曰命绝,此损之脉也。人之将死,脉迟者少,脉数者多。阳气绝根,浮空欲脱,故脉见疾数。大概一息七八至以上,便不可救。虚劳之家,最忌此脉。若数加常人一倍,一息十至以上,则死期迫矣。

滑涩

滑涩者,阴阳之体也。滑则血盛而气虚,涩则血虚而气盛。肝藏血而肺藏气,故肝脉滑而肺脉涩。肺性收敛,肝性生发,收敛则涩,生发则滑。金自上敛,木自下发,是以肺脉浮涩而肝脉沉滑。敛则气聚,发则气散,是以肺脉涩短而肝脉滑长。气,阳也,而含阴,血,阴也,而抱阳,故滑为阳而涩为阴。《脉法》:大、浮、数、动、滑,此名阳也。沉、涩、弱、弦、微,此名阴也。以金水之性收藏,木火之性生长,收则浮涩而生则沉滑,长则浮滑而藏则沉涩。

滑者,生长之意,涩者,收藏之象,而俱非平气。《脉法》:脉有弦、紧、浮、滑、沉、涩,名曰残贼。以其气血之偏,涩则气盛而血病,滑则血盛而气伤。寸应滑而尺应涩,肺脉之涩者,尺之始基,肝脉之滑者,寸之初气。尺应涩而变滑,则精遗而不藏;寸应滑而变涩,则气痞而不通。寸过于滑,则肺金不敛而痰嗽生;尺过于涩,则肝木不升而淋痢作。是以滑涩之脉,均为病气也。

大小

大小者,阴阳之象也。阳盛则脉大,阴盛则脉小,大为阳而小为阴。寸大而尺小者,气之常也。寸过于大则上热,尺过于小则下寒。然有大不可以为阳盛,而小不可以为阴盛者。《脉法》:脉弦而大,弦则为减,大则为芤,减则为寒,芤则为虚,寒虚相抟,此名为革。妇人则半产漏下,男子则亡血失精。盖阳衰土湿,水火不交,火炎而金烁,则关寸浮大,水寒而木郁,则关尺浮大。肺金失其收敛,肝木行其疏泄,此亡血失精,半产漏下之原。庸工以为阴虚,投以滋润,土败则命殒,是大不可以为阳盛也。伤寒三日,脉浮数而微,病人身凉和者,此为欲解也。盖邪退而正复则脉微,是小不可以为阴盛也。

凡木火泄露则脉大,金水敛藏则脉小。阳泄则上热而下寒,阳藏则上清而下温。劳伤虚损之脉,最忌浮大。阳根下断,浮大无归,则人死矣。故大则病进,小则病退。小脉未可以扶阳,大脉未可以助阴,当因委而见源,穷其大小所由来也。

长短

长短者,阴阳之形也。长为阳而短为阴。阳升于木火,故肝脉沉滑而长,心脉浮滑而长,阴降于金水,故肺脉浮涩而短,肾脉沉涩而短也。人莫不病发于阴进而病愈于阳长,阴进则脉短,阳长则脉长,故长则气治而短则气病。然不宜过长,过长则木旺而金衰矣。木者,中气之贼,百病之长。以木性发达,而百病之起,多因于木气之不达,生意盘郁,而克脾胃,是以气愈郁而脉愈长。木郁则协水以贼土,合火而刑金,故但显肝脉之长而不形肺脉之短。金虽克木,而凡人之病,则金能克木者少而木能侮金者多也。盖木气之所以能达者,水土温而根本暖也。水寒土湿,生意不遂,则木愈郁而气愈盛,所以肝病则脉长也。

缓紧

缓紧者,阴阳之情也。缓为阳而紧为阴。

缓者,戊土之气也。《脉法》:趺阳脉迟而缓,胃气如经也。曰:卫气和,名曰缓。营气和,名曰迟。曰:寸口脉缓而迟,缓则阳气长,迟则阴气盛。以土居四象之中,具木火之气,而不至于温热,含金水之体,而不至于寒凉,雍容和畅,是以缓也。缓则热生。《脉法》:缓则胃气实,实则谷消而水化也。《灵枢·五癃津液》:中热则胃中消谷,肠胃充廓,故胃缓也。然则伤寒阳明之脉,必实大而兼缓也。

紧者,寒水之气也。《脉法》:假令亡汗若吐,以肺里寒,故令脉紧也。假令咳者,坐饮冷水,故令脉紧也。假令下利,以胃中虚冷,故令脉紧也。此内寒之紧也。曰:寸口脉浮而紧,浮则为风,紧则为寒。风则伤卫,寒则伤营。此外寒之紧也。以水为冬气,冬时寒盛,冰坚地坼,是以紧也。紧则痛生。曰:营卫俱病,骨节烦疼,当发其汗,是外寒之痛也。曰:趺阳脉紧而浮,浮为风,紧为寒,浮为肠满,紧为腹痛,浮紧相抟,腹鸣而转,转即气动,膈气乃下,是内寒之痛也。然则伤寒少阴之脉,必微细而兼紧也。

盖阳盛则缓,阴盛则紧,缓则生热,紧则生寒。寒愈盛,则愈紧;热愈盛,则愈缓。以阳性发泄而阴性闭藏,发而不藏,所以缓也,藏而不发,所以紧也。

石芤

石芤者,阴阳之虚也。阳气不降,则肾脉石;阴气不升,则心脉芤。石则外虚而内实,芤则外实而内虚。

石者,气虚而不蛰也。阳体虚而阴体实,水中无气,凝冱而沉结,所以石也。《平人气象论》:平人之常气禀于胃,胃者,平人之常气也,人无胃气曰逆,逆者死。冬胃微石曰平,石多胃少曰肾病,但石无胃曰死。平肾脉来,喘喘累累如钩,按之而坚,曰肾平。冬以胃气为本。病肾脉来,如引葛,按之益坚,曰肾病。死肾脉来,发如夺索,辟辟如弹石,曰肾死。盖坎中之阳,生气之原也。阳根下断,阴魄徒存,坚实结硬,生气全无,是以死也。《老子》:柔弱者,生之徒,坚强者,死之徒,此之谓也。

芤者,血虚而不守也。阴体实而阳体虚,火中无血,消减而浮空,所以芤也。《脉法》:趺阳脉浮而芤,浮者卫气虚,芤者营气伤。曰:脉弦而大,弦则为减,大则为芤,减则为寒,芤则为虚。虚寒相抟,此名为革,芤减相合,则名曰革。后世芤外又有革脉,非是。妇人则半产漏下,男子则亡血失精。曰:脉浮而紧,按之反芤,此为本虚,故当战而汗出也。盖离中之阴,收气之原也。阴根上断,阳魂徒存,虚飘空洞,收气全无,是以病也。

血,阴也,而生于阳。阳升则化火,故温暖和畅,而吐阳魂。阳虚血寒,则凝瘀而亡脱。血脱则火泄而寒增,是以失精亡血而脉芤者,不可助阴而泄阳,盖芤则营阴外脱,而血中之温气亦亡也。

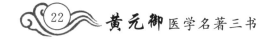
促结

促结者,阴阳之盛也。《脉法》:脉来缓,时一止复来者,名曰结;脉来数,时一止复来者,名曰促。阳盛则促,阴盛则结,此皆病脉。曰:脉蔼蔼如车盖者,名曰阳结也。脉累累如循长竿者,名曰阴结也。阴阳之性,实则虚而虚则实。实而虚者,清空而无障碍,所以不结;虚而实者,壅满而生阻隔,所以脉结。阳结则蔼蔼郁动,如车盖之升沉;阴结则累累不平,如长竿之劲节。以阳性轻清而阴性重浊,故促结之象异焉。

惊悸之家,脉多促结,以其阴阳之不济也。阳旺于木火,阴盛于金水。阳虚而生惊者,木火下虚,阴气凝涩而不化,是以结也;阴虚而生悸者,金水上虚,阳气郁迫而不通,是以促也。

《脉法》:其脉浮而数,不能食,身体重,大便反硬,名曰阴结,此脏腑之结也。盖孤阳独阴,燥湿偏盛,寒热不调,其气必结。脏腑经络,本为一气,脏气结则脉气必结,脉气结则脏气必结。若夫代止之脉,并无郁阻而中断,是营卫之败竭,非促结之谓也。

弦牢

弦者,如弦之直,弦而有力曰牢。

弦牢者,阴气之旺也。《素问·玉机真脏论》:春脉如弦。四难:牢而长者,肝也。弦牢者,肝家之脉,非病也。然弦牢之中,而有濡弱之象,则肝平,但有弦牢,而无濡弱,则肝病矣。《平人气象论》:平肝脉来,软弱招招,如揭长竿末梢,曰肝平。长竿末梢者,软弱之义也。盖木生于水而长于土,水土温和,则木气发达而荣畅,水土寒湿,则木气枯槁而弦牢。木之为义,愈郁则愈盛。弦牢者,木盛而土虚也。弦为里湿,支饮之阻卫阳,则木气抑遏而为弦。《脉法》"支饮急弦"是也。牢为外寒,寒邪之束营阴,则木气郁迫而为牢。《脉法》"寒则牢坚"是也。

弦亦为寒。《脉法》:脉弦而大,弦则为减,大则为芤,减则为寒,芤则为虚。《金匮》:脉双弦者,寒也。偏弦者,饮也。以水寒不能生木,是以弦也。弦亦为痛。《伤寒》:阳脉涩,阴脉弦,法当腹中急痛者,先用小建中汤,以风木而贼土,是以痛也。

脉以胃气为本,木得胃气则和缓,不得胃气则弦牢。《平人气象论》:平人之常气禀于胃,人无胃气曰逆,逆者死。春胃微弦曰平,弦多胃少曰肝病,但弦无胃曰死,所谓无胃气者,但得真脏脉,不得胃气也。病肝脉来,如循长竿,曰肝病。死肝脉来,急益劲,如新张弓弦,曰肝死。新张弓弦者,弦牢之象,肝家之真脏脉也。

濡弱

濡者,如绵之软,软而无力曰弱。濡弱者,阳气之衰也。《平人气象论》:平肝脉来,软弱招招,如揭长竿末梢,曰肝平。《脉法》:肝者,木也,其脉微弦,濡弱而长。肝病自得濡弱者愈。濡弱者,肝家之脉,非病也。然软弱之中而有弦牢之意,则肝平,但有濡弱而无弦牢,则肝病矣。《玉机真脏论》:春脉如弦,其气软弱轻虚而滑,端直以长,故曰弦。端直以长者,弦牢之意也。盖木生于水而长于土,木气不达,固赖土气达之,土气不升,亦赖木气升之。冬令蛰藏,水冰地坼,一得春气鼓荡,则闭蛰起而百物生,是木能克土而亦能扶土。以乙木之生意,即己土之阳左旋而上发者也,生意濡弱,则土木之气不能升达,而肝脾俱病。

气化于戊土而藏于肺,血化于己土而藏于肝。《灵枢·决气》:脾藏营,肝藏血。肝脾者,营血之原也。濡弱则营血虚衰。《脉法》:诸濡亡血,诸弱发热,血亡则热发也。伤寒脉濡而弱,不可汗下,以其血虚而阳败也。

弦牢者,木气之太过;濡弱者,木气之不及。太过则侮人,不及则人侮,均能为病也。

散伏

散伏者,阴阳之阖辟也。气辟而不阖,则脉散,气阖而不辟,则脉伏。

散者,气泄而不藏也。阴性聚而阳性散,阳降于尺,而化浊阴,则脉沉聚;阴升于寸,而化清阳,则脉浮散。而聚散之权,则在于关。关者,阴阳之关锁。其散而不至于飞扬者,有关以阖之,故散而能聚。散而不聚,则心病矣。《脉法》:伤寒咳逆上气,其脉散者死,谓其形损故也。脉散者,病家之大忌,散脉一形,则血气之脱亡在近,精神之飞走不远。散见于寸,犹可挽也;散见于尺,无可医矣。

伏者,气郁而不发也。阳性起而阴性伏。阴升于寸,而化清阳,则脉浮起。阳降于尺,而化浊阴,则脉沉伏。而起伏之权,则在于关。关者,阴阳之关锁,其伏而不至于闭结者,有关以辟之,故伏而能起。伏而不起,则肾病矣。凡积聚癥瘕,停痰宿水之疾,脉必伏结。十八难:伏者,脉行筋下也;浮者,脉在肉上行也。故脉浮结者,外有痼疾;脉伏结者,内有积聚。《金匮》:脉来细而附骨者,乃积也。寸口,积在胸中,微出寸口,积在喉中,关上,积在脐旁,上关上,积在心下,微下关,积在少腹,尺中,积在气冲,脉出左,积在左,脉出右,积在右,脉两出,积在中央。非但积聚如是,凡一经将病,则一气先伏。肝病者木郁,心病者火郁,肾病者水郁,肺病者金郁,脾病者土郁,郁则脉伏。庚桑子:人郁则为病,至理妙言。诊一气之欲伏,则知一经之将病,《脉法》:伏气之病,以意候之,此之谓也。

动代

动代者,阴阳之起止也。气欲发而不能,则为动,气中歇而不属,则为代。

动者,郁勃而不息也。《脉法》:阴阳相抟,名曰动。阳动则汗出,阴动则发热。若数脉见于关上,上下无头尾,如豆大,厥厥动摇者,名曰动也。关者,中气之变现,阴阳之枢机,阳自此降而为阴,阴自此升而为阳。阴升于寸,则遂其上浮之性,不至为动;阳降于尺,则遂其下沉之性,不至为动。惟阴欲升,脾土虚而不能升,阳欲降,胃土弱而不能降,则二气郁于关上,而见动形。阴阳郁勃,不能升降,是以动而不止也。郁勃之久,不无胜负。阳胜而动于关上,则内泄营阴而汗出;阴胜而动于关下,则外闭卫阳而发热。热发则汗不出,汗出则热不发,汗出而热发,阴阳之胜负乃分。方其动时,阴阳郁荡,未知将来之孰胜而孰负。动见于土位,木气盘塞而莫达,甲木不降,乃悬虚而为惊,乙木不升,乃冲击而为痛,甲乙横逆,而贼戊己,则土气败矣。

代者,断续而不联也。《灵枢·根结》:一日一夜五十营,以营五脏之精,不应数者,名曰狂生。五十动而不一代者,五脏皆受气;四十动一代者,一脏无气;三十动一代者,二脏无气;二十动一代者,三脏无气;十动一代者,四脏无气;不满十动一代者,五脏无气,与之短期。与之短期者,乍疏乍数也。乍疏乍数者,断续之象也。盖呼吸者,气之所以升降也。心肺主呼,肾肝主吸。脾居呼吸之间,呼则气升于心肺,吸则气降于肾肝,呼吸定息,经脉五动,故十息之间,五十动内,即可以候五脏之气,一脏无气,则脉必代矣。十一难:脉不满五十动而一止,一脏无气者,何脏也?吸者随阴入,呼者因阳出,今吸不能至肾,至肝而还,故知一脏无气者,肾气先尽也。由肾而肝,由肝而脾,由脾而心,由心而肺,可类推矣。代脉一见,死期在近,不可治也。代为死脉,与脾脉代之代不同。脾脉代者,脾不主时,随四时而更代也,此为病脉。

四圣心源卷四　　劳伤解

昌邑黄元御坤载著

人不能有生而无死,而死多不尽其年。外有伐性之斧,内有腐肠之药,重以万念纷驰,百感忧劳,往往未壮而衰,未老而病。顾保炼不谨,既失之东隅,而医药无差,冀挽之桑榆。古圣不作,医法中乖,贵阴贱阳,反经背道。轻则饮药而病加,重乃逢医而人废。金将军且将玉碎,石学士未必瓦全。叹竖子之侵陵,痛鬼伯之催促。书穷烛灭,百慨俱集,作劳伤解。

中　气

脾为己土,以太阴而主升,胃为戊土,以阳明而主降,升降之权,则在阴阳之交,是谓中气。胃主受盛,脾主消化,中气旺则胃降而善纳,脾升而善磨,水谷腐熟,精气滋生,所以无病。脾升则肾肝亦升,故水木不郁;胃降则心肺亦降,故金火不滞。火降则水不下寒,水升则火不上热。平人下温而上清者,以中气之善运也。

中气衰则升降窒,肾水下寒而精病,心火上炎而神病,肝木左郁而血病,肺金右滞而气病。神病则惊怯而不宁,精病则遗泄而不秘,血病则凝瘀而不流,气病则痞塞而不宣。四维之病,悉因于中气。中气者,和济水火之机,升降金木之轴,道家谓之黄婆,婴儿姹女之交,非媒不得,其义精矣。医书不解,滋阴泻火,伐削中气,故病不皆死,而药不一生。盖足太阴脾以湿土主令,足阳明胃从燥金化气,是以阳明之燥不敌太阴之湿。及其病也,胃阳衰而脾阴旺,十人之中,湿居八九而不止也。

胃主降浊,脾主升清,湿则中气不运,升降反作,清阳下陷,浊阴上逆,人之衰老病死,莫不由此,以故医家之药,首在中气。中气在二土之交,土生于火而火死于水,火盛则土燥,水盛则土湿,泻水补火,扶阳抑阴,使中气轮转,清浊复位,却病延年之法,莫妙于此矣。

黄芽汤

人参三钱　甘草二钱,炙　茯苓二钱　干姜二钱

煎大半杯,温服。

中气之治,崇阳补火,则宜参、姜,培土泻水,则宜甘、苓。其有心火上炎,慌悸烦乱,则加黄连、白芍以清心。肾水下寒,遗泄滑溏,则加附子、川椒以温肾。肝血左郁,凝涩不行,则加桂枝、丹皮以舒肝。肺气右滞,痞闷不通,则加陈皮、杏仁以理肺。四维之病,另有专方,此四维之根本也。

阴　阳

中气升降,是生阴阳。阴阳二气,上下回周。阴位于下,而下自左升,则为清阳;阳位于上,而上自右降,则为浊阴。清阳生发于木火,则不至于下陷;浊阴收藏于金水,则不至于上逆。清气之不陷者,阳嘘于上也;浊气之不逆者,阴吸于下也。浊气不逆,则阳降而化阴,阳根下潜,而不上飞,清气不陷,则阴升而化阳,阴根上秘,而不下走,彼此互根,上下环抱,是曰平人。而清气之左升,赖乎阴中之阳生,阳生则浮动而亲上,权在己土;浊阴之右降,赖乎阳中之阴生,阴生则沉静而亲下,权在戊土。戊己升降,全凭中气,中气一败,则己土不升而清阳下陷,戊土不降而浊气上逆,此阴虚、阳虚所由来也。

阴虚

阴盛于下而生于上,火中之液,是曰阴根,阴液滋息,爰生金水。阴性沉静,其根一生,则沉静而亲下者,性也,是以金收而水藏。而金水之收藏,全赖胃土之降,胃土右降,金收于西而水藏于北,阳气蛰封,此木火生长之根本也。胃土不降,金水失收藏之政,君相二火泄露而升炎,心液消耗,则上热而病阴虚。人知其金水之亏,而不知其胃土之弱。胃以阳体而含阴魄,旺则气化而阴生,以气统于肺而实化于胃,肺气清降,而产阴精,即胃土之右转而变化者也。是宜降肺胃以助收藏,未可徒滋心液也。

地魄汤

甘草二钱,炙　半夏三钱,制　麦冬三钱,去心　芍药三钱　五味子一钱,研

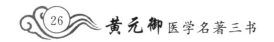

元参三钱　牡蛎三钱,煅,研

煎大半杯,温服。

水为阴,而阴生于肺胃。胃逆而肺金不敛,君相升泄,则心液消亡,而阴无生化之原。麦冬、芍药双清君相之火,半夏、五味降摄肺胃之逆,元参清金而益水,牡蛎敛神而藏精。若热伤肺气,不能化水,则用人参、黄芪,益气生水,以培阴精之原,此补阴之法也。

阳虚

阳盛于上而生于下,水中之气,是曰阳根,阳气长养,爰生木火。阳性浮动,其根一生,则浮动而亲上者,性也,是以木生而火长。而木火之生长,全赖脾土之升,脾土左升,木生于东而火长于南,纯阳之位,阴气萌滋,此金水收藏之根本也。脾土不升,木火失生长之政,一阳沦陷,肾气渐亡,则下寒而病阳虚。人知其木火之衰,而不知其脾土之弱。脾以阴体而抱阳魂,旺则血生而神化,以血藏于肝而实生于脾,肝血温升,而化阳神,即脾土之左旋而变化者也。是宜升肝脾以助生长,不止徒温肾气也。

天魂汤

甘草二钱　桂枝三钱　茯苓三钱　干姜三钱　人参三钱　附子三钱

煎大半杯,温服。

火为阳,而阳升于肝脾,脾陷而肝木不生,温气颓败,则阳无生化之原。脾陷之根,因于土湿,土湿之由,原于水寒。甘草、茯苓培土而泄湿,干姜、附子暖脾而温肾,人参、桂枝达木而扶阳。若肝血虚弱,不能生火,则用归、地、首乌,以培阳神之原。以火清则神发,血者,神魂之母也。夫纯阳则仙,纯阴则鬼。阳盛则壮,阴盛则病。病于阴虚者,千百之一;病于阳虚者,尽人皆是也。后世医术乖讹,乃开滋阴之门,率以阳虚之人而投补阴之药,祸流今古,甚可恨也。

阴脱

阳自右降,降于坎府,而化浊阴,则又含阳气,是谓阳根。阳性温和而升散,阴气左升而不陷者,有此坎阳以辟之也。其升散之权,全在于脾,脾气不升,则精血驰走而阴脱。

二十难曰:阴脱者,目盲。目者,阳神所发。阳根于坎,坎水阴也,而中抱阳气,坎阳温升,而生肝木。肝藏血而含魂,魂即血中温气之渐灵者。温化而为热,则魂化而为神。阳神发露,上开双窍,而为两目,目乃阳神之所出入而游行也。阴脱者,阳根渐败,精血失藏,魂神不能发露,是以目盲。

凡人之清旦目盲者,是其阴气亡脱,定主死期不远,名为脱阴,而实以阳根之败。《素问》所谓目受血而能视者,亦是此理。后人不解经义,眼科书数千百部,悉以滋阴凉血,泄火伐阳,败其神明,以致眼病之家,逢医则盲。医理玄奥,非上智不解,乃以俗腐庸安之徒,无知造孽,以祸生灵,可恨极矣。

乌肝汤

甘草二钱　人参三钱　茯苓三钱　干姜三钱　附子三钱,炮　首乌三钱,蒸

芍药三钱　桂枝三钱

煎大半杯,温服。

阳脱

阴自左升,升于离位,而化清阳,则又含阴精,是谓阴根。阴性清肃而降敛,阳气右降而不逆者,有此离阴以翕之也。其降敛之机,全在于胃,胃气不降,则神气飞腾而阳脱。

二十难曰:脱阳者,见鬼。仙为纯阳,鬼为纯阴,人居阴阳之半,仙鬼之交,阳脱则人将为鬼,同气相感,是以见之。凡人之白昼见鬼者,是其阳气亡脱,亦将续登鬼录矣。

兔髓汤

甘草二钱　人参三钱　五味一钱　半夏三钱　龙骨二钱,煅,研　牡蛎三钱,煅,研　元参三钱　附子三钱

煎大半杯,温服。

阳脱则白日见鬼,阴脱则清旦目盲。阴阳既脱,无方可医,于其将脱之前,当见机而预防也。

精　神

神胎于魂而发于心,而实根于坎阳;精孕于魄而藏于肾,而实根于离阴。阴根上抱,是以神发而不飞扬;阳根下蛰,是以精藏而不驰走。阳神发达,恃木火之生长,而究赖太阴之升;阴精闭蛰,资金水之收藏,而终藉阳明之降。太阴、阳明所以降金水以吸阳神,升木火以嘘阴精者也。阳明不降,则火金浮升而神飘于上;太阴不升,则水木沉陷而精遗于下。盖阳中有阴,则神清而善发,阴中有阳,则精温而能藏。脾陷则精不交神,胃逆则神不交精。阳神飞荡,故生惊悸,阴精驰走,故病遗泄。阴升阳降,权在中气。中气衰败,升降失职,金水废其收藏,木火郁其生长,此精神所以分离而病作也。培养中气,降肺胃以助金水之收藏,升肝脾以益木火之生长,则精秘而神安矣。

神惊

神发于心而交于肾,则神清而不摇,神不交精,是生惊悸,其原由于胆胃之不降。乙木上行,而生君火,甲木下行,而化相火。升则为君而降则为相,虽异体而殊名,实一本而同原也。相火之降,赖乎胃土。胃气右转,阳随土蛰,相火下根,是以胆壮而神谧。相火即君火之佐,相火下秘,则君火根深而不飞动,是以心定而神安。胃土不降,相火失根,虚浮惊怯,神宇不宁,缘君相同气,臣败而君危,故魂摇而神荡

也。阳神秘藏,则甘寝而善记,阳泄而不藏,故善忘而不寐也。胃土之不降,由于脾土之湿。足阳明化气于燥金,性清降而收敛,金收而水藏之,故阳蛰于坎府,湿则胃土上郁,收令不行,故火泄而阳飞也。火炎于上,肾水沉寒,阴凝气结,久而弥坚,历年增长,状如怀子,是谓奔豚。奔豚者,肾肝之阴气聚而不散者也。水寒木枯,郁而生风,摇撼不已,则心下悸动。悸见脐下,则根本振摇,奔豚发矣。奔豚上腾,侮土凌心,发作欲死,最为剧证。数年之后,渐而火败土崩,则人死矣。大凡脾肾寒湿,无不有惊悸之证,惊悸不愈,必生奔豚积块。此皆中气亏损,阴盛阳虚之病也。庸工不解,以为心血不足,乃以归脾、补心之方,清凉滋润,助阴伐阳,百不一生,最可伤也。

少阳相火,其性甚烈,而惊悸之家,则阳败而火熄,非少阳之旺也。其相火极旺,如小建中、炙甘草两证,乃少阳伤寒,将传阳明,故以芍药、生地,泻胆胃之燥热,内伤中此证颇少也。

金鼎汤

甘草二钱　茯苓三钱　半夏三钱　桂枝三钱　芍药三钱　龙骨二钱　牡蛎三钱

煎大半杯,温服。

惊悸之证,土湿胃逆,相火不藏,应用茯苓去湿,半夏降胃,桂枝达肝,芍药敛胆,龙骨、牡蛎藏精聚神,以蛰阳根。阳降根深,则魂谧神安,惊悸不作矣。其上热者,倍芍药以清胆火。下寒者,加附子以温肾水。若病重年深,奔豚凝结,少腹气块,坚硬渐寒,此阴邪已盛,缓用附子。当燥土去湿,调其脾胃,后以温燥之药熬膏贴之,详具奔豚证中。

精遗

精藏于肾而交于心,则精温而不走,精不交神,乃病遗泄,其原由于肝脾之不升。丙火下行,而化壬水,癸水上行,而化丁火。壬水主藏,阳归地下者,壬水之蛰藏也。壬水非寒则不藏,阴阳之性,热则发扬而寒则凝闭,自然之理。壬水蛰藏,阳秘于内,则癸水温暖,温气左升,是生乙木。升而不已,积温成热,是谓丁火。水之生木而化火者,以其温也。木火生长,阳气发达,阴精和煦,故不陷流。壬水失藏,则阳泄而肾寒。水寒不能生木,木气下郁,则生疏泄。木以疏泄为性,愈郁则愈欲泄,以其生意不遂,时欲发舒之故也。遇夜半阳生,木郁欲动,则梦交接。木能疏泄而水不蛰藏,是以流溢不止也。其有木郁而生下热,宗筋常举,精液时流。庸工以为相火之旺,用知母、黄柏泄之,是益其癸水之寒而增其乙木之陷也。

乙木之升,权在己土。木生于水,而实长于土。土运则木达,以脾阳升布,寒去温回,冰泮春生,百卉荣华故也。盖戊土西降,则化辛金,北行则化癸水,己土东升,则化乙木,南行则化丁火,金水之收藏,实胃阴之右转,木火之生长,即脾阳之左旋也。土湿阳衰,生气不达,是以木陷而不升。人知壬水之失藏而不知乙木之不生,知乙木之不生而不知己土之弗运,乃以清凉固涩之品败其脾阳而遏其生气,病随药增,愈难挽矣。

玉池汤

甘草二钱　茯苓三钱　桂枝三钱　芍药三钱　龙骨二钱　牡蛎三钱　附子三钱　砂仁一钱,炒,研,去皮

煎大半杯,温服。

遗精之证,肾寒脾湿,木郁风动,甘草、茯苓培土泄湿,桂枝、芍药疏木清风,附子、砂仁暖水行郁,龙骨、牡蛎藏精敛神。水土暖燥,木气升达,风静郁消,遗泄自止。其湿旺木郁,而生下热,倍茯苓、白芍,加泽泻、丹皮,泄脾湿而清肝热,不可谬用清凉滋润,败其脾肾之阳。盖肾精遗失,泄其阳根,久而温气亡脱,水愈寒而土愈湿。火土双亏,中气必败,未有失精之家,阴虚而生燥热者。其木郁下热,脾阳未亏,清其肝火,不至为害。若脾阳已亏,误用清润,则土败而人亡矣。仲景《金匮》亡血失精之义,后人一丝不解也。

灵雨丹

甘草　薄荷　甘遂　朝脑　阳起石　紫苏叶各三钱

共研,碗盛,纸糊口,细锥纸上密刺小孔,另用碟覆碗上,碗边宽余半指,黑豆面固济。砂锅底铺粗沙,加水,坐碗沙上,出水一寸。炭火煮五香,水耗,常添热水。水冷取出,入麝香少许,研细,蟾酥少许,人乳浸化,葱涕,官粉,炼蜜为丸,绿豆大,瓷瓶封收。津水研半丸,掌上涂玉麈头。约一两时,麈顶苏麻,便是药力透彻。秘精不泄,甚有良功。若遗泄不止,势在危急,先炼此药,封之日落,研涂,一夜不走,肾精保固,徐用汤丸。

气　血

气统于肺,血藏于肝,而总化于中气。胃阳右转而化气,气降则精生,阴化于阳也;脾阴左旋而生血,血升则神化,阳生于阴也。精未结而魄先凝,故魄舍于肺。气魄者,肾精之始基也。神未发而魂先见,故魂舍于肝。血魂者,心神之初气也。气,阳也,而含阴魄,是以清凉而降敛。血,阴也,而吐阳魂,是以温暖而升发。及其魂升而神化,则又降而为气,魄降而精生,则又升而为血。盖精血温升,则蒸腾而化神气,神气清降,则洒陈而化精血,精血神气,实一物也,悉由于中气之变化耳。火金上热,则神气飞扬而不守,水木下寒,则精血泄溢而莫藏。故补养神气,则宜清凉,而滋益精血,则宜温暖。

气秉辛金清凉之性,清则调畅,热则郁蒸,畅则冲虚,郁则滞塞,滞塞而不降,故病上逆。血秉乙木温暖之性,温则流行,寒则凝瘀,行则鲜明,瘀则腐败,腐败而不升,故病下陷。气滞之家,胸膈胀满,痰嗽喘逆,半缘上中之虚热。血瘀之人,紫黑

成块,杯碗倾泄,多因中下之虚寒。下寒则肺气之降于肝部者,亦遂陷泄而不升;上热则肝血之升于肺家者,亦遂逆流而不降,此气血致病之原也。

气滞

肺主藏气,凡脏腑经络之气,皆肺家之所播宣也。气以清降为性,以心火右转,则化肺气。肺气方化,而已胎阴魄,故其性清肃而降敛。实则顺降,虚则逆升,降则冲虚,升则窒塞。君相之火,下根癸水,肺气敛之也。肺气上逆,收令不行,君相升泄,而刑辛金,则生上热。凡痞闷嗳喘,吐衄痰嗽之证,皆缘肺气不降,而肺气不降之原,则生于胃。胃土逆升,浊气填塞,故肺无下降之路。肺胃不降,君相升炎,火不根水,必生下寒。气滞之证,其上宜凉,其下宜暖,凉则金收,暖则水藏。清肺热而降胃逆固是定法,但不可以寒凉之剂泄阳根而败胃气。盖胃逆之由,全因土湿,土湿则中气不运,是以阳明不降。但用清润之药,滋中湿而益下寒,则肺胃愈逆,上热愈增,无有愈期也。

下气汤

甘草二钱　半夏三钱　五味一钱　茯苓三钱　杏仁三钱,泡,去皮尖　贝母二钱,去心　芍药二钱　橘皮二钱

煎大半杯,温服。治滞在胸膈右肋者。

气积

肺藏气而性收敛,气病则积聚而不散,而肝气之积聚,较多于肺。肺气积聚,则痞塞于心胸,肝气积聚,则滞结于脐腹。盖气在上焦则宜降,而既降于下,则又宜升。升者,肝之所司,以肝木主升,生气旺则气升,生气不足,故气陷而下郁也。而肝气之下郁,总由太阴之弱,以气秉金令,但能降而不能升。降而不至于下陷者,恃肝木之善达。肝木之善达者,脾土之左旋也。气盛于肺胃而虚于肝脾,故肺气可泄而肝气不可泄。气积胸膈右肋,宜泄肺胃以降之;气积于脐腹左胁,宜补肝脾以升之,此化积调气之法也。

达郁汤

桂枝三钱　鳖甲三钱,醋炙焦,研　甘草二钱　茯苓三钱　干姜三钱　砂仁一钱

煎大半杯,温服。治积在脐腹左胁者。

肺胃积气,在胸膈右肋;肝脾积气,在脐腹左胁,皆中气虚败之病也。补之则愈闷,破之则愈结,盖其本益虚,其标益实,破其本更虚,补之其标更实,是以俱不能效。善治者,肺胃之积,泄多而补少,肝脾之积,补多而泄少。半补而半行之,补不至于壅闭,行不至于削伐,正气渐旺,则积聚消磨矣。

血瘀

肝主藏血,凡脏腑经络之血,皆肝家之所灌注也。血以温升为性,缘肾水左旋,

则生肝血。肝血方生，而已抱阳魂，故其性温和而升散。实则直升，虚则遏陷，升则流畅，陷则凝瘀。盖血中温气，化火之本，而温气之原，则根于坎中之阳。坎阳虚亏，不能生发乙木，温气衰损，故木陷而血瘀。久而失其华鲜，是以红变而紫，紫变而黑。木主五色，凡肌肤枯槁，目眦青黑者，皆是肝血之瘀。而肝血不升之原，则在于脾。脾土滞陷，生气遏抑，故肝无上达之路。肝脾不升，原因阳衰阴旺，多生下寒，而温气抑郁，火胎沦陷，往往变而为热。然热在于肝，而脾肾两家，则全是湿寒，不可专用清润。至于温气颓败，下热不作者，十之六七，未可概论也。

血瘀之证，其下宜温而上宜清，温则木生，清则火长。若木郁而为热，乃变温而为清，而脾肾之药，则纯宜温燥，无有二法。以脾陷之由，全因土湿。土湿之故，全因水寒。肾寒脾湿，则中气不运，是以太阴不升。水土湿寒，中气埋郁，君相失根，半生上热，若误认阴虚，滋湿生寒，夭枉人命，百不一救也。

破瘀汤

甘草三钱　茯苓三钱　丹皮三钱　桂枝三钱　丹参三钱　桃仁三钱，泡，去皮尖　干姜三钱　首乌三钱，蒸

煎大半杯，温服。

血脱

肝藏血而性疏泄，血病则脱亡而不守。未脱之先，温气虚亏，凝瘀不流。瘀少则结积而不下，瘀多则注泄而莫藏。凡便溺流漓，崩漏不禁，紫黑成块，腐败不鲜者，皆阳虚而木陷，血瘀而弗容也。盖木性善达，水土寒湿，生气不达，是以血瘀，木郁风动，疏泄不敛，是以血脱，而肺血之脱亡，较多于肝。肝血下脱，则遗泄于便溺；肺血上流，则吐衄于口鼻。以血在下焦则宜升，而既升于上，则又宜降。降者，肺之所司，缘肺金主收，收气盛则血降，收气不足，则血涌而上溢也。而肺血之上溢，总由阳明之虚，以血秉木气，但能升而不能降，升而不至于上溢者，恃肺金之善敛，肺金之收敛者，胃土之右转也。血盛于肝脾而虚于肺胃，其脱于便溺，则由肝脾之寒，其脱于口鼻，或缘肺胃之热，而阳衰土湿，中气颓败，实为脱血之根。若专用清凉滋润，助阴伐阳，以败中气，人随药殒，百不一生。此非血病之必死，皆粗工之罪也。

衄血

肺窍于鼻，肺气降敛，则血不上溢，肺气逆行，收敛失政，是以为衄，其原因于胃土之不降。《灵枢·百病始生》：卒然多食饮，则肠满。起居不节，用力过度，则络脉伤。阳络伤则血外溢，血外溢则衄血；阴络伤则血内溢，血内溢则后血。衄血者，阳络之伤，则营血逆流，而卫气不能敛也。肺主卫气，其性收敛，血升而不溢者，赖卫气敛之，而卫气之敛，由于肺降，降则收令行也。而肺气之降，机在胃土，胃土上壅，肺无降路，收令失政，君相升泄，肺金被刑，营血不敛，故病鼻衄。而火炎金伤，不皆实热，多有中下湿寒，胃逆而火泄者。至于并无上热，而鼻衄时作，则全因土败而胃

逆,未可清金而泄火也。外感伤寒之衄,亦非关火盛,缘寒伤营血,营郁而卫闭,卫气壅遏,蓄而莫容,逆循鼻窍,以泄积郁,卫气升发,故冲营血,而为衄证。衄则卫郁泄而表病解,原非火旺金刑之故也。

仙露汤

麦冬三钱　五味一钱　贝母二钱　半夏三钱　柏叶三钱　甘草二钱　芍药三钱　杏仁三钱

煎大半杯,温服。

衄血之证,火泄金刑,气伤血沸,宜清金敛肺,以回逆流,而必并降胃气,降胃必用半夏。近世误以血证为阴虚,半夏性燥,不宜血家,非通人之论也。若上热非盛,而衄证时作,则全因中下湿寒,当加干姜、茯苓温燥之药。若大衄之后,气泄阳亡,厥逆寒冷,宜加参、芪、姜、附,以续微阳,清润之药,切不可用。

吐血

血敛于肺而降于胃,肺气能收,则鼻不衄,胃气善降,则口不吐。肺气莫收,经络之血,乃从鼻衄。胃气莫降,脏腑之血,因自口吐。而肺气之敛,亦因胃气之降,吐衄之证,总以降胃为主。

胃气不降,原于土湿,土湿之由,原于寒水之旺。水寒土湿,中气堙郁,血不流行,故凝瘀而紫黑,蓄积莫容,势必外脱。土郁而无下行之路,是以上自口出。凡呕吐瘀血,紫黑成块,皆土败阳虚,中下湿寒之证。瘀血去后,寒湿愈增,往往食减而不消,饮少而不化。一旦土崩而阳绝,则性命倾殒,故大吐瘀血之家,多至于死。

其血色红鲜者,则缘肺热,然始因上热,而究变中寒。以血藏于肝,而肝木生火,心火之热,即血中之温气所化,血去而血中之温气亡泄,是以大失血后,寒栗而战摇也。而其上热之时,推其中下,亦是湿寒。盖君相之火,随戊土下降,而归坎水,则上清而下暖。胃土不降,则君相升泄,非戊土之逆,而火何以升?非己土之湿,而胃何以逆?非癸水之寒,而土何以湿?胃逆火泄,升炎于上,而坎阳绝根,其肾水必寒,寒水泛滥,其脾土必湿,理自然也。

若夫零星咯吐,见于痰唾之中者,其证稍缓。以血去非多,则气泄有限,虽亦中下寒湿,而一时不至困败。但一遭庸手,久服清润,败其中气,则亦归死亡耳。

血证是虚劳大病,半死半生,十仅救五。而唐后医书,皆滋阴泄火,今古雷同,百不救一,实可哀也。

灵雨汤

甘草二钱　人参二钱　茯苓三钱　半夏三钱　干姜三钱　柏叶三钱　丹皮三钱

煎大半杯,温服。治大吐瘀血者。

吐血之证,中下湿寒,凝瘀上涌,用人参、甘草补中培土,茯苓、干姜去湿温寒,柏叶清金敛血,丹皮疏木行瘀,自是不易之法,尤当重用半夏,以降胃逆。血本下行,肺胃既逆,血无下行之路,陈郁腐败,势必上涌。旧血既去,新血又瘀,逆行上窍,遂成熟路。再投清润之药,助其寒湿,中气败亡,速之死矣。若温中燥土,令其阳回湿去,复以半夏降逆,使胃气下行,瘀血既吐,鲜血自不再来。若下寒甚者,蜀椒、附子亦当大用。其零星咯吐,红鲜不凝,虽有上热,亦非实火,稍加麦冬、贝母,略清肺热,总以泄湿培土为主,不可过用苦寒也。

白茅汤

人参二钱　甘草二钱　茯苓三钱　半夏三钱　麦冬三钱,去心　茅根三钱
芍药三钱　五味子一钱

煎大半杯,温服。治零星吐鲜血者。

血之零吐红鲜者,虽缘土湿胃逆,而肺家不无上热,泄湿降逆之中,自宜加清肺之药。若相火极旺,则加黄芩而倍芍药。仲景三黄泻心汤,是治相火之极旺者,但此等颇少,未易轻用。若上热不敌下寒之剧,当大温水土,清润诸法,切不可用也。

便血

血生于脾,藏于肝,肝脾阳旺,血温而升,故不下泄。水寒土湿,脾陷木郁,风动而行疏泄之令,则后脱于大便。阳气收敛,则土温而水暖,其脾湿而肾寒者,庚金之收令不行也。后世以为肠风,而用清润,脾阳愈败而愈陷,无有止期也。其肝脾阳败,紫黑瘀腐,当补火燥土,以回残阳,暖血温肝,而升郁陷。若痔漏、脱肛之治,亦依此法通之。

桂枝黄土汤

甘草二钱　白术三钱　附子三钱　阿胶三钱　地黄三钱　黄芩二钱　桂枝二
钱　灶中黄土三钱

煎大半杯,温服。

便血之证,亦因水土寒湿,木郁风动之故。仲景黄土汤,术、甘、附子培土温寒,胶、地、黄芩清风泄火(火指相火),黄土燥湿扶脾,法莫善矣。此加桂枝,以达木郁,亦甚精密。

溺血

水寒土湿,脾陷木郁,风动而行疏泄。谷道不收,则后泄于大肠;水道不敛,则前淋于小便。阳气蛰藏,则土温而水暖,其脾湿而肾寒者,壬水之藏令不行也。水性蛰藏,木性疏泄,水欲藏而不能藏,是以流漓而不止,木欲泄而不能泄,是以梗涩而不利。缘木愈郁则愈欲泄,愈欲泄则愈郁,郁生下热,小便赤数,虽火盛之极,而实以脾肾之阳虚。泄湿燥土,升木达郁,自是主法。寒者温之,热者清之,然热在乙木,不在脾土,在肝则宜清凉,至于脾家,但宜温燥,虽肝热极盛,不可泄其脾土也。

宁波汤

甘草二钱　桂枝三钱　芍药三钱　阿胶三钱　茯苓三钱　泽泻三钱　栀子三

钱　发灰三钱,猪脂煎,研

煎大半杯,温服。

溺血与便血同理,而木郁较甚,故梗涩痛楚。苓、泽、甘草培土泄湿,桂枝、芍药达木清风,阿胶、发灰滋肝行瘀,栀子利水泄热(膀胱之热)。若瘀血紫黑,累块坚阻,加丹皮、桃仁之类行之,此定法也。

四圣心源卷五　杂病解上

昌邑黄元御坤载著

病不过内外感伤,而杂病之传变,百出不穷。感伤者,百病之纲;百病者,感伤之目。譬如水火,源本则合,支派攸分,虽殊途而同归,实一致而百虑。先圣既往,此道绝传,博考方书,乖讹万状,纵身若松柏,未必后彫。况资如蒲柳,动辄零谢,申之以杂病之侵凌,益之以群工之毒药,真轻尘之栖弱草,朝露之落薤上矣。痛昔亲从凋亡,手足伤毁,荒草颓坟,烟笼雾锁,感念存殁,情何可言,作杂病解。

臌胀根原

臌胀者,中气之败也。肺主气,肾主水。人身中半以上为阳,是谓气分;中半以下为阴,是谓水分。气盛于上,水盛于下,阴阳之定位也。而气降则生水,水升则化气,阴阳互根,气水循环。究其转运之枢,全在中气。中气一败,则气不化水,而抑郁于下,是谓气鼓;水不化气,而泛滥于上,是为水胀。

《灵枢·营卫生会》:上焦如雾,中焦如沤,下焦如渎。上焦气盛,故如雾露之空濛,下焦水盛,故如川渎之注泻,而气水变化之原,出于中焦。中焦者,气水之交,气方升而水方降,水欲成气,气欲成水,气水未分,故其形如沤。气之化水,由于肺胃,水之化气,由于肝脾。肺胃右降则阴生,故清凉而化水,气不化水者,肺胃之不降也;肝脾左升则阳生,故温暖而化气,水不化气者,肝脾之不升也。气不化水,则左陷于下,而为气鼓,水不化气,则右逆于上,而为水胀,而其根总因土湿而阳败,湿土不运,则金木郁而升降窒故也。

气鼓

气从上降,而推原其本,实自下升。坎中之阳,气之根也。气升于肝脾,肝脾左旋,温暖而化清阳,是气升于水分也。肝脾不升,阴分之气埋郁而下陷,故脐以下肿。木性善达,其发达而不郁者,水温土燥而阳升也。水寒土湿,脾阳下陷,肝木不达,抑遏而克脾土,肝脾郁迫而不升运,是以凝滞而为胀满。肝气不达,郁而生热,传于脾土。脾土受之,以其湿热,传于膀胱。五行之性,病则传其所胜,势固然也。土燥则木达而水清,土湿则气滞不能生水,木郁不能泄水,故水道不利,加之以热,故淋涩而黄赤。脾土既陷,胃土必逆,脾陷则肝木下郁,胃逆则胆火上郁。其下热者,肝木之不升也;其上热者,胆火之不降也。病本则属湿寒,而病标则为湿热。宜泄湿而行郁,补脾阳而达木气,清利膀胱之郁热也。

桂枝姜砂汤

茯苓三钱　泽泻三钱　桂枝三钱　芍药三钱　甘草三钱,炙　砂仁一钱,炒,研　干姜三钱

煎大半杯,入砂仁,略煎,去渣,入西瓜浆一汤匙,温服。

膀胱湿热,小便红涩者,加栀子清之。脾肺湿旺,化生郁浊,腐败胶黏,不得下行,宜用瓜蒂散,行其痰饮。在下则泄利而出,在上则呕吐而出,去其菀陈,然后调之。

续随子仁,最下痰饮,用白者十数粒,研碎,去油,服之痰水即下。

瓜蒂散

瓜蒂二十个,研　赤小豆三钱,研　香豉三钱,研

热水一杯,煮香豉,令浓,去渣,调二末,温服。取吐下为度。病重人虚者,不可服此,当用葶苈散。

水胀

水从下升,而推原其本,实自上降。离中之阴,水之根也。水降于肺胃,肺胃右转,清凉而化浊阴,是水降于气分也,肺胃不降,阳分之水淫泆而上逆,故脐以上肿。金性喜敛,其收敛而不郁者,阳明胃土之降也,土湿胃逆,肺无降路,阳分之水,不得下行,阴分之水,反得上泛。水入于肺,宗气隔碍,则为喘满。水入于经,卫气壅阻,则为肿胀。

水生于肺而统于肾,藏于膀胱而泄于肝,肾与膀胱之腑,相为表里。饮入于胃,脾阳蒸动,化为雾气,而上归于肺。肺金清肃,雾气洒扬,充灌于经络,熏泽于皮肤,氤氲郁霭,化为雨露,及乎中焦以下,则注集滂沛,势如江汉矣。膀胱者,水之壑也。肺气化水,传于膀胱,肝气疏泄,水窍清通,是以肿胀不作。膀胱之窍,清则开而热则闭。《灵枢》:三焦者,入络膀胱,约下焦,实则闭癃,虚则遗溺。其虚而遗溺者,相火之下虚也。其实而闭癃者,非相火之下实也。以肾主蛰藏,肾气能藏,则相火秘固而膀胱清,肾气不藏,则相火泄露而膀胱热。相火蛰藏,膀胱清利,是谓之实。膀胱之热者,相火泄于肾脏而陷于膀胱也。相火藏于肾水,原不泄露,其泄而不藏者,过在乙木。木性疏泄,疏泄之令畅,则但能泄水而不至泄火,水寒土湿,生气郁遏,疏泄之令不行,而愈欲疏泄,故相火不得秘藏,泄而不通,故水道不能清利。相火之陷,其原在肝,肝气之陷,其原在脾。肝脾郁陷,合相火而生下热,传于己土,己土以

其湿热传于膀胱,是以淋涩而赤黄也。膀胱闭癃,水不归壑,故逆行于胸腹,浸淫于经络,而肿胀作焉。《水热穴论》:其本在肾,其标在肺,皆积水也。故水病下为胕肿大腹,上为喘呼不得卧者,标本俱病。其本之在肾者,宜泄之于膀胱;其标之在肺者,宜泄之于汗孔。汗溺之行,总以燥土疏木为主。水病之作,虽在肺肾两脏,而土湿木郁,乃其根本也。

苓桂浮萍汤

茯苓三钱　泽泻三钱　半夏三钱　杏仁三钱　甘草二钱　浮萍三钱　桂枝三钱

煎大半杯,热服,覆衣,取汗。

中气虚,加人参,寒加干姜。肺热,加麦冬、贝母。

苓桂阿胶汤

茯苓三钱　泽泻三钱　甘草二钱　桂枝三钱　阿胶三钱

煎大半杯,热服。

小便不清,加西瓜浆,热加栀子。中虚加人参,寒加干姜。

乙木遏陷,疏泄不行,阳败土湿,不能制伏水邪,故病肿胀。泄湿燥土,疏木行水,是定法也。后世八味加减之方,地黄助脾之湿,附子益肝之热,肝脾未至极败,服之可效,肝脾病深则不效,而反益其害,最误人也。

气位于上,水位于下。气之在上,虽壅满郁遏,而不至于胀,惟下陷而不升,则病气鼓。水之在下,虽停瘀凝结,而弗至于肿,惟上逆而不降,则病水胀。肿在身半以上者,水胀也;胀在身半以下者,气鼓也。其一身俱至肿胀者,气病于下而水病于上也。气水交病,则气中亦有积水,水中不无滞气。总之,气不离水,水不离气,气滞则水凝,水积则气聚,气病于下者,其水道必不利,水病于上者,其气道必不通。仲景《金匮·水气》之法:腰以上肿,当发其汗,汗发则气通而水亦泄;腰以下肿,当利小便,便利则水行而气亦达矣。

噎膈根原

噎膈者,阳衰土湿,上下之窍俱闭也。脾阳左升,则下窍能开;胃阴右降,则上窍不闭。下窍开,故旧谷善出;上窍开,故新谷善纳。新旧递嬗,出纳无阻,气化循环,所以无病。

其上下之开,全在中气。中气虚败,湿土淫塞,则肝脾遏陷,下窍闭涩而不出,肺胃冲逆,上窍梗阻而不纳,是故便结而溺癃,饮碍而食格也。缘气之为性,实则清空,虚则滞塞。胃主降浊,脾主升清。胃降则浊气下传,上窍清空而无碍,是以善纳;脾升则清气上行,下窍洞达而莫壅,是以善出。胃逆则肺金不降,浊气郁塞而不纳;脾陷则肝木不升,清气涩结而不出。以阳衰土湿,中气不运,故脾陷而杜其下窍,胃逆而室其上窍,升降之枢轴俱废,出纳之机缄皆息也。

其糟粕之不出,全因脾陷而肝郁,而谷食之不纳,则不止胃逆而肺壅,兼有甲木之邪焉。甲木逆行,克贼戊土,土木抟结,肺无下行之路,雾气埋瘀,化生痰涎,胸膈滞塞,故食噎不下。肺津化痰,不能下润,水谷二窍,枯槁失滋,而乙木之疏泄莫遂,故便溺艰涩。总缘中气不治,所以升降反作,出纳无灵也。

苓桂半夏汤

茯苓三钱　泽泻三钱　甘草二钱　桂枝三钱　半夏三钱　干姜三钱　生姜三钱　芍药三钱

煎大半杯,温服。

噎病胸膈滞塞,雾气淫蒸,而化痰饮,上脘不开,加以痰涎胶黏,故食阻不下。法宜重用半夏,以降胃气。痰盛者,加茯苓、橘皮,行其瘀浊,生姜取汁,多用益善。痰饮极旺,用瓜蒂散,吐其宿痰,下其停饮,胸膈洗荡,腐败清空,则饮食渐下矣。

胸膈之痞,缘肺胃上逆,浊气不降,而其中全是少阳甲木之邪。盖胃逆则肺胆俱无降路,胆木盘结,不得下行,经气郁迫,是以胸胁痛楚。当以甘草缓其迫急,芍药泄其木邪,柴胡、鳖甲散其结郁。若兼风木枯燥,则加阿胶、当归,滋木清风,其痛自瘳。

其大便燥结,粪粒坚硬,缘土湿胃逆,肺郁痰盛,不能化生津液,以滋大肠。大肠以阳明燥金之腑,枯槁失滋,自应艰涩。而阴凝气闭,下窍不开,重以饮食非多,消化不速,谷滓有限,未能充满胃肠,顺行而下。盖以肝木郁陷,关窍堵塞,疏泄之令不行,是以便难。此宜以干姜、砂仁,温中破滞,益脾阳而开肠窍,以桂枝达木郁而行疏泄。干涩难下者,重用肉苁蓉,以滑肠窍,白蜜亦佳。木枯血燥,不能疏泄,加阿胶、当归,滋其风木。

其小便红涩,缘肺郁痰盛,不能生水,以渗膀胱,而土湿木郁,疏泄不行,故水道不利。此宜苓、泽、桂枝,泄湿疏木,以通前窍。甚者用猪苓汤加桂枝,猪、茯、滑、泽泄湿燥土,桂枝、阿胶疏木清风,水道自利。噎家痰多溲少,全是土湿。湿土莫运,肝不升达,是以溺癃,肺不降敛,是以痰盛,泄湿以苓、泽为主,佐以利肺疏肝之品,则痰消而溲长矣。

下窍闭塞,浊无泄路,痞郁胸膈,食自难下。下窍续开,胸膈浊气,渐有去路,上脘自开。再以疏利之品,去其胸中腐败,食无不下之理,而上下之开,总以温中燥土为主。土气温燥,胃不上逆,则肺降而噎开,脾不下陷,则肝升而便利矣。

庸工以为阴虚燥旺,用地黄、牛乳滋润之药。更可诛者,至用大黄。噎病之人,百不一生,尚可寿及一年者,若服汤药,则数月死矣。医法失传,千古不得解人。能悟此理,则病去年增,不得死矣。

反胃根原

反胃者,阳衰土湿,下脘不开也。饮食容纳,赖于胃阴之降;水谷消磨,藉乎脾阳之升。中气健旺,则胃降而善纳,脾升而善磨,水谷化消,关门洞启。精华之上奉者,清空无滞,是以痰涎不生;渣滓之下达者,传送无阻,是以便溺不涩。

湿盛阳亏,中气虚败。戊土偏衰,则能消而不能受;己土偏弱,则能受而不能消。以阳含阴则性降,降则化阴而司受盛,故胃以阳土而主纳;阴含阳则气升,升则化阳而司消腐,故脾以阴土而主磨。阳性开,阴性闭,戊土善纳,则胃阳上盛而窍开,己土不磨,则脾阴下旺而窍闭。水谷善纳,上窍常开,所以能食。饮食不磨,下窍常闭,所以善吐。盖土性回运,气化无停,新故乘除,顷刻莫间,饮食不磨,势难久驻,下行无路,则逆而上涌,自然之理也。

其便结者,糟粕之传送无多也。隧窍闭涩,而渣滓有限,不能遽行,蓄积既久,而后破隙而下。下而又闭,闭而又下,零星断续,不相联属。及其迟日延时,传诸魄门,则粪粒坚硬,形如弹丸。缘大肠以燥金之腑,而肺津化痰,不能下润,故燥涩而艰难也。

仲景《金匮》于反胃呕吐,垂大半夏之法,补中降逆,而润肠燥,反胃之圣方也。若与茯苓四逆合用,其效更神矣。

姜苓半夏汤

人参三钱　半夏三钱　干姜三钱　茯苓三钱　白蜜半杯

河水扬之二百四十遍,煎大半杯,入白蜜,温服。

反胃与噎膈同理,但上脘不闭耳。全以温中燥湿,降逆开结为主。土燥阳回,饮食消化,自然不吐。谷精下润,渣滓盛满,传送无阻,大便自易。湿气渗泄,必由便溺。若肝气不能疏泄,加桂枝、阿胶,疏木清风。利水滑肠之法,依噎膈诸方,无有异也。

消渴根原

消渴者,足厥阴之病也。厥阴风木与少阳相火,相为表里。风木之性,专欲疏泄。土湿脾陷,乙木遏抑,疏泄不遂,而强欲疏泄,则相火失其蛰藏。手少阳三焦以相火主令,足少阳胆从相火化气。手少阳陷于膀胱,故下病淋癃;足少阳逆于胸膈,故上病消渴。缘风火合邪,津血耗伤,是以燥渴也。

淋因肝脾之陷,消因胆胃之逆。脾陷而乙木不升,是以病淋;胃逆而甲木不降,是以病消。脾陷胃逆,二气不交,则消病于上而淋病于下。但是脾陷,则淋而不消;但是胃逆,则消而不淋。淋而不消者,水藏而木不能泄也;消而不淋者,木泄而水不能藏也。木不能泄,则肝气抑郁而生热,膀胱热涩,故溲便不通;水不能藏,则肾阳泄露而生寒,肾脏寒滑,故水泉不止。

肝木生于肾水而胎心火,火之热者,木之温气所化,木之温者,水之阳根所发。水主蛰藏,木主疏泄,木虚则遏抑子气于母家,故疏泄不行,而病淋涩。木旺则盗泄母气于子家,故蛰藏失政,而善溲溺。

《素问·气厥论》:心移热于肺,肺消。肺消者,饮一溲二,死不治。此上下俱寒,上寒则少饮,下寒则多溲。饮一溲二,是精溺之各半也,是以必死。《金匮》:男子消渴,小便反多,饮一斗,小便一斗。此下寒上热,下寒则善溲,上热则善饮。饮一溲一,是溺多而精少也,则犹可治。渴欲饮水,小便不利者,是消淋之兼病者也。

肾气丸

地黄二两八钱　山萸一两四钱　山药一两四钱　丹皮一两　茯苓一两　泽泻一两　桂枝三钱五分　附子三钱五分

炼蜜丸梧子大,酒下十五丸,日再服。不知,渐加。

《金匮》:消渴,饮一斗,小便一斗,上伤燥热,下病湿寒,燥热在肝肺之经,湿寒在脾肾之脏。肾气丸,茯苓、泽泻泄湿燥土,地黄、丹、桂清风疏木,附子温肾水之寒,薯蓣、山萸敛肾精之泄,消渴之神方也。

肝主疏泄,木愈郁而愈欲泄,泄而不通,则小便不利,泄而失藏,则水泉不止。肾气丸能缩小便之太过,亦利小便之不通。《金匮》:小便一斗者主之,小便不利者亦主之,以其泄湿而燥土,清风而疏木也。

猪苓汤

猪苓三钱　茯苓三钱　泽泻三钱　滑石三钱,研　阿胶三钱

煎大半杯,入阿胶,消化,温服。治上消下淋者。

上渴而下淋者,土湿木郁,而生风燥。猪、茯、滑、泽泄湿燥土,阿胶滋木清风,解渴通淋之良法也。若木郁不能疏泄,宜加桂枝,以达木气。若消淋兼作而发热脉浮者,是土湿木郁而感风邪,当以五苓发其汗也。

桂附苓乌汤

茯苓三钱　泽泻三钱　桂枝三钱　干姜三钱　附子三钱　龙骨三钱,煅,研　牡蛎三钱,煅,研　首乌三钱,蒸

煎大半杯,温服。治饮一溲二者。

《素问》饮一溲二,水寒土湿,木气疏泄,宜苓、泽,泄湿燥土,姜、附暖水温中,桂枝、首乌达木荣肝,龙骨、牡蛎敛精摄溺。病之初起,可以救药,久则不治。

癫狂根原

癫狂者,即惊悸之重病也。肝为木,其气风,其志怒,其声笑。心为火,其气热,其志喜,其声呼。肺为金,其气燥,其志悲,其声哭。肾为水,其气寒,其志恐,其声呻。脾为土,其气湿,其志忧,其声歌。气之方升而未升则怒,已升则为喜;气之方降而未降则悲,已降则为恐。盖陷于重渊之下,志意幽沦,是以恐作。方其半陷,则凄凉而为悲,悲者,恐之先机也。升于九天之上,神气畅达,是以喜生。方其半升,则怫郁而为怒,怒者,喜之未遂也。

凡人一脏之气偏盛,则一脏之志偏见,而一脏之声偏发。癫病者,安静而多悲

恐,肺肾之气旺也。狂病者,躁动而多喜怒,肝心之气旺也。肺肾为阴,肝心为阳,《二十难》曰:重阴者癫,重阳者狂,正此义也。而金水之阴旺,则因于阳明之湿寒,木火之阳盛,则因于太阴之湿热。缘胃土右降,金水所从而下行,湿则不降,金水右滞而生寒,金旺则其志悲,水旺则其志恐也。脾土左升,木火所从而上行,湿则不升,木火左郁而生热,木旺则其志怒,火旺则其志喜也。湿寒动则寝食皆废,悲恐俱作,面目黄瘦,腿膝清凉,身静而神迷,便坚而溺涩,此皆金水之旺也。湿热动则眠食皆善,喜怒兼生,面目红肥,臂肘温暖,身动而神慧,便调而水利,此皆木火之旺也。

癫缘于阴旺,狂缘于阳旺。阴阳相判,本不同气,而癫者历时而小狂,狂者积日而微癫。阳胜则狂生,阴复则癫作,胜复相乘而癫狂迭见,此其阴阳之俱偏者也。

苓甘姜附龙骨汤

半夏三钱　甘草二钱　干姜三钱　附子三钱　茯苓三钱　麦冬三钱,去心
龙骨三钱　牡蛎三钱

煎大半杯,温服。有痰者加蜀漆。治癫病悲恐失正者。

丹皮柴胡犀角汤

丹皮三钱　柴胡三钱　犀角一钱,研汁　生地三钱　芍药三钱　茯苓三钱
甘草二钱,炙

煎大半杯,温服。有痰者,加蜀漆。治狂病喜怒乖常者。

劳伤中气,土湿木郁,则生惊悸。湿旺痰生,迷其神智,喜怒悲恐,缘情而发,动而失节,乃病癫狂。癫狂之家,必有停痰。痰者,癫狂之标;湿者,癫狂之本。颠起于惊,狂生于悸,拔本塞源之法不在痰。若宿痰胶固,以瓜蒂散上下涌泄,令脏腑上下清空,然后燥土泄湿,以拔其本。

痰饮根原

痰饮者,肺肾之病也,而根原于土湿。肺肾为痰饮之标,脾胃乃痰饮之本。盖肺主藏气,肺气清降则化水;肾主藏水,肾水温升则化气。阳衰土湿,则肺气壅滞,不能化水,肾水凝瘀,不能化气。气不化水,则郁蒸于上而为痰;水不化气,则停积于下而为饮。大凡阳虚土败,金水埋菀,无不有宿痰留饮之疾。

清道堵塞,肺气不布,由是壅嗽发喘,息短胸盛,眠食非旧,喜怒乖常。盖痰饮伏留,腐败壅阻,碍气血环周之路,格精神交济之关,诸病皆起,变化无恒,随其本气所亏而发,而总由脾阳之败。缘足太阴脾以湿土主令,手太阴肺从湿土化气,湿旺脾亏,水谷消迟,脾肺之气,郁而不宣,淫生痰涎。岁月增加,久而一身精气尽化败浊,微阳绝根,则人死矣。

高年之人,平素阳虚,一旦昏愦痰鸣,垂头闭目,二三日即死。此阳气败脱,痰证之无医者也。其余百病,未至于此。悉宜燥土泄湿,绝其淫泆生化之源,去其瘀

塞停滞之物,使之精气播宣,津液流畅,乃可扶衰起危,长生不死耳。

姜苓半夏汤

茯苓三钱　泽泻三钱　甘草二钱　半夏三钱　橘皮三钱　生姜三钱

煎大半杯,温服。

百病之生,悉由土湿,是以多有痰证,而鼓胀、噎膈、虚劳、吐衄、嗽喘、惊悸之家更甚。原因土湿阳虚,气滞津凝。法宜燥土泄湿,利气行郁,小半夏加茯苓、橘皮,是定法也。

在上之痰,半成湿热,在下之饮,纯属湿寒,上下殊方,温清异制,大要以温燥水土为主。上热者,加知母、石膏。下寒者,佐干姜、附子。痰之陈宿缠绵,胶固难行者,加枳实开之。饮之停瘀脏腑者,上在胸膈,用十枣汤,泄其气分,下在脐腹,用猪苓汤,泄于水道。流溢经络者,用五苓散,泄之汗孔。上脘之痰,可从吐出,中脘之痰,可从便下。若经络之饮,非使之化气成津,泄于汗尿,别无去路也。一切痰饮,用瓜蒂散吐之,功效最捷。续随子仁,驱逐痰饮,亦良物也。

咳嗽根原

咳嗽者,肺胃之病也。胃土右转,肺金顺下,雾气降洒,津液流通,是以无痰。呼吸安静,上下无阻,是以不嗽。胃土上逆,肺无降路,雾气堙塞,故痰涎淫生,呼吸壅碍,则咳嗽发作。其多作于秋冬者,风寒外闭,里气愈郁故也。而胃之所以不降,全缘阳明之阳虚。太阴以己土而生湿,阳明从庚金而化燥。燥敌其湿,则胃降而脾升;湿夺其燥,则脾陷而胃逆。以燥为阳而湿为阴,阳性运而阴性滞,理自然也。《素问·咳论》:其寒饮食入胃,从肺脉上至于肺则肺寒,肺寒则外内合邪,因而客之,则为肺咳。是咳嗽之证,因于胃逆而肺寒,故仲景治咳,必用干姜、细辛。其燥热为嗽者,金燥而火炎也。手阳明以燥金主令,燥气旺则手太阴化气于庚金而不化气于湿土,一当胃逆胆升,刑以相火,则壅嗽生焉。然上虽燥热,而下则依旧湿寒也。盖肺胃顺降,则相火蛰藏而下温,肺胃逆升,则相火浮动而上热,上热则下寒,以其火升而不降也。缘足太阴之湿盛,则辛金从令而化湿,是生湿嗽。手阳明之燥盛,则戊土从令而化燥,是生燥咳。燥则上热,湿则下寒。究之湿为本而燥为标,寒为原而热为委,悟先圣咳嗽之义,自得之矣。

姜苓五味细辛汤

茯苓三钱　甘草二钱　干姜三钱　半夏三钱　细辛三钱　五味一钱,研

煎大半杯,温服。

咳证缘土湿胃逆,肺金不降,气滞痰生,窍隧阻碍,呼吸不得顺布。稍感风寒,闭其皮毛,肺气愈郁,咳嗽必作。其肺家或有上热,而非脾肾湿寒,不成此病。岐伯之论,仲景之法,不可易也。

其甚者,则为痀喘,可加橘皮、杏仁,以利肺气。若肺郁生热,加麦冬、石膏,清

其心肺。若胆火刑金,加芍药、贝母,以清胆肺。劳嗽吐血,加柏叶,以敛肺气。若感冒风寒,嚏喷流涕,头痛恶寒,加生姜、苏叶,以解表邪。

肺痈根原

肺痈者,湿热之郁蒸也。阳衰土湿,肺胃不降,气滞痰生,胸膈瘀塞,湿郁为热,淫泆熏蒸,浊瘀臭败,腐而为脓。始萌尚可救药,脓成肺败则死。此缘湿旺肺郁,风闭皮毛,卫气收敛,营郁为热,热邪内闭,蒸其痰涎,而化痈脓故也。

盖风中于表,则腠理疏泄而汗出,热蒸于里,则经阳遏闭而恶寒。卫阳外敛,呼气有出而不入,营阴内遏,吸气有入而不出,营卫不交,风热兼作,风邪外伤其皮毛。

皮毛者,肺之合也。湿土郁满,肺气不降,而风袭皮毛,泄其卫气。卫气愈泄而愈敛,皮毛始开而终闭,肺气壅塞,内外不得泄路,痞闷喘促,痰嗽弥增,口干咽燥,而不作渴。少饮汤水,则津液沸腾,多吐浊沫。热邪内伤其津血,津血与痰涎郁蒸,腐化脓秽,吐如米粥,久而肺脏溃烂,是以死也。

病生肺部,而根原于胃逆,其胸膈之痛,则是胆木之邪。以胃土不降,肺胆俱无下行之路,胆以甲木而化相火,甲木克戊土,则膈上作疼,相火刑辛金,则胸中生热。是宜并治其标本也。

苏叶橘甘桔汤

苏叶三钱　甘草二钱　桔梗三钱　杏仁三钱　茯苓三钱　贝母三钱　橘皮三钱　生姜三钱

煎大半杯,温服。胃逆胸满重,加半夏。

肺痈,胸膈湿热,郁蒸痰涎,而化痈脓。痰盛宜逐,脓成当泄,胶痰堵塞,以甘遂、葶苈之属驱之,脓血腐瘀,以丹皮、桃仁之类排之。剧者用仲景二白散,吐下脓秽,以救脏真,胜于养痈遗害者也。

二白散

桔梗三分　贝母三分　巴豆一分,去皮,炒,研如脂

为末,饮服半钱匕,虚者减之。脓在膈上则吐,在膈下则泄。下多,饮冷水一杯,则止。

葶苈大枣泻肺汤

葶苈炒黄,研,弹子大　大枣十二枚

水三杯,煮枣,取二杯,去枣,入葶苈,煮取一杯,顿服。脓未成则痰下,脓已成则脓下。

四圣心源卷六　杂病解中

昌邑黄元御坤载著

腹痛根原

腹痛者,土湿而木贼之也。乙木升于己土,甲木降于戊土,肝脾左旋,胆胃右转,土气回运而木气条达,故不痛也。水寒土湿,脾气陷而胃气逆,肝胆郁遏,是以痛作。盖乙木上升,是为枝叶,甲木下降,是为根本。脾陷则乙木之枝叶不能上发,横塞地下,而克己土,故痛在少腹。胃逆则甲木之根本不能下培,盘郁地上,而克戊土,故痛在心胸。肝胆之经,旁循胁肋,左右并行,而三阳之病,则外归于经,三阴之病,则内归于脏,以阴盛于内阳盛于外,故痛在脏腑者,厥阴之邪,痛在胁肋者,少阳之邪也。至于中气颓败,木邪内侵,则不上不下,非左非右,而痛在当脐,更为剧也。此其中间,有木郁而生风热者。肝以风木主令,胆从相火化气。下痛者,风多而热少,上痛者,热多而风少,而究其根原,总属湿寒。

若有水谷停瘀,当以温药下之,仲景大黄附子汤,最善之制也。若宿物留滞,而生郁热,则厚朴七物汤,是良法也。如其瘀血堙塞,气道梗阻,而生痛者,则以破结行瘀之品利之,桂枝茯苓丸、下瘀血汤,酌其寒热而选用焉。若无宿物,法宜培土疏木、温寒去湿之剂,大建中、附子粳米、乌头石脂三方,实诸痛证之准绳也。

姜苓桂枝汤

桂枝三钱　芍药三钱　甘草二钱　茯苓三钱　干姜三钱

煎大半杯,温服。治脾肝下陷,痛在少腹者。

柴胡桂枝鳖甲汤

柴胡三钱　鳖甲三钱,醋炙　甘草二钱　桂枝三钱　半夏三钱　芍药三钱
茯苓三钱

煎大半杯,温服。治胃胆上逆,痛在心胸者。胃寒加干姜、川椒、附子。

凡心腹疼痛,率因水寒土湿,木气郁冲所致。心腹痛剧欲死,四肢冰冷,唇口指甲青白者,宜姜、椒、附、桂,驱寒邪而达木郁,必重用苓、甘,泄湿培土,而缓其迫急,其痛自止。肝以风木主令,胆从相火化气,其间木郁风动,火郁热发,亦往往而有,而推其脾肾,无不湿寒之理,即有风热兼作,用芍药、柴、芩,以泄肝胆,而脾肾之药,必宜温燥,此定法也。肝主藏血,风动血耗,乙木枯槁,生意不遂,郁怒而贼脾土,则生疼痛。若血枯木燥,宜芍药、阿胶、归、地、首乌之类,以滋风木。木荣风退,即当

减去,不可肆用,以败土气。血郁痛作,或内在脏腑,或外在经络,其证肌肤甲错,两目黯黑,多怒而善忘。以肝窍于目,主藏血而华色,血瘀不能外华,故皮肤粗涩而黑黯也。宜用丹皮、桃仁,破其瘀血。若症结难开,加䗪虫、虻虫之类行之。寻常血瘀,五灵脂、山羊血,功力亦良。饮食停滞,土困木郁,以致作痛,用仲景温下之法,大黄、姜、附,泄其食水。剧者,少加巴霜一二厘,扩清陈宿,功效最捷。一切宿物壅阻,并宜此法。

腰痛根原

腰痛者,水寒而木郁也。木生于水,水暖木荣,生发而不郁塞,所以不痛。肾居脊骨七节之中,正在腰间,水寒不能生木,木陷于水,结塞盘郁,是以痛作。木者,水中之生意,水泉温暖,生意升腾,发于东方,是以木气根荄下萌,正须温养,忽而水结冰渐,根本失荣,生气抑遏,则病腰痛。

腰者,水之所在。腹者,土之所居。土湿而木气不达,则痛在于腹;水寒而木气不生,则痛在于腰。然腰虽水位,而木郁作痛之原,则必兼土病。盖土居水火之中,火旺则土燥,水旺则土湿,太阴脾土之湿,水气之所移也。土燥则木达而阳升,土湿则木郁而阳陷,癸水既寒,脾土必湿,湿旺木郁,肝气必陷,陷而不已,坠于重渊,故腰痛作也。

色过而腰痛者,精亡而气泄也。精,阴也,而阴中之气,是谓阳根。纵欲伤精,阳根败泄,变温泉而为寒冷之渊,化火井而成冰雪之窟,此木枯土败之原,疼痛所由来也。缘阴阳生长之理,本自循环,木固生火,而火亦生木。少阴之火,升于九天之上者,木之子也;少阳之火,降于九地之下者,木之母也。其生于水者,实生于水中之火。水中之阳,四象之根也,《难经》所谓肾间动气,生气之原也。

桂枝姜附阿胶汤

茯苓三钱　桂枝三钱　甘草二钱　干姜三钱　附子三钱　阿胶三钱,炒,研

煎大半杯,温服。

奔豚根原

奔豚者,肾家之积也。平人君火上升而相火下蛰,火分君相,其实同气,君相皆蛰,则肾水不寒。火之下蛰,实赖土气,胃气右降,金水收藏,则二火沉潜,而不飞扬。土败胃逆,二火不降,寒水渐冱,阴气凝聚,久而坚实牢硬,结于少腹,是谓奔豚。《难经》:肾之积,曰奔豚是也。

水邪既聚,逢郁则发,奔腾逆上,势如惊豚,腹胁心胸诸病皆作,气冲咽喉,七窍火发,危困欲死,不可支也。及其气衰而还,诸证乃止。病势之凶,无如此甚。然积则水邪而发则木气。其未发也,心下先悸,至其将发,则脐下悸作。以水寒木郁,则生振摇,枝叶不宁,则悸在心下,根本不安,则悸在脐间,脐上悸生者,是风木根摇,故发奔豚。仲景《霍乱》:若脐上筑者,肾气动也。肾气者,风木摇撼之根,而论其发

作,实是木邪。木邪一发,寒水上凌,木则克土,而水则刑火,火土双败,正气贼伤,此奔豚所以危剧也。

悸者,风木之郁冲。惊者,相火之浮宕。火不胜水,五行之常,所恃者,子土温燥,制伏阴邪,培植阳根,蛰于坎府,根本不拔,则胆壮而神谧。土湿阳衰,不能降蛰相火,阳根泄露,飘越无依,寒水下凝,阴邪无制,巨寇在侧,而身临败地,故动惕慌悬,迄无宁宇。凡惊悸一生,即为奔豚欲发之兆,不可忽也。

茯苓桂枝甘草大枣汤

茯苓一两　桂枝四钱　甘草二钱　大枣十五枚

甘澜水四杯,先煎茯苓,减二杯,入诸药,煎大半杯,温服,日三剂。

作甘澜水法:大盆置水,以勺扬之千百遍,令水珠散乱,千颗相逐,乃取用之。治汗后亡阳,脐下悸动,奔豚欲作者。

桂枝加桂汤

桂枝五钱　芍药三钱　甘草二钱　生姜三钱　大枣四枚

煎大半杯,温服。治奔豚方作,气从少腹上冲心部者。

奔豚汤

甘草二钱　半夏四钱　芍药二钱　当归二钱　黄芩二钱　生姜四钱　芎藭二钱　甘李根白皮三钱　生葛五钱

煎大半杯,温服。治奔豚盛作,气上冲胸,头疼腹痛,往来寒热者。

奔豚之生,相火升泄,肾水下寒,不能生木。风木郁冲,相火愈逆,故七窍皆热。少阳经气,被阴邪郁迫,故有往来寒热之证。芎、归疏肝而滋风木,芩、芍泄胆而清相火,奔豚既发,风热上隆,法应先清其上。

龙珠膏

川椒五钱　附子五钱　乌头五钱　巴豆三钱,研,去油　桂枝五钱　茯苓八钱　牡蛎五钱　鳖甲五钱

芝麻油、黄丹熬膏,加麝香、阿魏,研细,布摊,贴病块。

奔豚已结,气块坚硬,本属寒积,但阴邪已盛,稍服附子温下,寒邪不伏,奔豚必发,以邪深药微,非附子之过也。不治,则半年一载之间,必至殒命。此宜温燥脾胃,去其中焦湿寒,土燥阳回,力能制水。然后以此膏贴之,寒消块化,悉从大便而出,滑白粘连,状如凝脂,浊瘀后泄,少腹松软。重用附子暖水,然后乃受。

瘕疝根原

瘕疝者,肾肝之积也。木生于水,水之为性,得阳和而冰泮,遭阴肃而冻合,冰泮则木荣,冻合则木枯。肾水渐寒,木气郁遏,臃肿结硬,根于少腹,而盘于阴丸,是谓寒疝。水凝则结,而为内寒,木郁则发,而为外热,内寒盛则牢坚而不出,外热作则奔突而不入,大小无常,动止莫测。病发则痛楚欲死,性命攸关,非细故也。

此肾肝之邪,而实原于任脉。《素问·骨空论》:任脉为病,男子内结七疝,女子带下瘕聚。任者,诸阴之统任,少阴厥阴之气,总原于任脉。肾中阳秘,则冰消冻释,任中无固结之邪,肾中阳泄,水寒木郁,阴气凝滞,乃成疝瘕带下之疾。肾性蛰藏,肝性疏泄,水气旺则结而为疝瘕,木气旺则流而为带下,无二理也。任为阴而督为阳,男则督旺,女则任旺,故男子之疝气犹少,而女子之瘕带最多。法宜温水木之寒,散肾肝之结,结寒温散,瘕疝自消。仲景大乌头煎、乌头桂枝二方,乃此病之良法也。

肾囊偏坠者,谓之癞疝,是肝木之郁陷,臃肿硬大,常出而不入者。其时时上下者,谓之狐疝,言如狐狸之出没无常也。

茱萸泽泻乌头桂枝汤

吴茱萸三钱,泡　泽泻三钱　乌头三钱,泡　桂枝三钱　芍药三钱　甘草二钱　生姜三钱　大枣四枚

煎大半杯,温服。

仲景乌头桂枝汤,用乌头汤一杯,桂枝汤半杯,合煎,取一杯,分五服。不知,再服。其知者,如醉状,得吐为中病。今加茱萸、泽泻,去其寒湿,以绝疝瘕之根。其臃肿偏坠者,用此药汤热洗之,或用药末,盛袋中,热熨之,日作数次,令其囊消而止。其狐疝之偏有大小,时时上下者,仲景用蜘蛛散,亦良。

蜘蛛散

蜘蛛十四枚,炒焦　桂枝五分

研末,取八分一匕,饮和,日再服。蜜丸亦可。

积聚根原

积聚者,气血之凝瘀也。血积为癥,气积为瘕。《金匮》:妇人宿有癥病,经断未及三月,而得漏下不止,胎动在脐上者,此为癥痼害,所以血不止者,其癥不去故也。缘瘀血癥聚,不在子宫,三月胎长,与癥痼相碍,故血阻而下,是癥病之为血也。《伤寒》:阳明病,若中寒,不能食,小便不利,手足濈然汗出,此欲作痼瘕,必大便初硬后溏,所以然者,以胃中冷,水谷不别故也。缘寒气凝结,水谷不消,则大便泄利,《难经》谓之大瘕泄,是瘕病之为气也。

癥瘕之病,多见寒热,以气血积聚,阳不外达,故内郁而发热,阴不内敛,故外束而恶寒。气统于肺,血藏于肝。气聚者,多下寒。血积者,多上热。盖离阴右降,而化金水,及其成水,而又抱阳气,故下焦不寒,气聚则金水失其收藏,阳不下蛰,是以寒生。坎阳左升,而化木火,及其成火,而又含阴精,故上焦不热,血积则木火失其生长,阴不上根,是以热作。

血性温暖而左升,至右降于金水,则化而为清凉。血之左积者,木之不温也;血之右积者,金之不凉也。气性清凉而右降,至左升于木火,则化而为温暖。气之右

聚者,金之不清也;气之左聚者,木之不暖也。而溯其原本,总原于土,己土不升,则木陷而血积,戊土不降,则金逆而气聚,中气健运而金木旋转,积聚不生,癥瘕弗病也。

化坚丸

甘草二两　丹皮三两　橘皮三两　桃仁三两　杏仁三两　桂枝三两

炼蜜、陈醋丸酸枣大,米饮下三五丸,日二次。若癥瘕结硬难消,须用破坚化癖之品。内寒加巴豆、川椒;内热加芒硝、大黄。

积聚之病,不过气血。左积者,血多而气少,加鳖甲、牡蛎;右聚者,气多而血少,加枳实、厚朴。总之,气不得血则不行,血不得气则不运。气聚者,血无有不积,血积者,气无有不聚,但有微甚之分耳。其内在脏腑者,可以丸愈;外在经络者,以膏药消之。

化坚膏

归尾四钱　鳖甲八钱　巴豆四钱,研　黄连四钱　三棱四钱　莪术四钱　山甲一两二钱　筋余一钱

以上八味,用芝麻油一斤、净丹八两,熬膏

硼砂四两　硇砂四钱　阿魏六钱,炒,研　麝香二钱　人参四钱　三七四钱山羊血四钱　肉桂四钱

以上八味,研细,入膏。火化,搅匀,稍冷,倾入水盆,浸二三日,罐收,狗皮摊。皮硝水热洗皮肤,令透,拭干,生姜切擦数十次,贴膏。一切癖块积聚,轻者一贴,重者两贴,全消。渐贴渐小,膏渐离皮,未消之处,则膏黏不脱。忌一切发病诸物,惟猪、犬、鸭、凫、有鳞河鱼、菘、韭、米、面不忌。其余海味、鸡、羊、黄瓜,凡有宿根之物,皆忌。若无鳞鱼、天鹅肉、母猪、荞麦、马齿苋,则忌之终身。犯之,病根立发。若癖块重发,则不可救矣。

蛔虫根原

蛔虫者,厥阴肝木之病也。木郁则蠹生,肝郁则虫化。木以水为母而火为子,乙木升于己土,胎于癸水,而生君火,水升而化清阳,是以火不上热。甲木降于戊土,胎于壬水,而生相火,火降而化浊阴,是以水不下寒。肝升而胆降,火清而水暖,木气温畅,故蠹蛔不生,以其土运而木荣也。土湿脾陷,不能荣达肝木,子母分离,寒热不交。木以水火中气,埋于湿土,不得上下调济,由是寒热相逼,温气中郁,生意盘塞,腐蠹朽烂,而蛔虫生焉。

凡物湿而得温,覆盖不发,则郁蒸而虫化,或热或寒,不能生也。故虫不生于寒冰热火之中,而独生于湿木者,以木得五行之温气也。温气中郁,下寒上热,故仲景乌梅丸方,连、柏与姜、附并用,所以清子气之上热,温母气之下寒也。不去中下之湿寒,而但事杀蛔,土败木枯,则蛔愈杀而生愈繁,此当温燥水土,以畅肝木,则蛔虫

扫迹而去矣。医书杀虫之方,百试不效者也。

乌苓丸

乌梅百枚,米蒸,捣膏　人参二两　桂枝二两　干姜二两　附子二两　川椒二两,去目,炒　当归二两　茯苓三两

炼蜜同乌梅膏丸梧子大,每服三十丸,日二次。若虫积繁盛者,加大黄二两、巴霜二钱,下尽为佳。

蛔虫生化,原于土湿木郁,法以燥土疏木为主。线白虫证,是肝木陷于大肠,木郁不达,是以肛门作痒。虫生大肠之位,从庚金化形,故其色白。而木陷之根,总由土湿,当于燥土疏木之中,重用杏仁、橘皮,以泄大肠滞气,佐以升麻,升提手阳明经之坠陷也。

便坚根原

便坚者,手足阳明之病也。手阳明以燥金主令,足阳明从燥金化气,故手足阳明,其气皆燥。然手阳明,燥金也,戊土从令而化燥;足太阴,湿土也,辛金从令而化湿。土湿者能化戊土而为湿,不能变庚金之燥,金燥者能化辛金而为燥,不能变己土之湿,以从令者易化,而主令者难变也。故伤寒阳明之便结,肠胃之燥者也;反胃噎膈之便结,胃湿而肠燥者也;伤寒阳明之便结,肠胃之热燥者也;反胃噎膈之便结,胃之寒湿而肠之寒燥者也。以阳主开,阴主阖,阳盛则隧窍开通而便坚,阴盛则关门闭涩而便结,凡粪若羊矢者,皆阴盛而肠结,非关火旺也。盖肾司二便,而传送之职,则在庚金,疏泄之权,则在乙木。阴盛土湿,乙木郁陷,传送之窍既塞,疏泄之令不行,大肠以燥金之腑,闭涩不开,是以糟粕零下而不粘连,道路梗阻而不滑利,积日延久,约而为丸。其色黑而不黄者,水气旺而土气衰也。此证仲景谓之脾约,脾约者,阳衰湿盛,脾气郁结,不能腐化水谷,使渣滓顺下于大肠也。误用清润之剂,脾阳愈败,则祸变生矣。

阿胶麻仁汤

生地三钱　当归三钱　阿胶三钱,研　麻仁三钱,研

煎一杯,去渣,入阿胶,火化,温服。治阳盛土燥,大便坚硬者。结甚,加白蜜半杯。胃热,加芒硝、大黄。精液枯槁,加天冬、龟胶。

肉苁蓉汤

肉苁蓉三钱　麻仁三钱　茯苓三钱　半夏三钱　甘草二钱　桂枝三钱

煎一杯,温服。治阳衰土湿,粪如羊矢者。

凡内伤杂病,粪若羊矢,结涩难下,甚或半月一行,虽系肝与大肠之燥,而根缘土湿。以脾不消磨,谷精堙郁,而化痰涎,肝肠失滋,郁陷而生风燥故也。法宜肉苁蓉滋肝润肠,以滑大便。一切硝、黄、归、地、阿胶、龟板、天冬之类,寒胃滑肠,切不可用。

泄利根原

泄利者,肝脾之下陷也。谷入于胃,脾阳升磨,精华归于五脏,而化气血,糟粕传于大肠,而为大便。水入于胃,脾阳消克,化为雾气,上归于肺,肺气降洒,化而为水,注于膀胱,而为小便。水入膀胱,而不入大肠,而后糟粕之后传者,不至于滑泄。水之消化,较难于谷,阳衰土湿,脾阳陷败,不能蒸水化气,则水谷混合,下趋二肠,而为泄利。

谷贮于大肠,水渗于膀胱,而其疏泄之权,则在于肝。今水入二肠,而不入膀胱,则乙木疏泄之令,不行于膀胱而行于大肠,是以泄而不藏也。盖木生于水而长于土,水寒则生气不旺,而湿土郁陷,又复遏其发育之机,生长之意不遂,怒而生风,愈欲疏泄。膀胱空虚,既无可泄之物,大肠盈满,水谷停积,故乙木后泄,而为下利。缘木气抑遏,郁极而发,为湿土所限,不能上达,势必下行,行则水谷摧注而下故也。其发之过激,冲突脏腑,则生疼痛。奔冲抵触,而不得上达,盘郁结塞,则生胀满。其一切诸证,皆缘土败而木贼也。

苓蔻人参汤

人参二钱　甘草二钱　白术三钱　干姜三钱　茯苓三钱　肉蔻一钱,煨,研
桂枝三钱

煎大半杯,温服。大便寒滑不收,小便热涩不利,加石脂以固大肠,粳米以通水道。

泄利缘肠胃寒滑,法以仲景理中为主,而加茯苓燥土,肉蔻敛肠,桂枝疏木,泄利自止。若滑泄不禁,则用桃花汤,干姜温其湿寒,石脂固其滑脱,粳米益其中气而通水道,无有不愈也。泄利之原,率因脾肾寒湿,法宜温燥。间有木郁而生风热者,投以温燥,泄利愈加。然乙木虽为风热,而己土则是湿寒,宜清润其肝而温燥其脾。仲景乌梅丸方,连、柏与椒、姜、桂、附并用,治蚘厥而兼久利,最善之方也。《伤寒》:太阳与少阳合病,自下利者,与黄芩汤。若呕者,与黄芩半夏生姜汤。以少阳甲木从相火化气,其经本随阳明下降,甲木不降,上逆而克戊土,戊土壅遏,水谷盛满莫容,于是吐利皆作,胆胃郁迫,相火升炎,而生燥热,此黄芩汤证也。《伤寒》:厥阴之为病,消渴,气上冲心,心中疼热,饥而不欲食,食则吐蚘,下之利不止。缘厥阴之经,木郁风动,津液耗损,故见消渴,风木郁冲,故心中疼热,下泄脾阳,乙木愈郁,己土被贼,故下利不止,此乌梅丸证也。少阳之利,但有上热,故第用芩、芍,以清胆火,厥阴之利,兼有下寒,故以连、柏清上,而并以姜、附温下。此虽伤寒之病,而亦杂证所时有,凡泄利之不受温燥者,皆此证也。杂证湿寒者多,燥热者少,千百之中,偶尔见之,不得与伤寒少阳之利同法治也。

泄利之家,肝脾下陷,则肺胃必上逆。胃逆不能降摄甲木,肺逆不能收敛相火,相火上炎,多生上热。久泄不已,相火郁升,往往喉舌生疮,疮愈则利作,利止则疮

发。口疮者,胆胃之逆甚;下利者,肝脾之陷剧也。迭为盛衰,累年不愈,是宜温燥水土,驱其湿寒,下利既瘳,口疮亦平。庸工见其口疮,而清上热,则脾阳益泄,利愈加而疮愈增矣。

痢疾根原

痢疾者,庚金乙木之郁陷也。金主气而木主血,金生于土,木生于水。水温土燥,则金融而气调,木荣而血畅。水寒土湿,不能升庚金而达乙木,则金木俱陷。

魄门者,肾之所司,而阳明燥金之腑也。金性敛而木性泄,其出而不至于遗矢者,庚金敛之也;其藏而不至于闭结者,乙木泄之也。湿土与金木俱陷,则金愈郁而愈欲敛,木愈郁而愈欲泄。金愈欲敛,故气滞而不通;木愈欲泄,故血脱而不藏。

木气疏泄,而金强敛之,隧路梗阻,传送艰难,是以便数而不利。金气凝涩,而木强泄之,滞气缠绵,逼迫而下,血液脂膏,剥蚀摧伤,是以肠胃痛切,脓血不止。其滑白而晶莹者,金色之下泄;其后重而腥秽者,金气之脱陷也。久而膏血伤残,脏腑溃败,则绝命而死矣。

此其病湿寒为本,而湿热为标。病在少阴,则始终皆寒,病在厥阴,则中变为热,故仲景于少阴脓血用桃花汤,于厥阴下重用白头翁汤。缘水病则生寒,木病则生热,而寒热之原,总归于太阴之湿。盖土湿而水侮之,则郁而为湿寒,土湿而木克之,则郁而为湿热之故也。

桂枝苁蓉汤

甘草二钱　桂枝三钱　芍药三钱　丹皮三钱　茯苓三钱　泽泻三钱　橘皮三钱　肉苁蓉三钱

煎大半杯,温服。湿寒加干姜,湿热加黄芩,后重加升麻。

痢家肝脾湿陷,脂血腐败,法当燥湿疏木,而以苁蓉滋肝滑肠,尽行腐瘀为善。若结涩难下,须用重剂苁蓉,荡涤陈宿,使滞开痢止,然后调其肝脾。其脾肾寒湿,则用桃花汤,温燥己土。其木郁生热,则用白头翁,凉泄肝脾,湿热自当应药而瘳也。

淋沥根原

淋沥者,乙木之陷于壬水也。膀胱为太阳寒水之腑,少阳相火随太阳而下行,络膀胱而约下焦,实则闭癃,虚则遗溺。相火在下,逢水则藏,遇木则泄。癸水藏之,故泄而不至于遗溺,乙木泄之,故藏而不至于闭癃,此水道所以调也。水之能藏,赖戊土之降,降则气聚也;木之能泄,赖己土之升,升则气达也。胃逆而水不能藏,是以遗溺。脾陷而木不能泄,是以闭癃。淋者,藏不能藏,既病遗溺,泄不能泄,又苦闭癃。水欲藏而木泄之,故频数而不收;木欲泄而水藏之,故梗涩而不利。木欲泄而不能泄,则溲溺不通;水欲藏而不能藏,则精血不秘。缘木不能泄,生气幽郁而为热,溲溺所以结涩;水不能藏,阳根泄露而生寒,精血所以流溢。而其寒热之机,悉由于太阴之湿,湿则土陷而木遏,疏泄不行,淋痢皆作。淋痢一理,悉由木陷。乙木后郁于谷道则为痢,前郁于水腑则为淋。其法总宜燥土疏木,土燥而木达,则疏泄之令畅矣。

桂枝苓泽汤

茯苓三钱　泽泻三钱　甘草三钱,生　桂枝三钱　芍药三钱

煎大半杯,热服。肝燥发渴,加阿胶。

脾为湿土,凡病则湿,肝为风木,凡病则燥。淋家土湿脾陷,抑遏乙木发生之气,疏泄不畅,故病淋涩。木郁风动,津液耗损,必生消渴。其脾土全是湿邪,而其肝木则属风燥。血藏于肝,风动则血消,此木燥之原也。苓、泽、甘草培土而泄湿,桂枝、芍药疏木而清风,此是定法。土愈湿则木愈燥,若风木枯燥之至,芍药不能清润,必用阿胶。仲景猪苓汤,善利小便,茯苓、猪苓、泽泻、滑石利水而泄湿,阿胶清风而润燥也。

水性蛰藏,木性疏泄。乙木生于癸水,相火封藏,癸水温暖,温气左升,则化乙木。生气畅茂,乙木发达,疏泄之令既遂,则水道清通,而相火必秘。土陷木遏,疏泄不遂,而愈欲疏泄,则相火泄露,而膀胱热涩。膀胱之热涩者,风木相火之双陷于膀胱也。足少阳甲木化气于相火,与手少阳三焦并温水脏,手少阳之相火泄,则下陷于膀胱而病淋,足少阳之相火泄,则上逆于胸膈而病消,其原总由于乙木之郁也。膀胱热涩之极者,加栀子、黄柏,以清三焦之陷,则水腑清矣。

乙木之温,生化君火。木郁阳陷,温气抑遏,合之膀胱沦陷之相火,故生下热。然热在肝与膀胱,而脾则是湿,肾则是寒。寒水侮土,移于脾宫,则脾不但湿,而亦且病寒。其肝与膀胱之热,不得不清,而脾土湿寒,则宜温燥,是宜并用干姜,以温己土。若过清肝热,而败脾阳,则木火增其陷泄,膀胱热涩,永无止期矣。惟温肾之药,不宜早用,恐助膀胱之热。若膀胱热退,则宜附子暖水,以补肝木发生之根也。

肾主藏精,肝主藏血,木欲疏泄,而水莫蛰藏,则精血皆下。其精液流溢,宜薯蓣、山萸以敛之。其血块注泄,宜丹皮、桃仁以行之。淋家或下沙石,或下白物。砂石者,膀胱热癃,溲溺煎熬所结。水曰润下,润下作咸,溲溺之咸者,水之润下而成也。百川下流,则归于海,海水熬炼,则结盐块,膀胱即人身之海,沙石即海水之盐也。白物者,脾肺湿淫所化。湿旺津凝,则生痰涎,在脾则克其所胜,在肺则传其所生,皆入膀胱。膀胱湿盛,而下无泄窍,湿气淫泆,化为带浊。白物粘连,成块而下,即带浊之凝聚者也,与脾肺生痰,其理相同。淋家下见白物,上必多痰。泄湿宜重用苓、泽,若其痰多,用仲景小半夏加茯苓、橘皮以泄之。

女子带浊崩漏,与男子白浊血淋同理,皆湿旺木郁之证。内伤百病,大率由于土湿,往往兼病淋涩,而鼓胀、噎膈、消渴、黄疸之家更甚。是缘阳虚土败,金木双郁,燥土温中,辅以清金疏木之品,淋涩自开。庸工见其下热,乃以大黄,益败脾阳,

谬妄极矣。淋家下热之至,但有栀子、黄柏证,无有大黄、芒硝证,其热不在脾胃也。

一切带浊、崩漏、鼓胀、黄疸,凡是小便淋涩,悉宜熏法。用土茯苓、茵陈蒿、栀子、泽泻、桂枝,研末布包,热熨小腹,外以手炉烘之,热气透彻,小便即行,最妙之法。

四圣心源卷七　杂病解下

昌邑黄元御坤载著

中风根原

中风者,土湿阳衰,四肢失秉,而外感风邪者也。四肢,诸阳之本,营卫之所起止,而追其根原,实秉气于脾胃。脾土左旋,水升而化血;胃土右转,火降而化气。血藏于肝,气统于肺,而行于经络,则曰营卫。四肢之轻健而柔和者,营卫之滋荣,而即脾胃之灌注也。

阳亏土湿,中气不能四达,四肢经络,凝涩不运,卫气阻梗,则生麻木。麻木者,肺气之郁。肺主皮毛,卫气郁遏,不能煦濡皮毛,故皮肤枯槁而顽废也。诸筋者,司于肝而会于节,土湿木郁,风动血耗,筋脉结涩,故肢节枯硬。一日七情郁伤,八风感袭,闭其皮毛,而郁其经脏。经络之燥盛,则筋脉急挛,肢节蜷缩,屈而不伸,痹而不仁也。脏腑之湿盛,则化生败浊,堵塞清道,神迷言拙,顽昧不灵也。人身之气,愈郁则愈盛,皮毛被感,孔窍不开,郁其筋节之燥,故成瘫痪,郁其心肺之湿,故作痴喑。

脏腑者,肢节之根本;肢节者,脏腑之枝叶。根本既拔,枝叶必瘁,非尽关风邪之为害也。风者,百病之长,变无常态,实以病家本气之不一,因人而变,而风未尝变。风无刻而不扬,人有时而病作,风同而人异也。此与外感风伤卫气之风,原无悬殊。粗工不解,谬分西北东南,真假是非之名,以误千古,良可伤也。

桂枝乌苓汤

桂枝三钱　芍药三钱　甘草二钱　首乌三钱　茯苓三钱　砂仁一钱

煎大半杯,温服。治左半偏枯者。中下寒,加干姜、附子。

黄芪姜苓汤

黄芪三钱　人参三钱　甘草二钱　茯苓三钱　半夏三钱　生姜三钱

煎大半杯,温服。治右半偏枯者。中下寒,加干姜、附子。病重者,黄芪、生姜可用一二两。

中风之证,因于土湿,土湿之故,原于水寒。寒水侮土,土败不能行气于四肢,一当七情内伤,八风外袭,则病中风。肝藏血而左升,肺藏气而右降,气分偏虚,则病于右,血分偏虚,则病于左,随其所虚而病枯槁,故曰偏枯。左半偏枯,应病在足大指,足厥阴肝经行于足大指也,若手大指亦病拳曲,则是血中之气滞也。右半偏枯,应病在手大指,手太阴肺经行于手大指也,若足大指亦病拳曲,则是气中之血枯也。究之左右偏枯,足大指无不病者,以足太阴脾行足大指,太阴脾土之湿,乃左右偏枯之原也。

土湿则肾水必寒,其中亦有湿郁而生热者。然热在上而不在下,热在肝胆而不在脾肾,而肝胆之燥热,究不及脾肾寒湿者之多,总宜温燥水土,以达肝木之郁。风袭于表,郁其肝木,木郁风生,耗伤津血,故病挛缩。木达风息,血复筋柔,则挛缩自伸。其血枯筋燥,未尝不宜阿胶、首乌之类。要当适可而止,过用则滋湿而败脾阳,不可不慎。

风家肢节挛缩,莫妙于熨法。右半偏枯,用黄芪、茯苓、生姜、附子;左半偏枯,用首乌、茯苓、桂枝、附子。研末布包,热熨病处关节,药气透彻,则寒湿消散,筋脉和柔,拳曲自松。药用布巾缚住,外以火炉温之。三四次后,气味稍减,另易新者。久而经络温畅,发出臭汗一身,气息非常,胶黏如饴,则肢体活软,屈伸如意矣。

其神迷不清者,胃土之逆也。其舌强不语者,脾土之陷也。以胃土上逆,浊气郁蒸,化生痰涎,心窍迷塞,故昏愦不知人事;脾土下陷,筋脉紧急,牵引舌本,短缩不舒,故謇涩不能言语,此总由湿气之盛也。仲景《金匮》:邪入于腑,即不识人,邪入于脏,舌即难言者,风邪外袭,郁其脏腑之气,非风邪之内入于脏腑也。一切羌、独、芄、防驱风之法,皆庸工之妄作,切不可服。惟经脏病轻,但是鼻口偏斜,可以解表,用茯苓、桂枝、甘草、生姜、浮萍,略取微汗,偏斜即止。

其大便结燥,缘于风动血耗,而风动之由,则因土湿而木郁,法宜阿胶、苁蓉,清风润燥,以滑大肠。结甚者,重用苁蓉,滋其枯槁。龟板、地黄、天冬之类,滋湿伐阳,慎不可用,中气一败,则大事去矣。庸工至用大黄,可恨之极。

其痰涎胶塞,迷惑不清者,用葶苈散下之,痰去则神清。

葶苈散

葶苈三钱　白芥子三钱　甘遂一钱

研细,每服五分,宿痰即从便下。

历节根原

历节者,风、寒、湿之邪伤于筋骨者也。膝踝乃众水之溪壑,诸筋之节凑,寒则凝沍于溪谷之中,湿则淫泆于关节之内,故历节病焉。足之三阴,起于足下,内循踝膝,而上胸中,而少厥水木之升,随乎太阴之土,土湿而不升,则水木俱陷,于是癸水之寒生,乙木之风起。肉主于脾,骨属于肾,筋司于肝,湿淫则肉伤,寒淫则骨伤,风淫则筋伤。筋骨疼痛而肌肉壅肿者,风、寒、湿之邪合伤于足三阴之经也。其病成则内因于主气,其病作则外因于客邪。汗孔开张,临风入水,水湿内传,风寒外闭,经热郁发,肿痛如折。虽原于客邪之侵陵,实由于主气之感召,久而壅肿卷屈,跛蹇疲癃。此亦中风之类也,而伤偏在足。盖以清邪居上,浊邪居下,寒湿,地下之浊邪,同气相感,故伤在膝踝。诸如膝风、脚气,色目非一,而究其根源,正自相同。凡腿上诸病,虽或木郁而生下热,然热在经络,不在骨髓,其骨髓之中,则是湿寒,必无湿热之理。《金匮》义精而法良,当思味而会其神妙也。

桂枝芍药知母汤

桂枝四钱　芍药三钱　甘草二钱　白术二钱　附子二钱　知母四钱　防风四钱　麻黄二钱　生姜五钱

水煎大半杯,温服。

历节风证,肢节疼痛,足肿头眩,短气欲吐,身羸发热,黄汗沾衣,色如柏汁。此缘饮酒汗出,当风取凉,酒气在经,为风所闭,湿邪淫泆,伤于筋骨。湿旺土郁,汗从土化,是以色黄。其经络之中,则是湿热。其骨髓之内,则是湿寒。法宜术、甘培土,麻、桂通经,知母、芍药泄热而清风,防风、附子去湿而温寒。湿寒内消,湿热外除,肿痛自平。若其病剧,不能捷效,加黄芪以行经络,乌头以驱湿寒,无有不愈。一切膝风、脚气诸证,不外此法。

乌头用法:泡,去皮脐,切片,焙干,蜜煎,取汁,入药汤服。

痉病根原

痉病者,汗亡津血而感风寒也。太阳之脉,自头下项,行身之背,发汗太多,伤其津血,筋脉失滋,复感风寒,筋脉挛缩,故颈项强急,头摇口噤,脊背反折也。《素问·诊要经终论》:太阳之脉,其终也,戴眼,反折,瘛疭,即痉病之谓,以背膂之筋,枯硬而紧急故也。太阳以寒水主令,而实化于丙火。盖阴阳之理,彼此互根,清阳左旋,则癸水上升,而化君火;浊阴右转,则丙火下降,而化寒水。汗亡津血,阴虚燥动,则丙火不化寒水而生上热,是以身首发热而面目皆赤也。寒水绝其上源,故小便不利。背者,胸之府,肺位于胸,壬水生化之源也。肺气清降,氤氲和洽,蒸为雨露,自太阳之经注于膀胱,则胸膈清空而不滞,太阳不降,肺气壅郁,故浊气上冲于胸膈也。太阳之经,兼统营卫,风寒伤人,营卫攸分。其发热汗出,不恶寒者,名曰柔痉,风伤卫也。其发热无汗,反恶寒者,名曰刚痉,寒伤营也。病得于亡汗失血之后,固属风燥,而汗血外亡,温气脱泄,实是阳虚,滋润清凉之药,未可肆用也。

栝蒌桂枝汤

栝蒌根四钱　桂枝三钱　芍药三钱　甘草二钱　生姜三钱　大枣四枚

煎大半杯,热服,覆衣,饮热稀粥,取微汗。治风伤卫气,发热汗出者。

葛根汤

葛根四钱　麻黄三钱,先煎,去沫　桂枝二钱　芍药二钱　甘草二钱　生姜三

钱　大枣四枚

煎大半杯,热服,覆衣,取微汗。治寒伤营血,发热无汗者。

痉病是太阳证,亦有在阳明经者。若胸满口噤,卧不着席,脚挛齿龂者,胃土燥热,筋脉枯焦之故。宜重用清凉滋润之味,不可拘太阳经法。甚者宜大承气汤,泄其胃热乃愈。

湿病根原

湿病者,太阴湿旺而感风寒也。太阴以湿土主令,肺以辛金而化湿,阳明以燥金主令,胃以戊土而化燥,燥湿相敌,是以不病。人之衰也,湿气渐长而燥气渐消,及其病也,湿盛者不止十九,燥盛者未能十一。阴易盛而阳易衰,阳盛则壮,阴盛则病,理固然也。膀胱者,津液之腑,气化则能出,肺气化水,渗入膀胱,故小便清长。土湿则肺气埋郁,不能化水,膀胱闭癃,湿气浸淫,因而弥漫于周身。湿为阴邪,其性亲下,虽周遍一身,无处不到,究竟膝踝关节之地承受为多,一遇风寒感冒,闭其皮毛,通身经络之气壅滞不行,则疼痛热烦而皮肤熏黄。湿陵上焦,则痛在头目。湿淫下部,则痛在膝踝。湿侵肝肾,则痛在腰腹。湿遍一身,上下表里,无地不痛,而关窍骨节,更为剧焉。其火甚者,郁蒸而为湿热;其水盛者,淫泆而为湿寒,而总之悉本于阳虚。法当内通其膀胱,外开其汗孔,使之表里双泄也。

茵陈五苓散

白术　桂枝　茯苓　猪苓　泽泻

等分,为散,每用五钱,调茵陈蒿末一两,和匀,空腹米饮调服一汤匙,日三服。多饮热汤,取汗。

湿家日晡烦疼,以土旺午后申前,时临未支,湿邪旺盛也。若发热恶寒,是表邪闭固,加紫苏、青萍,以发其汗。

元滑苓甘散

元明粉　滑石　茯苓　甘草

等分,为末,大麦粥汁和服一汤匙,日三服。湿从大小便去,尿黄粪黑,是其候也。

湿旺脾郁,肺壅而生上热,小便黄涩,法宜清金利水,以泄湿热。若湿邪在腹,肺气壅滞,以致头痛鼻塞,声音重浊,神气郁烦,当于发汗利水之中,加橘皮、杏仁,以泄肺气。

苓甘栀子茵陈汤

茵陈蒿三钱　栀子二钱　甘草二钱,生　茯苓三钱

煎大半杯,热服。

治小便黄涩,少腹满胀者。服此小便当利,尿如皂角汁状,其色正赤,一宿腹减,湿从小便去矣。

湿家腹满尿涩,是木郁而生下热,法当利水泄湿,而加栀子,以清膀胱。若湿热在脾,当加大黄、芒硝。如湿热但在肝家,而脾肾寒湿,当加干姜、附子。若膀胱无热,但用猪苓汤,利其小便可也。

黄疸根原

黄疸者,土湿而感风邪也。太阴湿土主令,以阳明戊土之燥,亦化而为太阴之湿。设使皮毛通畅,湿气淫蒸,犹得外泄。一感风邪,卫气闭阖,湿淫不得外达,脾土埋郁,遏其肝木。肝脾双陷,水谷不消,谷气瘀浊,化而为热。瘀热前行,下流膀胱,小便闭涩,水道不利,膀胱瘀热,下无泄路,熏蒸淫泆,传于周身,于是黄疸成焉。其病起于湿土而成于风木,以黄为土色,而色司于木,木邪传于湿土,则见黄色也。或伤于饮食,或伤于酒色,病因不同,总由于阳衰而土湿。湿在上者,阳郁而为湿热;湿在下者,阴郁而为湿寒。乙木下陷而阳遏阴分,亦化为湿热;甲木上逆而阴旺阳分,亦化为湿寒,视其本气之衰旺,无一定也。其游溢于经络,则散之于汗孔。其停瘀于膀胱,则泄之于水道。近在胸膈,则涌吐其腐败。远在肠胃,则推荡其陈宿。酌其温凉寒热,四路涤清,则证有变状而邪无遁所,凡诸疸病,莫不应手消除也。

谷疸

谷入于胃,脾阳消磨,蒸其精液,化为肺气。肺气宣扬,外发皮毛而为汗,内渗膀胱而为溺。汗溺输泄,土不伤湿,而木气发达,则疸病不作。阳衰土湿,水谷消迟,谷精埋郁,不能化气,陈腐壅遏,阻滞脾土,木气遏陷,土木郁蒸,则病黄疸。中气不运,升降失职,脾陷则大便滑溏,胃逆则上脘痞闷。浊气熏腾,恶心欲吐,恶闻谷气。食则中气愈郁,头眩心烦。此当扩清其菀陈,除旧而布新也。

酒疸

酒醴之性,湿热之媒。其濡润之质,入于脏腑,则生下湿;辛烈之气,腾于经络,则生上热。汗溺流通,湿气下泄而热气上达,可以不病。汗溺闭塞,湿热遏瘀,乃成疸病。其性嗜热饮者,则濡润之下伤差少,而辛烈之上伤颇重。其性嗜冷饮者,则辛烈之上伤有限,而湿寒之下伤为多。至于醉后发渴,凉饮茶汤,寒湿伤脾者,不可胜数,未可以湿热概论也。

色疸

肾主蛰藏,相火之下秘而不泄者,肾藏之也。精去则火泄而水寒,寒水泛滥,浸淫脾土,脾阳颓败,则湿动而寒生。故好色之家,久而火泄水寒,土湿阳亏,多病虚劳,必然之理也。水土寒湿,不能生长木气,乙木遏陷,则生下热。土木合邪,传于膀胱,此疸病所由生也。其湿热在于肝胆,湿寒在于脾肾。人知其阴精之失亡,而不知其相火之败泄,重以滋阴助湿之品,败其脾肾微阳,是以十病九死,不可活也。

甘草茵陈汤

茵陈三钱　栀子三钱　大黄三钱　甘草三钱,生煎大半杯,热服。治谷疸,腹满尿涩者。服后小便当利,尿如皂角汁状,其色正赤,一宿腹减,黄从小便去也。

茵陈五苓散

白术 桂枝 猪苓 茯苓 泽泻

等分,为散,每用五钱,调茵陈蒿末一两,空腹米饮和服一汤匙,日三服。多饮热汤,取汗。治日暮寒热者。

硝黄栀子汤

大黄四钱 芒硝三钱 栀子三钱

煎大半杯,热服。治汗出腹满者。

栀子大黄汤

栀子三钱 香豉三钱 大黄三钱 枳实三钱

煎一杯,热分三服。治酒疸,心中懊憹热疼,恶心欲吐者。

元滑苓甘散

元明粉 滑石 甘草 茯苓

等分,为末,大麦粥汁和服一汤匙,日三服。治色疸,额黑身黄者。服后病从大小便去,尿黄粪黑,是其候也。

色疸,日晡发热恶寒,膀胱急,小便利,大便黑溏,五心热,腹胀满,身黄,额黑,此水土瘀浊之证,宜泄水去湿,通其二便。仲景用硝矾散,硝石清热,矾石去湿,此变而为滑石、元明粉,亦即硝矾之意。用者酌量而通融之,不可拘泥。

黄疸之家,脾肾湿寒,无内热者,当用姜、附、茵陈,不可误服硝、黄也。

暍病根原

暍病者,暑热而感风寒也。热则伤气,寒则伤形。《素问·通评虚实论》:气盛身寒,得之伤寒;气虚身热,得之伤暑。以寒性敛闭,暑性疏泄,寒闭其形而皮毛不开,是以气盛而身寒,暑泄其气而腠理不阖,是以气虚而身热,暍病则伤于暑而又伤于寒者也。

盛暑汗流,元气蒸泄,披清风而浴寒水,玄府骤闭。《素问》:玄府者,汗孔也。里热不宣,故发热恶寒,口渴齿燥,身重而疼痛,脉细而芤迟也。盖气不郁则不病,虽毒热挥汗,表里燔蒸,筋力懈惰,精神委顿,而新秋变序,暑退凉生,肺府清爽,精力如初,不遇风寒,未尝为病。及热伤于内,寒伤于外,壮火食气,而腠理忽敛,气耗而热郁,于是病作也。

汗之愈泄其气,则恶寒益甚。温之愈助其火,则发热倍增。下之愈亡其阳,则湿动木郁,而淋涩弥加。法当补耗散之元气而不至于助火,清烦郁之暑热而不至于伐阳,清金而泄热,益气而生津,无如仲景人参白虎之为善也。

人参白虎汤

石膏三钱 知母三钱 甘草二钱 粳米半杯 人参三钱

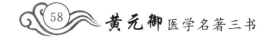

米熟汤成,取大半杯,热服。

霍乱根原

霍乱者,饮食寒冷而感风寒也。夏秋饮冷食寒,水谷不消,其在上脘则为吐,其在下脘则为泄。或吐或泄,不并作也。一感风寒,皮毛闭塞,而宿物陈菀壅遏,中气盛满莫容,于是吐泄并作。

其吐者,胃气之上逆。其泄者,脾气之下陷。胃土之逆者,胆木之上逼也;脾土之陷者,肝木之下侵也。盖中气郁塞,脾胃不转,不能升降木气,木气郁迫,而克中宫,刑以胆木则胃逆,贼以肝木则脾陷也。肝胆主筋,水土寒湿,木气不荣,是以筋转。

吐泄无余,寒瘀尽去,土气渐回,阳和徐布,中气发扬,表邪自解。若其不解,外有寒热表证,宜以麻、桂发之,而温以理中、四逆之辈,表寒既退,而脏腑松缓,痛泄自止。若其不能吐泄,腹痛欲死,可用大黄、附子,温药下之,陈宿推荡,立刻轻安。病在火令,全属寒因,是以仲景立法,率主理中、四逆,变通理中、四逆之意,则病有尽而法无穷矣。倘泥时令,而用清凉,是粗工之下者也。

桂苓理中汤

人参一钱　茯苓二钱　甘草二钱　干姜三钱　桂枝三钱　白术三钱　砂仁二钱　生姜三钱

煎大半杯,温服。吐不止,加半夏。泄不止,加肉蔻。外有寒热表证,加麻黄。转筋痛剧,加附子、泽泻。

疟疾根原

疟疾者,阴邪闭束,郁其少阳之卫气也。人之六经,三阴在里,三阳在表。寒邪伤人,同气相感,内舍三阴。少阳之经,在二阳之内,三阴之外,内与邪遇,则相争而病作。其初与邪遇,卫气郁阻,不得下行。渐积渐盛,内与阴争,阴邪被逼,外乘阳位,裹束卫气,闭藏而生外寒。卫为阴束,竭力外发,重围莫透,鼓荡不已,则生战栗。少阳甲木,从相火化气,及其相火郁隆,内热大作,阴退寒消,则卫气外发,而病解焉。

卫气昼行六经二十五周,夜行五脏二十五周。寒邪浅在六经,则昼与卫遇而日发;深在五脏,则夜与卫遇而暮发。卫气离,则病休;卫气集,则病作。缘邪束于外,则恶寒,阳郁于内,则发热。阳旺而发之速,则寒少而热多;阳虚而发之迟,则寒多而热少。阳气日盛,则其作日早;阳气日衰,则其作日晏;阳气退败,不能日与邪争,则间日乃作。

此以暑蒸汗泄,浴于寒水,寒入汗孔,舍于肠胃之外,经脏之间,秋伤于风,闭其腠理,卫气郁遏,外无泄路,内陷重阴之中,鼓动外发,则成疟病也。

温疟

先伤于寒而后中于风,先寒后热,是谓寒疟。先中于风而后伤于寒,先热后寒,是谓温疟。以冬中风邪,泄其卫气,卫愈泄而愈闭,郁为内热。又伤于寒,束其皮毛,热无出路,内藏骨髓之中。春阳发动,内热外出,而表寒闭束,欲出不能。遇盛暑毒热,或用力烦劳,气蒸汗流,热邪与汗皆出,表里如焚。及其盛极而衰,复反故位,阴气续复,是以寒生也。

瘅疟

其但热而不寒者,是谓瘅疟。瘅疟即温疟之重者,以其阳盛阴虚,肺火素旺,一当汗出,而感风寒,卫郁热发,伤其肺气,手足如烙,烦冤欲呕,阳亢阴枯,是以但热无寒。其热内藏于心,外舍分肉之间,令人神气伤损,肌肉消铄,疟之最剧者也。

牝疟

其寒多而热少者,是谓牝疟。以其阴盛阳虚,卫郁不能透发,故寒多热少。盖疟病之寒,因阴邪之束闭,疟病之热,缘卫阳之郁发。其相火虚亏,郁而不发,则纯寒而无热;相火隆盛,一郁即发,则纯热而无寒。其热多者,由相火之偏胜;其寒多者,因相火之偏虚也。疟在少阳,其脉自弦,弦数者火盛则多热,弦迟者水盛则多寒,理自然耳。

柴胡栝蒌干姜汤

柴胡三钱　黄芩三钱　甘草二钱　人参一钱　生姜三钱　大枣三枚　干姜三钱　栝蒌三钱

煎大半杯,热服,覆衣。呕加半夏。治寒疟,先寒后热者。

柴胡桂枝干姜汤

柴胡三钱　甘草二钱　人参一钱　茯苓三钱　桂枝三钱　干姜三钱

煎大半杯,热服,覆衣。

治牝疟寒多热少,或但寒不热者。

白虎桂枝柴胡汤

石膏三钱　知母三钱　甘草二钱　粳米半杯　桂枝三钱　柴胡三钱

煎大半杯,热服,覆衣。治温疟,先热后寒,热多寒少,或但热不寒者。

减味鳖甲煎丸

鳖甲二两四钱　柴胡一两二钱　黄芩六钱　人参二钱　半夏二钱　甘草二钱　桂枝六钱　芍药一两　丹皮一两　桃仁四钱　阿胶六钱　大黄六钱　干姜六钱　葶苈二钱

为末,用清酒一坛,入灶下灰一升,煮鳖甲,消化,绞汁,去渣,入诸药,煎浓,留药末,调和为丸,如梧子大,空腹服七丸,日三服。治疟不愈,结为癥瘕,名曰疟母。

伤风根原

伤风者,中虚而外感也。阳衰土湿,中脘不运,胃土常逆,肺金失降,胸中宗气,不得四达,时时郁勃于皮毛之间。遇饮食未消,中气胀满,阻格金火沉降之路。肺金郁发,蒸泄皮毛,宗气外达,是以不病。一被风寒,闭其皮毛,肺气壅遏,不能外发,故逆循鼻窍,嚏喷而出。湿气淫蒸,清涕流溢,譬之水气蒸腾,滴而为露也。水生于金,肺气上逆,无以化水,故小便不利。

《素问·风论》:劳风法在肺下,巨阳引精者三日,中年者五日,不精者七日,咳出青黄涕,其状如脓,大如弹丸,从口中若鼻中出,不出则伤肺,伤肺则死矣。盖膀胱之水,全是肺气所化,水利则膀胱之郁浊下泄,肺家之壅滞全消。湿去而变燥,故痰涕胶黏,色化青黄,出于口鼻,肺脏不伤也。少年阳衰未极,肺不终郁,则气降而化水,故引精于三日。中年者五日。末年阳衰,不能引精者七日。若其终不能引,久而郁热蒸腐,则肺伤而死矣。

太阳引精,赖乎阳明之降,中气运转,阳明右降,则肺金下达,而化水尿,积郁始通。阳明不降,肺无下行之路,太阳无引精之权也。法宜泄肺而开皮毛,理中而泄湿郁,湿消而郁散,气通而水调,无余事已。

紫苏姜苓汤

苏叶三钱　生姜三钱　甘草二钱　茯苓三钱　半夏三钱　橘皮二钱　干姜三钱　砂仁二钱

煎大半杯,热服,覆衣。

齁喘根原

齁喘者,即伤风之重者也。其阳衰土湿,中气不运,较之伤风之家倍甚。脾土常陷,胃土常逆,水谷消迟,浊阴莫降。一遇清风感袭,闭其皮毛,中脘郁满,胃气愈逆,肺脏壅塞,表里不得通达,宗气逆冲,出于喉咙,而气阻喉闭,不得透泄,于是壅闷喘急,不可名状,此齁喘之由来也。

轻则但作于秋冬,是缘风邪之外束;重则兼发于夏暑,乃由湿淫之内动。湿居寒热之中,水火逼蒸,则生湿气。湿气在上,则随火而化热,湿气在下,则随水而化寒。火盛则上之湿热为多,水盛则下之湿寒斯甚。此因水火之衰旺不同,故其上下之寒热亦殊。而齁喘之家,则上焦之湿热不敌下焦之湿寒,以其阳衰而阴旺,火败而水胜也。

此当温中燥土,助其推迁,降戊土于坎中,使浊阴下泄于水道,升己土于离位,使清阳上达于汗孔,中气一转而清浊易位,汗溺一行而郁闷全消,则肺气清降,喘阻不作。若服清润之剂,中脘愈败,肺气更逆,是庸工之下者也。

紫苏姜苓汤

苏叶三钱　杏仁三钱　橘皮三钱　半夏三钱　茯苓三钱　干姜三钱　甘草二钱　砂仁二钱　生姜三钱

煎大半杯,热服,覆衣。若皮毛闭束,表邪不解,则加麻黄。若言语谵妄,内热不清,则加石膏。

四圣心源卷八　七窍解

昌邑黄元御坤载著

清阳升露,爰开七窍,精神魂魄之所发,声色臭味之所司也。先圣既没,千载如梦,扶阴抑阳,辞乔入谷,箝娥青之舌,杜仪秦之口,塞瞽旷之耳,胶离朱之目,祸流今古,痛积人神。仆也,轻试老拳,道宗目眇,略婴利镞,夏侯睛伤,双睛莫莫,原非大眼将军,一目眍眍,竟作小冠子夏。渺尔游魂,不绝如线,操觚含毫,悲愤横集,作七窍解。

耳目根原

耳目者,清阳之门户也。阴位于下,左升而化清阳,阳位于上,右降而化浊阴。浊阴降泄,则开窍于下,清阳升露,则开窍于上。莫浊于渣滓,故阴窍于二便而传粪溺;莫清于神气,故阳窍于五官而司见闻。清阳上达,则七窍空明;浊阴上逆,则五官晦塞。晦则不睹,塞则不开,明则善视,空则善听。

木主五色,以血藏于肝,血华则为色也。血,阴也,而阳魂生焉,故血之内华者则为色,而魂之外光者则为视。金主五声,以气藏于肺,气发则为声也。气,阳也,而阴魄生焉,故气之外发者则为声,而魄之内涵者则为闻。

木火升清,清升则阳外发而为两目;金水降浊,浊降则阳体内存而为双耳。盖神明而精暗,气虚而血实,外明乃见,内虚乃闻。木火阴体而阳用,魂中有魄,外明内暗,故能见不能闻。金水阳体而阴用,魄中有魂,内虚外实,故能闻不能见。目以用神,耳以体灵,用神则明,体灵则聪。木火之用,金水之体,皆阳也。体善存而用善发,是以聪明而神灵。

耳聋者善视,阳体已败,故神于用;目瞽者善听,阳用既废,故灵于体,所谓绝利一源,用师十倍也。清阳一败,体用皆亡,浊阴逆上,孔窍障塞,则熟视不睹泰山,静听不闻雷霆,耳目之官废矣。

目病根原

目病者,清阳之上衰也。金水为阴,阴降则精盈,木火为阳,阳升则神化。精浊故下暗,神清故上光。而清阳之上发,必由于脉,脉主于心而上络于目,心目者,皆宗脉之所聚也。《内经》:心者,宗脉之所聚也。又曰:目者,宗脉之所聚也。宗脉之阳,上达九天,阳气清明,则虚灵而神发,所谓心藏脉而脉舍神也(《灵枢经》语)。神气发现,开双窍而为精明。《素问》:夫精明者,所以别白黑,视长短。目者,神气之所游行而出入也。窍开而光露,是以无微而不烛,一有微阴不降,则云雾暧空,神气障蔽,阳陷而光损矣。

清升浊降,全赖于土。水木随己土左升,则阴化而为清阳;火金随戊土右降,则阳化而为浊阴。阴暗而阳明,夜晦而昼光,自然之理也。后世庸工,无知妄作,补阴泻阳,避明趋暗,其轻者遂为盲瞽之子,其重者竟成夭枉之民,愚谬之恶,决海难流也。慨自师旷哲人,不能回既瞀之目,子夏贤者,不能复已丧之明,况委之愚妄粗工之手,虽有如炬之光,如星之曜,安得不殒灭而亡失乎!

然千古之人,未有如师旷、子夏之明者,所谓盲于目而不盲于心。古之明者,察于未象,视于无形。夫未象可察,则象为糟粕,无形可视,则形为赘疣。官骸者,必敝之物;神明者,不朽之灵。达人不用其官用其神,官虽止而神自行,神宇泰而天光发,不饮上池而见垣人,不燃灵犀而察渊鱼,叶蔽两目而无远弗照,云碍双睛而无幽不烛,如是则听不用耳,视不用目,可以耳视,可以目听。此之谓千古之明者,何事乞照于庸工,希光于下士也。

疼痛

眼病疼痛,悉由浊气逆冲。目居清阳之位,神气冲和,光彩发露,未有一线浊阴。若使浊气冲逆,遏逼清气,清气升发,而浊气遏之,二气壅迫,两相击撞,是以作疼。而浊气之上逆,全缘辛金之不敛。金收而水藏之,则浊阴归于九地之下,金不能敛,斯水不能藏,故浊阴逆填于清位。金水逆升,浊阴填塞,则甲木不得下行,而冲击于头目,头目之痛者,甲木之邪也。甲木化气于相火,随辛金右转而温水脏。甲木不降,相火上炎,而刑肺金,肺金被烁,故白珠红肿而热滞也。手足少阳之脉,同起于目锐眦,而手之三阳,阳之清者,足之三阳,阳之浊者,清则上升,浊则下降。手之三阳,自手走头,其气皆升;足之三阳,自头走足,其气皆降。手三阳病则下陷,足三阳病则上逆。凡下热之证,因手少阳三焦之陷;上热之证,因足少阳胆经之逆。故眼病之热赤,独责甲木而不责于三焦也。其疼痛而赤热者,甲木逆而相火旺,其疼痛而不赤热者,甲木逆而相火虚也。

赤痛之久,浊阴蒙蔽,清阳不能透露,则云翳生而光华碍。云翳者,浊气之所郁结也。阳气未陷,续自升发,则翳退而明复。阳气一陷,翳障坚老,而精明丧矣。其疼痛者,浊气之冲突。其盲瞽者,清阳陷败而木火不升也。木火之升,机在己土。金火之降,机在戊土。己土左旋,则和煦而化阳神;戊土右转,则凝肃而产阴精。阴精之魄,藏于肺金,精魄重浊,是以沉降;阳神之魂,藏于肝木,神魂轻清,是以浮升。本乎天者亲上,本乎地者亲下,自然之性也。

脾升胃降,则在中气。中气者,脾胃旋转之枢轴,水火升降之关键。偏湿则脾病,偏燥则胃病,偏热则火病,偏寒则水病。济其燥湿寒热之偏,而归于平,则中气治矣。

柴胡芍药丹皮汤

黄芩三钱,酒炒　柴胡三钱　白芍药三钱　甘草二钱　丹皮三钱

煎半杯,热服。治左目赤痛者。

百合五味汤

百合三钱　五味一钱,研　半夏三钱　甘草二钱　丹皮三钱　芍药三钱

煎半杯,热服。治右目赤痛者。热甚,加石膏、知母。

百合五味姜附汤

百合三钱　五味一钱　芍药三钱　甘草二钱　茯苓三钱　半夏三钱　干姜三钱　附子三钱

煎大半杯,温服。治水土寒湿,而上热赤痛者。或不赤不热,而作疼痛,是无上热,去百合、芍药,加桂枝。

茯泽石膏汤

茯苓三钱　泽泻三钱　栀子三钱　甘草二钱　半夏三钱　石膏三钱

煎大半杯,热服。治湿热熏蒸,目珠黄赤者。

桂枝丹皮首乌汤

桂枝三钱　丹皮三钱　首乌三钱　甘草二钱　茯苓三钱　半夏三钱　干姜三钱　龙眼肉十个

煎大半杯,热服。治昏花不明,而无赤痛者。

桂枝菖蒲汤

柴胡三钱　桂枝三钱　丹皮三钱　生姜三钱　甘草二钱　菖蒲二钱

煎半杯,热服。治瞳子缩小者。

乌梅山萸汤

五味一钱　乌梅肉三钱　山萸肉三钱　甘草二钱　首乌三钱　芍药三钱　龙骨二钱　牡蛎三钱

煎半杯,温服。治瞳子散大者。

姜桂参苓首乌汤

人参三钱　首乌三钱　桂枝三钱　甘草二钱　茯苓三钱　干姜三钱

煎半杯,温服。治目珠塌陷者。

芍药枣仁柴胡汤

芍药三钱　甘草三钱　首乌三钱　枣仁三钱,生,研　柴胡三钱　丹皮三钱

煎半杯,热服。治目珠突出者。

医书自唐以后无通者,而尤不通者,则为眼科。庸妄之徒,造孽误人,毒流千古,甚可痛恨。谨为洗发原委,略立数法,以概大意,酌其脏腑燥湿寒热而用之,乃可奏效。若内伤不精,但以眼科名家,此千古必无之事也。

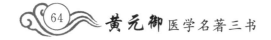

耳病根原

耳病者,浊阴之上填也。阳性虚而阴性实,浊阴下降,耳窍乃虚。虚则清彻而灵通,以其冲而不盈也。目者,木火之终气;耳者,金水之始基。木火外明,故神清而善发;金水内虚,故气空而善内。凡大块之噫气,生物之息吹,有窍则声入,声入则籁发,非关声音之钜细也。

窾窍空洞,翕聚而鼓荡之,故声入而响达,譬之空谷传声,万壑皆振。声不传于崇山,而独振于空谷者,以其虚也。声之入也以其虚,而响之闻也以其灵。声入于听宫,而响达于灵府,是以无微而不闻也。

浊气一升,孔窍堵塞,则声入而不通矣。人之衰者,脾陷胃逆,清气不升,浊气不降,虚灵障蔽,重听不闻。阴日长而阳日消,窍日闭而聪日损,气化自然之数也。然窍闭于天而灵开于人,达者于是,有却年还聪之术也。

疼痛

耳病疼痛,悉由浊气壅塞。耳以冲虚之官,空灵洞彻,万籁毕收,有浊则降,微阴不存。若使浊气升填,结滞壅肿,则生疼痛。久而坚实牢硬,气阻而为热,血郁而化火,肌肉腐溃,则成痈脓。

浊气之上逆,缘于辛金之失敛,甲木之不降,甲木上冲,听宫胀塞,相火郁遏,经气壅迫,是以疼痛而热肿。凡头耳之肿痛,皆甲木之邪也。

手足少阳之脉,俱络于耳,而少阳一病,则三焦之气善陷,胆经之气善逆。耳病之痈肿,尽甲木之为害,于三焦无关也。甲木逆升,相火郁发,则为热肿。木邪冲突,则为疼痛。木气堵塞,则为重听。仲景《伤寒》:少阳中风,两耳无所闻。太阳伤寒,病人叉手自冒心,师因教试令咳,而不咳者,此必两耳无闻也。以重发汗,虚故如此。

耳聋者,手少阳之阳虚,而足少阳之阳败;耳痈者,手少阳之火陷,而足少阳之火逆也。欲升三焦,必升己土,欲降甲木,必降戊土,中气不运,不能使浊降而清升也。

柴胡芍药茯苓汤

芍药三钱　柴胡二钱　茯苓三钱　半夏三钱　甘草二钱　桔梗三钱

煎半杯,热服。治耳内热肿疼痛者。热甚,加黄芩。脓成,加丹皮、桃仁。

苓泽芍药汤

茯苓三钱　泽泻三钱　半夏三钱　杏仁三钱　柴胡三钱　芍药三钱

煎半杯,热服。治耳流黄水者。

参茯五味芍药汤

茯苓三钱　半夏三钱　甘草二钱　人参三钱　橘皮三钱　五味一钱　芍药三钱

煎半杯,温服。治耳渐重听者。

鼻口根原

鼻口者,手足太阴之窍也。脾窍于口而司五味,肺窍于鼻而司五臭。人身之气,阳降而化浊阴,阴升而化清阳,清则冲虚,浊则滞塞,冲虚则生其清和,滞塞则郁为烦热。上窍冲虚而不滞塞,清和而不烦热者,清气升而浊气降也。浊降而清升,故口知五味而鼻知五臭。而口鼻之司臭味,非第脾肺之能也,其权实由于心。以心窍于舌,心主臭而口主味,鼻之知五臭者,心也,口之知五味者,舌也。心为君火,胆与三焦为相火。三焦升则为清阳,胆木降则为浊阴,三焦陷而胆木逆,清气降而浊气升,则鼻口滞塞,而生烦热,臭味不知矣。而清气之升,由鼻而上达,浊气之降,自口而下行。盖鼻窍于喉,口通于咽,鼻者清气之所终,口者浊气之所始也。喉通于脏,咽通于腑,喉者地气之既升,咽者天气之初降也。浊气不降而清气下陷,则病见于口;清气不升而浊气上逆,则病见于鼻。故鼻病者,升其清而并降其浊;口病者,降其浊而兼升其清。升清之权,在于太阴。太阴陷则乙木不能升其清,降浊之机,在于阳明,阳明逆则辛金不能降其浊。得升降之宜,则口鼻之窍和畅而清通矣。

鼻病根原

鼻病者,手太阴之不清也。肺窍于鼻,司卫气而主降敛。宗气在胸,卫阳之本,贯心肺而行呼吸,出入鼻窍者也。肺降则宗气清肃而鼻通,肺逆则宗气壅阻而鼻塞。涕者,肺气之熏蒸也。肺中清气,氤氲如雾,雾气飘洒,化为雨露,而输膀胱,则痰涕不生。肺金不清,雾气瘀浊,不能化水,则凝郁于胸膈而痰生,熏蒸于鼻窍而涕化,痰涕之作,皆由于辛金之不降也。

肺金生水而主皮毛,肺气内降,则通达于膀胱,肺气外行,则熏泽于皮毛。外感风寒而皮毛闭秘,脏腑郁遏,内不能降,外不能泄,蓄积莫容,则逆行于鼻窍。鼻窍窄狭,行之不及,故冲激而为嚏喷。肺气熏腾,淫蒸鼻窍,是以清涕流溢,涓涓而下也。

肺气初逆,则涕清。迟而肺气壅郁,清化为浊,则滞塞而胶黏,迟而浊郁陈腐,白化为黄,则臭败而秽恶,久而不愈,色味如脓,谓之鼻痈,皆肺气逆行之所致也。其中气不运,肺金壅满,即不感风寒,而浊涕时下,是谓鼻渊。鼻渊者,浊涕下不止也(《素问》语)。肺气之郁,总由土湿而胃逆,胃逆则浊气填塞,肺无降路故也。

桔梗元参汤

桔梗三钱　元参三钱　杏仁三钱　橘皮三钱　半夏三钱　茯苓三钱　甘草二钱　生姜三钱

煎半杯,热服。治肺气郁升,鼻塞涕多者。

五味石膏汤

五味一钱　石膏三钱　杏仁三钱　半夏三钱　元参三钱　茯苓三钱　桔梗三

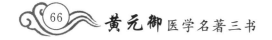

钱　生姜三钱

煎半杯,热服。治肺热鼻塞,浊涕黏黄者。胃寒加干姜。

黄芩贝母汤

黄芩三钱　柴胡三钱　芍药三钱　元参三钱　桔梗三钱　杏仁三钱　五味一钱　贝母三钱,去心

煎半杯,热服。治鼻孔发热生疮者。

苓泽姜苏汤

茯苓三钱　泽泻三钱　生姜三钱　杏仁三钱　甘草二钱　橘皮三钱　紫苏三钱

煎半杯,热服。治鼻塞声重,语言不清者。

口病根原

口病者,足阳明之不降也。脾主肌肉而窍于口,口唇者,肌肉之本也(《素问》语)。脾胃同气,脾主升清而胃主降浊,清升浊降,则唇口不病。病者,太阴己土之陷而阳明戊土之逆也。阳明逆则甲木不降而相火上炎,于是唇口疼痛而热肿,诸病生焉。

脾胃不病,则口中清和而无味。木郁则酸,火郁则苦,金郁则辛,水郁则咸,土郁则甘。口生五味者,五脏之郁,而不得土气,则味不自生,以五味司于脾土也。心主五臭,入肾为腐,心为火而肾为水,土者水火之中气,水泛于土则湿生,火郁于土则热作,湿热熏蒸,则口气腐秽而臭恶。

太阴以湿土主令,阳明从燥金化气,脾病则陷,胃病则逆。口唇之病,燥热者多,湿寒者少,责在阳明,不在太阴。然阳明上逆,而生燥热,半因太阴下陷,而病湿寒,清润上焦之燥热,而不助下焦之湿寒,则得之矣。

甘草黄芩汤

甘草二钱　黄芩二钱　茯苓三钱　半夏三钱　石膏三钱

煎半杯,热服。治湿热熏蒸,口气秽恶者。

贝母元参汤

贝母三钱　元参三钱　甘草二钱　黄芩二钱

煎半杯,热漱,徐咽。热甚,加黄连、石膏。治口疮热肿。

桂枝姜苓汤

芍药四钱　桂枝二钱　干姜三钱　甘草二钱　元参三钱　茯苓三钱

煎大半杯,温服。治脾胃湿寒,胆火上炎,而生口疮者。

舌　病

心窍于舌,舌者,心之官也。心属火而火性升,其下降者,胃土右转,金敛而水藏之也。胃逆而肺金失敛,则火遂其炎上之性,而病见于舌,疼痛热肿,于是作焉。

火之为性,降则通畅,升则堙郁,郁则苔生。舌苔者,心液之瘀结也。郁于土,则苔黄,郁于金,则苔白。火盛而金燥,则舌苔白涩;火衰而金寒,则舌苔白滑;火衰而土湿,则舌苔黄滑;火盛而土燥,则舌苔黄涩。五行之理,旺则侮其所不胜,衰则见侮于所胜。水者火之敌,水胜而火负,则苔黑而滑;水负而火胜,则苔黑而涩。凡光滑滋润者,皆火衰而寒凝;凡芒刺焦裂者,皆火盛而燥结也。

心主言,而言语之机关,则在于舌。舌之屈伸上下者,筋脉之柔和也。筋司于肝,肝气郁则筋脉短缩,而舌卷不能言。《灵枢·经脉》:足厥阴气绝则筋绝。筋者,聚于阴器而脉络于舌本,脉弗荣则筋急,筋急则引舌与卵,故唇青舌卷卵缩。足太阴气绝则脉不荣其唇舌,脉不荣则舌萎人中满。《素问·热论》:少阴脉贯肾,络于肺,系舌本,故口燥舌干而渴。足三阴之脉皆络于舌,凡舌病之疼痛热肿,则责君火之升炎。若其滑涩燥湿,挛缩弛长诸变,当于各经求之也。

苓连芍药汤

黄芩三钱　黄连一钱　甘草二钱　贝母二钱,去心　丹皮三钱　芍药三钱

煎半杯,热服。治舌疮疼痛热肿。

桂枝地黄汤

桂枝三钱　芍药三钱　生地三钱　阿胶三钱　当归三钱　甘草二钱

煎大半杯,温服。治肝燥舌卷者。若中风舌强语拙,或杂证舌萎言迟,皆脾肾湿寒,不宜清凉滋润,勿服此方。

牙　痛

牙痛者,足阳明之病也。手阳明之经,起于手之次指,上颈贯颊而入下齿;足阳明之经,起于鼻之交颏,下循鼻外而入上齿。手之三阳,阳之清者,足之三阳,阳之浊者,浊则下降,清则上升。手阳明升,足阳明降,浊气不至上壅,是以不痛。

手阳明以燥金主令,足阳明以戊土而化气于燥金,戊土之降,以其燥也。太阴盛而阳明虚,则戊土化湿,逆而不降,并阻少阳甲木之经,不得下行。牙床者,胃土所司。胃土不降,浊气壅迫,甲木逆冲,攻突牙床,是以肿痛。甲木化气于相火,相火失根,逆行而上炎,是以热生。虫牙者,木郁而为蠹也。甲木郁于湿土之中,腐败蠹朽,故虫生而齿坏。

牙齿为骨之余气,足少阴肾水之所生也。水盛于下而根于上,牙者,水之方芽于火位而未盛者也。五行之理,水能胜火而火不胜水,水火一病,则水胜而火负,事之常也。而齿牙之位,以癸水之始基,微阴初凝,根荄未壮,一遭相火逆升,熏蒸炎烈,挟焦石流金之力而胜杯水,势自易易。以少水而烁于壮火,未可以胜负寻常之理相提而并论也。

黄芩石膏汤

黄芩三钱　石膏三钱　甘草二钱,生　半夏三钱　升麻二钱　芍药三钱

煎半杯,热服,徐咽。治牙疼龈肿。

柴胡桃仁汤

柴胡三钱　桃仁三钱　石膏三钱　骨碎补三钱

煎半杯,热服,徐咽。治虫牙。

咽　喉

咽喉者,阴阳升降之路也。《灵枢·经脉》:胃足阳明之脉,循喉咙而入缺盆。脾足太阴之脉,挟咽而连舌本。心手少阴之脉,挟咽而系目系。小肠手太阳之脉,循咽而下胸膈。肾足少阴之脉,循喉咙而挟舌本。肝足厥阴之脉,循喉咙而入颃颡。五脏六腑之经,不尽循于咽喉,而咽为六腑之通衢,喉为五脏之总门,脉有歧出,而呼吸升降之气,则别无他经也。

六腑阳也,而阳中有阴则气降,故浊阴由咽而下达;五脏阴也,而阴中有阳则气升,故清阳自喉而上腾。盖六腑者,传化物而不藏,不藏则下行,是天气之降也;五脏者,藏精气而不泄,不泄则上行,是地气之升也。地气不升则喉病,喉病者,气塞而食通,天气不降则咽病,咽病者,气通而食塞。先食阻而后气梗者,是脏完而腑伤之也;先气梗而后食阻者,是腑完而脏伤之也。而总之,咽通六腑而胃为之主,喉通五脏而肺为之宗。阳衰土湿,肺胃不降,浊气堙郁,则病痹塞,相火升炎,则病肿痛。下窍为阴,上窍为阳,阴之气浊,阳之气清。清气凉而浊气热,故清气下陷,则凉泄于魄门;浊气上逆,则热结于喉咙也。

甘草桔梗射干汤

甘草二钱,生　桔梗三钱　半夏三钱　射干三钱

煎半杯,热漱,徐服。治咽喉肿痛生疮者。

贝母升麻鳖甲汤

贝母三钱　升麻二钱　丹皮三钱　元参三钱　鳖甲三钱

煎半杯,热漱,徐服。治喉疮脓成者。

声　音

声音者,手太阴之所司也。肺藏气,而气之激宕则为声,故肺病则声为之不调,气病则声为之不畅。而气之所以病者,由己土之湿。手阳明主令于燥金,手太阴化气于湿土。阳明旺则金燥而响振,太阴盛则土湿而声喑。譬之琴瑟箫鼓,遇晴明而清越,值阴晦而沉浊,燥湿之不同也。燥为阳而湿为阴,阳旺则气聚而不泄,气通而不塞,聚则响而通则鸣。唇缺齿落而言语不清者,气之泄也;涕流鼻渊而声音不亮者,气之塞也。

然声出于气而气使于神。《灵枢·忧恚无言》:喉咙者,气之所以上下者也。会厌者,声音之户也。口唇者,声音之扇也。舌者,声音之机也。悬雍者,声音之关也。颃颡者,分气之所泄也。横骨者,神气所使,主发舌者也。盖门户之开阖,机关

之启闭,气为之也。而所以司其迟疾,时其高下,开阖适宜,而启闭中节者,神之所使也。是故久嗽而音哑者,病在声气;中风而不言者,病在神明。声气病则能言而不能响,神明病则能响而不能言。声气出于肺,神明藏于心。《四十九难》:肺主五声,入心为言,缘声由气动,而言以神发也。

闻之妇人在军,金鼓不振。李少卿军中有女子,击鼓起士而鼓不鸣。然则调声音者,益清阳而驱浊阴,一定之理也。

茯苓橘皮杏仁汤

茯苓三钱　半夏三钱　杏仁三钱　百合三钱　橘皮三钱　生姜三钱

煎半杯,热服。治湿旺气郁,声音不亮者。

百合桔梗鸡子汤

百合三钱　桔梗三钱　五味一钱　鸡子白一枚

煎半杯,去滓,入鸡子清,热服。治失声喑哑者。

须　发

须发者,手足六阳之所荣也。《灵枢·阴阳二十五人》:手三阳之上者,皆行于头。阳明之经,其荣髭也;少阳之经,其荣眉也;太阳之经,其荣须也。足三阳之上者,亦行于头。阳明之经,其荣髯也;少阳之经,其荣须也;太阳之经,其荣眉也。凡此六经,血气盛则美而长,血气衰则恶而短。

夫须发者,营血之所滋生,而实卫气之所发育也。血根于上而盛于下,气根于下而盛于上。须发上盛而下衰者,手足六阳之经气盛于上故也。《灵枢·决气》:上焦开发,宣五谷味,熏肤,充身,泽毛,若雾露之溉,是谓气。冬时阳气内潜,而爪发枯脆,夏日阳气外浮,而爪须和泽,缘须发之生,血以濡之,所以滋其根荄,气以煦之,所以荣其枝叶也。

宦者伤其宗筋,血泄而不滋,则气脱而不荣,是以无须,与妇人正同。然则须落发焦者,血衰而实气败,当于营卫二者双培,其本枝则得之矣。

桂枝柏叶汤

首乌三钱　桂枝三钱　丹皮三钱　生地三钱　柏叶三钱　生姜三钱　人参三钱　阿胶三钱

煎大半杯,温服。治须落发焦,枯燥不荣。

黄涩早白,加桑椹、黑豆。阳衰土湿者,加干姜、茯苓。肺气不充,重用黄芪,肺主皮毛故也。

四圣心源卷九　疮疡解

昌邑黄元御坤载著

疮疡之病，因寒邪伤营，血涩气阻，积郁成热，肉腐为脓。阳盛则红肿而外发，阴盛则黑塌而内陷。其轻则疥癣之疾，其重则腹内之病。《灵枢》义晰而无方，《金匮》法略而未备，后世外科之家，仰钻莫入，茫若其言，玉版尘封，金匮云埋。知若亚父，遭此难而身倾；贤如伯牛，遭斯疾而命陨。贤智不解其义，而况余子乎？往年目病，悔为庸妄所误，寒泻脾阳，耳后壅肿，清脓如注，又几误于外科之手。游息浮扬，一缕未断，念之至今病悸，作疮疡解。

痈疽根原

痈疽者，寒伤营血之病也。血之为性，温则流行，寒则凝涩。寒伤营血，凝涩不运，卫气郁阻，蓄而为热，热盛则肉腐为脓。脓瘀不泄，烂筋而伤骨，骨髓消烁，经脉败漏，熏于五脏，脏伤则死矣。

痈病浅而疽病深，浅则轻而深则重。痈者，营卫之壅于外也。疽者，气血之阻于内也。营卫之壅遏，有盛有不盛，故肿有大小。穴腧开而风寒入，寒郁为热，随孔窍而外发，故其形圆。疽之外候，皮夭而坚，痈之外候，皮薄而泽，阴阳浅深之分也。

《灵枢·痈疽》：寒邪客于经脉之中则血涩，血涩则不通，不通则卫气归之，不得复反，故壅肿。寒气化为热，热盛则腐肉，肉腐则为脓。痈成为热，而根原于外寒，故痈疽初起，当温经而散寒，行营而宣卫。及其寒化为热，壅肿痛楚，于此营卫遏闭之秋，仍宜清散于经络。至于脓血溃洗，经热外泄，营卫俱败，自非崇补气血，不能复也。如其经络阴凝，肿热外盛，气血虚寒，脓汁清稀，则更当温散而暖补之，不可缓也。若夫疮疖疥癣之类，其受伤原浅，但当发表而泄卫，无事他方也。

桂枝丹皮紫苏汤

桂枝三钱　芍药三钱　甘草二钱　丹皮三钱　苏叶三钱　生姜三钱

煎大半杯，热服，覆取微汗。治痈疽初起。

《金匮》：诸脉浮数，应当发热，而反洒淅恶寒，若有痛处，当发疮痈。痈疽因外感寒邪，伤其营血，营伤而裹束卫气，卫气郁阻，不得外达，故见恶寒。卫郁热发，肉腐脓化，则成痈疽。初起经络郁遏，必当发表，表解汗出。卫郁透泄，经络通畅，则肿痛消除，不作脓也。若不得汗，宜重用青萍发之。表热太盛，用地黄、天冬，凉泄经络之郁。卫气太虚，用黄芪益其经气。

丹皮黄芪汤

桂枝三钱　桃仁三钱　甘草二钱　桔梗三钱　丹皮三钱　生姜三钱　元参三钱　黄芪三钱,生

煎大半杯,热服。治皮肉壅肿,痈疽已成者。热盛,重用黄芪、天冬、地黄。

排脓汤

甘草二钱,炙　桔梗三钱　生姜三钱　大枣三枚

煎大半杯,温服。治脓成热剧,皮肉松软者。

桂枝人参黄芪汤

人参三钱　黄芪三钱,炙　桂枝三钱　甘草二钱,炙　当归三钱　芍药三钱　茯苓三钱　丹皮三钱

煎大半杯,温服。治脓泄热退,营卫双虚者。

黄芪人参牡蛎汤

黄芪三钱　人参三钱　甘草二钱　五味一钱　生姜三钱　茯苓三钱　牡蛎三钱

煎大半杯,温服。治脓泄后溃烂,不能收口者。洗净败血腐肉,用龙骨、象皮细末少许收之,贴仙灵膏。

仙灵膏

地黄八两　当归二两　甘草二两　黄芪二两　丹皮一两　桂枝一两

麻油一斤、黄丹八两,熬膏,入黄蜡、白蜡、乳香、没药各一两,罐收。脓后溃烂,久不收口,洗净贴。一日一换,计日平复。

大黄牡丹汤

大黄三钱　芒硝三钱　冬瓜子三钱　桃仁三钱　丹皮三钱

煎大半杯,热服。治疽近肠胃,内热郁蒸者。

参芪苓桂干姜汤

人参三钱　黄芪三钱　甘草二钱　茯苓三钱　桂枝三钱　干姜三钱　丹皮二钱

煎大半杯,温服。治阴盛内寒,及脓清热微者。甚加附子。

仙掌丹

斑蝥八钱,去头翅,糯米炒黄用,去米。川产者良,余处不可用　前胡四分,炒　乳香一钱,去油　没药一钱,去油　血竭一钱　元参四分　冰片五分　麝香五分

研细,瓶收。凡阳证痈疽初起,针破疮顶,点药如芥粒,外用膏药贴之。顷刻流滴黄水,半日即消,重者一日一换,一两日愈,神效。脓成无用,阴证不治。

瘰疬根原

瘰疬者,足少阳之病也。足少阳以甲木而化气于相火,其经自头走足,行身之旁,目之外眦,上循耳后,从颈侧而入缺盆,下胸腋而行胁肋,降于肾脏,以温癸水。

相火降蛰，故癸水不至下寒，而甲木不至上热。而甲木之降，由于辛金之敛，辛金之敛，缘于戊土之右转也。戊土不降，少阳逆行，经气壅遏，相火上炎，瘀热抟结，则瘰疬生焉。

肝胆主筋，筋脉卷屈而壅肿，故磊落历碌，顽硬而坚实也。《灵枢·经脉》：胆足少阳之经，是动则病口苦，心胁痛，缺盆中肿痛，腋下肿，马刀挟瘿。马刀挟瘿者，足少阳之脉，循缺盆，挟胸膈，而走胁肋，其经弯如马刀，而瘿瘤挟生也。《金匮》：痹挟背行，若肠鸣，马刀挟瘿者，皆为劳得之。此以劳伤中气，戊土逆升，少阳经脉降路壅阻，相火郁蒸，故令病此。

病在筋而不在肉，故坚而不溃，溃而不敛，较之诸疮，最难平复。而相火升炎，上热日增，脾肾阳亏，下寒日剧，久而阳败土崩，遂伤性命。非伤于血肉之溃，乃死于中气之败也。法当培中气以降阳明，肺胃右行，相火下潜，甲木荣畅而归根，则疮自平矣。

柴胡芍药半夏汤

柴胡三钱　芍药三钱　元参三钱　甘草二钱　半夏三钱　丹皮三钱　牡蛎三钱　鳖甲三钱

煎大半杯，热服。上热甚者，加黄芩、地黄。血虚木燥，加首乌。肿痛，加贝母。脓成，加桔梗。

癞风根原

癞风者，风伤卫气而营郁未尽泄也。卫性收敛，营性发扬，风伤卫气，闭其皮毛，风愈泄则卫愈闭，其性然也。卫闭则营血不得外发，于是郁蒸而生里热。六日经尽，营热郁发，卫不能闭，则肿透皮毛，而见红斑。斑发热除，则病愈矣。若卫闭不开，斑点莫出，营热内遏，脏腑蒸焚，则成死证。

风以木气而善疏泄，其卫气之闭者，风泄之也，其卫气之闭而终开者，亦风泄之也。初时感冒，经热未盛，则气闭而不能泄。经尽之后，营热蒸发，则风泄而气不能闭，是以疹见。风有强弱之不同，气有盛衰之非一。风强而气不能闭，则斑点尽出；气盛而风不能泄，则斑点全无。

若风气相抟，势力均平，风强而外泄，气盛而内闭。风强则内气不能尽闭，气盛则外风不能尽泄。泄之不透，隐见于皮肤之内，是谓瘾疹。气之不透，泄郁而为痒。痒者谓之泄风，又曰脉风。泄风者风之未得尽泄，而遗热于经脉之中也。泄风不愈，营热内郁，久而经络蒸淫，肌肉腐溃，发为痂癫，是名癞风。肺司卫气而主皮毛，卫气清和，熏肤，充身，泽毛，若雾露之溉焉，则皮毛荣华。卫气郁闭，发肤失其熏泽，故肤肿而毛落。肺窍于鼻，宗气之所出入。宗气者，卫气之本，大气之抟而不行，积于胸中，以贯心肺，而行呼吸者也。卫气闭塞，则宗气蒸瘀，失其清肃，故鼻柱坏也。大凡温疫中风，发表透彻，红斑散布，毫发无郁，必无此病。法宜泄卫郁而清营热,决腐败而生新血,经络清畅,痂癞自平矣。

紫苏丹皮地黄汤

苏叶三钱　生姜三钱　甘草二钱　丹皮三钱　芍药三钱　地黄三钱

煎大半杯,热服。覆衣,取汗。若不得汗,重用青萍发之,外以青萍热汤熏洗,以开汗孔。汗后用破郁行血之药,通其经络,退热消蒸之剂,清其营卫,腐去新生,自能平愈。但凉营泄热之品,久服则脾败,当酌加姜、桂行经之药,不至内泄脾阳,则善矣。

痔漏根原

痔漏者,手太阳之病也。手之三阳,自手走头;足之三阳,自头走足。手三阳之走头者,清阳之上升也;足三阳之走足者,浊阴之下降也。足三阳病则上逆而不降,手三阳病则下陷而不升。

《素问·气厥论》:小肠移热于大肠,为虙瘕,为沉痔。五行之理,升极必降,降极必升,升则阴化为阳,降则阳化为阴。水本润下,足少阴以癸水而化君火者,降极则升也;火本炎上,手太阳以丙火而化寒水者,升极则降也。手太阳病则丙火下陷,不上升而化寒水,是以小肠有热。五脏六腑,病则传其所胜,以丙火而化庚金,是以移热于大肠。魄门处大肠之末,丙火传金,陷于至下之地,是以痔生于肛也。

然病在于二肠,而究其根原,实因于脾。《素问·生气通天论》:因而饱食,筋脉横解,肠澼为痔。以过饱伤脾,脾气困败,不能消磨,水谷莫化,下趋二肠,而为泄利。泄则脾与二肠俱陷,丙火陷于肛门,此痔病所由生也。

气统于肺,而肺气之降者,胃土之右转也。血藏于肝,而肝血之升者,脾土之左旋也。凡经络脏腑之气,皆受于肺,凡经络脏腑之血,皆受于肝。戊土一降,而诸气皆降,己土一升,则诸血皆升。脾土湿陷,则肝木下郁,而血不上行,故脱失于大便,凝则为虙瘕,流则为沉痔。沉虙者,皆肝血之下陷,无二理也。

《灵枢·邪气脏腑病形》:肾脉微涩,为不月、沉痔。血流于后,则为沉痔,血凝于前,则为不月。不月即虙瘕也。《金匮》:小肠有寒者,其人下重便血,有热者,必痔。痔与下重便血,皆丙火之下陷。火衰而陷者,则下重便血而不痔。火未衰而陷者,则下重便血而痔生。要之,痔家热在魄门,而脾与小肠,无不寒湿。缘丙火不虚则不陷,陷则下热而中寒。丙火上升而化寒水者,常也,下陷而不化寒水,是以生热。陷而不升,故热在魄门而不在肠胃也。

此病一成,凡遇中气寒郁,则火陷而痔发。无论其平日,即其痔发肛热之时,皆其寒湿内作之会,而医工不知也。经血陷流,习为熟路,岁久年深,时常滴漏,则为漏病,譬如器漏而水泄也。

茯苓石脂汤

茯苓三钱　丹皮三钱　桂枝三钱　芍药四钱　甘草二钱　干姜二钱,炒　赤

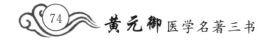

石脂三钱　升麻一钱

煎大半杯，温服。治痔漏肿痛下血。肛热加黄连，木燥加阿胶。

四圣心源卷十　妇人解

昌邑黄元御坤载著

妇人之证，率与男子无殊，惟其经脉胎产三十六病，则与丈夫不同。其源流通塞，实资于调燮；花萼长消，端赖于栽培。降自后世，此义遂乖，伤旸谷之忽寒，叹温泉之遄冱，泛桃花之巨浪，决弧子之洪波，乃使春华易萎，秋实难成，胎伤卵破，女德无终，玉折兰摧，妇怨何极。仆本恨人，痛心在目，作妇人解。

经脉根原

经脉者，风木之所化生也。人与天地相参也，与日月相应也（《灵枢经》语）。男子应日，女子应月。月满则海水西盛，鱼脑充，蚌蛤实，经脉溢；月晦则海水东盛，鱼脑减，蚌蛤虚，经脉衰。月有圆缺，阴有长消，经脉调畅，盈缩按时，月满而来，月亏而止者，事之常也。

金主收敛，木主疏泄。金敛而木不能泄，则过期不来；木疏而金不能敛，则先期而至。收敛之极，乃断绝而不行，疏泄之甚，故崩漏而不止。木郁或中变为热，水郁则始终皆寒。其重者，亡身而殒命；其轻者，绝产而不生，非细故也。其凝而不解者，水寒而木郁也。肾肝阴旺，经脉凝冱，既埋郁而腐败，乃成块而紫黑。调经养血之法，首以崇阳为主也。盖经水之原，化于己土，脾阳左旋，温升而生营血，所谓中焦受气取汁，变化而赤，是谓血也（《灵枢经》语）。血藏于肝而总统于冲任，阴中阳盛，生意沛然，一承雨露，煦濡长养，是以成孕而怀子。譬之于土，阳气冬藏，水泉温暖，春木发扬，冻解冰消，暖气升腾，故万物生焉。使冬无地下之暖，虽有阳和司令，亦成寒谷不生矣。

后世庸工，全昧此理，滋阴凉血，伐泄生阳，变膏腴之壤，作不毛之地，摧后凋之木，为朝华之草，目击此风，良深永叹。仲景垂温经一法，吹邹子之暖律，飘虞地之熏风，古训昭然，来者当熟复而详味也。

闭结

经脉闭结，缘于肝木之郁。血者，木中之津液也。木性喜达，木气条达，故经脉流行，不至结涩。木气郁陷，发生不遂，则经血凝滞，闭结生焉。

乙木既陷，甲木必逆。乙木遏陷，温气不扬，则生下热；甲木冲逆，相火不归，则生上热。经脉燔蒸,而升降阻格,内无去路,则蒸发皮毛,泄而为汗。汗出热退,皮毛既阖,而经热又作。热日作而血日耗,汗日泄而阳日败,久而困惫尪羸,眠食废损。人知其经热之盛,而不知其脾阳之虚,误以凉营泄热之药投之,脾阳颓败,速之死矣。其肝胆固属燥热,其脾肾则是湿寒,治当分别而调剂之,未可专用清凉也。

盖木生于水而长于土,乙木之温,即脾阳之左升也。水寒土湿,木气不达,抑郁盘塞,则经脉不通,以其生气失政而疏泄不行也,未有脾阳健运,木陷而血瘀者。其肝木之陷,咎在于脾,其胆木之逆,咎在于胃。己土不升,则戊土不降,中气莫运,故四维不转,非第肝胆之过也。若见其闭结,辄用开通,中气已亏,再遭攻下,强者幸生,弱者立毙,十全二三,甚非良法也。

桂枝丹皮桃仁汤

桂枝三钱　芍药三钱　丹皮三钱　桃仁三钱　甘草二钱　茯苓三钱　丹参三钱

煎大半杯,温服。上热加黄芩。中寒加干姜。中气不足加人参。血块坚硬加鳖甲、䗪虫。脾郁加砂仁。

崩漏

经脉崩漏,因于肝木之陷。肝木主生,生意畅遂,木气条达,则经血温升,不至下泄。生意郁陷,木气不达,经血陷流,则病崩漏。

木气疏泄,血藏肝木而不致疏泄者,气举之也。气性降而血性升,气降于下,又随肝木而左升,血升于上,又随肺金而右降。血之在上者,有气以降之;血之在下者,有气以升之,是以藏而不泄也。肝木郁陷,升发不遂,气愈郁而愈欲泄,木欲泄而金敛之,故梗涩而不利,金欲敛而木泄之,故淋漓而不收。金能敛而木不能泄,则凝瘀而结塞;木能泄而金不能敛,则滂沛而横行。

其原全由于土败,土者,血海之堤防也。堤防坚固,则澜安而波平。堤防溃败,故泛滥而倾注。崩者,堤崩而河决。漏者,堤漏而水渗也。缘乙木生长于水土,水旺土湿,脾阳陷败,不能发达木气,升举经血,于是肝气下郁,而病崩漏也。后世庸医崩漏之法,荒唐悖谬,何足数也。

桂枝姜苓汤

甘草二钱　茯苓三钱　桂枝三钱　芍药三钱　干姜三钱　丹皮三钱　首乌三钱

煎大半杯,温服。治经漏。

桂枝姜苓牡蛎汤

甘草二钱　茯苓三钱　桂枝三钱　芍药三钱　干姜三钱　丹皮三钱　首乌三钱　牡蛎三钱

煎大半杯,温服。治血崩。气虚,加人参。

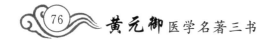

先期后期

先期者,木气之疏泄,崩漏之机也。后期者,木气之遏郁,闭结之机也。其原总由于脾湿而肝陷,木气郁陷,不得发扬,则经血凝瘀,莫能通畅,无论先期后期,血必结涩而不利。其通多而塞少者,木气泄之,故先期而至。以经血上行,则血室不见其有余,必月满阴盈而后来。血陷则未及一月而血室已盈,是以来早。其塞多而通少者,木不能泄,则后期而至。以木气郁遏,疏泄不行,期过一月而积蓄既多,血室莫容,然后续下,是以来迟也。

桂枝姜苓汤

丹皮三钱　甘草二钱　茯苓三钱　首乌三钱　干姜三钱　桂枝三钱　芍药三钱

煎大半杯,温服。治经水先期。

姜苓阿胶汤

丹皮三钱　甘草二钱　桂枝三钱　茯苓三钱　干姜三钱　丹参三钱　首乌三钱　阿胶三钱

煎大半杯,温服。治经水后期。

结瘀紫黑

经水结瘀紫黑,血室寒冱而凝涩也。血之为性,温则行,寒则滞。滞久则埋郁而腐败,是以成块而不鲜。此以土湿水寒,木气郁塞之故。庸工谓之血热,据其木郁生热,而昧其水土之湿寒,祸世非小也。

苓桂丹参汤

丹皮三钱　甘草二钱　干姜三钱　茯苓三钱　桂枝三钱　丹参三钱

煎大半杯,温服。

经行腹痛

经行腹痛,肝气郁塞而刑脾也。缘其水土湿寒,乙木抑遏,血脉凝涩不畅,月满血盈,经水不利,木气壅迫,疏泄莫遂,郁勃冲突,克伤脾脏,是以腹痛。中气不运,胃气上逆,则见恶心呕吐之证。血下以后,经脉疏通,木气松和,是以痛止。此多绝产不生。温燥水土,通经达木,经调痛去,然后怀子。其痛在经后者,血虚肝燥,风木克土。以经后血虚,肝木失荣,枯燥生风,贼伤土气,是以痛作也。

苓桂丹参汤

丹皮三钱　甘草二钱　丹参三钱　干姜三钱　桂枝三钱　茯苓三钱

煎大半杯,温服。治经前腹痛。

归地芍药汤

当归三钱　地黄三钱　芍药三钱　甘草二钱　桂枝三钱　茯苓三钱　首乌三钱

煎大半杯,温服。治经后腹痛。

热入血室

经水适来之时,外感中风,发热恶寒,七八日后,六经既遍,表解脉迟,热退身凉,而胸胁痞满,状如结胸,语言谵妄,神识不清,此谓热入血室也。以少阳之经,下胸贯膈,而循胁里,少阳厥阴,表里同气,血藏于厥阴,热入血室,同气相感,自厥阴而传少阳,甲木逆升,经气不降,横塞胸胁,故状如结胸。君相感应,相火升炎,而烁心液,故作谵语。肝主血,心主脉,血行脉中,血热则心病也。盖经下之时,血室新虚,风伤卫气,卫气闭敛,营郁热发,热自经络,而入血室,势所自然。宜清厥阴少阳之经,泄热而凉血也。

柴胡地黄汤

柴胡三钱　黄芩三钱　甘草二钱　芍药三钱　丹皮三钱　地黄三钱

煎大半杯,温服。表未解者,加苏叶、生姜。

杂病根原

妇人之病,多在肝脾两经。土湿木郁,生气不达,奇邪淫泆,百病丛生。而阳虚积冷者多,阴虚结热者少,以其燥热在肝胆,湿寒在脾肾,土湿木郁而生表热者十之八九,土燥水亏而生里热者百无一二也。

带下

带下者,阴精之不藏也。相火下衰,肾水渐寒,经血凝瘀,结于少腹,阻格阴精上济之路,肾水失藏,肝木疏泄,故精液淫泆,流而为带。带者,任脉之阴旺,带脉之不引也。五脏之阴精,皆统于任脉,任中阳秘,带脉横束,环腰如带,为之收引,故精敛而不泄,任脉寒沍,带脉不引,精华流溢,是谓带下。水下泄则火上炎,故多有夜热骨蒸,掌烦口燥之证。而下寒上热之原,则过不在于心肾,而在于脾胃之湿。盖气根于肾,坎之阳也,升于木火,而藏于肺;血根于心,离之阴也,降于金水,而藏于肝。金性收敛而木性生发,金随胃降,收敛之政行,离阴下潜,而化浊阴,是以气凉而水暖;木从脾升,生发之令畅,坎阳上达,而化清阳,是以血温而火清。阳不郁则热不生,阴不郁则寒不作也。土湿则脾胃不运,阴阳莫交,阳上郁而热生于气,阴下郁而寒生于血,血寒,故凝涩而瘀结也。

仲景温经一汤,温中去湿,清金荣木,活血行瘀,诚为圣法。至于瘀血坚凝,则用土瓜根散,精液滑泄,则用矾石丸,法更密矣。

温经汤

人参三钱　甘草二钱　干姜三钱　桂枝三钱　茯苓三钱　丹皮三钱　当归二钱　阿胶三钱　麦冬三钱　芍药三钱　芎䓖二钱　茱萸二钱

煎一杯,温服。治妇人带下,及少腹寒冷,久不受胎,或崩漏下血,或经来过多,或至期不来。阴精流泻加牡蛎。瘀血坚硬加桃仁、鳖甲。

骨蒸

骨蒸者,肝木之不达也。肝木生于肾水,阳根在水,春气一交,随脾土左升,则化肝木。木气升发,和煦温畅,及臻夏令,水中之阳,尽达于九天,则木化而为火。木火生长,是以骨髓清凉,下热不生。水寒土湿,肝木不升,温气下郁,陷于肾水,则骨蒸夜热,于是病焉,以肾主骨也。肝木郁陷,而生下热,则胆木冲逆,而生上热。肝木下陷,必克脾土,胆木上逆,必克胃土,脾胃俱病,上不能容而下不能化,饮食减损,肌肉消瘦,淹滞缠绵,渐至不起。

庸医不解,以为阴虚,率以滋阴泻热之剂,愈败土气,土败阳伤,无有不死也。是宜燥土暖水,升达木气,木郁条达,热退风清,骨蒸自愈。原非阴虚血热之证,清凉之品,未可过用,以伐中气也。

苓桂柴胡汤

茯苓三钱　甘草二钱　丹皮三钱　桂枝三钱　芍药三钱　柴胡三钱　半夏三钱

煎大半杯,温服。热蒸不减,加生地、黄芩。蒸退即用干姜、附子,以温水土。

胎妊解

胎妊者,土气所长养也。两精相抟,二气妙凝,清升浊降,阴阳肇基。血以濡之,化其神魂,气以煦之,化其精魄;气统于肺,血藏于肝,而气血之根,总原于土。土者,所以滋生气血,培养胎妊之本也。木火以生长之,金水以收成之,土气充周,四维寄旺,涵养而变化之,五气皆足,十月而生矣。

土衰而四维失灌,藏气不厚,则木不能生;生气不厚,则火不能长;长气不厚,则金不能收;收气不厚,则水不能成。生长之气薄,则胎不发育;收成之气薄,斯胎不坚完。木火衰乃伤堕于初结之月,金水弱乃殒落于将成之时。

血生于木火,气化于水金,而土则四象之中气也,故养胎之要,首在培土。土运则清其火金而上不病热,暖其水木而下不病寒。木温而火清,则血流而不凝也;金凉而水暖,则气行而不滞也。气血环抱而煦濡之,形神巩固,永无半产之忧矣。

结胎

胎妊之结,生长资乎木火,收成藉乎金水。土者四象之母,其系因缊变化,煦濡滋养,全赖乎土。脾以己土而主升,升则化阳而善消;胃以戊土而主降,降则化阴而善受。胎之初结,中气凝塞,升降之机,乍而堙郁,冲和之气,渐而壅满。其始胃气初郁,滋味厌常而喜新。及其两月胎成,则胃气阻逆,恶心呕吐,食不能下。迟而中气回环,胃土续降,然后能食。胃土降则心火下行而化水,脾土升则肾水上交而化火,胎气在中,升降不利,乃水偏于下润而火偏于上炎。水润下者,火不交水而坎阳虚也;火炎上者,水不济火而离阴弱也。是故妊娠之证,下寒而上热;妊娠之脉,尺微而寸洪。仲景《金匮》:妇人得平脉,阴脉小弱,其人渴,不能食,无寒热,名妊娠。

寸为阳,尺为阴,阴脉小弱者,尺之微也。《素问·平人气象论》:妇人手少阴脉动甚者,妊子也。手少阴之经,循臑内后廉,而走小指,脉动在神门。神门,在掌后锐骨之中。虽非寸口,然太阴之左寸,亦可以候心。神门脉动者,寸口必动。手少阴脉动者,寸之洪也。推之,左寸脉动者,右寸必动,男胎动于左寸,女胎动于右寸,亦自然之理也。《十九难》:男脉在关上,女脉在关下。男子寸大而尺小,女子寸小而尺大者,常也。

胎气一结,虚实易位,大小反常,缘于中气之壅阻也。阴阳郁格,最易为病,法宜行郁理气为主,未可遽用填补之剂也。

豆蔻苓砂汤

白蔻一钱,生,研　杏仁二钱　甘草一钱　砂仁一钱,炒,研　芍药二钱　丹皮三钱　茯苓三钱　橘皮一钱

煎大半杯,温服。治胎孕初结,恶心呕吐,昏晕燥渴。证缘中气郁阻,胃土不降,以此开郁降浊,清胆火而行肝血。内热加清凉之味,内寒加温暖之品,酌其脏腑阴阳而调之。

堕胎

胎之结也,一月二月,木气生之;三月四月,火气长之;五月六月,土气化之;七月八月,金气收之;九月十月,水气成之。五气皆足,胎完而生矣。而土为四象之母,始终全藉乎土。土中阳旺,则胎气发育,十月满足,不至于堕。

盖胎妊之理,生发乎木火,收藏于金水,而四象之推迁,皆中气之转运也。阳蛰地下,左旋而化乙木,和煦温畅,万物资生者,己土之东升也。阴凝天上,右转而化辛金,清凉肃杀,万宝告成者,戊土之西降也。木生火化而胎气畅茂,金降水凝而胎气坚完,生长之气衰则胎堕于初结,收成之力弱则胎殒于将完,其实皆土气之虚也。土生于火而克于木,火旺则土燥而木达,火衰则土湿而木郁。乙木郁陷,而克己土,土气困败,胎妊失养,是以善堕。

胎妊欲堕,腰腹必痛,痛者,木陷而克土也。木生于水而长于土,土湿水寒,乙木乃陷。《三十六难》:命门者,诸精神之所舍,原气之所系,男子以藏精,女子以系胞。命门阳败,肾水渐寒,侮土灭火,不生肝木,木气郁陷,而贼脾土,此胎孕堕伤之原也。

姜桂苓参汤

甘草二钱　人参三钱　茯苓三钱　干姜三钱　桂枝三钱　丹皮三钱

煎大半杯,温服。腹痛,加砂仁、芍药。

胎漏

结胎之后,经水滋养子宫,化生血肉,无有盈余,是以断而不行。其胎结而经来者,必有瘀血阻格。缘胎成经断,血室盈满,不复流溢。肝脾阳弱,莫能行血,养胎

之余,易致堙瘀。瘀血蓄积,阻碍经络,胎妊渐长,隧道壅塞。此后之血,不得上济,月满阴盈,于是下漏。按其胎之左右,必有癥块。或其平日原有宿癥,亦能致此。若内无瘀血,则是肝脾下陷,经血亡脱,其胎必堕。若血下而腹痛者,则是胞气壅碍,土郁木陷,肝气贼脾也,《金匮》名为胞阻。宜疏木达郁,而润风燥,其漏血腹痛自止。

桂枝地黄阿胶汤

甘草二钱　地黄三钱　阿胶三钱　当归三钱　桂枝三钱　芍药三钱　茯苓三钱　丹皮三钱

煎大半杯,温服。治妊娠下血腹痛者。

桂枝茯苓汤

桂枝三钱　茯苓三钱　甘草二钱　丹皮三钱　芍药三钱　桃仁三钱

煎大半杯,温服。治妊娠下血,癥块连胎者。轻者作丸,缓以消之。

产后根原

产后血虚气惫,诸病丛生,病则永年毕世,不得平复。弥月之后,气血续旺,乃可无虞。盖妊娠之时,胎成一分,则母气盗泄一分,胎气渐成,母气渐泄,十月胎完,而母气耗损十倍,寻常不过数胎,而人已衰矣。母气传子,子壮则母虚,自然之理也。

但十月之内,形体虽分,而呼吸关通,子母同气,胎未离腹,不觉其虚。及乎产后,胎妊已去,气血未复,空洞虚豁,不得充灌,动即感伤,最易为病。胎时气滞血瘀,积瘀未尽,癥瘕续成者,事之常也。气血亏乏,脾虚肝燥,郁而克土,腹痛食减者,亦复不少,而痉、冒、便难,尤为易致,是谓产后三病。

血弱经虚,表疏汗泄,感袭风寒,是以病痉。痉者,筋脉挛缩,头摇口噤,项强而背折也。气损阳亏,凝郁内陷,群阴闭束,是以病冒。冒者,清气幽埋,不能透发,昏溃而迷罔也。津枯肠燥,阴凝气结,关窍闭涩,是以便难。便难者,糟粕艰阻,不得顺下,原于道路之梗塞,非关阳旺而火盛也。总之,胎气生长,盗泄肝脾,土虚木贼,为诸病之本。土气不亏,不成大病也。

桃仁鳖甲汤

桃仁三钱　鳖甲三钱　丹皮三钱　丹参三钱　桂枝三钱　甘草二钱

煎大半杯,温服。治瘀血蓄积,木郁腹痛者。内热加生地。内寒加干姜。

桂枝丹皮地黄汤

桂枝三钱　芍药三钱　甘草二钱　丹皮三钱　地黄三钱　当归三钱

煎大半杯,温服。治脾虚肝燥,木郁克土,腹痛食减,渴欲饮水者。气虚加人参。水寒土湿加干姜、茯苓。

桂枝栝蒌首乌汤

桂枝三钱　芍药三钱　甘草二钱　栝蒌根三钱　首乌三钱　生姜三钱　大枣

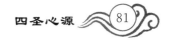

二枚

　　煎大半杯,温服。治风伤卫气,而病柔痓,发热汗出者。

　　葛根首乌汤

　　桂枝三钱　芍药三钱　甘草二钱　葛根三钱　麻黄一钱　首乌三钱　生姜三
钱　大枣三枚

　　煎大半杯,温服。治寒伤营血,而病刚痓,发热无汗者。

　　桂枝茯苓人参汤

　　人参三钱　甘草二钱　茯苓三钱　桂枝三钱　生姜三钱　大枣三枚

　　煎大半杯,温服。治阳虚郁冒。

　　茯蓉杏仁汤

　　甘草二钱　杏仁二钱　白蜜一两　肉苁蓉三钱

　　煎大半杯,入白蜜,温服。治津亏木燥,大便艰难。

　　姜桂苓砂汤

　　茯苓三钱　甘草二钱　干姜三钱　桂枝三钱　芍药三钱　砂仁一钱

　　煎大半杯,入砂仁末,温服。治饮食不消。

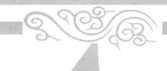

伤寒悬解

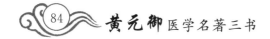

伤寒悬解自序

玉楸子涤虑玄览,游思圹埌,空明研悟,自负古今无双。甲寅①之岁,以误药粗工,委弃试帖。考镜灵兰之秘,讵读仲景《伤寒》,一言不解。遂乃博搜笺注,倾沥群言,纵观近古伤寒之家数十百种,岁历三秋,犹尔茫若,仰钻莫从。废卷长嘘,鲁鄙人之为闭,倪②说之弟子,以不解解之。何者?固不可解也,是殆亦不可解矣。丁巳③仲春,此心未已,又复摊卷淫思,日落神疲,敧枕假寐。时风静月白,夜凉如水,素影半床。清梦一肱,华胥初回,恍然解矣。然后知群公著述,荒浪无归,彼方且涉泽迷津,披榛罔路,何以引我于康庄也。

吾闻适秦者,立而至,有车也,适楚越者,坐而至,有舟也。今适秦之车且东其辕,适越之舟或北其首,虽风利而马良,终身不至矣。然则古圣之书,晦于训诂者固多,而后人之心,误于笺疏者不少也。伊时拟欲作解,年岁贸迁,日月躔④迫,腹稿荒残,零落不追。乾隆戊辰⑤,以事滞阳邱,宾于刘氏荒斋。北枕长河,南踞崇山,修树迷空,杂花布地。爱此佳胜,低徊留之,乃有著作斐然之志。于是掩关静拱,据梧凝思,灵台夜辟,玄钥晨开,遂使旧疑雾除,宿障云消,蚌开珠雾,沙落金呈。十载幽思,三月而就,起于春暮,成于秋始,时七月初三日也。

乃玄草甫成,二毛生鬓,感念此生,于邑增怀。昔蔡刚成欲以四十之年,跃马疾驰,以就当世之业。今春秋四十四年矣,岁月不居,时节如流,不获以未衰之身,小有建立,方枯心于尺素之中,殚精于寸管之内,日薄途修,行自慨也。

然文信⑥不迁,《吕览》弗著,西伯非囚,《周易》何传,是巴蜀乃不韦之乐地,羑里为文王之吉宅也。仆也,爱此两书,不敢续尾,今日顿启灵源,成兹玄构,虽不能媲美前哲,要亦可备一家之言也。嗟呼!仲景著书,几何年矣,而千载尘封,迄无解者。今日之作,纵尔敝精劳神,不得已也。

①甲寅:清雍正十二年甲寅,即 1734 年
②倪:使
③丁巳:清乾隆二年丁巳,即 1737 年
④躔 chán,流逝
⑤戊辰:清乾隆十三年戊辰,即 1748 年
⑥文信:指文信侯,吕不韦封号

伤寒杂病论原序

余每览越人入虢之诊,望齐侯之色,未尝不慨然叹其才秀也。怪当今居世之士,曾不留神医药,精究方术,上以疗君视之疾,下以救贫贱之厄,中以保身长全,以养其生。但竞逐荣势,企踵权豪,孜孜汲汲,惟名利是务。崇饰其末,忽弃其本,华其外而悴其内。皮之不存,毛将安附焉!卒然遭邪风之气,婴非常之疾,患及祸至,而方震栗。降志屈节,钦望巫祝,告穷归天,束手受败。赍百年之寿命,持至贵之重器,委付凡医,恣其所措。咄嗟呜呼!厥身已毙,神明消灭,变为异物,幽潜重泉,徒为啼泣。

痛乎!举世昏迷,莫能觉悟,不惜其命,若是轻生,彼何荣势之云哉!而进不能爱人知人,退不能爱身知己,遇灾值祸,身居危地,蒙蒙昧昧,蠢若游魂。哀乎!趋世之士,驰竞浮华,不固根本,忘躯徇物,危若冰谷,至于是也。

余宗族素多,向余二百,建安纪年以来,犹未十稔,其死亡者三分有二,伤寒十居其七。感往昔之沦丧,伤横夭之莫救,乃勤求古训,博采众方,撰用《素问》《九卷》《八十一难》《阴阳大论》《胎胪药录》,并平脉辨证,为《伤寒杂病论》合十六卷。虽未能尽愈诸病,庶可以见病知源,若能寻余所集,思过半矣。

夫天布五行,以运万类,人禀五常,以有五脏,经络腧腑,阴阳会通,玄冥幽微,变化难极,自非才高识妙,岂能探其理致哉!上古有神农、黄帝、岐伯、伯高、雷公、少俞、少师、仲文,中世有长桑、扁鹊,汉有公乘阳庆及仓公,下此以往,未之闻也。观今之医,不念思求经旨,以演其所知,各承家技,终始顺旧。省病问疾,务在口给,相对斯须,便处汤药。按寸不及尺,握手不及足,人迎趺阳三部不参,动数发息不满五十,短期未知决诊,九候曾无仿佛,明堂阙庭尽不见察,所谓窥管而已。夫欲视死别生,实为难矣!孔子云:生而知之者上,学则亚之,多闻博识,知之次也。余宿尚方术,请事斯语。

汉长沙太守南阳张机仲景撰

伤寒悬解卷首 仲景微旨九章

昌邑黄元御坤载著

寒温异气

伤寒温病,各不同气。《素问·生气通天论》:阴阳之要,阳密乃固,阳强不能密,阴气乃绝,因于露风,乃生寒热,是以冬伤于寒,春必病温。《金匮真言论》:精者,身之本也。故藏于精者,春不病温,冬伤于寒,即冬不藏精之变文也。阳生于春而长于夏,收于秋而藏于冬,冬时地下之温暖者,阳气之密藏也。人于此际,宜顺天时,以藏阳气。蛰藏者,肾精之职,精密则阳藏矣。冬不藏精,阳气疏泄,天当极寒之际,人行盛暑之令,相火炎蒸,精液消亡,是谓冬伤于寒。此缘冬时肾精不秘,阳飞火腾,伤其寒水蛰藏之令气,非感冒寒邪,冬时不病也。一交春夏,木火司气,内热愈增,偶因风露侵伤,郁其内热,则为温病(春为温病,夏为热病,时令不同,名目虽殊,实一证也)。病因外感而根原内伤,感在经络而伤在脏腑,故病传三阳即内连三阳之腑,病传三阴即内连三阴之脏。在脏在腑,但热无寒,以其原有内热,因表郁而里发也。六日经尽,则脏腑经络表里皆热,故曰三阴三阳,五脏六腑,皆受病也(《素问·热论》语)。伤寒、中风本无内热,但因风寒外感而发,病在经络,不在脏腑。阳盛而后传阳明之腑,阴盛而后传太阴之脏,其视温病之热自内发者不同。而病传阳腑则为热,病入阴脏则为寒(名曰病入,实里气之自病也),其视温病之表里皆热者亦不同也。叔和混热病于伤寒(叔和叙例,引《热病》之文以释《伤寒》,寒热始混),遂启后来传经为热之讹。注《伤寒》者数十百家,无不背仲景而遵叔和。一论之误,遗祸千古,此虽叔和之谬,而实后人之愚。仲景《伤寒》,昭如日星,后人一字不解,无怪其狐惑于邪说也(仲景而后,医法失传,非第伤寒,杂病亦尔。祖派已讹,孙支愈谬,庸妄接踵,不可胜数也)。

传经大凡

伤寒传经,一日太阳,二日阳明,三日少阳,四日太阴,五日少阴,六日厥阴,日传一经,亦与温病相同,所谓发于阳者七日愈,发于阴者六日愈,一定之数也。六日经尽,邪退正复,汗出而解,伤寒之常。其与温病不同者,温病邪感于经络,而热生于脏腑,伤寒、中风,原无里邪,不必定传脏腑,阳旺而后传腑,阴旺而后传脏(名曰传腑传脏,实脏腑之自病也),此不同也。太阳经所谓伤寒一日,太阳受之,脉若静者,为不传,此不传三阴之脏也。伤寒二三日,阳明、少阳证不见者,为不传,此不传阳明之腑也。《少阳篇》所谓伤寒三日,少阳脉小者,欲已也,此不传阳明之腑也。伤寒三日,三阳为尽,三阴当受邪,其人反能食不呕,此为三阴不受邪,此不传三阴之脏也。伤寒、中风,不传脏腑则有之,无不传经之理。程氏以为伤寒不传经,果不传经,则仲景所谓发于阳者,七日愈,发于阴者,六日愈,太阳病,头痛至七日以上自愈者,以行其经尽故也诸语,不尽相刺缪乎?人之里气无亏,二三日内,或经传阳明而汗解,或经传少阳而汗解,亦偶尔见之,此不过千百之十一,未可以概寻常伤寒之家也。

解期早晚

伤寒六经既尽,自然汗解,其六七日后,经尽而不解者,此非阳盛而入腑,即阴盛而入脏也。程氏以为伤寒无定经,而其传其解,亦无定日。或从太阳而阳明,或从太阳而少阳,不必揆经;或数日方过阳明,或数日仍在太阳,不必刻期;或从太阳而解,或从阳明而解,不必遍周。此皆入腑之病,而误以为经病,故议论悖缪如此。表邪汗解则已,未经汗解,则经热内郁,日积日盛,明日自当传于阳明,后日自当传于少阳,六日六经,必然之事。以六经部次相揆,经热不泄,势必揆经而内传,安有数日犹在太阳,数日方过阳明之理,又安有或从太阳而阳明,或从太阳而少阳之理,更安有或从太阳而解,或从阳明而解之理。惟入腑入脏,则传无定所,解无定期,邪盛则传,正复则解耳。程氏较伤寒诸家,稍有几微之明,而误以里病为经病,其与病传病解之际,语语悖缪。他如节庵、嘉言辈,则梦魇之人耳。

寒热死生

温病在脏在腑,总是内热,伤寒中风,原无内热,脏腑和平,寒热不偏,营卫不至内陷,故六经既尽,自能汗解。阳盛则腑热内作,从此但热而不寒;阴盛则脏寒里动,从此但寒而不热。入腑入脏,则营卫内陷,死机攸伏,解无定期矣。阳盛而腑热则吉,其死者,阳亢而失下也;阴盛而脏寒则凶,其生者,阴退而用温也。阳生阴杀,显见之理。后世庸工,乃至滋阴而伐阳,泻火而补水,一临伤寒,先有传经为热之语横塞胸中,至于证脉阴阳,丝毫不解,人随药死,枉杀多矣。

营卫殊病

肝司营血,肺司卫气,营行脉中,卫行脉外,而总统于太阳之一经者,以太阳在六经之表,主一身之皮毛故也。风则伤卫,卫秉肺金之气,其性清降而收敛,得风邪之疏泄,而卫气愈敛,则营郁而发热。里阳素旺者,多传阳明之腑,里阳非旺,不入腑也。寒则伤营,营秉肝木之气,其性温升而发散,得寒邪之束闭,而营血愈发,则卫郁而恶寒。里阴素旺者,多传太阴之脏,里阴非旺,不入脏也。阴阳均平,不入脏腑,营卫无内陷之路,是以经尽而汗解。太阴主营,阳明主卫,脾为生血之本,胃为化气之原也。营血之不陷者,太阴之旺;卫气之不陷者,阳明之旺。太阴虚则腑热作而营气陷,阳明虚则脏寒动而卫气陷。卫气陷者,阳复则生,阴胜则死;营气陷

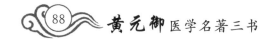

者,阴复则生,阳胜则死。阴阳胜复之中,生死攸关,不可不察也。

六经分篇

《伤寒》六经分篇,非皆经病也。六经之病,总统于太阳一经,其不入脏腑,而但在经脉者,虽遍传六经,而未经汗解,则必有太阳之表证。既有太阳表证,则不拘传至何经,凡在六七日之内者,中风俱用桂枝,伤寒俱用麻黄。此太阳之经病,而实统六经之经病,不须另立六经之法也。惟阳盛亡阴而入阳明之腑,阴盛亡阳而入太阴之脏,他经之里证已作,而太阳之表邪未罢,此在太阳,则为坏病,而在诸经,则为本病。故于太阳,立坏病之门,而于太阳之外,又设诸经之篇。阳明篇,全言腑病。阳明之经病,如葛根汤证,乃腑病之连经,非第经病也。若桂枝、麻黄二证,则太阳之所统,而复述于阳明者也。三阴篇,全言脏病。太阴之桂枝、少阴之麻黄细辛、厥阴之麻黄升麻诸证,皆脏病之连经,非第经病也。少阳篇,半言脏病,半言腑病。少阳居半表半里之中,乃表里之枢机,阴阳之门户,阳盛则入腑,阴盛则入脏。少阳之经病,如小柴胡汤证,乃脏病腑病之连经,非第经病也。盖其胸胁痞硬,是阳明、太阴俱有之证。缘其脏腑胀满,壅碍胆经降路,经腑郁迫,故心胁痞硬。而其寒热往来,吐利并作,寒多则太阴病,热多则阳明病,吐多则阳明病,利多则太阴病。若但在少阳之经,而不内连于脏腑,不至如柴胡诸证之剧也。若麻黄一证,则太阳之所统,而复述于少阳者也。

六气司令

人有十二经,仲景《伤寒》,但立六经者,从六气也。少阴、少阳、阳明,手经司气而足经从化者也;厥阴、太阴、太阳,足经司气而手经从化者也。《伤寒》六经,皆言足经而不言手经,以足经周遍于身,其部大,手经只行两手,其部小。其实两经同气,病则皆病,主其大者,以概小者,非足病而手安也。诸言四肢厥逆疼痛,则手亦在其内,未尝不病。足太阳(膀胱)以寒水主令,手太阳(小肠)之火从而化寒,手阳明(大肠)以燥金主令,足阳明(胃)之土从而化燥,手少阳(三焦)以相火主令,足少阳(胆)之木从而化火,足太阴(脾)以湿土主令,手太阴(肺)之金从而化湿,手少阴(心)以君火主令,足少阴(肾)之水从而化火,足厥阴(肝)以风木主令,手厥阴(心包)之火从而化风,此六经之常也。病则太阳是寒,阳明是燥,少阳是火,太阴是湿,厥阴是风,而惟少阴则不从热化,而从寒化,以火胜则热,水胜则寒,病则水能胜火而火不胜水,故从壬水而化寒,不从丁火而化热也。至于阳明,阳盛则从庚金而化燥,阴盛则从己土而化湿,不皆燥盛也(阳明上篇,是燥盛者;阳明下篇,是湿盛者)。至于少阳,阳盛则火旺而传腑,阳虚则火衰而传脏,不皆火胜也。

一气独胜

六气和平,则一气不至独胜。诸气败北,一气独胜,故见一腑一脏之病。阳莫盛于阳明,阴莫盛于少阴。曰阳明之为病,是少阴水负而趺阳土盛也;曰少阴之为病,是跌阳土负而少阴水胜者也。土胜水负则为顺,水胜土负则为逆。阳明腑病,是土胜之证;三阴脏病,是水胜之证。燮理阴阳,补泻水土之奥,仲景既没,后世庸工,一丝不解也。

篇章次第

《伤寒》次第,乱于叔和;《伤寒》之亡,亡于次第紊乱,而下士不解也。使次第非乱,则《伤寒》虽玄,读之不过二三年,无不解矣。仆于破裂纷乱之中,条分缕析,复其次第之旧。纵与仲景篇次未必悉合,然而源委明白,脉络清楚,《伤寒》之理著,仲景之法传矣。叔和而后,注《伤寒》者数十百家,著作愈多,而《伤寒》愈亡。其中惟郊倩程氏,颇识伤寒、温病之殊,传经为热之讹,而于三阴之病,亦稍有解悟,较之前人,可谓庸中矫矫者矣。惜理障太多,疑丛满腹,其所解者百分之一,至于仲景全理,未始升堂而睹奥也。

伤寒悬解卷一 脉法上篇三十一章

昌邑黄元御坤载著

微妙在脉,不可不察(《素问》语)。凡虚实之变迁,寒热之消长,表里之进退,阴阳之胜复,气机一动,无不形之于脉。而太阴行气于三阴,阳明行气于三阳(《素问》语),脏病则取之于寸口(寸口,手太阴之脉,在手大指鱼际之下),腑病则取之于冲阳(冲阳,足阳明之脉,在足次指陷谷之上)。寸口在手,冲阳在足,手足之动脉,气原于经络而神通于脏腑。故精于脉者,不饮上池之水,而操隔垣之明。仲景脉法,大含玄气,纤入无伦,文字隐深,义理奥衍,较之六经病证,更为难解,所谓微妙而玄通也。《吕览》有言:精而熟之,神将告之,非神将告之也,精而熟之也。精熟仲景脉法,游心于虚静之宇,动指于冲漠之庭,以此测病,亦不啻鬼谋而神告已。

脉法上篇提纲

脉气流行,应乎漏刻,呼吸有数,动静无差,是为平脉。一有病作,而浮沉迟数大小滑涩诸变生焉。乖常失度,偏而不和,始于毫厘之参差,成于度量之悬隔。仲景脉法,自微而著,由始及终,精粗悉具,洪纤毕陈,可谓法全而意备矣。而其变化纷纭,绝态殊状,总不出此一章中。盖下穷其委,而此约其要也。

脉法一

问曰:脉有三部,阴阳相乘;营卫气血,在人体躬;呼吸出入,上下于中;因息游布,津液流通;随时动作,效象形容;春弦秋浮,冬沉夏洪。察色观脉,大小不同;一时之间,变无常经。尺寸参差,或短或长;上下乖错,或存或亡;病辄改移,进退低昂;心迷意惑,动失纪纲;愿为具陈,令得分明。

脉有三部,寸、关、尺也。阴阳相乘,阴盛则乘阳位,阳盛则乘阴位也。呼吸出入,上下于中,呼出为上,吸入为下也。因息游布,津液流通,脉因气息之呼吸而游布于周身,脉行则津液流通于上下也。随时动作,效象形容,脉随四时动作,各有其效象而形容之。春弦秋浮,冬沉夏洪,正形其四时之象也。察色观脉,大小不同,察其色而观其脉,脉有大小之不同也。一时之间,变无常经,脉变之速,无一定也。尺寸参差,或短或长之不同,上下乖错,或存或亡之各异,病辄随之改易,进退低昂于此生焉。此中心迷意惑,动失纪纲,愿为具陈其意,令得分明也。

师曰:子之所问,道之根源。脉有三部,尺寸及关;营卫流行,不失铢分;出入升降,漏刻周旋;水下百刻,一周循环;当复寸口,虚实见焉;变化相乘,阴阳相干;风则浮虚,寒则牢坚;沉潜水蓄,支饮急弦;动则为痛,数则热烦;设有不应,知变所缘;三部不同,病各异端;太过可怪,不及亦然;邪不空见,中必有奸;当察表里,三部别焉;知其所舍,消息诊看;料度脏腑,独见若神;为子条记,传与贤人。

子之所问,乃医道之根源。脉有三部,尺寸及关也。营卫之流行,有一定之度数,无铢两分寸之差,其出入升降,应乎漏刻,以为周旋。漏水下百刻,乃日之一周,一日之中,自寅至丑,脉气循环五十周,共计八百一十丈,明日寅时初刻,复出于寸口,谓之一大周,脉之虚实大小,俱见于此。其间变化之相乘,阴阳之相干,可得而言。如中风则脉浮虚,伤寒则脉牢坚,蓄水则脉沉潜,支饮则脉急弦,脉动则为痛,脉数则为热烦,此一定之理也。设有不应,知其变易之所由缘,必有其故也。三部之脉,各有所主,其为病不同,脉之太过固可怪,脉之不及亦复然。凡脉邪无空见之理,一见脉邪,中必有奸。审察内外表里之异,上下三焦之别,知其病所舍止在于何处,当消息而诊看之。即气之度数,而料度脏腑之虚实,独见之明若神,为子条记其详,传与后之贤人。此提脉法之纲,以下各章,申明此义,所谓条条记录者也。

脉法二

师曰:呼吸者,脉之头也。初持脉,来疾去迟,此出疾入迟,名曰内虚外实也。初持脉,来迟去疾,此出迟入疾,名曰内实外虚也。

脉之流行,气鼓之也。一息脉六动,气行六寸。人之经络,六阳六阴以及任督两跷,计长一十六丈二尺。平人一日一夜,一万三千五百息,一日百刻。二百七十息,漏水下二刻,脉行十六丈二尺,是为一周。一万三千五百息,水下百刻,脉行五十周,共计八百一十丈,一日之度毕矣(义详《灵枢》"脉度""营气""五十营"诸篇)。故呼吸者,脉之头也(头犹纲领之谓)。医以平人之呼吸准病人之迟数,则阴阳虚实见焉。如初持脉,来疾而去迟,来者出也,去者入也,此出疾而入迟也。出者,出于外也,即其出以知其外;入者,入于内也,即其入以知其内。其出疾而入迟,故名曰内虚外实也。初持脉,来迟去疾,此出迟而入疾,故名曰内实外虚也(此明首章呼吸出入之义)。

脉法三

寸口脉,浮为在表,沉为在里,数为在腑,迟为在脏。假令脉迟,此为在脏也。

表为阳,里为阴,故表脉浮而里脉沉。腑为阳,脏为阴,故腑脉数而藏脉迟。浮数沉迟,阴阳自然之性也(此审察表里,料度脏腑之义)。

脉法四

寸口脉浮而紧,浮则为风,紧则为寒。风则伤卫,寒则伤营,营卫俱伤,骨节烦痛,当发其汗也。

寸口脉浮而紧,病在表也。浮则为中风,紧则为伤寒,以风性浮而寒性紧,所谓风则浮虚,寒则牢坚也。中风则伤卫气,伤寒则伤营血,营卫俱伤,而骨节烦痛,当发汗以解风寒,此桂麻各半之证也(此明审察表里之义)。

脉法五

脉浮而大,心下反硬,有热,属脏者,攻之,不令发汗,属腑者,不令溲数,溲数则大便硬,汗多则热愈,汗少则便难。脉迟,尚未可攻。

脉浮而大,是太阳、阳明之脉也。若心下反硬,则有阳明之腑邪也。盖少阳之经,自胃口而行两胁,少阳经气侵逼阳明之腑,腑气壅遏,逆而上行,碍少阳下行之路,经腑郁迫,结于胸胁,故心下痞硬。若腑热伤及脏阴,则攻之,不令发汗,若但是腑热,则攻不必急,而不令其溲数,溲数则其津液亡而大便硬,汗多则营消而热愈增,汗少则腑热郁而大便难,是以不令汗尿,而用攻下。第攻亦有时,脏宜急攻(阳明、少阴急下三证,以缓攻之,则腑热伤及脏阴,不可救矣),腑宜缓攻,而一见脉迟,则内热未实,尚未可攻也(此明料度脏腑之义)。

脉法六

师曰:脉肥人责浮,瘦人责沉。肥人当沉今反浮,瘦人当浮今反沉,故责之。

肥人肌肉丰厚,故脉气沉深;瘦人肌肉减薄,故脉气浮浅。沉者浮而浮者沉,是谓反常。反常则病,故责之。

脉法七

趺阳脉紧而浮,浮为气,紧为寒,浮为腹满,紧为绞痛,浮紧相抟,肠鸣而转,转即气动,膈气乃下。少阴脉不出,其阴肿大而虚也。

趺阳,足阳明脉动冲阳、气冲、人迎、大迎,冲阳在足跗上,故谓之趺阳。趺阳脉紧而浮,浮为气逆,紧为气寒,以土位居中,在于浮沉之间,脉不应浮,浮则为胃气之逆,土性和缓,脉不应紧,紧则为胃气之寒。胃主降浊,胃逆脉浮,则胃气壅塞,浊气不降,是以腹满。胃主受盛,胃寒脉紧,则胃气逼窄,木邪迫侵,故为绞痛。浮紧相合,肠鸣而转,转则滞气行动,膈间痞塞之气乃下。及其寒邪冲突,后注魄门,而为泄利,则满痛稍减,顷而寒凝气滞,痛满又作,此因于肾阳之虚也。若少阴脉出,则肾阳续复,少阴脉不出,则肾阳渐灭,其阴器必肿大而虚也。缘水寒木郁,陷而不升,故阴器肿大(肝主筋,前阴者,诸筋之宗也。足少阴脉动太溪、阴谷,太溪在内踝后,阴谷在膝后腘中内侧)。

脉法八

少阴脉不至,肾气微,少精血,奔气促迫,上于胸膈,宗气反聚,血结心下,阳气退下,热归阴股,与阴相动,令身不仁。此为尸厥,当刺期门、巨阙。

少阴肾脉不至,则肾气微弱,而少精血。肾中阴气逆奔,促逼清道,上于胸膈。胸中宗气,为肾阴所迫,反聚而不散。气聚则血凝,故血结心下。血结而遏其清阳,不得上奉,故阳气退下。肝气不达,郁而生热,归于阴股,与下之阴气两相郁动,令身不仁。身之所以灵觉者,以清阳之升发也,今结血迷心,清阳沦陷,故身无知觉,而不仁也。此为尸厥(《史·扁鹊传》:虢太子病尸厥,即此),当刺厥阴之期门,任脉之巨阙,下泻阴股之郁热,上通心下之结血,令其清阳上达,神气通畅,则明白如初矣。

脉法九

趺阳脉微而紧,紧则为寒,微则为虚,微紧相抟,则为短气。少阴脉弱而涩,弱者微烦,涩者厥逆。

趺阳脉微而紧,紧则为胃气之寒,微则为胃气之虚。微紧相合,虚而且寒,浊阴凝塞,清气不升,则为短气。胃气虚寒,肾阳必败,少阴脉弱而涩,弱则血虚而微烦,涩则血寒而厥逆也。

脉法十

趺阳脉不出,脾不上下,身冷肤硬。

趺阳脉不出,胃气虚败,则脾不运行,中脘滞塞,不能上下升降,故身冷肤硬。以阳虚不能外达,无以温分肉而柔肌肤也。

脉法十一

趺阳脉滑而紧,滑者胃气实,紧者脾气强,持实击强,痛还自伤,以手把刃,坐作疮也。

趺阳脉滑而紧,滑者胃气之实,紧者脾气之强。一实一强,两者不和,必至相击。持胃气之实,击脾气之强,强不受击,则痛还自伤,譬之以手抱刃自伤,坐作金疮也(此阴阳相干之义,乃太过不及之可怪者)。

脉法十二

趺阳脉沉而数,沉为实,数消谷,紧者,病难治。

趺阳脉沉而数,沉为内实,数则消谷,是胃阳之盛者也。设使兼紧者,则病为难治矣。紧者,阳为邪郁,而不达也(风寒外束,甲木郁迫,故见紧象)。

脉法十三

跌阳脉大而紧者,当即下利,为难治。

跌阳脉大而紧者,胃阳为胆经所郁,不能容纳水谷,当即下利,此为难治(《汗下宜忌篇》:脉大而紧者,阳中有阴也,当下之,宜大承气汤,即此证也)。

脉法十四

寸口脉阴阳俱紧者,法当清邪中于上焦,浊邪中于下焦。清邪中上,名曰洁也;浊邪中下,名曰浑也。阴中于邪,必内栗也,表气微虚,里气不守,故使邪中于阴也。阳中于邪,必发热头痛,项强颈挛,腰痛胫酸,所为阳中雾露之气。故曰清邪中上,浊邪中下。阴气为栗,足膝厥冷,溺便妄出,表气微虚,里气微急,三焦相溷,内外不通。上焦怫郁,脏气相熏,口烂食断也。中焦不治,胃气上冲,脾气不转,胃中为浊,营卫不通,血凝不流。若卫气前通者,小便赤黄,与热相搏,因热作使,游于经络,出入脏腑,热气所过,则为痈脓。若阴气前通者,阳气厥微,阴无所使,客气内入,嚏而出之,声嗢咽塞,寒厥相逐,为热所壅,血凝自下,状如豚肝。阴阳俱厥,脾气孤弱,五液注下。下焦不阖,清便下重,令便数难,脐筑湫痛,命将难全。

寸口脉尺寸俱紧者,此有外邪之迫束也。寸紧者,法当清邪中于上焦;尺紧者,法当浊邪中于下焦。清邪洁清,名曰洁也;浊邪浑浊,名曰浑也。下焦阴中于邪,必阳气内虚,而战栗也。此因表气之微虚,里气之不守,故使邪中于阴部也。上焦阳中于邪,必发热头痛,项强颈挛,腰痛胫酸,所谓阳中雾露之气也。故曰清邪中上,浊邪中下,以其同类之相感召,《金匮》:雾伤于上,湿伤于下,正此意也。清邪中上,则为内热;浊邪中下,则为内寒。上热下寒,阴阳俱病。而阳病则轻,阴病则重,以邪之清浊不同也。今以浊邪之中下者言之,阴中于邪,内寒而栗,阳不下达,足膝逆冷,气不下摄,便溺妄出。此其表气微虚,故外邪乘袭,不能敛闭,里气亦微,郁作满急,故三焦溷乱,内外不通。三焦俱病,其状自别。其上焦之怫郁也,热蒸于脏,脏气相熏,口烂食断也。此以上焦外有表邪之感,内有下寒之逼,火郁于上,故证见如此。其中焦之不治也,胃气逆行而上冲,脾气郁陷而不转,胃中为浊气所填,营卫滞塞不通,血因凝而不流。以营卫流行,赖乎中气之运,中气不运,故气血阻隔也。若卫阳前通乎下者,气降于水,则小便赤黄。卫气将通而未通,必郁而为热。卫气与脏中之热相合,卫气所到之处,热亦随之,是因热而作使也。卫与热游于经络,出入脏腑,热气所过,则蒸腐而为痈脓,是卫阳通而热伤于内也。若里阴前通于上者,阳气厥寒而微弱,不能作热,阴无所使。下焦客气之内入于胸膈者,冲动肺气,上逆嚏而出之。出之不及,乃声嗢而咽塞。下焦寒厥攻逐于上,为上热所壅,寒热相搏,前之凝血自下,状如豚肝。阴阳俱致厥逆,浊气不降,清气不升,则脾气孤弱,不能统摄五脏之精液,五液奔注而下泄,是里阴通而寒伤于内也。其下焦之不阖也,清便下重,令便数而艰难,脐上筑起而湫痛。缘清气下陷,则重坠而便数,而寒凝气滞,

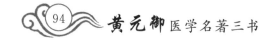

不能顺下,故便难而腹痛,是其命将难全也。

脉法十五

脉阴阳俱紧者,口中气出,唇口干燥,蜷卧足冷,鼻中涕出,舌上胎滑,勿妄治也。到七日以来,其人微发热,手足温者,此为欲解;到八日以上,反大发热者,此为难治。设使恶寒者,必欲呕也;腹内痛者,必欲利也。

表寒外束,脉尺寸俱紧者,寸紧则阳郁而上热,尺紧则阴郁而下寒。上热,故口中气出,唇口干燥,鼻中涕出,舌上胎滑,下寒,故蜷卧足冷。如此,勿妄治也。六日经尽,七日以来,而其人微发热,手足温者,是表里之寒退,是为欲解。若到八日以上,反大发热者,是表里之寒俱盛,经阳郁逼,而热发也,此为难治。设使恶寒者,表寒外束,胃郁而气逆,必欲呕也;腹内痛者,里寒内凝,脾郁而气陷,必下利也。

脉法十六

脉阴阳俱紧者,至于吐利,其脉犹不解。紧去人安,此为欲解。若脉迟,至六七日,不欲食,此为晚发,水停故也,为未解。食自可者,为欲解。

脉阴阳俱紧,经迫腑郁,至于吐利,里气松和,病应解也。而脉紧不去,则病必不解。必其脉紧已去,而人安和,此为欲解也。若其紧去而脉迟,至六七日,不欲食,此为晚发,内有水停故也。盖阴盛脉迟,虽时下无病,后必作病,特发之晚耳。缘水停在内,无不作病之理,故为未解。若紧去而食自可者,是内无停水,为欲解也。

脉法十七

趺阳脉浮而涩,少阴脉如经也,其病在脾,法当下利。何以知之?若脉浮大者,气实血虚也,今趺阳脉浮而涩,故知脾气不足,胃气虚也。以少阴脉弦而浮,才见此为调脉,故称如经也。若反滑而数者,故知当屎脓也。

趺阳脉浮而涩,此阳明脉之失常,而少阴脉之如经也(经即常也),其病应在脾,脾病法当下陷而为利。何以言之?若脉浮而大者,气实而血虚也。此为阳盛,阳盛则脾不病,今趺阳脉不浮大而浮涩,故知脾气不足,胃气之虚也。胃阳虚则脾阴盛,是以脾当下陷而为利。盖阳盛则腑阳主令而脾不用事,故病在胃;阴盛则脏阴司权而胃不用事,故病在脾也。以少阴脉弦而浮,则少阴病,缘水不生木,而木郁于水,故脉见弦浮,是少阴不调之脉也。才见此浮涩,便为调脉,故称如经也。以少阴主藏,敛涩者,藏气之得令也,而涩中带浮,是水温而胎木气也,少阴最调之脉。若反滑而数者,则木郁而生下热,必伤阴分,而便脓血,乃为少阴失常之脉也。

脉法十八

趺阳脉迟而缓,胃气如经也。趺阳脉浮而数,浮则伤胃,数则动脾,此非本病,医特下之所为也。营卫内陷,其数先微,脉反但浮,其人必大便硬,气噫而除。何以言之?本以数脉动脾,其数先微,故知脾气不治,大便硬,气噫而除。今脉反浮,其数改微,邪气独留,心中则饥,邪热不杀谷,潮热发渴。数脉当迟缓,脉因前后度数如法,病者则饥。数脉不时,则生恶疮也。

跌阳脉迟而缓,是胃如常也。若跌阳脉浮而数,非复胃家常脉矣。浮则伤胃,数则动脾。以胃为阳明而主降,故数不伤胃,浮则气逆而伤胃。脾为太阴而主升,故浮不动脾,数则阴烁而动脾。跌阳脉本迟缓,今忽见浮数,胃伤而脾动,是何以故?盖此非胃家本病,乃医特下之所为也。若下之而营卫内陷,其数先化为微,脉之浮数者,反但浮而不数,是今之浮而数者,先为浮而微也,其人必大便坚硬,气噫而除。何以知之?本以脾为阴土,数脉最动脾气,若浮数先为浮微,此不过胃气之气弱,约结不舒,下则粪粒坚小,上则气化凝滞,而脾气未动,则中脘一通,上下皆愈,故知脾气不治,便硬气噫而除,以其上通则下达也。今者脉反浮,而数改其微,是不浮微而浮数,则脾气动矣。脉浮数则邪热独留,熏灼脾阴,心液消耗,心中则饥。心中虽饥,却不消食,缘此为邪热不杀谷,但觉潮热发渴耳。盖数非胃家常脉,脉当见迟缓,脉乃前后度数如法,出入升降,按乎漏刻,土气冲和,病者则谷消而觉饥,此中气之复,非邪气独留之饥也。若数脉动脾,精血消亡,其害非小,不止热渴而已,当不时而生恶疮也。

脉法十九

寸口脉微而涩,微者卫气不行,涩者营气不足,营卫不能相将,三焦无所仰,身体痹而不仁。营气不足则烦痛口难言,卫气虚则恶寒数欠,三焦不归其部。上焦不归者,噫而吞醋;中焦不归者,不能消谷引食;下焦不归者,则遗溲。

寸口脉微而涩,微者卫气之不行,涩者营气之不足。营卫者,所以上下回周,以煦濡于三焦者也。营卫俱虚,不能相将而行,则三焦无所仰赖,身体痹著而不仁矣。营气不足,无以滋养筋骨,则烦痛而口难言;卫气虚衰,不能当阳秉令,则恶寒而数欠伸(欠者,开口呵气,阴阳之相引也。日暮阴盛,吸引上焦之阳,阳气虽虚,未至下陷,随引随升,升则欠作。人将睡时,阳为阴引,欲下而不能下,多作呵欠。义见《灵枢·口问》),于是三焦失养,不归其部。上焦之阳不归,则噫气而吞酢;中焦之阳不归,则不能消谷而引食;下焦之阳不归,则膀胱失约而遗溲。三焦手少阳相火衰微,故见证如此。

脉法二十

跌阳脉浮而芤,浮者卫气虚,芤者营气伤,其身体瘦,肌肉甲错。浮芤相抟,宗气衰微,四属断绝。

跌阳脉浮而芤,浮者卫气之虚,芤者营气之伤。营卫者,所以熏肤充身而泽毛。卫虚而营伤,故其身体瘦削,肌肉甲错,以其气血衰损而不荣也。营卫化生于水谷,水谷之化气血,其大气之抟而不行者,积于胸中,名曰宗气,以贯心肺而行呼吸(义见《灵枢》)。心主营,肺主卫,宗气乃营卫之根本也。今浮芤相合,营卫俱虚,是宗气之衰微也。如是则无以荣养乎四旁,四属断绝,失其所秉也(芤者,脉之中空,失血之诊)。

脉法二十一

脉弦而大,弦则为减,大则为芤,减则为寒,芤则为虚,寒虚相抟,此名为革。妇人则半产漏下,男子则亡血失精。

脉弦而大,弦则为减,大则为芤,减则阳气不足而为寒,芤则阴血不充而为虚,寒虚相抟,此名为革,革者,如鼓之皮,外实而内空也。卫统于肺,营藏于肝,卫衰则外减,营衰则内芤。减者,卫衰而气寒也。芤者,营衰而血虚也。气血虚寒,脉如皮革,妇人见此,则半产漏下,男子见此,则亡血失精。以其中气颓败,不能交济水火,水下寒而火上热,水木下陷,则内为虚寒,火金上逆,则外为弦大,金水不藏而木火善泄,故胎堕而经漏,血脱而精遗也(漏下者,非月期而血下。崩如堤防崩溃而水暴流,漏如铜壶漏滴而水续下也)。

脉法二十二

寸口脉微而涩,微者卫气衰,涩者营气不足。卫气衰,面色黄;营气不足,面色青。营为根,卫为叶,营卫俱微,则根叶枯槁而寒栗,咳逆唾腥吐涎沫也。

寸口脉微而涩,微者,卫气之衰,涩者,营气之不足。卫生于胃,卫衰则戊土虚而面色黄;营藏于肝,营不足则乙木枯而面色青。营为卫根,卫为营叶,营卫俱微,则根叶枯槁而寒栗,咳逆唾腥吐涎诸证皆作,以土败不能生金故也。

脉法二十三

寸口脉微而缓,微者卫气疏,疏则其肤空,缓者胃气实,实则谷消而化水也。谷入于胃,脉道乃行,水入于经,其血乃成。营盛则其肤必疏,三焦绝经,名曰血崩。

寸口脉微而缓,微者卫气之疏,疏则其皮肤空豁而不密致,缓者胃气之实,实则谷消而化水也(《灵枢·津液五别》:中热则胃中消谷,肠胃充廓,故胃缓也)。血脉者,水谷之所化生。谷入于胃,布散于外,脉道乃行;水入于经,变化而赤,而血乃成。谷消水化,而入血脉,则营成矣。肺主气,气盛则清凉而收敛;肝主血,血盛则温暖而发散。营为卫根,二气调和,则营不独盛。营血独盛,则血愈温散而气不清敛,汗孔开泄,是以其肤必疏。疏则三焦经络之血尽化汗液,泄于毛皮,是以名曰血崩。所谓夺汗者勿血,夺血者勿汗,汗即血之酝酿而成者也。

脉法二十四

寸口脉弱而缓,弱者阳气不足,缓者胃气有余,噫而吞酸,食卒不下,气填于膈上也。

寸口脉弱而缓,弱者阳气之不足,缓者胃气之有余。有余者,胃气上逆,壅满不降,名为有余,实则胃阳之不足也。上脘壅滞,则噫气吞酸,食卒不下,浊气填塞于膈上也(吞酸者,胃口痞塞,乙木不得升达,郁而为酸也)。

脉法二十五

寸口脉弱而迟,弱者卫气微,迟者营中寒。营为血,血寒则发热;卫为气,气微者心内饥,饥而虚满,不能食也。

寸口脉弱而迟,弱者卫气之微,迟者营中之寒。营为血,血寒则温气外泄而发热;卫为气,气微则心内空虚而若饥。然阳虚气滞,胃口痞满,虽饥而不能食也。

脉法二十六

趺阳脉伏而涩,伏则吐逆,水谷不化,涩则食不得入,名曰关格。

趺阳脉伏而涩,伏则胃虚,不能化谷而吐逆,涩则胃逆,不能纳谷而食不得入,名曰关格。水谷不化而吐逆,是反胃之病;食不得入而噎塞,是膈噎之病。伏者胃气之郁伏,阳衰于下,故不化谷;涩者胃气之凝涩,阴填于上,故不纳食。

脉法二十七

寸口脉浮而大,浮为虚,大为实,在尺为关,在寸为格。关则不得小便,格则吐逆。

寸口脉浮而大,浮为虚,大为实,既虚而又实者,人身之气,实则清空而虚则痞塞,所谓实则虚而虚则实也(《子华子》语)。盖阴平阳秘,则阳交于阴而不见浮大;阴盛阳虚,则阳泄于外而浮大见焉。其浮者,阳之内虚也;其大者,阳之外实也。此脉在尺则阳气下陷而为关,在寸则阴气上逆而为格。关者,阴阂于下,清气沉郁而不升也。肝木一陷,疏泄之令莫行,故不得小便。格者,阳浮于上,浊阴冲塞而不降也。胃土既逆,受盛之官失职,故吐逆也。《灵枢·脉度》:阴气太盛,则阳气不能荣也,故曰关;阳气太盛,则阴气不能荣也,故曰格。以阳气下降而化浊阴,阴气上升而化清阳,清阳长则水利而不癃,浊阴降则谷入而不呕。阴盛于下,致阳陷而不升,故肝气下郁而水不行;阳盛于上,缘阴逆而不降,故胃气上郁而食不下也。

脉法二十八

寸口脉浮大,医反下之,此为大逆。浮则无血,大则为寒,寒气相搏,则为腹鸣。医乃不知,而反饮冷水,令汗大出,水得寒气,冷必相抟,其人即饲。

凡寸口脉浮大,则非里实之证,而医反下之,此为大逆。浮则无血,大则为寒,盖里气虚寒,故脉浮而大也。里寒凝涩,则木气冲激,而为腹鸣。医乃不知,以其血寒发热,而反饮以冷水,令汗大出,水得里之寒气,寒冷相合,抟结不散,其人即咽喉噎塞,气闭而食阻也。饲与噎通,《汉书·贾山·至言》:祝饲在前,祝鲠在后。

脉法二十九

趺阳脉浮,浮则为虚,虚浮相抟,故令气饲,言胃气虚竭也。脉滑则为哕。此为医咎,责虚取实,守空迫血。脉浮,鼻中燥者,必衄也。

趺阳脉浮,浮则为虚,虚浮相抟,故令气饲,缘胃气虚竭,则痞塞不通也。若脉滑,则胃气上逆而为哕。此为医工之咎,以浮则为虚,反责其内虚以为实,而下以取之。浮则无血,反守其中空以为满,而汗以遏之,阳亡阴升,填塞清道,故非噎即哕也。若脉浮,鼻中干燥者,必将为衄,以中虚而气逆,故血随气升,而为衄也。

脉法三十

脉浮而大,浮为风虚,大为气强,风气相抟,必成瘾疹,身体为痒。痒者名泄风,久久为痂癞。

脉浮而大,浮则风气之虚,风泄于外也。大为卫气之强,气闭于内也。外风与内气相抟,风外泄而气内闭,营郁不宣,必成瘾疹。盖风性疏泄而气性收敛,风欲泄而气闭之,泄之不透,则营郁而为热。血热外发,则为斑点,而不能透发,郁于皮腠之内,隐而不显,是为瘾疹。瘾疹之家,营郁卫闭,欲发不能,则身体为痒。痒者是为泄风,《素问·风论》:外在腠理,则为泄风。泄风者,风之欲泄而不透者也。风不透泄,经血郁热,久而营气蒸腐,则为痂癞。《风论》:风与太阳俱入,行诸脉腧,散于分肉之间,与卫气相干,其道不利,故使肌肉愤䐜而有疡,卫气有所凝而不行,故其肉有不仁也。癞者,营气热腐,其气不清,故使鼻柱坏而色败,皮肤疡溃。风寒客于脉而不去,名曰癞风。肺统卫气而主皮毛,开窍于鼻,是以鼻柱坏而皮肤溃也。

脉法三十一

脉浮而滑,浮为阳,滑为实,阳实相抟,其脉数疾,卫气失度。浮滑之脉数疾,发热汗出者,此为不治。

脉浮而滑,浮为阳,滑为实,阳与实合,脉必数疾,卫气失度。浮滑之脉,加以数疾,再复发热汗出者,阴阳消亡,此为不治。《难经》:脉一呼三至曰离经,四至曰夺精,五至曰死,六至曰命绝。正此浮滑数疾之脉也。

伤寒悬解卷二　脉法下篇 五十二章

昌邑黄元御坤载著

脉理精微,发于上篇,而其名义之纷赜,形象之迁化,诊候之机缄,望切之窍妙,所未详悉者,设为问答,发于此篇。澄心渺虑,传兹奥旨,诚崆峒访道之仙梯,赤水求珠之秘渡也。后世医理无传,半缘脉法不解。仲景脉法,家藏而户收,白首不解,则终身不灵,是胼拇支指之呼吸不应也,岂仲景传脉之心哉!

脉法下篇提纲

营卫之消息,是不一端,脏腑之乘除,是不一致,支派分别,不可纪极,而溯本穷源,不过阴阳二者而已。诊阴阳之异同,判死生之悬殊。生之与死,孰美孰恶;阴之与阳,孰贵孰贱。解此章之义,则以下诸章决生断死之方,起死回生之法,悉具于此矣。

脉法三十二

问曰:脉有阴阳,何谓也?答曰:凡脉大、浮、数、动、滑,此名阳也;脉沉、涩、弱、弦、微,此名阴也。凡阴病见阳脉者生,阳病见阴脉者死。

阳道实,阴道虚。大浮数动滑者,此名阳也;沉涩弱弦微者,此名阴也。阳主生,阴主死。阴病见阳脉者,阴盛而阳气之来复也;阳病见阴脉者,阳浮而阴气之内盛也。阳复者生,阴盛者死。阳贵阴贱,训垂先圣,至妇人女子,皆知人之为阳,鬼之为阴。独至后世医家,反经乱道,贵阴贱阳,庸妄接踵,以误天下。宋元以来,千年之久,遂无一人稍解此理者,何下愚之多而上智之少耶!

脉法三十三

脉有阳结、阴结者,何以别之?答曰:其脉浮而数,不能食,不大便者,此为实,名曰阳结也,期十七日当剧。其脉沉而迟,不能食,身体重,大便反硬,名曰阴结,期十四日当剧。

脉浮而数,不能食,不大便,此为阳实,名曰阳结,阳实而无阴以和之,其气必结,期十七日当剧也。脉沉而迟,不能食,身体重,大便反硬,名曰阴结,阴盛而无阳以和之,其气必结,期十四日当剧也。阴盛大便当溏,不溏而硬,故谓之反。凡大便秘涩,粪若羊矢者,皆阴结之证也。十七日剧者,火为阳,大衍之数,地二生火,天七成之,合而为九,积至二九,为十八日,则火气盛矣,阳性疾,故不及期而剧也。十四日剧者,水为阴,大衍之数,天一生水,地六成之,合而为七,积至二七十四日,则水气盛矣,阴性迟,故及期而剧也。此言阴阳之大数,不必泥也。

脉法三十四

脉来缓,时一止复来者,名曰结。脉来数,时一止复来者,名曰促。脉阳盛则促,阴盛则结,此为病脉。

曰病脉者,以其阴阳之偏也。

脉法三十五

脉霭霭如车盖者,名曰阳结也。脉累累如循长竿者,名曰阴结也。脉瞥瞥如羹上肥者,阳气微也。脉萦萦如蜘蛛丝者,阳气衰也。脉绵绵如泻漆之绝者,亡其血也。

脉霭霭郁动,如车盖之升沉者,名曰阳结也。脉累累不平,如循长竿之硬节者,名曰阴结也。脉瞥瞥虚飘,如羹上之油珠者,阳气微也。脉萦萦细弱,如蜘蛛之轻丝者,阳气衰也。脉绵绵断续,如泻漆之频绝者,亡其血也。

脉法三十六

阴阳相搏名曰动,阳动则汗出,阴动则发热。形冷恶寒者,此三焦伤也。若数脉见于关上,上下无头尾,如豆大,厥厥动摇者,名曰动也。

阴阳相搏,二气郁勃而动荡,名曰动。阳气动则阳升于阴,卫泄而汗出,阴气动则阴闭于阳,营郁而热发,动虽在阳脉之中,而实阴阳所俱有也。脉动而见形冷恶寒者,此三焦之阳气伤也。若数脉见于关上,上下无头尾,如豆大,厥厥动摇者,此名曰动。动者,气郁于中,不能升降也。关所以候中焦,关上不动者,中气之治,升降推迁之得政也。盖阴升于寸,则遂其上浮之性,不至为动;阳降于尺,则遂其下沉之性,不能为动。惟阴欲升,脾土虚而不能升,阳欲降,胃土弱而不能降,则二气郁于关上,而见动形。上下无头尾,如豆大,厥厥动摇者,二气虚弱,不能升降之状也。关者,阴阳出入之关,阴自此升而为阳,阳自此降而为阴,此实阴阳升降之枢轴,故曰关,乃中气之所变现也(关上动数,如豆厥厥动摇,上下不至尺寸,此死脉也)。

脉法三十七

阳脉浮大而濡,阴脉浮大而濡,阴脉与阳脉同等者,名曰缓也。

寸为阳,尺为阴,尺寸浮大而柔濡,上下同等,不至偏虚,彼此不争,是以安缓也。

脉法三十八

问曰:翕奄沉,名曰滑,何谓也?师曰:沉为纯阴,翕为正阳,阴阳合和,故令脉滑,关尺自平。阳明脉微沉,饮食自可。少阴脉微滑,滑者,紧之浮名也。此为阴实,其人必股内汗出,阴下湿也。

翕者,浮动之意。脉正浮动,忽然而沉,其名曰滑。沉为纯阴,翕为正阳,阳升于寸则为浮,阴降于尺则为沉,阴阳和合,故令或浮或沉而脉滑,如是者,关尺之脉,必自均平也。关为阴阳之交,浮沉之中,关平则阴阳和合而为滑,尺平则沉而不滑也(关平则滑,尺平则沉,关不平则沉,尺不平则滑)。若使关不平,阳明脉微沉,阴气稍盛矣,而未至大盛,食饮犹自可也。尺不平,少阴脉微滑,虽称曰滑,其实乃紧而浮之名也。此为肾家之阴实,不能温升肝木,木气郁动,故令脉滑,非阴阳和合之滑也。肝气郁动于下焦,不遂其发生之性,风木疏泄,其人必股内汗出,阴器之下常湿也。

脉法三十九

脉浮而紧者,名曰弦也。弦者状如弓弦,按之不移也。脉紧者,如转索无常也。

紧为寒脉,伤寒则脉紧,以寒性闭藏而不发也。冬时寒盛,水冰地坼,脉紧之义也。肾主蛰藏,故尺脉沉紧。及关而浮,紧变为弦,便是春木发生之象。弦虽按之不移,然紧中带浮,已非沉紧之形如转索之不息者矣。上章紧之浮名也,具此弦意。尺本沉紧,而忽然滑者,则不专于沉,兼有浮升之状,是弦见于尺。弦应在关,而见于尺者,木欲升而不能升也,故名滑而不名弦。及其渐升于关,则阴阳相半,浮紧两平,不曰紧曰滑,直名曰弦矣。

脉法四十

问曰：曾为人所难，紧脉从何而来？师曰：假令亡汗若吐，以肺里寒，故令脉紧也。假令咳者，坐饮冷水，故令脉紧也。假令下利，以胃中虚冷，故令脉紧也。

汗吐伤其胸中之阳，肺寒则脉紧也。咳者，中寒而胃逆。下利者，中寒而脾陷，冷水下利，泻其胃阳，则脉紧也。

脉法四十一

寸口卫气盛，名曰高；营气盛，名曰章；高章相抟，名曰纲。卫气弱，名曰惵；营气弱，名曰卑；惵卑相抟，名曰损。卫气和，名曰缓；营气和，名曰迟；缓迟相抟，名曰沉。

寸口，寸以候卫，卫气盛者，名曰高，卫主气，气盛则崇高也。尺以候营，营气盛，名曰章，营主血，血盛则章显也。高章相合，名曰纲，是诸阳脉之首领也。卫气弱，名曰惵，惵者，惵怯之意，阳弱则惵怯也。营气弱，名曰卑，卑者，柔退之意，阴弱则柔退也。惵卑相合，名曰损，是诸阴脉之削弱者也。卫气和，名曰缓，营气和，名曰迟，缓迟者，是从容之谓，对紧数言也。缓迟相合，名曰沉。人之元气，宜秘不宜泄，泄则浮而秘则沉。《素问·生气通天论》：阴阳之要，阳密乃固，阴平阳秘，精神乃治。阳藏之机，全在乎土，土运则阴升而阳降也。缓迟者，土气之冲和，土和则中枢运转，阴常升而阳常降也。阳降则根深而不拔，是谓阳密。阳密则脉沉，是阳旺而脉沉，非阴盛而脉沉也。

脉法四十二

寸口脉缓而迟，缓则阳气长，其色鲜，其颜光，其声商，毛发长。迟则阴气盛，骨髓生，血满，肌肉紧薄鲜硬。阴阳相抱，营卫俱行，刚柔相得，名曰强也。

寸口脉缓而迟，缓为卫盛，缓则阳气长进，其色鲜明，其颜光润，其声清越，其毛发修长。迟为营盛，迟则阴气盛盈，骨髓滋生，血海充满，肌肉紧薄鲜硬。如是则阴阳相抱而不离，营卫俱行而无阻，是刚柔之相得，名曰强也。

脉法四十三

问曰：经说脉有三菽、六菽重者，何谓也？师曰：脉，以指按之，如三菽之重者，肺气也；如六菽之重者，心气也；如九菽之重者，脾气也；如十二菽之重者，肝气也；按之至骨者，肾气也。假令下利，寸口、关上、尺中悉不见脉，然尺中时一小见，脉再举头者，肾气也。若见损脉来至，为难治。

三菽、六菽数语，《难经·五难》之文。脉病人，以指按之，如三菽之重者，肺气也，如六菽之重者，心气也，肺主皮，心主脉，其脉俱浮也。如九菽之重者，脾气也，脾主肉，脉在浮沉之间也。如十二菽之重者，肝气也，按之至骨者，肾气也，肝主筋，肾主骨，其脉俱沉也。肺心为阳，肝肾为阴，假令下利，阴病也。寸口、关上、尺中悉不见脉，阳气脱也。然尺中时一小见脉再举头者，肾气也，肾气未绝，犹可治。若再

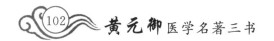

见损脉来至,便为难治。损脉者,迟脉也。《难经》:一呼一至曰离经,二呼一至曰夺精,三呼一至曰死,四呼一至曰命绝。此损之脉也。

脉法四十四

问曰:东方肝脉,其形何似?师曰:肝者,木也,名厥阴。其脉微弦濡弱而长,是肝脉也。肝病自得濡弱者,愈也。假令得纯弦脉者,死。何以知之?以其脉如弦直,此是肝脏伤,故知死也。

肝者,木也,居东方,其位在左,经名厥阴。其脉微弦濡弱而长,是肝脉也。肝病自得濡弱者,是有胃气,故愈。假令得纯弦脉者,无胃气也,故死。何以知之?以其脉如弓弦之直,此是肝脏之伤,不得土气之滋荣,故知死也。《素问·平人气象论》:平肝脉来,濡弱招招,如揭长竿,曰肝平;死肝脉来,急益劲,如新张弓弦,曰肝死,正此意也。

脉法四十五

南方心脉,其形何似?师曰:心者,火也,名少阴。其脉洪大而长,是心脉也。心病自得洪大者,愈也。假令脉来微去大,故名反,病在里也;脉来头小本大,故名覆,病在表也。上微头小者,则汗出;下微本大者,则为关格不通,不得尿。头无汗者,可治;有汗者,死。

心者,火也,居于南方,其位在上,经名少阴。其脉洪大而长,是心脉也。心病自得洪大者,是心火得令,故愈。火,阳也,阳位于外而根于内,假令脉来微而去大,来者主里,去者主表,是外实而内虚也,故名反,此病在里也。脉来头小而本大,本来主里,头去主表,是内实而外虚也,故名覆,此病在表也。或表或里,所不洪大之处,则病在焉。反覆者,阴不宜偏胜而阳不宜偏负,今阴胜阳负,是阴阳之反覆,犹颠倒也。上微而头小者,则表阳不固而汗出;下微而本大者,则阴阳关格而不通,不得小便。头无汗者,阳未至绝也,故可治,有汗则阳绝,故死,经所谓绝汗出也。

脉法四十六

西方肺脉,其形何似?师曰:肺者,金也,名太阴,其脉毛浮也。肺病自得此脉,若得缓迟者,皆愈。若得数者,则剧。何以知之?数者南方火,火克西方金,法当痈肿,为难治也。

肺者,金也,居于西方,其位在右,经名太阴,其脉如毛,而气浮也。肺病自得毛浮之脉,金得令也,得缓迟之脉,土生金也,故皆愈。若得数脉者,则剧。何以知之?数者,南方火也,火克西方之金,金被火刑,法当痈肿,此为难治也。

脉法四十七

师曰:立夏得洪大脉,是其本位。其人病,身体苦疼重者,须发其汗。若明日身不疼不重者,不须发汗。若汗濈濈自出者,明日便解矣。何以言之?立夏得洪大脉,是其时脉,故使然也。四时仿此。

火旺于夏,立夏得洪大脉,是其本位之盛也。其人病,身体苦疼痛而沉重者,风寒郁其皮毛也(立夏湿动,湿郁则身重也),须发其汗。若至明日,身不疼不重者,外邪欲解,不须发汗也,俟之必汗自出。若汗澉澉然自出者,明日便解矣。何以言之?立夏得洪大脉,是其脉之应时,故使然也。四时解期,仿此类推。

脉法四十八

问曰:二月得毛浮脉,何以据言至秋当死?师曰:二月之时,脉当濡弱,反得毛浮者,故知至秋死。二月肝用事,肝属木,故应濡弱,反得毛浮者,是肺脉也。肺属金,金来克木,故知至秋死。他皆仿此。

二月之时,脉当濡弱,反得毛浮之脉,是木虚而金承(《素问》:木位之下,金气承之),故知至秋死也。盖二月肝木用事,肝属木,应当濡弱。濡弱者,阳气方生,木将昌盛之象。反得毛浮者,是肺脉也。肺属金,金来克木,春时肝木虽虚,犹承令气之旺,秋则木更衰而金愈盛,故知至秋当死。他脏死期,仿此类推。

脉法四十九

问曰:脉有残贼,何谓也?师曰:脉有弦、紧、浮、滑、沉、涩,此六脉,名曰残贼,能为诸脉作病也。

残贼者,残害而贼克之也。脉弦、紧、浮、滑、沉、涩,木旺则脉弦,土虚者忌之,水旺则脉紧,火虚者忌之,表盛则脉浮,里虚者忌之,里盛则脉沉,表虚者忌之,血盛则脉滑,气虚者忌之,气盛则脉涩,血虚者忌之。此六脉,名为残贼,能为诸脉作病也。

脉法五十

寸口诸微亡阳,诸濡亡血,诸弱发热,诸紧为寒,诸乘寒者则为厥,郁冒不仁,以胃无谷气,脾塞不通,口急不能言,战而栗也。

诸微亡阳,阳虚则脉微也。诸濡亡血,血脱则脉濡也。诸弱发热,脉弱则血虚而发热也。诸紧为寒,脉紧则阴盛而生寒也。诸乘寒者则为厥,郁冒不仁,寒水旺盛,而诸脏诸腑乘之,因乘而愈盛,寒气发作,侵侮脾胃,则四肢厥逆,怫郁昏冒,而无知觉。以胃无谷气,水邪莫畏,脾土寒湿,气塞不通,故一身顽昧而弗用,口急不能言语,战摇而寒栗也。

脉法五十一

问曰:濡弱何以反适十一头?师曰:五脏六腑相乘,故令十一。问曰:何以知乘腑?何以知乘脏?师曰:诸阳浮数为乘腑,诸阴迟涩为乘脏也。

濡弱者,脉之最虚,何以反居十一种之先?濡弱,木象,木居五行之先,此以五脏六腑因其濡弱而相乘,故令脉具十一之形象也。如濡弱而见弦,是肝脏之乘也,见微弦,是胆腑之乘也。心脉钩,脾脉缓,肺脉毛,肾脉石,仿此类推。言脉得濡弱,则五脏六腑皆来相乘,故濡弱之中,兼具十一之象,而濡弱常在十一之先也。何以知乘我者为腑为脏？凡诸阳脉浮数者,为乘于腑;诸阴脉迟涩者,为乘于脏也(阴阳以尺寸言)。

脉法五十二

问曰:脉有相乘,有纵有横,有逆有顺,何谓也？师曰:水行乘火,金行乘木,名曰纵。火行乘水,木行乘金,名曰横。水行乘金,火行乘木,名曰逆。金行乘水,木行乘火,名曰顺也。

脉有脏腑相乘,上章。而相乘之中,有纵有横,有逆有顺。水行乘火,金行乘木,是乘其所胜,名曰纵。火行乘水,木行乘金,是乘其所不胜,名曰横。水行乘金,火行乘木,是子乘其母,名曰逆。金行乘水,木行乘火,是母乘其子,名曰顺也。

脉法五十三

伤寒,腹满谵语,寸口脉浮而紧,此肝乘脾也,名曰纵,刺期门。

伤寒,腹满谵语,是脾病也。寸口脉浮而紧,是肝家之弦脉,此肝木乘脾土也,名曰纵。当刺厥阴之期门,以泻肝气。脉浮而紧者,名曰弦也(脉法三十九),肝脉弦,故知为肝乘。

脉法五十四

伤寒,发热,啬啬恶寒,大渴欲饮水,其腹必满,自汗出,小便利,其病欲解,此肝乘肺也,名曰横,刺期门。

伤寒,发热,啬啬恶寒,大渴欲饮水,其腹必满,是肺病也。自汗出,小便利,见风木之疏泄,此肝乘肺金也,名曰横,亦当刺厥阴之期门,以泻肝热。肺统卫气而性收敛,肝司营血而性疏泄。发热恶寒,大渴腹满,是金气敛闭而木不能泄也;汗出便利,是木气发泄而金不能收也。营泄而卫宣,故其病欲解。

脉法五十五

问曰:病有洒淅恶寒而复发热者何也？答曰:阴脉不足,阳往从之;阳脉不足,阴往乘之。曰:何以阳不足？答曰:假令寸口脉微,名曰阳不足,阴气上入于阳中,则洒洒恶寒也。曰:何以阴不足？答曰:假令尺脉弱,名曰阴不足,阳气下陷入阴中,则发热也。

洒淅恶寒而复发热者,太阳之病也。阴脉不足,阳往从之,则为发热;阳脉不足,阴往乘之,则为恶寒。假令寸口脉微,名曰阳不足,阴气乘虚而上入于阳中,则洒洒而恶寒也;假令尺脉弱,名曰阴不足,阳气乘虚而下陷于阴中,则发热也。盖寸主卫,尺主营,营行脉中而盛于下,卫行脉外而盛于上,一定之理也。病则卫闭而不得外达,乃内乘阴位而阳遂虚;营扰不得内守,乃外乘阳位而阴遂虚。阴位虚而阳乘之,阳郁于内则发热;阳位虚而阴乘之,阴束于外则恶寒,此营卫易位之故也。

脉法五十六

阳脉浮,阴脉弱者,则血虚,血虚则筋急也。其脉沉者,营气微也。其脉浮而汗出如流珠者,卫气衰也。营气微者,加烧针则血流而不行,更发热而烦躁也。

寸为阳,尺为阴,阳脉浮,阴脉弱者,则血虚。血以养筋,血虚则筋急。阴脉曰弱不曰浮,则脉沉可知。其脉沉者,营气之微也。营微而阳乘之,此所以发热之原也。而阳脉之浮,亦非阳盛,其脉浮而汗出如流珠者,卫气之衰。卫衰而阴乘之者,此所以恶寒之原也。营气微者必发热,若加烧针,以烁其血,则血之流者,必燥结而不行,卫气阻郁,遂乃更发热,而益以烦躁,是发热之故也。阳虚于上则脉浮,以其不根于下也;阴虚于下则脉沉,以其不根于上也。阴阳俱盛者,寸不甚浮,有关以降之,尺不甚沉,有关以升之,故阴阳不盛于尺寸而盛于关上。以关者,阴阳之中气,升降浮沉之枢轴也。

脉法五十七

脉浮而数,浮为风,数为虚,风为热,虚为寒。风虚相抟,则洒淅恶寒也。

脉浮而数,浮为风之在表,数为阳虚而阴乘也。风则阳郁而为热,虚则阴束而为寒。风虚相合,阳内闭而为热,则阴外束而为寒,是洒淅恶寒之故也。

脉法五十八

师曰:病人脉微而涩者,此为医所病也。大发其汗,又数大下之,其人亡血,病当恶寒,后乃发热,无休止时,夏月盛热,欲着复衣,冬月盛寒,欲裸其身。所以然者,阳微则恶寒,阴弱则发热,此医发其汗,令阳气微,又大下之,令阴气弱。五月之时,阳气在表,胃中虚冷,以阳气内微,不能胜冷,故欲着复衣;十一月之时,阳气在里,胃中烦热,以阴气内弱,不能胜热,故欲裸其身。又阴脉迟涩,故知亡血也。

病人寸脉微而尺脉涩者,此为医所病也。大发其汗,又数大下之,其人不但脱气,而又亡血,病当先见恶寒,后乃发热,无休止时。其恶寒也,反甚于夏,夏月盛热,欲着复衣;其发热也,反甚于冬,冬月甚寒,欲裸其身。所以然者,阳气内微则恶寒,阴气内弱则发热,此医发其汗,使阳气内微,又数下之,令阴气内弱。五月之时,夏令正旺,而阳气在表,胃中虚冷,以阳气之内微,不能胜冷,故欲着复衣;十一月之时,冬令正旺,而阳气在里,胃中烦热,以阴气之内弱,不能胜热,故欲裸其身。又诊其脉迟涩,故知其亡血也。

脉法五十九

诸脉浮数,当发热,而洒淅恶寒,若有痛处,饮食如常者,此内热蓄积,而有痈脓也。

诸脉浮数,应当发热,而洒淅恶寒,若有痛处,饮食如常者,此内热蓄积,而有痈脓也。盖郁热在内,不得外发,故肉腐为脓,而阳遏不达,故见恶寒也。

脉法六十

问曰:脉病欲知愈、未愈者,何以别之?答曰:寸口、关上、尺中三处,大、小、浮、沉、迟、数同等,虽有寒热不解者,此脉阴阳为和平,虽剧当愈。

寸口、关上、尺中三处，大、小、浮、沉、迟、数同等，是无偏阴偏阳之弊。虽有寒热不解，而此脉阴阳和平，即现在之病甚剧，亦当自愈，以其脉之不病也。阴病见阳脉则生者，阴极阳复，所以生也。阳病见阴脉则死者，阴盛阳脱，外见烦躁，脉真病假，所以死也。若阳极阴复，病脉皆真，则又主生不主死。盖缘阴阳二气，绝则必死，偏则可生，平则病愈，三部同等，平而不偏，是以愈也。

脉法六十一

问曰：凡病欲知何时得？何时愈？答曰：假令半夜得病者，明日日中愈，日中得病者，半夜愈。何以言之？日中得病，半夜愈者，以阳得阴则解也；半夜得病，明日日中愈者，以阴得阳则解也。

日中得病，今日半夜愈者，以日中阳盛而病，得夜半阴盛以济之，则解也。夜半得病，明日日中愈者，以半夜阴盛而病，得日中阳盛以济之，则解也。

脉法六十二

病六七日，手足三部脉皆至，大烦而口噤不能言，其人躁扰者，必欲解也。若脉和，其人大烦，目重，睑内际黄者，此欲解也。

病而手足脉俱不至，纯阴无阳，至六七日，手足三部脉皆至，是阳回于四末也。微阳初复，升于群阴之中，而为阴邪所遏，力弱不能遽升，郁勃鼓荡之际，大烦，口噤不能言语，躁不安者，必欲解也。盖微阳一有复机，终当战胜而出重围，万无久郁之理也。若脉至而再见调和，其人阳复，不能遽升，而大烦一见，目重，睑内际黄者，此欲解也。盖太阳膀胱之经，起于目之内眦。睑内际黄者，阳明戊土，司职卫气，卫气发达，而阳出于目也。目重者，眼皮厚重也。人睡初醒，眼皮必厚，以阳气出于目也（足脉，足厥阴之五里，在毛际外，女子取太冲，在大指本节后二寸陷中，足少阴之太溪，在内踝后，足太阴之箕门，在鱼腹上，足阳明之冲阳，在足跗上，即趺阳也。见《素问·三部九候论》中）。

脉法六十三

问曰：伤寒三日，脉浮数而微，病人身凉和者，何也？答曰：此为欲解也，解以夜半。脉浮而解者，濈然汗出也。脉数而解者，必能食也。脉微而解者，必大汗出也。

伤寒三日，脉浮数而微，病人身复凉和者，此为欲解也，解于夜半。盖脉之浮数，病之烦热，俱属阳证，乃脉之浮数渐有微意，身之烦热已变凉和，是邪热之渐退而阴气之续复也。待至夜半，则阴旺而全复，故解于此际。而其解也，形状不同。其脉浮而解者，表阳之旺，濈然汗出也。其脉数而解者，里阳之旺，必能食也。其脉微而解者，表里之阳俱虚，必战摇振栗而大汗出也。

脉法六十四

问曰：病有战而汗出，因得解者，何也？答曰：脉浮而紧，按之反芤，此为本虚，故当战而汗出也。其人本虚，是以发战，以脉浮，故当汗出而解也。若脉浮而数，按之不芤,此人本不虚,若欲自解,但汗出耳,不发战也。

病有战而汗出,因得解者,以脉浮而紧,是伤寒之脉,而按之反芤,此为本气之虚,本虚则阳气郁于阴,邪不能透发,故当战栗而后汗出也。其人本虚,是以汗前发战,以其脉浮,则病在皮毛,故当汗出而解也。若脉浮而数,按之不芤,此其人本不虚,若欲自解,但安卧而汗出耳,不至发战也。

脉法六十五

问曰:病有不战而汗出解者,何也? 答曰:脉大而浮数,故知不战汗出而解也。

脉大而浮数,阳气盛旺,阴邪不能遏郁,故不战而汗解也。

脉法六十六

问曰:病有不战不汗出而解者,何也? 答曰:其脉自微,此以曾经发汗,若吐,若下,若亡血,以内无津液,此阴阳自和,必自愈,故不战不汗出而解也。

其脉自微弱,则表里无邪,此以曾经发汗吐下,亡血失津,阴不济阳,未免烦热时作。然表里邪去,病根已除,迟而津液续复,阴阳自和,必当自愈,故不战不汗而亦解。

脉法六十七

脉浮而迟,面热赤而战栗者,六七日当汗出而解。反发热者,差迟,迟为无阳,不能作汗,其身必痒也。

脉浮而迟,面色热赤而身体战栗者,阳郁欲发,虚而不能遽发,故面热而身摇,待至六七日,经尽阳复,当汗出而解。若反热者,则解期差迟。以脉迟是为无阳,无阳则但能发热而不能作汗,气郁皮腠,其身必痒也(阳复则病愈,阳虚则解迟,阳尽则命绝。此下命绝数章,发明首章阳病见阴脉者死之义。病无阳复而死者,亦无阳尽而生者也)。

脉法六十八

寸口脉微,尺脉紧,其人虚损多汗,知阴常在,绝不见阳也。

寸口脉微,阳气衰也。尺脉紧,阴气盛也。虚损多汗,卫败而不敛也。脉证见此,是绝阴而无阳也。

脉法六十九

脉浮而洪,身汗如油,喘而不休,水浆不下,形体不仁,乍静乍乱,此为命绝也。

脉浮而洪,阳不根阴也。身汗如油,《难经》所谓绝汗乃出(引《灵枢》语),大如贯珠,转出不流也。喘而不休,气不归根也。水浆不下,胃气败也。形体不仁,营卫之败也。乍静乍乱,神明之败也。

脉法七十

又未知何脏先受其灾? 若汗出发润,喘而不休者,此为肺先绝也。阳反独留,形体如烟熏,直视摇头者,此为心绝也。唇吻反青,四肢絷习者,此为肝绝也。环口黧黑，柔汗发黄者，此为脾绝也。溲便遗失，狂言，目反直视者，此为肾绝也。

命绝者(上章)，未知何脏先受其灾？肺主气而藏津，若汗出发润，喘而不休者，津液脱而气绝根，此为肺先绝也。心为火而藏神，若阳反独留，形体如烟熏，直视摇头者，火独光而神明败，此为心绝也。肝色青而主风，若唇吻反青，四肢漐习者，木克土而风淫生(《左传》云：风淫末疾，漐习者，风气发而四末战摇也)，此为肝绝也。脾窍于口而色黄，若环口黧黑，柔汗发黄者，水侮土而气外脱，此为脾绝也。肾主二便而藏志，若溲便遗失，狂言，反目直视者，肾阳脱而志意乱，此为肾绝也。肾与太阳膀胱为表里，太阳起于目内眦，行身之背，目反直视者，《素问·诊要经终论》：太阳之脉，其终也，戴眼反折是也。

脉法七十一

又未知何脏阴阳先绝？若阳气前绝，阴气后竭者，其人死，身色必青；阴气前绝，阳气后竭者，其人死，身色必赤，腋下温，心下热也。

青者，木色，肝肾皆阴也。赤者，火色，心肺皆阳也。腋下心下者，阳之部。温热者，阳之气也。

脉法七十二

师曰：寸脉下不至关为阳绝，尺脉上不至关为阴绝，此皆不治，决死也。若计其余命生死之期，期以月节，克之也。

尺寸之脉，发现于上下，而气根于中焦。中焦者，所以升降阴阳，而使之相交，其脉现于关上。若寸脉下不至关，则阳根下断，是谓阳绝；尺脉上不至关，则阴根上断，是谓阴绝。此皆不治，决死也。此际虽生，命之余耳。若计算其余命生死之期，期以月之节气。克之，如木弱忌金，火弱忌水，一交金水之节气，则死期至矣。

脉法七十三

伤寒，咳逆上气，其脉散者死，谓其形损故也。

咳逆上气，是胃土上逆，肺金不降。肺主气而性收，脉散者，金气之不收也，气败则死。盖气所以熏肤而充身，气散则骨枯肉陷而形损故也。

脉法七十四

师曰：脉病人不病，名曰行尸，以无王气，卒眩仆，不识人者，短命则死。人病脉不病，名曰内虚，以无谷神，虽困无苦。

脉病人不病，名曰行尸，以其脉病而无王气，倘卒然眩仆，不识人者，值其人之短命则死矣。人病脉不病者，名曰内虚，以其谷神之不旺，病在形骸而不在精神，虽困无妨也。

脉法七十五

问曰：上工望而知之，中工问而知之，下工脉而知之，愿闻其说。师曰：病家人请云，病人苦发热，身体疼，病人自卧。师到，诊其脉沉而迟者，知其差也。何以知之? 表有病者,脉当浮大,今脉反沉迟,故知其愈也。假令病人云腹内卒痛,病人自坐。师到,脉之浮而大者,知其差也。何以知之? 里有病者,脉当沉而细,今脉浮大,故知其愈也。

发热身痛自卧,是表病也,诊脉沉迟,知表病差也。以表有病者,脉当浮大,今不浮大而反沉迟,故知其愈也。腹痛,是里病也,诊脉浮大,知里病差也。以里有病者,脉当沉细,今不沉细而反浮大,故知其愈也(此提望、闻、问、切之纲,下章详发)。

脉法七十六

师曰:病家人来请云,病人发热烦极。明日师到,病人向壁卧,此热退也。设令脉不和,处言已愈。

发热烦极,必不得卧,向壁静卧,此烦热已去也。假令脉犹未和,亦顷当自愈,此可处言已愈也(此望知之法也)。

脉法七十七

设令向壁卧,闻师到,不惊起而盼视,若三言三止,脉之咽唾者,此诈病也。设令脉自和,处言汝病太重,当须服吐下药,针灸数十百处,乃愈。

向壁安卧,是无病邪,闻师到,不惊起而盼视,若三言三止,脉之咽唾者,此诈病也。设令脉自和平,亦处言汝病太重,当须服大吐大下之药,针灸数十百处,以恐怖之,则立言自愈矣。

脉法七十八

师持脉,病人欠者,无病也。脉之呻者,病也。言迟者,风也。摇头言者,里痛也。行迟者,表强也。坐而伏者,短气也。坐而下一脚者,腰痛也。里实护腹,如怀卵物者,心痛也。

平人神倦若睡则欠呵,非病证也,故欠者无病。身有痛苦则呻,故呻者有病。内风者,内湿外燥,语言謇涩,故言迟为风。心腹痛极则头摇,故头摇言者,里痛也。阳性轻清,表郁气浊,故言重而行迟。短气者,身仰则气愈短,故坐而身伏。腰痛则身弯不敢直,故坐则下一脚。心痛则用手护腹,形如怀抱卵物也(此望闻之法也)。

脉法七十九

问曰:人病恐怖者,其脉何状? 师曰:脉形如循丝累累然,其面白脱色也。

肾主恐,《素问·气厥论》:恐则气下,下之极,则肾也。少阴之脉微细,恐怖,少阴之气动,故脉细如丝累累然,惊惧不安之象也。恐主于肾,而六脉俱细,盖诸脏夺气,改而从肾。肝藏血而主色,色者,血之华也。肝气下(恐则气下)而营血陷,不能华也。木虚而金气乘之,故色脱而面白,白者,金色也(此望切之法也)。

脉法八十

人愧者,其脉何类? 师曰:脉浮而面色乍白乍赤。

愧发于心,心动火炎,故面乍赤。赤者,心之色也。火炎金伤,故面色乍白。白者,金之色也。心肺之脉俱浮,心肺气动,是以脉浮。人愧而汗出者,心动火炎,而刑肺气,故气泄而为汗也(此望切之法也)。

脉法八十一

人不饮,其脉何类?师曰:脉自涩,唇口干燥也。

《素问·经脉别论》:饮入于胃,游溢精气,上输于脾,脾气散精,上归于肺,通调水道,下输膀胱,水精四布,五经并行。盖水入于胃,胃阳蒸动,化为精气,游溢升腾,上输于脾,脾气散此水精,上归于肺,肺气宣化,氤氲和洽,所谓上焦如雾也。肺气清肃,则经络通调,雾气不滞,降于膀胱,而化尿溺。人身身半以上,水少气多,是谓气道;身半以下,气少水多,是谓水道。气水一也,上下阴阳之分耳。水道通调,下输膀胱,水淬注泻,溲便前行,所谓下焦如渎也。水气之由经而下行也,渣滓输于膀胱,而精华滋于经络,洒于脏腑,润于孔窍。浊者下而清者上,水精四布,五经并行,是以经脉流利而不涩,唇口滑泽而不燥。不饮则经络失滋,故脉自涩,孔窍不润,故唇口干燥也(此亦望切之法)。

脉法八十二

师曰:伏气之病,以意候之。今月之内,欲有伏气。假令旧有伏气,当须脉之。若脉微弱者,当喉中痛似伤,非喉痹也,病人云实喉中痛,虽尔,今复欲下利。

伏气者,气之伏藏而未发也。凡病之发,必旧有伏藏之根,气之欲伏,未形于脉,故应以意候之。见其脉气沉郁凝涩,则今月之内,恐其欲有伏气,自此埋根,作异日之病基也。假令旧有伏气,已形于脉,当须脉之。若脉微弱者,是少阴之伏气也。少阴之病,法当咽痛而复下利,以肾司二便而脉循咽喉也。病于阴分则下利,病及阳分则咽痛。阴在下而性迟,阳在上而性疾,下利未作,咽喉先见,故当喉中痛也。其状似乎喉伤,实非厥阴火升之喉痹也。征之病人,自云实喉中痛,阳分之病见矣,虽尔,阴分之病,犹未作也。今且复欲下利,迟则亦作矣(此于望、闻、问、切之外,广以意候之法也)。

脉法八十三

问曰:脉有灾怪,何谓也?师曰:假令人病,脉得太阳,与形证相应,因为作汤。比还送汤,如食顷,病人乃大吐下利,腹中痛。师曰:我前来不见此证,今乃变易,是名灾怪。问曰:缘何作此吐利?答曰:或有旧时服药,今乃发作,故为此灾怪耳。

脉证无差,而吐利忽作,诚为怪异。大抵药经人手,容有别缘,或者婢妾冤仇,毒行暧昧,事未可料也。

伤寒悬解卷三　太阳经上篇 五十三章

昌邑黄元御坤载著

太阳本病

太阳以寒水主令，统领六经。膀胱者，太阳之腑；太阳者，膀胱之经。六经之次，三阴在里，三阳在表。太阳主皮毛之分，次则阳明，次则少阳，次则太阴、少阴、厥阴，总以太阳为主。阳盛于外，在外之阳，谓之卫气，卫者，卫外而为固也。卫气之内，则为营血，营者，营运而不息也。营司于肝，为卫之根，卫司于肺，为营之叶。营卫二气，化于中宫，饮食入胃，游溢精气，传输经络。精专者行于脉中，命曰营气；剽悍者行于脉外，命曰卫气。营卫分司于金木，而皆统于太阳，故太阳经病，有伤卫伤营之不同。卫气为阳，营血为阴。然血升而化神魂，是阴含阳也，故肝血温暖而升散；气降而化精魄，是阳含阴也，故肺气清凉而降敛。人之汗孔，冬阖而夏开者，以肝心主营，木火旺于春夏，则营血温散而窍开；肺肾主卫，金水旺于秋冬，则卫气清敛而窍阖。寒去温来，而木火不得发泄，卫气敛闭，而孔窍常阖，袭之以风，气欲敛而不能敛，故伤在卫气。热退凉生，而金水不得敛藏，营血发散，而孔窍常开，侵之以寒，血欲散而不能散，故伤在营血。风伤卫者，因于气凉而窍闭也；寒伤营者，因于天温而窍开也。春夏而窍开，则病寒而不病风；秋冬而窍阖，则病风而不病寒。故秋冬寒盛而非不中风，春夏风多而亦有伤寒。《灵枢·岁露》：四时八风之中人也，故有寒暑。寒则皮肤急而腠理闭，暑则皮肤缓而腠理开。因其开也，其入深，其病人也卒以暴；因其闭也，其入浅，其病人也徐以迟。开则伤营，闭则伤卫，以营深而卫浅也。风性疏泄而寒性闭塞，气性收敛而血性发扬。卫敛而窍闭，中风则气欲敛而风泄之，是以有汗，风愈泄而气愈欲敛，故内遏营血，而生里热。营泄而窍开，伤寒则血愈欲泄而寒束之，是以无汗，寒愈束而血愈欲泄，故外闭卫气，而生表寒。人之本气，不郁则不盛，郁则阳虚之人脏阴内盛而为寒，阴虚之人经阳外盛而为热，是传腑传脏之由来也。而其入腑入脏，必先施于皮毛，故六经之病，总起于太阳一经，以其在外而先伤也。邪在营卫，失于解散，则或入于腑，或入于脏，视其人之里气为分途，阳衰则入太阴而为寒，阴衰则入阳明而为热，无异路也。贵于营卫方病，初治不差，则后日诸变，无自生矣。卫行脉外而内交于营，营行脉中而外交于卫，营卫调和，是谓平人。寒邪伤营，则营血束闭其卫气，故卫郁而生表寒，风邪伤卫，则卫气遏闭其营血，故营郁而生里热。营卫外发则病解，营卫内陷则病进，陷而败没则死也。伤寒中风之死证，皆营卫之陷败也。卫气之外发，赖乎经中之阳盛，营血之外发，赖乎脏中之阴盛，阳统于阳明，阴统于太阴。阳明之经气旺，则卫气外发而汗出。其阳虚者，卫郁欲发而不能，则振栗战摇，而后汗出。其再虚者，寒战而不见汗出，是阳不胜阴，卫气将陷，当泻阴而扶阳，开皮毛而发卫气。太阴之经气旺，则营气外发而汗出。其阴虚者，营郁欲发而不能，则烦躁怫郁，而后汗出。其更虚者，躁闷而不见汗出，是阴不胜阳，营气将陷，当泻阳以扶阴，开肌表而发营血。阳盛于腑，阴盛于脏，卫气之陷者，以其脏阴盛而内寒也，营血之陷者，以其腑阳盛而内热也。太阳为六经之长，兼统营卫，方其营卫初病，外解经络，内调脏腑，使脏寒不动，腑热不作，异日无入脏入腑之患，是善治太阳者也。太阳经病，不过风寒二者而已。风用桂枝，寒用麻黄。风而兼寒，寒而兼风，则有桂麻各半之方。风而火郁，寒而水停，则有大小青龙之制。风寒已解而内燥，则有白虎清金之法。风寒未透而内湿，则有五苓利水之剂。风寒外散，血热里郁，则有桃核承气、抵当汤丸之设。此皆太阳风寒之本病处治之定法也。人之本气不偏，阳郁不至极热，阴郁不至极寒。本气稍偏，病则阴盛而为寒，阳盛而为热。而以温凉补泻挽其气化之偏，皆可随药而愈，不经误治，断不至遂成坏病。熟悉仲景太阳本病诸法，则风寒之证，解于太阳一经，无复坏事已。

太阳经提纲共三章

太阳为六经之纲领，其经行身之背，其气主一身之皮毛，故病则脉浮，头项强痛而恶寒。缘邪在本经，但病其经脉所行之部分，而不及于他经也。在经失解，自此而内传二阳，里入三阴，腑热作则脉浮大，脏寒作则脉沉细，寒热郁发，诸病丛生，太阳之脉证，然后变耳。若其初感，腑热未作，脏寒未动之时，太阳之病情未改，证状犹存，则只有脉浮，头项强痛，恶寒而已，即合病于别经，别经病见，而太阳未罢，亦必见太阳之脉证也。据太阳之脉证，而分太阳之风寒，何至淆乱于别经，亡羊于歧路也。仲景提太阳之纲，只此一语，而太阳之情状了了，所谓握片言而居要也。

太阳经提纲一太阳一

太阳之为病，脉浮，头项强痛而恶寒。

太阳在表，故脉浮。其经行身之背，起于睛明（在目内眦，足太阳经之穴名），自头下行而走足，病则经气上郁，壅塞不降，故强痛也。风寒闭其营卫，气郁不能透泄，则外见恶寒，寒者，太阳之令气也。

风寒总纲一太阳二

病有发热恶寒者，发于阳也；无热恶寒者，发于阴也。发于阳者七日愈，发于阴者六日愈，以阳数七、阴数六也。

此中风、伤寒之总纲也。卫气为阳，风伤卫气，是发于阳也；卫伤则遏闭营血，而生内热。营血为阴，寒伤营血，是发于阴也；营伤则束闭卫气，而生外寒。故中风之初,先见发热,伤寒之初,先见恶寒。中风内热,而营血不宣,亦外见恶寒,伤寒外寒,而卫气不达,乃续见发热。中风非无外寒,究竟内热多而外寒少,伤寒非无内热,究竟内热少而外寒多。营司于肝木,木升则火化,木火同情,故肝血常温。卫司于肺金,金降则水生,金水同性,故肺气常凉。肝藏营血,而脾为生血之本,中风营病,脏阴衰者,多传阳明而为热。肺藏卫气,而胃乃化气之源,伤寒卫病,腑阳弱者,多传太阴而为寒。风伤卫者,营郁里热,若经中阴旺,则营气不至内蒸,故七日经尽而自愈。寒伤营者,卫郁表寒,若经中阳旺,则卫气不至内陷,故六日经尽而自愈。此风寒之顺证,在经而不入于脏腑者也。若中风阳盛而入于腑,伤寒阴盛而入于脏,则营卫方忧其内陷,非补泻以救其偏,不能应期而愈也。六日、七日,水火之成数。大衍之数,天一生水,地六成之,地二生火,天七成之。火,阳也,故数七;水,阴也,故数六。满其成数,是以病愈也。

风寒总纲—太阳三

病人身大热,反欲得近衣者,热在皮肤,寒在骨髓也;身大寒,反不欲近衣者,寒在皮肤,热在骨髓也。

申明上章恶寒热之义。阴盛则内寒外热,内寒,故欲近衣。阳盛则内热外寒,内热,故不欲近衣。以其欲、不欲,而内外之寒热见焉,经所谓临病人问所便也(《素问》语)。上章发热恶寒、无热恶寒者,言其外也。风伤卫者多内热,寒伤营者多外寒,恐人略内而详外,故发此章。

太阳中风十五章

风者,天地发生之气也。皮毛未开,风气外客,伤其卫阳,则窍开而卫泄。卫性降敛,卫欲闭而风泄之,欲闭不得,则内乘阴位,而遏营血,是以病也(曰风泄者,风闭其卫,营郁而外泄也)。

太阳中风—太阳四

太阳病,发热,汗出,恶风,脉缓者,名为中风。

太阳之经,有营卫之分,营行脉中,卫行脉外。风寒客之,各有所伤,风则伤卫,寒则伤营。卫伤则闭其营血,故发热;营伤则闭其卫气,故恶寒。营为寒闭则无汗,卫为风鼓则有汗,以卫气初闭,营郁犹得外泄也。汗出卫泄,是以表虚而恶风。寒性凝涩,伤寒则皮毛闭塞,故脉紧,风性动荡,伤风则经气发泄,故脉缓。

太阳中风桂枝汤证

肺通卫气,风伤于卫,行其疏泄之令,卫气不敛,是以有汗。卫愈泄而愈闭,闭而不开,则营郁而发热,桂枝汤所以通经络而泻营郁也。

太阳中风桂枝证—太阳五

太阳病,头疼,发热,汗出,恶风者,桂枝汤主之。

风为阳邪,卫为阳气,风邪中人,则阳分受之,故伤卫气。卫秉肺气,其性收敛,风鼓卫气，失其收敛之职，是以汗出。风愈泄而卫愈敛，则内遏营血，郁蒸而为热。是卫气被伤而营血受病也，故伤在卫气而治在营血。桂枝汤，甘草、大枣，补脾精以滋肝血，生姜调脏腑而宣经络，芍药清营中之热，桂枝达营中之郁也。汗者，营卫之所蒸泄，孔窍一开，而营郁外达，则中风愈矣。

桂枝汤一

桂枝三两，去皮　芍药三两　甘草二两，炙　大枣十二枚，擘　生姜三两，切

上五味，㕮咀，以水七升，微火煮取三升，去滓，适寒温，服一升。服已，须臾啜稀粥一升余，以助药力。温覆令一时许，通身漐漐微有汗出益佳，不可令如水流漓，病必不除。若一服汗出病差，停后服，不必尽剂。若不汗，更服，依前法。又不汗，后服小促其间，半日许令三服尽。若病重者，一日一夜服，周时观之。服一剂尽，病证犹在者，更作服。若汗不出者，可服至二三剂。禁生冷、黏滑、肉面、五辛、酒酪、臭恶等物。

铢两升斗考

《汉书·律历志》：量者，龠、合、升、斗、斛也。本起于黄钟之龠，用度数，审其容以子谷秬黍中者千有二百实，其龠以井水准其概。合龠为合，十合为升，十升为斗，十斗为斛，而五量嘉矣。权者，铢、两、斤、钧、石也。一龠容千二百黍，重十二铢，两之为两，二十四铢为两，十六两为斤，三十斤为钧，四钧为石，而五权谨矣。一千二百黍为一龠，重今之一钱七分。合龠为合，今之三钱四分也。十合为斤，今之三两四钱也。一龠重十二铢，今之一钱七分也。两之为两，今之三钱四分也。

桂枝证二太阳六

太阳中风，阳浮而阴弱。阳浮者，热自发，阴弱者，汗自出，啬啬恶寒，淅淅恶风，翕翕发热，鼻鸣干呕者，桂枝汤主之。

寸为阳，尺为阴，营候于尺，卫候于寸，风泄卫气，故寸脉浮，邪不及营，故尺脉弱。风愈泄而气愈闭，故营郁而发热。气愈闭而风愈泄，故营疏而汗出。啬啬淅淅者，皮毛振栗之意。翕翕，盛也，犹言阵阵不止也。肺主皮毛，开窍于鼻，皮毛被感，肺气壅遏，旁无透窍，故上循鼻孔，而鼻窍窄狭，泄之不及，故冲激作响，而为鼻鸣。卫气闭塞，郁其胃气，浊阴不降，故生干呕。桂枝泻其营郁，则诸证愈矣。

桂枝证三太阳七

太阳病，发热汗出者，此为营弱卫强，故使汗出，欲救邪风者，桂枝汤主之。

营弱卫强，即上章阳浮阴弱之义，卫闭而遏营血也。邪风者，经所谓虚邪贼风也。风随八节，而居八方，自本方来者，谓之正风，不伤人也。自冲后来者，谓之贼风，伤人者也。如夏至风自南来，是正风也，若来自北方，是冲后也。义详《灵枢·九宫八风篇》。

桂枝证四太阳八

病人脏无他病，时发热，自汗出，而不愈者，此为卫气不和也。先于其时发汗则

愈,桂枝汤主之。

阳明腑病,汗愈出而胃愈燥,故发热汗出,而病不愈。病人脏气平和,无他胃热之证,时发热,自汗出,而不愈者,此为卫气得风,郁勃而不和也。当先于其时以桂枝发汗则愈,迟恐变生他病也。

桂枝证五太阳九

病常自汗出者,此为营气和,营气和者外不谐,以卫气不共营气和谐故耳。以营行脉中,卫行脉外,复发其汗,营卫和则愈,宜桂枝汤。

病常自汗出者,营气疏泄,此为营气之和。然营气自和者,必外与卫气不相调谐,以卫被风敛,内遏营血,不与营气和谐故耳。以营行脉中,卫行脉外,卫郁而欲内敛,营郁而欲外泄。究之卫未全敛而营未透泄,是以有汗而风邪不解。复发其汗,使卫气不闭,营气外达,二气调和,则病自愈,宜桂枝汤也。卫闭而营郁,则营不和。卫未全闭而得汗泄,此为营气犹和。然此之和者,卫被风敛而未全闭也,闭则营气不和矣。以卫常欲敛,不与营气和谐,终有全闭之时,汗之令营郁透发,则二气调和也。

桂枝证六太阳十

太阳病,初服桂枝汤,反烦不解者,先刺风池、风府,却与桂枝汤则愈。

风池,足少阳穴。风府,督脉穴,在项后,大椎之上。督与太阳,同行于背,而足少阳经,亦行项后,两穴常开,感伤最易。感则传之太阳,太阳中风之病,皆受自两穴。服桂枝汤,风应解矣,反烦不解者,风池、风府必有内闭之风不能散也。先刺以泻两穴之风,再服桂枝,无不愈矣。

桂枝证七太阳十一

太阳病,外证未解,脉浮弱者,当以汗解,宜桂枝汤。

太阳病,失于解表,经热不泄,则自表达里。然里证虽成,而外证不能自解,凡脉见浮弱者,犹当汗解,宜桂枝汤也。外解后,审有里证,乃可议下耳。脉浮弱,即前章阳浮阴弱之义。

桂枝证八太阳十二

太阳病,外证未解者,不可下也,下之为逆。欲解外者,桂枝汤主之。

太阳病,外证未解,虽有里证,不可下也,下之卫阳内陷,此之为逆。欲解外者,不越桂枝也。外解已,然后里证可议下否耳。

桂枝证九太阳十三

夫病脉浮大,问病者,言但便硬耳,设利之,为大逆。硬为实,汗出而解,何以故?脉浮,当以汗解。

阳明腑病脉浮大(《阳明篇》:二阳合病,脉浮大,上关上),病脉浮大,是有腑证。乃问病者,言但觉便硬耳,未至痛满也,则非急下之证,设遽利之,此为大逆。盖便硬虽内实,而表证尚在,犹须汗出而解,不宜下也。此何以故?其脉大纵属内实,而脉浮则当以汗解也。

桂枝证十太阳十四

欲自解者,心当先烦,乃有汗而解。何以知之?脉浮,故知汗出解。

桂枝证十一太阳十五

太阳病未解,脉阴阳俱停,必先振栗,汗出而解。但阳脉微者,先汗出而解;但阴脉微者,下之而解。若欲下之,宜调胃承气汤(方在阳明二十)。

太阳表证未解,脉忽尺寸俱停止而不动者,此气虚不能外发,营卫郁闭之故也。顷之必先振栗战摇,而后汗出而解。其未停止之先,尺寸之脉,必有大小不均。若但寸脉微弱者,是阳郁于下,必阳气升发,汗出而后解,此先振栗而后汗出者也。若但尺脉微弱者,是阴虚肠燥,下窍堵塞,得汗不解,必下之通其结燥,使胃热下泄而后解。阳明病,腑热蒸发,则汗出表解。今太阳病表证未解,是内热未实,此时若欲下之,宜于汗后用调胃承气,硝、黄、甘草,调其胃腑之燥热也。

忌桂枝证十二太阳十六

酒客病,不可与桂枝汤,得汤则呕,以酒客不喜甘故也。

大枣、甘草,甘味动呕也。

忌桂枝证十三太阳十七

凡服桂枝汤吐者,其后必吐脓血也。

大凡服桂枝汤即吐者,胸膈湿热郁遏,桂枝益其膈热,下咽即吐。缘其胃气上逆,心下痞塞,肺郁生热,无路下达,桂枝辛温之性,至胸而出,不得入胃腑而行经络,是以吐也。其后湿热瘀蒸,必吐脓血。此宜凉辛清利之剂,不宜辛温也。

忌桂枝证十四太阳十八

桂枝本为解肌,若其人脉浮紧,发热,汗不出者,不可与也。常须识此,勿令误也。

桂枝本解肌表,以散风邪,若其人脉浮而紧,发热,汗不出者,是寒伤营血。营伤则束其卫气,是当去芍药之泄营血,而用麻黄以泄卫气,桂枝不可与也。与之表寒不解,反益经热,是谓之误。风家用桂枝,所以不助经热者,以其皮毛无寒,孔窍不闭,无须麻黄发表,但以芍药之酸寒泄其营血,桂枝之辛温通其经络,血热自能外达。若伤寒服之,卫郁莫泄,经热愈增,是助邪也。

太阳伤寒 九章

寒者,天地闭藏之气也。皮毛未合,寒气内入,伤其营阴,则窍阖而营闭。营性升发,营欲泄而寒闭之,欲泄不能,则外乘阳位,而束卫气,是以病也。

太阳伤寒—太阳十九

太阳病,或已发热,或未发热,必恶寒,体疼,呕逆,脉阴阳俱紧者,名曰伤寒。

阳郁则发热,阴气外束则恶寒。寒闭皮毛,经气不得通达,则壅迫而为痛。经络郁闭,卫气遏逼,浊阴上逆,则为呕逆。经脉束迫,不得发越,则尺寸俱紧。

太阳伤寒麻黄汤证

肝藏营血,寒伤于营,行其闭藏之令,营血不宣,是以无汗。营愈闭而愈泄,泄而不通,则卫郁而寒生。麻黄汤所以开皮毛而泄卫郁也。

太阳伤寒麻黄证一太阳二十

太阳病,头痛,发热,身疼,腰痛,骨节疼痛,恶寒,无汗而喘者,麻黄汤主之。

寒为阴邪,营为阴气,寒邪中人,则阴分受之,故伤营血。血秉肝气,其性疏泄,寒闭营阴,失其疏泄之权,是以无汗。寒愈闭而营愈泄,则外束卫气,闭藏而为寒。是营血被伤而卫气受病者也,故伤在营血而治在卫气。麻黄汤,甘草保其中气,桂枝发其营郁,麻黄泻其卫气,杏仁利其肺气,降逆而止喘也。孔窍一开,而卫郁外达,则伤寒愈矣。卫气为阳,外行皮毛;营血为阴,内行经络。肺藏气而主卫,肝藏血而司营,肺金收敛,肝木疏泄,阴阳自然之性也。肝性疏泄,而营血之内守者,肺气敛之也。肺气收敛,而卫阳之外发者,肝气泄之也。收敛则无汗,疏泄则有汗。风伤卫气,卫病而非营病也。然卫被风敛,则内闭营阴,营气不通,是以发热,故以桂枝泄经热而达营郁。气病而用血药者,以气伤而累血也。寒伤营血,营病而非卫病也。然营为寒束,则外闭卫阳,卫阳不宣,是以恶寒,故以麻黄泻表寒而达卫郁。血病而用气药者,以血伤而累气也。桂枝泄其肝血,麻黄泄其肺气,营卫分属于肺肝,而统司于太阳,故太阳风寒之初治,首以桂枝、麻黄二方,为定法也。

麻黄汤二

麻黄三两,去节　桂枝二两,去皮　甘草一两,炙　杏仁七十枚,汤泡,去皮尖及两仁者

上四味,以水九升,先煮麻黄,减二升,去上沫,内诸药,煮取二升半,去滓,温服八合。覆取微似汗,不须啜粥,余如桂枝法将息。

麻黄证二太阳二十一

脉浮者,病在表,可发汗,宜麻黄汤。脉浮而数者,可发汗,宜麻黄汤。

浮为在表,表被风寒,则宜汗。浮数即浮紧之变文,紧则必不迟缓,亦可言数,是伤寒之脉,当以麻黄发汗也。

麻黄证三太阳二十二

伤寒,发汗已解,半日许复烦,脉浮数者,可更发汗,宜桂枝汤。方在太阳五。

伤寒,服麻黄发汗已解,乃半日许复烦,脉见浮数,是卫郁已泄而营郁不达,可更发汗,以泄其营,宜桂枝汤也。

麻黄证四太阳二十三

伤寒,不大便六七日,头痛有热者,与承气汤(太阳入阳明去路)。其小便清者,

知不在里，仍在表也，当须发汗（此麻黄证）。若头痛者，必衄，宜桂枝汤（方在太阳五。此麻黄证中又有用桂枝者）。

阳明腑病，胃燥便难，伤寒，不大便，至六七日，头痛而有热者，是有阳明里证，宜与承气汤，以泻里热。然阳明病，小便当赤，若小便清者，则病不在里，犹在表也，当须发汗，以解表寒。若头痛不已者，是卫郁不得旁泄，而逆冲头面，故致头痛。及其郁迫莫容，自寻出路，必将冲突鼻窍，以泄积郁。卫气上泄，升逼营血，是为衄证。此宜以桂枝泄其营郁，使不闭束卫气，卫气松缓，则衄证免矣。

麻黄证五太阳二十四

太阳病，脉浮紧，发热，身无汗，自衄者愈。

发热无汗，而脉浮紧，是宜麻黄发汗，以泄卫郁。若失服麻黄，皮毛束闭，卫郁莫泄，蓄极思通，势必逆冲鼻窍，而为衄证，自衄则卫泄而病愈矣。

麻黄证六太阳二十五

伤寒，脉浮紧，不发汗，因致衄者，宜麻黄汤主之。

浮紧之脉，应当发汗，失不发汗，卫郁莫泄，因而致衄。是缘不早服麻黄，故至此。当先以麻黄发之，勿俟其衄也。

麻黄证七太阳二十六

太阳病，脉浮紧，无汗，发热，身疼痛，八九日不解，表证仍在，此当发汗，麻黄汤主之。服药已，微除，其人发烦目瞑，剧者必衄，衄乃解。所以然者，阳气重故也。

发热无汗，脉浮紧而身疼痛，此麻黄汤证。失不早服，至八九日不解，而表证仍在，此当发汗，宜麻黄汤。若卫气闭塞，泄之不透，服药之后，病仅微除，其人犹觉烦躁昏晕，未能全解。剧者卫郁升突，必至鼻衄，衄乃尽解。所以然者，久病失解，阳气之郁遏太重故也。

忌麻黄证八太阳二十七

脉浮紧者，法当身疼痛，宜以汗解之，假令脉尺中迟者，不可发汗，何以知之？然：以营气不足，血少故也。太阳入少阴去路。

卫候于寸，营候于尺，尺中迟者，营气不足，以肝脾阳虚而血少故也。汗泻营中温气，则生亡阳诸变，故不可发汗。然者，答辞，与《难经》然字同义。

太阳风寒双感证四章

太阳病，风则桂枝，寒则麻黄，乃有风寒双感之证，爰垂桂麻各半之方，营卫兼发，风寒俱去。《脉法》：风则伤卫，寒则伤营，营卫俱伤，当发其汗，此之谓也。若夫风多而寒少，则有桂二麻一之剂，仍是各半法度，因病而小变者也。至于内热微而表寒轻，桂麻各半之法，不相合矣。用桂枝之二越婢之一，微宣表寒，而轻清里热。此颇似大青龙法，而实亦不同，义更妙也。则桂麻各半，所以继桂麻二方之后，桂枝越婢，开青龙一方之先也。

桂麻各半证一太阳二十八

太阳病,得之八九日,如疟状,发热恶寒,热多寒少,其人不呕,清便欲自可。一日二三度发,脉微缓者,为欲愈也。脉微而恶寒者,此阴阳俱虚,不可更发汗、更下、更吐也。面色反有热色者,未欲解也。以其人不得小汗出,身必痒,宜桂枝麻黄各半汤(清与圊通)。

如疟状者,营阴卫阳之相争,阳郁于内则发热,阴郁于外则恶寒。盖风寒双感,营卫俱伤,寒伤营则营欲泄,风伤卫则卫欲闭。营欲泄而不能泄,则敛束卫气而为寒;卫欲闭而不能闭,则遏闭营血而为热。及其卫衰而营血外发,又束卫气,营衰而卫气内敛,又遏营血。此先中于风而后伤于寒,营泄卫闭,彼此交争,故寒热往来,形状如疟也。太阳病,得之八九日之久,证如疟状,发热恶寒,发热多而恶寒少,此风多于寒,卫伤颇重而营伤颇轻。如其寒热不能频作,是后章桂二麻一之证也。若其人上不呕,下不泄,则中气未伤。寒热一日二三度发,则正气颇旺,频与邪争。脉微和缓,则邪气渐退,是为欲愈,无用治也。若其脉微弱而又恶寒者,此卫阳营阴之俱虚,盖营虚则脉微,卫虚则恶寒(后章:此无阳也,即解此句),虚故不可更以他药发汗吐下也。如其发热脉浮,是后章桂枝越婢之证也。若外不恶寒,而面上反有热色者,是阳气蒸发,欲从外解,而表寒郁迫,未欲解也。使得小汗略出,则阳气通达,面无热色矣。以其正气颇虚,不得小汗,阳郁皮腠,莫之能通,是其身必当发痒。解之以桂枝、麻黄各半汤。

营卫俱伤,前后四章三证,而于首章内一证三变,伏下三章之线。下三章,分承首章而发明之。

桂枝麻黄各半汤三

桂枝一两十六铢　芍药一两　甘草一两,炙　大枣四枚,擘　生姜一两　麻黄一两,去节　杏仁二十四枚,去皮尖及两仁者

上七味,以水五升,先煮麻黄一二沸,去上沫,内诸药,煮取一升八合,去滓,温服八合。

桂枝越婢证二太阳二十九

形作伤寒,其脉不弦紧而弱,弱者必渴,被火者必谵语,弱者发热脉浮,解之,当汗出愈。

此申明上章之义。前章发热恶寒,发热多而恶寒少,是形作伤寒也。伤寒脉当弦紧,乃脉微而恶寒(微即弱之变文),其脉不弦紧而弱,必缘血虚,血虚脉弱者,必渴。若被火熏,愈烁其血,不止渴也,必作谵语。脉弱是以发热偏多,《脉法》诸弱发热是也。发热是营气之虚,而恶寒是卫气亦虚也,故上章谓之阴阳俱虚。然虚而外见恶寒,非无表证,有表证,脉必浮。如其发热而脉浮,则阴阳虽俱虚,而解之之法,究当令其汗出而愈。但发汗另有善方,不可以他药发表耳。下章桂枝二越婢一汤,

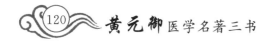

则美善而无弊矣。

桂枝越婢证三 太阳三十

太阳病,发热恶寒,热多寒少,脉微弱者,此无阳也,不可更汗,宜桂枝二越婢一汤。

此申明上二章之义。前证发热恶寒,热多寒少,形作伤寒,而其脉不弦紧而微弱者,以血藏于肝而内胎君火,实以阴质而抱阳气,血虚脉弱,是无阳也。其恶寒虽少,不可不解,发热既多,不可不清,但不可更以他药发汗,宜桂枝二越婢一汤,重泄营血,轻泄卫气,而兼清内热,则表里全瘳矣。此无阳也,即前章阴阳俱虚意。此不可更汗,发明前章不可更发汗更下更吐句义。言寻常汗吐下法,俱不可更用,当另有汗法,桂枝越婢是也(此章包上发热脉浮意)。二章是首章脉微恶寒一条治法。

桂枝二越婢一汤四

桂枝十八铢　芍药十八铢　甘草十八铢,炙　大枣四枚,擘　生姜一两三铢　麻黄十八铢　石膏二十四铢

上七味,㕮咀,以水五升,先煮麻黄一二沸,去上沫,内诸药,煮取二升,温服一升。

桂二麻一证四 太阳三十一

服桂枝汤,大汗出,脉洪大者,与桂枝汤,如前法。若形如疟,日再发者,宜桂枝二麻黄一汤。

此总申明上三章之义。如服桂枝汤,大汗出而表未解,而脉又洪大(洪大即脉浮之变文),是表有寒而里有热,此亦桂枝越婢证,可与桂枝汤,如前法而加越婢也。若前证之形如疟状,而无洪大之脉。寒热日仅再发,不能二三度者,是正气虚,不能频与邪争也。其风邪多而寒邪少,宜桂枝二麻黄一汤,重泄营血而轻泄卫气,乃为合法也。此章是首章一日二三度发者一条治法,以其不能二三度发,是为未欲愈故也。前章脉微、脉弱、脉浮、脉微弱、脉洪大,总对弦紧言。微弱即不弦紧,洪大即浮意,勿泥。

桂枝二麻黄一汤五

桂枝一两七铢　芍药一两六铢　甘草一两二铢,炙　大枣五枚　生姜一两六铢,去节　麻黄十六铢,去节　杏仁十六枚,去皮尖

上七味,以水五升,先煮麻黄一二沸,去上沫,内诸药,煮取二升,去滓,温服一升,日再服。

太阳伤寒大青龙证二章　太阳入阳明去路

太阳中风,脉缓头痛,汗出而不烦躁,此其脉紧身痛,无汗而烦躁者,卫闭而营不能泄也,故其脉证似伤寒。太阳伤寒,脉紧身疼,此其脉缓而身不疼者,营闭而卫不能泄也,故其脉证似中风。中风卫闭而营郁,阳盛者固宜青龙,然当防其肾阴之

旺,故立真武之法;伤寒营闭而卫郁,阴盛者固宜真武,然当防其胃阳之旺,故垂青龙之方。灵通变化,玄妙无穷也。首章名曰中风,次章名曰伤寒,俗手妄缪,以为风寒双感,误世非小也。

大青龙证一太阳三十二

太阳中风,脉浮紧,发热,恶寒,身疼痛,不汗出而烦躁者,大青龙汤主之。太阳入阳明去路。若脉微弱,汗出恶风者,不可服也。服之则厥逆,筋惕肉瞤,此为逆也,以真武汤救之。方在少阴十九。太阳入少阴去路。

营性发扬而寒性固涩,伤寒营欲发而寒闭之,故脉紧而无汗。卫性敛闭而风性疏泄,中风卫欲闭而风泄之,故脉缓而有汗。太阳中风,脉紧身痛,寒热无汗,脉证悉同伤寒,此卫阳素旺,气闭而血不能泄也。卫气遏闭,营郁热甚,故见烦躁。大青龙汤,甘草、大枣补其脾精,生姜、杏仁降其肺气,麻、桂泄其营卫之郁闭,石膏清神气之烦躁也。盖气欲闭而血欲泄,血强而气不能闭,则营泄而汗出,气强而血不能泄,则营闭而无汗。营热内郁,外无泄路,是以脉紧身痛,寒热无汗,而生烦躁。异日之白虎、承气诸证,皆此经热之内传者也。早以青龙发之,则内热不生矣。若脉微弱而汗出恶风者,中风之脉证如旧,而阳虚阴旺,不可服此。服之汗出亡阳,则四肢厥逆,筋惕肉瞤,为害非轻矣。盖四肢秉气于脾胃,阳亡土败,四肢失温,所以逆冷。筋司于肝,肝木生于肾水而长于脾土,水寒土湿,木郁风动,故筋脉振惕而皮肉瞤动。真武汤,苓、术燥土而泄湿,附子温经而驱寒,芍药清肝而息风也。

大青龙汤六

麻黄六两,去节　桂枝二两,去皮　甘草二两,炙　大枣十枚　生姜三两　杏仁五十枚,去皮尖　石膏鸡子大一块,打碎

上七味,以水九升,先煮麻黄,减二升,去上沫,内诸药,煮取三升,去滓,温服一升,取微似汗。汗出多者,温粉扑之。一服汗出者,停后服。若复服,汗多亡阳,遂虚,恶风,烦躁,不得眠也。牡蛎粉,止身汗。

大青龙证二太阳三十三

伤寒,脉浮缓,身不疼,但重,乍有轻时,无少阴证者,大青龙汤主之。

伤寒,脉浮紧,身疼痛,缘表被寒束,而经气壅塞也。此脉浮缓而身不痛,但觉体重而已。然亦乍有轻时,是非外寒之微,而实里热之盛。再于他处征之,别无少阴证者,宜大青龙,外发表寒而内清里热也。

风脉浮缓,浮紧者,必传入阳明,以营郁而生里热,卫闭而不能泄也。寒脉浮紧,浮缓者,必传入阳明,以卫郁而生里热,营泄而不能外闭也(阳明腑热,则气蒸汗泄,寒不能闭)。

中风多传阳明,若其脉微弱,无阳明证,而将入少阴,则又用真武,伤寒多传少阴,若其脉浮缓,无少阴证,而将入阳明,又用青龙。风寒对举,参伍尽变,立法

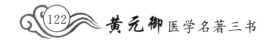

精矣。

伤寒,阳明、太阴脉俱浮缓(《阳明篇》:脉浮而缓,手足自温者,是谓系在太阴,至七八日,大便硬者,为阳明病也),大青龙之浮缓,则阳明之缓,非太阴之缓也。《脉法》:寸口脉微而缓,缓者胃气实,实则谷消而水化也。《灵枢·津液五别》:中热则胃中消谷,肠胃充廓,故胃缓,胃缓是以脉缓,缓者,胃气之脉也。或改此条作小青龙证,不通之极。《脉法》:紧则为寒,小青龙证内外皆寒,其脉必紧,安有浮缓之理。

太阳伤寒小青龙证三章　　太阳入太阴、少阴去路

中风大青龙之证,外有风而内有热也。伤寒之小青龙证,表有寒而里有水也。大小青龙,外之解表则同,而内之温清大异。大青龙可以泻里热而不可以温内寒,小青龙所以佐大青龙之不逮也。伤寒之人,或表邪外郁而宿水里发,或渴饮凉水而停留不消,是以多有水气之证。以其热渴,双解表里之寒,小青龙乃不易之法也。

小青龙证一太阳三十四

伤寒表不解,心下有水气,干呕,发热而咳,或渴,或利,或噫,或小便不利小腹满,或喘者,小青龙汤主之。

伤寒表证不解,而水停心下,阻肺胃降路,胃气上逆,而生干呕,肺气上逆,而生咳嗽。或火升金燥而为渴,或气阻肺胀而为喘,或浊气上嗳而为噫,或清气下泄而为利,或小便不利而少腹满急。凡此皆水气瘀格之故,宜小青龙汤,甘草培其中气,麻、桂发其营卫,芍药清其风木,半夏降逆而止呕,五味、细辛、干姜降逆而止咳也。

小青龙汤七

麻黄三两　桂枝三两　芍药三两　甘草二两,炙　半夏半升,洗　五味子半升　细辛三两　干姜二两

上八味,以水一斗,先煮麻黄,减二升,去上沫,内诸药,煮取三升,去滓,温服一升。若微利者,去麻黄,加芫花,如鸡子大,熬令赤色。下利者,水邪侮土,加芫花以泄水也。若渴者,去半夏,加栝蒌根三两。栝蒌根清金止渴也。若噫者,去麻黄,加附子一枚,炮。寒水侮土,浊气上逆则噫,加附子暖水而降逆也。小便不利少腹满者,去麻黄,加茯苓四两。茯苓以泄满也。若喘者,加杏仁半斤,去皮尖。杏仁利肺而止喘也。

小青龙证二太阳三十五

太阳病,小便利者,以饮水多,必心下悸,小便少者,必苦里急也。

申明上章小便不利少腹满之义。小便利者,津液渗泄,则必发燥渴。渴而饮水多者,土湿木郁,必心下动悸。木郁不能泄水,而小便少者,水积少腹,必苦腹里满急也。

小青龙证三太阳三十六

伤寒,心下有水气,咳而微喘,发热不渴,小青龙汤主之。服汤已渴者,此寒去

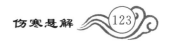

欲解也。

服汤已而渴者,表寒已解,里水亦去,津液乍耗,是以作渴。渴者,是表解寒去,积水化汗而外泄也。大青龙证是表阳之盛,内有火气,小青龙证是里阳之虚,内有水气。阴阳一偏,逢郁即发,大小青龙外解风寒而内泄水火,感证之必不可少者也。

太阳伤寒白虎证四章　太阳入阳明去路

阳盛之人,表寒里热,则用大青龙。表寒解而里热盛,于是有白虎清金之法。肺金清而胃热消,可无异日阳明之证矣。至于汗后阳虚之渴,则于白虎而加人参,凉金益气,生津化水,清涤烦渴之妙,超人巧而绝天工,制方立法,神化难追。然白虎汤证,虽皆伤寒之条,其实来自中风者多。如服桂枝汤,大汗出后,大烦渴不解,脉洪大者,白虎加人参汤主之,其为风证甚明。以中风多传阳明,白虎汤证乃承气证之初气也。

白虎证一太阳三十七

伤寒,脉滑而厥者,里有热也,白虎汤主之。

四肢厥逆,而脉见迟涩,是为里寒,厥而脉滑,是里有热也。盖燥热内郁,侵夺阴位,阴气浮散,外居肢节,故肢冷而脉滑。白虎汤,石膏清金而退热,知母润燥而泻火,甘草、粳米,补中而化气,生津而解渴也。胃阳素盛之人,阴虚火旺,一被感伤,经热内蒸,津液消烁,则成阳明下证。而胃火未盛,肺津先伤,是以一见渴证,先以白虎凉金泻热,滋水涤烦。膈热肃清,则不至入胃,而致烦热亡阴之害矣。白虎证,即将来之大承气证而里热未实,从前之大青龙证而表寒已解者也。表寒已解,故不用麻黄,里热未实,故不用硝、黄。

白虎汤八

石膏一斤　知母六两　甘草二两　粳米六合

上四味,以水一升,煮米熟,汤成,去滓,温服一升,日三服。

白虎证二太阳三十八

伤寒,脉浮滑,此里有热表有寒也,白虎汤主之。

此申明上章未显之义。脉滑者,里有热也;厥者,表有寒也。此不言厥者,诊脉浮滑,已知是表寒外束,里热内郁,不必问其肢节之厥热矣。若里热外发,则脉变实缓,不复浮滑也。浮滑者,阳气郁格之象也。此之表寒,乃阴气之外浮,非寒邪之外淫,不然,表寒未解,无用白虎之理。

白虎证三太阳三十九

伤寒,脉浮,发热,无汗,其表不解者,不可与白虎汤。渴欲饮水,无表证者,白虎加人参汤主之。

脉浮,发热,无汗,是表未解也。此合用大青龙双解表里,不可与白虎汤但清其里。若渴欲饮水,而无表证者,是汗出而热退也。汗后阳泄,宜防知、膏伐阳,白虎

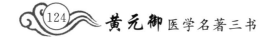

而加人参,清金益气,生津化水,汗后解渴之神方也。

白虎加人参汤九

石膏一斤,碎　知母六两　甘草二两　粳米六合　人参三两

于白虎汤内加人参三两,余依白虎汤法。

白虎证四太阳四十

伤寒,无大热,口燥渴,心烦,背微恶寒者,白虎加人参汤主之。

表解,故无大热。背微恶寒,即前章表有寒也。阳乘阴位,而生里热,则阴乘阳位,而生表寒。远则客于肢节,近则浮于脊背,脊背肢节,皆阳位也。

太阳风寒五苓散证三章　太阳入太阴去路

太阳表证未解,而里有水气,小青龙、五苓散,皆解表泻水之剂。而小青龙之表药则用麻黄,五苓散之表药则用桂枝,其里水则同,而表证之风寒则异也。小青龙但用麻黄发汗以泄水,其于大便微利者方用芫花,小便不利者方用茯苓,五苓散则兼用二苓、泽泻泄水以发汗。以风家内热,燥渴甚于伤寒,是以燥胜其湿,则火亦偏旺,湿胜其燥,则水亦偏多。其传阳明而用白虎,燥盛者也;其传太阴而用五苓,湿盛者也。伤寒多传太阴,病水者固众,中风多传阳明,病水者亦繁,此燥证之所以少而湿证之所以多也(温疫水证最多,亦以饮冷不消故也)。

五苓散证一太阳四十一

中风,发热六七日,不解而烦,有表里证,渴欲饮水,水入则吐者,名曰水逆,五苓散主之。

中风,发热六七日,经尽不解,而且烦渴思饮,外而发热,是有表证,内而作渴,是有里证。内渴欲饮水,而水入则吐者,是有里水瘀停也,此名水逆。由旧水在中,而又得新水,以水济水,正其所恶,两水莫容,自当逆上也。五苓散,桂枝行经而发表,白术燥土而生津,二苓、泽泻,行水而泻湿也。多服暖水,蒸泄皮毛,使宿水亦从汗散,表里皆愈矣。

五苓散十

茯苓十八铢　猪苓十八铢　泽泻一两六铢　白术十八铢　桂枝半两,去皮

上五味,为末,以白饮和,服方寸匕,日三服。多饮暖水,汗出愈。

五苓散证二太阳四十二

伤寒,汗出而渴者,五苓散主之;不渴者,茯苓甘草汤主之。

伤寒汗后,阳虚湿动,君相二火浮升,故作燥渴。其渴者,湿邪较甚,故用五苓。不渴者,湿邪较轻,茯苓甘草汤,苓、桂、姜、甘,泻水而疏木,和中而培土,防其湿动而生水瘀也。

茯苓甘草汤十一

茯苓二两　桂枝二两　生姜二两　甘草一两,炙

上四味,以水四升,煮取二升,去滓,分温三服。

五苓散证三 太阳四十三

病在阳,应以汗解之。反以冷水噀之、灌之,其热被却不得去,弥更益烦,肉上粟起,意欲饮水,反不渴者服文蛤散。若不差者,与五苓散。寒实结胸,无热证者,与三物小陷胸汤,方在太阳一百十七。白散亦可服。

五苓散证,水饮在内,郁格经阳,而生外热。病在阳分,应当以汗解之,使里水化汗,病可立愈。乃反以冷水噀之、灌之,皮肤得冷,汗孔皆阖,表热被冷水却逐,而不得外去,弥更益其烦躁。卫郁欲发,升于孔窍,而外寒阖秘,不能透发,于是冲突皮肤,肉上如粟粒凝起。经热内蒸,烦热作渴,意欲饮水,而停水在内,其实反不渴者,宜服文蛤散,文蛤利水解渴也。若不差者,则是水旺湿多,文蛤不能胜任,仍与五苓散。若寒邪上逆,实结胸膈,肺郁生热,而外无热证,则表邪已退,宜与小陷胸汤,黄连、栝蒌泄热而涤郁,半夏降逆而开结也。白散,桔梗、贝母清降其虚热,巴豆温破其实寒,令其涌泄而去,以绝根株,亦可服也。

文蛤散十二

文蛤五两

上一味,杵为散,以沸汤五合和,服方寸匕。

白散十三

桔梗三分 贝母三分 巴豆一分,去皮,煮,研如脂

上二味,为末,内巴豆,更于臼中杵之。以白饮和服,强人半钱匕,羸者减之。病在膈上必吐,在膈下必利。不利,进热粥一杯,利过不止,进冷粥一杯。身热,皮粟不解,欲引衣自覆者,若以水噀之洗之,益令热不得去。当汗而不汗,则烦。假令汗已出,腹中痛,与芍药三两,如上法。汗出腹痛者,血亡而木燥也,芍药清风木而润血燥。

太阳伤寒抵当汤证四章 太阳入阳明去路

风寒外感,有上焦之热,有下焦之热,有气分之热,有血分之热。上焦气分之热,白虎可清,上焦血分之热,承气可下,而膀胱热结。病在下焦血分,则于承气而加破血之药,于是有桃核承气、抵当汤丸之设。伤寒之病,在于卫气,气郁则生寒。中风之病,在乎营血,血郁则生热。热结血分,是中风之证,非伤寒之证也。至于阳盛之人,伤寒而有此,则抵当用丸而不用汤,以其下热不如中风之甚也。

桃核承气证一 太阳四十四

太阳病不解,热结膀胱,其人如狂,血自下,下者愈。其外不解者,尚未可攻。当先解外,外解已,但小腹急结者,乃可攻之,宜桃核承气汤。

太阳病,表证不解,经热内蒸,而结于膀胱。膀胱者,太阳之腑。水腑不清,膀胱素有湿热,一因表郁,腑热内发,故表热随经而深结。热结则其人如狂,缘膀胱

热结,必入血室。血者心所生,胎君火而孕阳神,血热则心神扰乱,是以狂作也。若使瘀血自下,则热随血泄,不治而愈,不下,则宜攻之。如其外证不解者,尚未可攻,攻之恐表阳内陷,当先解外证。外证已除,但余小腹急结者,乃可攻之。宜桃核承气汤,桂枝、桃仁通经而破血,大黄、芒硝下瘀而泄湿,甘草保其中气也。

桃核承气汤十四

桃仁五十枚,去皮尖　桂枝二两,去皮　甘草二两,炙　大黄四两　芒硝二两

上四味,以水七升,煮取二升半,去滓,内芒硝,更上火微沸,下火,先食温服五合,日三服。当微利。

抵当证二太阳四十五

太阳病六七日,表证犹存,脉微而沉,反不结胸,其人发狂者,以热在下焦,少腹当硬满,小便自利者,下血乃愈,所以然者,以太阳随经,瘀热在里故也,抵当汤主之。

六七日,经尽之期,表证犹存。脉微而沉,已无表脉。寸脉浮,关脉沉,当病结胸,乃反不结胸,而其人发狂者,以热不在上焦,而在下焦也。热结下焦,其少腹当硬满。若是小便自利,是热结血分,下血乃愈。以太阳表邪,随经内入,瘀热在里,宜抵当汤,水蛭、虻虫、桃仁、大黄,破瘀而泄热也。

抵当汤十五

大黄三两,酒浸　水蛭三十枚,熬　虻虫三十枚,熬,去翅足　桃仁二十枚

上四味,水五升,煮取三升,去滓,温服一升。不下,再服。

抵当证三太阳四十六

太阳病,身黄,脉沉结,少腹硬,小便不利者,为无血也。小便自利,其人如狂,血证谛也。抵当汤主之。

身黄,脉沉结,少腹硬,是皆血瘀之脉证。血司于肝,血结木郁,贼伤己土,则发黄色,缘木主五色,入土为黄故也。然使小便不利,则三者乃膀胱湿热之瘀,是茵陈五苓证,非血证也。小便自利,其人如狂,血证已谛,故宜抵当。

抵当证四太阳四十七

伤寒有热,少腹满,应小便不利,今反利者,为有血也,当下之,不可余药,宜抵当丸。

身有热而少腹满,多是木郁阳陷,疏泄不行,应当小便不利,今反利者,是有血瘀,当下。然满而未硬,下不必急,减抵当之分两,变汤为丸,缓攻可也。

抵当丸十六

大黄二两　水蛭二十枚　虻虫二十五枚　桃仁二十五枚

上四味,杵,分为四丸,以水一升,煎一丸,取七合,服之。晬时当下血,若不下者,连服。

太阳传经五章

伤寒、中风,一日太阳,二日阳明,三日少阳,四日太阴,五日少阴,六日厥阴,日传一经,六日而遍,此定数也。诸所谓不传者,言不传脏腑,并非不传经络。伤寒惟传经一事,讹谬百出,道理未为难解,自是医法不明耳。

传经一 太阳四十八

大凡病,若发汗,若吐,若下,若亡血,若亡津液,阴阳自和者,必自愈。

发汗吐下亡血亡津,不无损伤,而邪退正复,阴阳调和,不至偏胜,必自愈也。病,非阴胜,则阳胜,和而不偏,所以自愈。

传经二 太阳四十九

太阳病,头痛至七日以上自愈者,以行其经尽故也。若欲再作经者,针足阳明,使经不传,则愈。

七日以上自愈者,即发于阳者七日愈之谓。六日六经俱尽,故至七日自愈。《素问·热论》所谓七日太阳病衰,头痛少愈也。阳莫盛于阳明,阳明之经,阳郁热盛,则六经俱遍。而郁热未衰,虽不入腑,而经邪犹旺,不肯外发,热必再传六经。针足阳明之经,泻其郁热,则经不再传,自然愈矣。

传经三 太阳五十

风家,表解而不了了者,十二日愈。

《素问·热论》:七日巨阳病衰,头痛少愈。八日阳明病衰,身热少愈。九日少阳病衰,耳聋微闻。十日太阴病衰,腹减如故,则思饮食。十一日少阴病衰,渴止不满,舌干已而嚏。十二日厥阴病衰,囊纵,少腹微下,大气皆去,病已愈矣。中风表解,自当即愈,设不了了,则余热未尽,俟至十二日经邪尽解,无不愈矣。风寒与温热之病,里气不同,而其经脉之络属,伤受之日期,无有不同也。

传经四 太阳五十一

伤寒二三日,阳明、少阳证不见者,为不传也。

伤寒,一日太阳,二日阳明,三日少阳,此定法也。二日、三日,无不传阳明、少阳之理。若阳明、少阳之里证不见者,是但传三阳之经,而不传阳明之腑也。阳明病,皆腑病,非经病,故曰阳明之为病,胃家实也。胃家一实,则病邪归腑,终始不迁,虽未尝不传三阴之经,而不复入三阴之脏,所谓阳明中土,万物所归,无所复传,以其阳尽而阴退也。至于葛根汤证,则腑病之连经,而胃热之未实者,即其桂枝、麻黄二证,亦阳明之经病,未成阳实之腑病者也。二三日中,不见阳明胃家实证,此为不传阳明之腑也。少阳病,小柴胡证,皆脏腑病之连经,亦非但是经病。缘脏腑经络,表里郁迫,故柴胡诸证,久而不罢,有至八九日,以及十三日,且有过经十余日者。若不连脏腑,但在经络,则三日少阳,四日已见太阴经病证,五日已见少阴经病证,六日经尽而汗解,何得少阳一经之证如此久远,而不退乎!即其麻黄一证,亦少阳之经病，未成内连脏腑之证者也。二三日中，不见少阳柴胡证，此亦为不传阳明之腑也。

传经五太阳五十二

伤寒一日，太阳受之，脉若静者，为不传，颇欲吐，若烦躁，脉急数者，为传也。

浮紧之脉，断不能静，设脉若安静者，为不内传。若经邪郁迫阳明、少阳之经，胃气上逆，颇欲作吐，与夫烦躁不宁，脉候急数者，是其表邪束迫之重，与经气郁遏之极，此为必将内传也。太阳经病，里气和平，阳不偏盛，则不内传于腑，阴不偏盛，则不内传于脏。伤寒一日，太阳受之，脉若安静者，为不传，谓不传于脏腑，非谓不传于六经也。程氏以为温病传经，伤寒不传经。果不传经，是伤寒一日，病在太阳，若脉候安静，则一日而汗解也。既是伤寒，安有一日即解之理？若不经汗解，六经部次相连，安有太阳既病，但在此经，绝不捱经而内传者乎？其谓数日仍在太阳，数日方过阳明，支离不通矣。又言或从太阳而阳明，或从太阳而少阳。阳明在太阳、少阳之间，既过阳明而传少阳，阳明何以不病？若不过阳明，何由而及少阳？后世庸妄，旧有直中阴经之说，未知三阳在表，何由超越三阳而内及阴经也。此皆下愚之胡谈，不足深辨也。

太阳解期一章

太阳解期太阳五十三

太阳病，欲解时，从巳至未上。

巳午未，太阳得令之时，故解于此。

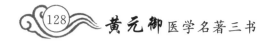

伤寒悬解卷四　太阳经中篇五十六章

昌邑黄元御坤载著

太阳坏病

太阳风寒，有正治之法，桂枝、麻黄是也。阳偏盛者，恐异日之入阳明，则有大青龙、白虎汤，早清其燥热。阴偏盛者，恐异日之入三阴，则有小青龙、五苓散，预去其湿寒。处治不差，病在太阳一经，自当应药而解，不成坏病。医不知此，实其实而虚其虚，若汗若吐，若下若温针，补泻异施，遂成坏病，非复太阳本色矣。坏病者，即后日之阳明与三阴也。阳盛而泻其阴，则入阳明，阴盛而亡其阳，则入三阴，桂枝、麻黄之证，变为亢阳孤阴，是以曰坏。至于阳明，俟其腑热内实，一下而愈，犹为逆中之顺。然而腑邪伤阴，失于急下，亦伏死机，则顺中之逆，正自不少。若夫三阴，阴盛阳负,动罹危亡,则逆居强半,而顺不十三。仲景于是有救逆之法,随证处治,转逆为从,玄通微妙,良工苦心矣。

太阳坏病提纲二章

桂枝、麻黄,太阳风寒主方也。若至三日之久,正将入阳明、太阴之期,业经汗下温针,而病仍不解,则事当大坏,未必犹在太阳。即太阳未罢,而亦未必尚属太阳桂、麻之证。是宜审观脉证,另立新法,故总立坏病之纲,详开救逆之门也。

太阳坏病提纲一 太阳五十四

太阳病三日,已发汗,若吐、若下、若温针,仍不解者,此为坏病,桂枝不中与也。观其脉证,知犯何逆,随证治之。

太阳病,治之得法,当解于本经,不至入腑传脏,而成坏病。若至三日之久,已经发汗、吐下、温针诸治,而病不解,则不在太阳,定缘误治,入别经而成坏病。当观其脉证,知其所犯何逆,随证治之。曰坏病者,非太阳之本病故也。

太阳坏病提纲二 太阳五十五

本发汗,而复下之,此为逆也,若先发汗,治不为逆。先本下之,而复汗之,为逆,若先下之,治不为逆。

申明上章逆字之义。风寒外闭,宜辛温发散而不宜下;燥热内结,宜苦寒攻下而不宜汗。若表邪未解,里邪复盛,则宜先汗而后下;若里邪急迫,表邪轻微,则宜先下而后汗,错则成逆矣。若治法得宜,先后不失,不为逆也。

太阳坏病入阳明去路十五章

阳明从燥金化气,阳旺之人,表郁则燥动。然不经误治,津液未耗,燥气之作,何至遽盛。及其汗、下、温针,伤津亡液,燥气大发,经腑合邪,乃成下证。虽不如三阴之险,然阴亏阳亢,亦伏危机,未可率然也。

太阳坏病入阳明桂枝证一 太阳五十六

太阳病,先发汗不解,而复下之,脉浮者,不愈,浮为在外,而反下之,故令不愈。今脉浮,故知在外,当须解外则愈,桂枝汤主之。方在太阳五。

太阳病,先发汗不解,而复下之,设内有腑热,则下之当愈,若使脉浮,则表邪未解,必不能愈。以浮为邪在表,遗其外邪,而反下之,故令不愈。当须解外则愈,宜主桂枝也。此太阳表证未罢,而内有腑证,固当下也。然必外解,而后可下。若发汗未解,而遽下之,设脉犹见浮,则外必不愈,故仍以桂枝解外。

发汗亡津证二 太阳五十七

大下之后,复发汗,小便不利者,亡津液故也。勿治之,得小便利,必自愈。

膀胱者,州都之官,津液藏焉,气化则能出矣。土湿金郁,气不化水,土湿木郁,不能行水,皆令小便不利。小青龙、五苓散证之小便不利,悉缘土湿而水停,则小便之不利,必因湿旺。若汗下之后,而见小便之不利,是津液亡泄,燥而非湿也。然别无热渴之证,则其燥未甚,勿用治之,俟其津液续复,得小便一利,必自愈也。汗下之后,小便不利,阳虚之人,则阳亡而病湿,阴虚之人,则阴亡而伤燥。此不见阳亡湿动之证,故知是亡津伤燥也。此亦人参白虎证,而燥热未作,则病势最轻,故不须治之。

麻杏甘石证三太阳五十八

发汗后不可更行桂枝汤,若汗出而喘,无大热者,可与麻黄杏仁甘草石膏汤主之。

汗后表寒未解,郁其肺气,热蒸皮毛,窍开而不能透泄,故汗出而喘。表得汗泄,故外无大热。麻黄发表,杏仁降逆,石膏清金,甘草培土,则表里俱解矣。此大青龙证之轻者,以在汗后,故不用青龙。汗后不可更行桂枝,亦大概言之。他如发汗已解,半日许复烦,可更发汗,宜桂枝汤,未尝必禁桂枝也。

麻黄杏仁甘草石膏汤十七

麻黄四两　杏仁五十枚　甘草二两,炙　石膏半斤,碎,绵裹

上四味,以水七升,先煮麻黄,减二升,去上沫,内诸药,煮取二升,去滓,温服一升。

汗后作喘证四太阳五十九

发汗后,饮水多者,必喘,以水灌之,亦喘。

推原上章喘字之义。汗出亡津液,燥渴饮水,饮水太多,而汗后阳虚,不能消散,水停则肺气壅遏,故必喘。以水灌之,皮毛外闭,肺气郁阻,故亦喘也。

麻杏甘石证五太阳六十

下后不可更行桂枝汤,若汗出而喘,无大热者,可与麻黄杏仁甘草石膏汤主之。

下后表寒未解,郁其肺气,肺郁生热,蒸发皮毛,而不能透泄,故汗出而喘。表寒里热,宜麻杏甘石双解之可也。

下后不可更行桂枝,亦大概言之。他如伤寒医下之,续得下利清谷章,救表宜桂枝汤。又,伤寒大下后复汗,心下痞章,解表宜桂枝汤,太阳病,先发汗不解,而复下之,脉浮者,不愈章,当须解外则愈,桂枝汤主之,未尝必禁桂枝也。

人参白虎证六太阳六十一

服桂枝汤,大汗出后,大烦渴不解,脉洪大者,白虎加人参汤主之。方在太阳三十九。

服桂枝汤后,汗出表解,而津液亡泄,里热则增,是宜白虎清里,而大汗之后,大作烦渴,而脉又洪大,是亡津而气亦泄也。津由气化,《灵枢·决气》:上焦开发,宣五谷味,熏肤,充身,泽毛,若雾露之溉,是为气。此当益气以生津,故加人参。《素问·评热论》:脉躁疾,不为汗衰者死,以精气消亡,无以渗灌其枯燥也。白虎而加人参,使清气降洒,化而为露,滋润枯涸,涤洗烦躁,莫善于此矣。

人参白虎证七太阳六十二

伤寒，若吐若下后，七八日不解，热结在里，表里俱热，时时恶风，大渴，舌上干燥而烦，欲饮水数升者，白虎加人参汤主之。方在太阳三十九。

吐下之后，气夺津伤，七八日不解，燥热内盛，而自里达表，表里俱热，热蒸窍泄，时时恶风，舌上干燥，而心内焦烦，欲饮水数升之多，主以人参白虎，清金而泻热，化气而生津也。

表里俱虚证八太阳六十三

太阳病，先下之而不愈，因复发汗，以此表里俱虚，其人因致冒，冒家汗出则自愈，所以然者，汗出表和故也。得里未和，然后下之。

太阳病，先下之而不愈，伤其阴液，因复发汗，伤其阳津，表阳里阴，以此俱虚。表阳虚则阴气外束，里阴虚则阳气内郁，阳气内郁而不外达，其人因致昏冒。冒家汗出则自愈，所以然者，汗出则卫气外达，经脉和畅，阴退而阳宣也。表和之后，得里未和，然后下之。

调胃承气证九太阳六十四

发汗后，恶寒者，虚故也。不恶寒，反恶热者，实也。当和胃气，与调胃承气汤。方在阳明二十。

阳虚之人，汗则亡阳；阴虚之人，汗则亡阴。汗后恶寒者，气泄而阳虚故也，故防入少阴。不恶寒，反恶热者，津伤而阳实故也。是已入阳明，将成大承气证。宜早以调胃承气和其胃气，预夺其实也。

阴阳俱虚证十太阳六十五

太阳病中风，以火劫发汗，邪风被火热，血气流溢，失其常度，两阳相熏灼，其身发黄。阳盛则欲衄，阴虚则小便难，阴阳俱、虚竭，身体则枯燥。但头汗出，齐颈而还，腹满微喘，口干咽烂，或不大便，久则谵语，甚者至哕，手足躁扰，捻衣摸床。小便利者，其人可治。

太阳中风，以火劫发汗，邪风一被火热，血气流溢，而失其常度。外劫之火与内郁之阳两相熏灼，其身发黄。上之阳盛则欲衄，下之阴虚则小便难。阴液阳津，俱至虚竭，身体则枯燥不润。阳气上燔，但头汗出，齐颈而还。里气臌郁，而为胀满。肺气壅阻，而为微喘。火炎于上，口干而咽烂，其时或不大便。久则卫郁莫泄，浊气熏心，而为谵语。甚者胃气冲逆，而为呕哕，或手足躁扰，捻衣摸床。凡此诸证，总以表里壅遏，热无泄路，故郁闷懊憹烦乱如是。宜以辛凉之药，双泄表里。若小便利者，是阴气未绝，其人可治也。此证湿热郁蒸，宜以麻黄、石膏泻其表热，大黄、芒硝泄其里热，半夏、生姜降其逆，猪苓、滑石渗其湿，表里双清，则神气慧爽矣。

火热入胃证十一太阳六十六

太阳病二日，反躁，反熨其背，而大汗出，火热入胃，胃中水竭，躁烦，必发谵语。

十余日，振栗，自下利者，此为欲解也。故其汗，从腰以下不得汗，欲小便不得，反呕，欲失溲，足下恶风，大便硬，小便当数而反不数，及大便已，头卓然而痛，其人足心必热，谷气下流故也。

太阳病，皮毛被感，表郁为热，内尚无热，俟其表热传胃，日久失清，乃见烦躁。今二日之内，方入阳明，不应躁而反躁，其胃阳素盛可知。乃不用清凉，反熨其背，而大汗出。火炎就燥，邪热入胃，胃中水竭，乃生烦躁。燥热熏心，必发谵语。若十余日后，微阴内复，忽振栗而自下利，则胃热下泄，此为欲解也。方其熨背取汗，火热蒸腾，上虽热而下则寒，故从腰以下绝无汗意。外寒郁其内热，故膀胱闭涩，欲小便而不得。阳气升泄，不根于水，膀胱无约，时欲失溲。如此则小便当数而反不数者，津液枯也。水枯则大便干硬。便干肠结，胃热不得下达，故气逆作呕。火热上逆，故足下逆冷而恶风寒，及振栗下利，大便已行，则谷气宣畅四达，头痛而火从上散，足热而阳从下达，胃中燥热，解散无余，缘谷气以便通而下流故也。便通而头痛者，如炉底壅塞，火焰不升，一通则火即上炎也。

火邪圊血证十二太阳六十七

太阳病，以火熏之。不得汗，其人必躁。到经不解，必清血，名为火邪（清与圊同）。

太阳病，当以汗解。乃以火熏之，又不得汗，内热愈增，其人必躁。到经尽之期，当解而不解，热伤血分，必当圊血，此名火邪也。

火逆助邪证十三太阳六十八

脉浮，宜以汗解。用火灸之，邪无从出，因火而盛，病从腰以下必重而痹，名火逆也。

脉浮，宜以汗解。乃用火灸之，邪无从出，因外火而更盛，病从腰以下必重浊而痹塞，此名火逆。

火逆吐血证十四太阳六十九

脉浮热甚，反灸之，此为实，实以虚治。因火而动，故咽燥吐血。

脉浮热甚，当汗之以泄其热，反灸之。此为实证，实证而用灸，是实以虚治也。内之实热，因外火而大动，必伤阴气，故咽燥而吐血。

火邪内攻证十五太阳七十

微数之脉，慎不可灸。因火为邪，则为烦逆，追虚逐实，血散脉中，火气虽微，内攻有力，焦骨伤筋，血难复也。

微数之脉，营血虚亏，慎不可灸。误灸而因火为邪，则为烦躁而气逆。追阴气之已虚，逐阳火之原实，因令血散脉中，耗亡失守。一灸之火虽微，而其煎熬内攻，则甚有力，焦骨伤筋，日就枯槁，营血消烁，终难复旧也。

太阳坏病入太阴去路二十一章

太阴以湿土主令，阴盛之人，病在太阳，表郁则湿动。然不经误治，则胃阳未亏，湿气之作，犹俟渐成。及夫汗下温针，阳亡阴旺，湿邪勃兴，土败水侮，危证叠出。防微杜渐之法，不可不亟讲也。

太阳坏病入太阴五苓散证一 太阳七十一

太阳病，发汗后，大汗出，胃中干燥，烦不得眠，欲得饮水者，少少与之，令胃气和则愈。此太阳入阳明去路，将成白虎证者。若脉浮，小便不利，热微消渴者，五苓散主之。方在太阳四十一。

发汗后，阳盛之人，阴亡土燥，则入阳明，而成白虎证。阴盛之人，阳亡土湿，则入太阴，而成五苓证。如汗后胃中干燥，烦不得眠，欲得饮水，此将来之人参白虎证也。宜少少与饮，以在大汗之后，阳气新虚也。设燥热已甚，少水不救盛火，则用白虎。若燥热未甚，得少水和胃，则烦渴自愈，无事白虎也。若汗后脉浮，小便不利，热微消渴，则太阴之象已见端倪，宜以五苓燥土而行水。盖阳格于外，表证未解，是以脉浮。湿动于内，木气不达，是以小便不利。木郁风动，耗伤肺津，是以消渴。此之消渴，消少水而频饮，不能大消，以其湿盛而热微也。

五苓散证二 太阳七十二

发汗已，脉浮数，烦渴者，五苓散主之。方在太阳四十一。

发汗已，热随汗散，乃脉见浮数而证见烦渴，是汗出阳虚，土湿而火升也。盖火秘阳蛰，全恃乎土，阳亡湿动，肺胃不降，君火升炎，故脉证如此，宜以五苓燥土泻湿。若未汗而见浮数烦渴之脉证，则宜大青龙而不宜五苓矣。

甘草干姜证三 太阳七十三

伤寒，脉浮，自汗出，小便数，心烦，微恶寒，脚挛急，反与桂枝汤，欲攻其表，此误也。得之便厥，咽中干，躁烦吐逆者，作甘草干姜汤与之，以复其阳。若厥愈足温者，更作芍药甘草汤与之，其脚即伸。若胃气不和，谵语者，少与调胃承气汤。若重发汗，复加烧针者，四逆汤主之。方在太阴三。

脉浮自汗，里热外泄也。小便数，则大便必硬。心烦者，胃热之熏冲也。阳明病，虽得之一日，恶寒将自罢，即自汗出而恶热，微恶寒者，表未全解，自汗虽出，而未能遽发也，亦是调胃承气证（《阳明篇》上：太阳病，若吐若下若发汗，微烦，小便数，大便因硬，与小承气汤和之愈。阳明病，不吐不下，心烦者，可与调胃承气汤，即此证）。医以脉浮自汗，病象太阳中风证，反与桂枝汤加附子而增桂枝，以攻其表，此大误也。得之汗多阳亡，使手足厥冷，咽喉干燥，阳气离根而生烦躁，胃气上逆而作呕吐。作甘草干姜汤与之，甘草培土而补中，干姜温胃而降逆，阳回肢暖，是以厥愈足温。其脚之挛急，缘其木燥而筋缩也。更作芍药甘草汤与之，甘草舒筋而缓急，芍药清风而润燥，其脚自伸。若胃气不和，土燥谵语，少与调胃承气，则胃气调和矣。桂枝发汗，是为一逆，若不以姜甘回阳，而重发其汗，或复加烧针，以大亡其阳，是为再逆，当速用四逆以回阳，姜甘加附子，水土双温也。

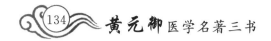

甘草干姜汤十八

甘草四两,炙　干姜二两,炮

上㕮咀,以水三升,煮取一升五合,去滓,分温再服。

芍药甘草汤十九

芍药四两　甘草四两,炙

上㕮咀,以水三升,煮取升半,去滓,分温再服。

甘草干姜证四太阳七十四

问曰:证象阳旦,按法治之而增剧,厥逆,咽中干,两胫拘急而谵语。师言:夜半手足当温,两脚当伸。后如师言,何以知此? 答曰:寸口脉浮而大,浮则为风,大则为虚,风则生微热,虚则两胫挛。病证象桂枝,因加附子参其间,增桂令汗出,附子温经,亡阳故也。厥逆,咽中干,烦躁,阳明内结,谵语烦乱。更饮甘草干姜汤,夜半阳气还,两足当温,胫尚微拘急,重与芍药甘草汤,尔乃胫伸,以承气汤微溏,则止其谵语,故知病可愈。

此复述上章,设为问答。证象阳旦,即证象桂枝之互文(《金匮》:产后中风,数十日不解,头痛,恶寒,时时有热,干呕,汗出,虽久,阳旦证续在耳,可与阳旦汤。林亿以为即桂枝汤,按证是桂枝汤无疑)。按法治之,即上章以桂枝攻其表,及此章因加附子增桂令汗出也。寸口脉浮而大,浮则为风,大则为虚,载在《脉法》(《脉法》:寸口脉浮而紧,浮则为风,紧则为寒,脉弦而大,大则为芤,芤则为虚也),所谓风则浮虚也(《脉法》语)。风则生其微热,虚则两胫挛急,病与桂枝汤证形象符合,而热微足挛,又似阳虚,因增桂枝而加附子,以发其表。附子温经,汗多亡阳,是以厥逆咽干,而生烦躁。汗出津枯,胃腑燥结,是以谵语烦乱。不知寸口脉浮大,是阳明之里实(《阳明篇》:大便硬者,脉浮而缓,为阳明病。伤寒二日,阳明脉大。三阳合病,脉浮而大),而非太阳之表虚,误以桂、附发汗,重亡其阳,里实变而为里虚。更饮甘草、干姜,阳回足温,重与芍药甘草汤,即胫伸,少与调胃承气,变结粪为微溏,止其谵语,药良法精,应手愈矣,何不可知之有(喻嘉言误会阳旦、阴旦二汤,谓桂枝加黄芩为阳旦汤,加桂枝为阴旦汤。按法用之,即桂枝加黄芩之法,所以得之便厥,误在黄芩,仲景即行桂枝之法,增桂枝令其汗出,更加附子温经,悖谬极矣。嗣后医书俱袭其说,皆载阳旦、阴旦二方,不通之至。仲景自有桂枝加桂汤,不名阴旦。阴旦之名,荒唐怪诞,所谓不知而妄作也)!

汗后吐逆证五太阳七十五

发汗后,水药不得入口为逆,若更发汗,必吐下不止。

汗出阳泄,土败胃逆,水药不得入口,是谓逆治。若更发汗,阳败土崩,太阴吐利之证,必将俱作,无有止期矣。

汗后吐逆证六太阳七十六

病人脉数,数为热,当消谷引食,而反吐者,此以发汗令阳气微,膈气虚,脉乃数也。数为客热，不能消谷，以胃中虚冷，故吐也。

阴阳互根，阳虚脱根，升浮于上，是以脉数。数为客热升浮，不能消化水谷，故作呕吐，缘其阳亡而胃中虚冷也。

吐后生烦证七太阳七十七

太阳病，吐之，但太阳病，当恶寒，今反不恶寒，不欲近衣，此为吐之内烦也。

太阳病，伤寒、中风，表邪外闭，营卫不达，当见恶寒。吐伤胃气，里阳上逆，外达皮毛，故反不恶寒，而欲去衣被。此为吐之令阳火离根而内烦故也。

吐后作吐证八太阳七十八

太阳病，当恶寒发热，今身自汗出，不恶寒发热，关上脉细数者，以医吐之过也。一二日吐之者，腹中饥，口不能食。三四日吐之者，不喜糜粥，欲食冷食，朝食暮吐，以医吐之所致也，此为小逆。

吐伤胃阳，虚浮无根，故关脉细数。一二日胃病尚浅，吐则伤轻，胃中虚馁，故饥，而胃气上升，故不能食。三四日胃病颇深，吐则伤重，阳火虚浮，故不喜糜粥，欲食冷食，而胃中虚冷，不能化谷，故朝食暮吐。此亦过吐伤胃，是谓小逆，迟则微阳续复，逆气乃下也。汗、吐、下、温针诸逆之中，惟吐为轻。凡胸腹之内，腐败壅塞，隔碍真阳，郁闷懊憹，头痛心烦，吐之清气通畅，即刻轻安，最妙之法也。即吐之过当，中虚内烦，亦无汗下亡阳诸祸。一温中气，虚烦立止，最易治疗，故曰小逆也。

身疼下利证九太阳七十九

伤寒，医下之，续得下利清谷不止，身疼痛者，急当救里。后身疼痛，清便自调者，急当救表。救里宜四逆汤，方在太阴三。救表宜桂枝汤，方在太阳五。

伤寒表病，下之败其里阳，续得下利清谷不止，已成太阴自利，而身体疼痛，表证未解，是表里皆病。然急当救里，不暇及表也。救里之后，利止便调，然后表之。身疼痛者，急当救里，盖表邪不解，恐里阴复郁而生寒，故救之宜急。救里宜四逆以温中，救表宜桂枝以解外。伤寒而不用麻黄者，里阳既虚，不敢过汗也（此与太阴下利腹胀满章彼此互文。救表即攻表，攻表即发表）。

新加汤证十太阳八十

发汗后，身疼痛，脉沉迟者，桂枝加芍药、生姜各一两人参三两新加汤主之。

汗泄血中温气，阳虚肝陷，故脉沉迟。经脉凝涩，风木郁遏，故身疼痛。新加汤，甘草补其脾精，桂枝达其肝气，芍药清风木之燥，生姜行经络之瘀，人参补肝脾之阳，以温营血而充经脉也。

新加汤二十

桂枝三两　甘草二两，炙　大枣十二枚　芍药四两　生姜四两　人参三两

于桂枝汤内加芍药、生姜各一两，人参三两，余依前法。

葛根连芩证十一太阳八十一

太阳病，桂枝证，医反下之，利遂不止，脉促者，表未解也。喘而汗出者，葛根黄

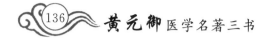

连黄芩汤主之。

太阳病,桂枝证,有表邪而无里邪,医反下之,败其中气,利遂不止,此当温里。若脉促者,是表未解也,盖病在经络,不解表而攻里,表阳乘里虚而内陷,为里阴所拒,不得下达,表里束迫,故见促象(脉来数,时一止复来者,曰促)。若喘而汗出者,是胃气上逆,肺阻而为喘,肺郁生热,气蒸而为汗也。虽内有四逆证,外有桂枝证,而热在胸膈,二方俱不能受,宜葛根连芩汤主之。葛根达阳明之郁,芩、连清君相之火,胸膈肃清,然后中下之寒,徐可议温也。

桂枝证,解表而用葛根,以喘而汗出,胸膈郁蒸,宜葛根之辛凉,不宜桂枝之辛温也。

葛根黄连黄芩汤二十一

葛根半斤　黄连三两　黄芩二两　甘草二两,炙

上四味,以水八升,先煮葛根,减二升,内诸药,煮取二升,去滓,分温再服。

桂枝去芍药证十二太阳八十二

太阳病,下之后,脉促胸满者,桂枝去芍药汤主之。若微恶寒者,桂枝去芍药加附子汤主之。

下后脉促,表邪未解,是宜桂枝。而益以胸满,则阳衰胃逆,浊气冲塞,去芍药之酸寒,以解表邪。若微恶寒者,则不止脾阳之虚,而肾阳亦败,加附子之辛温,以驱里寒也。

桂枝去芍药汤二十二

桂枝三两　甘草二两　生姜三两　大枣十二枚

于桂枝方内去芍药,余依前法。

桂枝去芍药加附子汤二十三

桂枝三两　甘草二两　大枣十二枚　生姜三两　附子一枚,炮,去皮

于桂枝汤方内去芍药,加附子一枚,去皮,破八片,余依前法。

桂枝厚朴杏子证十三太阳八十三

太阳病,下之微喘者,表未解故也,桂枝加厚朴杏子汤主之。

表病而攻其里,里阴上逆,而表邪未解,肺气郁阻,是以发喘。桂枝加厚朴、杏子,降冲逆而破壅塞也。

桂枝加厚朴杏子汤二十四

桂枝三两　芍药三两　甘草二两　大枣十二枚　生姜三两　厚朴二两　杏仁五十枚,去皮尖

于桂枝汤方内加厚朴二两,杏仁五十枚,去皮尖,余依前法。

桂枝厚朴杏子证十四太阳八十四

喘家,作桂枝汤,加厚朴杏子仁。

平素喘家,胃逆肺阻,作桂枝汤解表,宜加朴、杏,降逆而破壅也。

桂枝去桂加茯苓白术证十五 太阳八十五

服桂枝汤,或下之,仍头项强痛,翕翕发热,无汗,心下满,微痛,小便不利者,桂枝去桂加茯苓白术汤主之。

服桂枝汤后,或又下之,仍复头项强痛,发热无汗,甚似表证未解,而加以心下满痛,小便不利,是非风邪之外束,实缘湿邪之内动也。盖土虚湿旺,脾陷而肝郁,不能泄水,故小便不利。胃逆而胆郁,不能降浊,故心下满痛。浊气冲塞,故头痛发热。桂枝去桂枝之解表,加茯苓、白术,泻湿而燥土也。

桂枝去桂加茯苓白术汤二十五

芍药三两　甘草二两　大枣十二枚　生姜三两　茯苓三两　白术三两

于桂枝汤方内去桂枝,加茯苓、白术各三两,余依前法煎服,小便利则愈。

厚朴姜夏参甘证十六 太阳八十六

发汗后,腹胀满者,厚朴生姜甘草半夏人参汤主之。

胃不偏燥,脾不偏湿,脾升胃降,中气转运,胸腹冲和,故不胀满。汗泄中气,阳虚湿旺,枢轴不运,脾陷胃逆,则生胀满。厚朴生姜甘草半夏人参汤,人参、甘草补中而扶阳,朴、夏、生姜降浊而行郁也。

厚朴生姜甘草半夏人参汤二十六

厚朴一斤,去皮　生姜半斤　甘草二两,炙　半夏半升,洗　人参一两

上五味,以水一斗,煮取三升,去滓,温服一升,日三服。

栀子厚朴证十七 太阳八十七

伤寒下后,心烦腹满,卧起不安者,栀子厚朴汤主之。

下伤中气,枢轴不运,是以腹满。阳明上逆,浊阴不降,腐败壅塞,宫城不清,是以心烦。烦极则卧起不安。栀子厚朴汤,厚朴、枳实泻满而降逆,栀子吐浊瘀而除烦也。

栀子厚朴汤二十七

栀子十四枚,擘　厚朴四两,姜炙　枳实四枚,水浸,去穰,炒

上三味,以水三升半,煮取一升半,去滓,分二服,温进一服。得吐者,止后服。

栀子干姜证十八 太阳八十八

伤寒,医以丸药大下之,身热不去,微烦者,栀子干姜汤主之。

大下败其中气,浊阴上逆,瘀生腐败,阻格君火,不得下降,故身热而心烦。栀子干姜汤,干姜降逆而温中,栀子吐瘀而除烦也。

栀子干姜汤二十八

栀子十四枚　干姜二两

上二味,以水三升半,煮取升半,去滓,分二服,温进一服。得吐者,止后服。

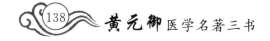

栀子香豉证十九太阳八十九

发汗,若下之,而烦热胸中窒者,栀子豉汤主之。

汗下败其中气,胃土上逆,浊气填瘀,君火不得下行,故心宫烦热,胸中窒塞。栀子豉汤,香豉调中气而开窒塞,栀子吐浊瘀而除烦热也。

栀子豉汤二十九

栀子十四枚,擘　香豉四两,绵裹

上二味,以水四升,先煮栀子,得二升半,内豉,煮取一升半,去渣,分二服,温进一服。得吐者,止后服。

栀子香豉证二十太阳九十

发汗吐下后,虚烦不得眠。若剧者,必反覆颠倒,心中懊憹者,栀子豉汤主之。若少气者,栀子甘草豉汤主之。若呕者,栀子生姜豉汤主之。

发汗吐下,土败胃逆,君火不降,故虚烦不得卧眠。剧则陈郁填塞,浊气熏心,故反覆颠倒,心中懊憹。栀子豉汤吐其瘀浊,则阳降而烦止矣。若少气者,加甘草以益气。若呕者,加生姜以止逆也。

栀子甘草豉汤三十

栀子十四枚　香豉四两,绵裹　甘草二两

于栀子豉汤内加甘草二两,余依前法。得吐者,止后服。

栀子生姜豉汤三十一

栀子十二枚　香豉四两,绵裹　生姜五两

于栀子豉汤加入生姜五两,余依前法。得吐,止后服。

忌栀子证二十一太阳九十一

凡用栀子汤,病人旧微溏者,不可与服之。

栀子苦寒之性,泄脾胃而滑大肠。凡用栀子诸汤,设病人旧日脾阳素虚,大便微溏者,不可与服也。

太阳坏病入少阴去路十七章

少阴以寒水而化君火,平人水火交则肾水温,阴盛之人,水旺火衰,肾气原寒。病在太阳,表阳外郁,内寒已动,一有汗下温针之逆,阳亡土败,寒水无制,水邪泛溢,死不旋踵。扶阳明而抑少阴,良工当思患而预防也。

太阳坏病入少阴桂枝附子证一太阳九十二

太阳病,发汗,遂漏不止,其人恶风,小便难,四肢微急,难以屈伸者,桂枝加附子汤主之。

卫阳汗泄,皮毛失敛,是以汗漏不止。表虚,是以恶风。汗亡血中温气,木郁不能行水,是以小便难。阳亡土败,不能温养四肢,是以四肢微急,难以屈伸。肾主五液,入心为汗。肾气者,诸阳之本,汗漏不止,则肾中阳根,泄而不藏。桂枝加附子汤,桂枝达肝木之郁陷,芍药敛风气之疏泄,姜、甘、大枣补脾精而和中气,附子暖肾水以益阳根也。

桂枝加附子汤三十二

桂枝三两　芍药三两　甘草二两　大枣十二枚　附子一枚,炮,破八片　生姜三两

于桂枝汤内加附子一枚,破八片,余依前法。

芍药甘草附子证二太阳九十三

发汗病不解,反恶寒者,虚故也。芍药甘草附子汤主之。

汗泄血中温气,木郁阳陷,故表病不解,而反加恶寒。芍药甘草附子汤,芍药清风而敛营血,甘草培土而荣木气,附子暖水以补温气也。

芍药甘草附子汤三十三

芍药三两　甘草三两,炙　附子一枚,炮,破八片

上三味,以水五升,煮取一升五合,去滓,分温三服。

内外俱虚证三太阳九十四

下之后,复发汗,必振寒,脉微细,所以然者,以内外俱虚故也。

申明上章恶寒之义。汗下亡阳,必身体振寒,而经脉细微。所以然者,以下伤其内,汗泄其外,内外之阳俱虚故也。

苓桂术甘证四太阳九十五

伤寒,若吐若下后,心下逆满,气上冲胸,起则头眩,脉沉紧,发汗则动经,身为振振摇者,茯苓桂枝白术甘草汤主之。

吐伤胃阳,则病上逆,浊气冲塞,故心下逆满。阳气浮升而无根,故起则头眩。下泻脾阳,则病下陷。风木抑郁,故脉沉紧。木愈郁而愈升,升发太过,而不得平,故气上冲胸。又复发汗,以亡经中之阳,温气脱泻,木枯风动,于是身体振摇,势如悬旌。此缘于水旺土湿而风木郁动也。苓桂术甘汤,苓、术泄水,桂枝疏木,而甘草补中也。

茯苓桂枝白术甘草汤三十四

茯苓四两　甘草二两,炙　桂枝三两　白术二两

上四味,以水六升,煮取三升,去滓,分温三服。

真武证五太阳九十六

太阳病,发汗,汗出不解,其人仍发热,心下悸,头眩,身瞤动,振振欲擗地者,真武汤主之。方在少阴十九。

阳虚之人,发汗过多,土败阳飞,则头目眩晕。风木动摇,则心悸肉瞤。盖木生于水而长于土,水寒土湿,木郁风生,是以悸动。根本摇撼,则悸在脐间,枝叶振摇,则悸在心下。振振欲擗地者,风动神摇,欲穴地以自安。木郁风动,原于土湿而

水寒。真武汤,生姜降浊而止呕,苓、术泄水而燥土,芍药清风而安振摇,附子温肾水以培阳根也(真武汤,治少阴病,内有水气,腹痛下利,小便不利,四肢沉重疼痛,或呕者)。

桂枝甘草证六太阳九十七

发汗过多,其人叉手自冒心,心下悸,欲得按者,桂枝甘草汤主之。

汗亡心液,火泻神虚,故叉手自冒其心(冒者,覆也)。汗多阳亡,温气泄脱,风木不宁,而土败胃逆,浊气填塞,风木上行,升路郁阻,故心下动悸,欲得手按,以宁神宇。桂枝甘草汤,桂枝疏木而安动摇,甘草补土以培根本也。

桂枝甘草汤三十五

桂枝四两　甘草二两,炙

上二味,以水三升,煮取一升,去滓,顿服。

阳虚耳聋证七太阳九十八

未持脉时,病人叉手自冒心,师因教试令咳,而不咳者,此必两耳聋,无闻也。所以然者,以重发汗,虚故如此。

五脏阴也,阴中有阳,清阳升发,开窍五官,浊阴下降,七窍空灵,故能闻见。汗伤中气,肝脾不升,肺胃不降,清阳下陷,浊阴上逆,浊气埋塞,听宫障蔽,是以聋也。

身重心悸证八太阳九十九

脉浮数者,法当汗出而愈。若下之,身重心悸者,不可发汗,当自汗出乃解。所以然者,尺中脉微,此里虚,须表里实,津液自和,便自汗出愈。

浮数之脉,当以汗解。设在下后,而见身重心悸之证,虽有浮数之脉,不可发汗,当使其自汗出乃愈。盖水旺土湿,则身体重浊,木郁风生,则心下悸动,以其伤肝脾之阳故也。所以然者,寸口虽见浮数,而尺中则脉微弱,寸口主表,尺中主里,寸口浮数,虽为表实,而尺脉微弱,则为里虚,须里气渐复,表里俱实,则里气内拒,表气外发,邪无内陷之虑,便自汗出而愈。医家于此,贵有实里解表之法,虽汗出而无虚虚之嫌,则以人巧而代天工矣。

苓桂甘枣证九太阳一百

发汗后,其人脐下悸者,欲作奔豚,茯苓桂枝甘草大枣汤主之。

汗亡血中温气,风木郁动,是以振悸。枝叶不宁,则悸在心下;根本不安,则悸在脐间。脐下振悸,根本撼摇,则奔豚欲作矣。奔豚者,风木奔腾,状如惊豚,上冲胸膈,及乎咽喉腹胁心首,诸病皆作,喘呼闭塞,七窍火生,病热凶恶,莫此为剧。仲景、扁鹊,以为肾邪(仲景《霍乱》:脐上筑者,肾气动也。扁鹊《难经》:肾之积,曰奔豚),其实纯是肝气。盖木气奔冲,原于阳亡而水寒也。苓桂甘枣汤,茯苓、桂枝泄癸水而疏乙木,甘草、大枣补脾精以滋肝血也。

茯苓桂枝甘草大枣汤三十六

茯苓半斤　桂枝四两　甘草二两,炙　大枣十二枚上四味,以甘澜水一斗,先煮茯苓,减二升,内诸药,煮取三升,去滓,温服一升,日三服。

作甘澜水法:取水二斗,置大盆内,以勺扬之,水上有珠子五六千颗相逐,取用之。

桂枝加桂证十太阳一百一

烧针令其汗,针处被寒,核起而赤者,必发奔豚。气从少腹上冲心者,灸其核上各一壮,与桂枝加桂汤,更加桂二两。

汗后阳虚脾陷,木气不舒,一被外寒,闭其针孔,风木郁动,必发奔豚。若气从少腹上冲心胸,便是奔豚发作,宜先灸核上各一壮,散其外寒,即以桂枝加桂汤,更加桂枝,以疏风木而降奔冲也(桂枝加桂者,于桂枝汤内,更加桂枝也)。

桂枝加桂汤三十七

桂枝五两　芍药三两　甘草二两　大枣十二枚　生姜三两

于桂枝汤内更加桂枝二两,共五两,余依前法。

桂枝加桂证十一太阳一百二

太阳病,下之后,其气上冲者,可与桂枝汤,用前法。若不上冲者,不可与之。

下后其气上冲,是奔豚发作也,可与桂枝汤,用如前法,疏风木而降奔冲。若不上冲者,奔豚未作,不可与前汤也。

桂枝去芍药加蜀漆龙骨牡蛎证十二太阳一百三

伤寒脉浮,医以火迫劫之,亡阳,必惊狂,起卧不安者,桂枝去芍药加蜀漆龙骨牡蛎救逆汤主之。

汗多亡阳,君火飞腾,神魂失归,是以惊生。浊气上逆,化生败浊,迷塞心宫,是以狂作。桂枝去芍药加蜀漆龙骨牡蛎救逆汤,桂枝、甘草,疏木而培中,生姜、大枣,补脾而降逆,蜀漆吐腐瘀而疗狂,龙骨、牡蛎,敛神魂而止惊也。

桂枝去芍药加蜀漆龙骨牡蛎救逆汤三十八

桂枝三两,去皮　甘草二两,炙　大枣十二枚　生姜三两　蜀漆三两,洗去腥　龙骨四两　牡蛎五两,熬

上七味,以水一斗二升,先煮蜀漆,减二升,内诸药,煮取三升,去滓,温服一升。

温针亡阳证十三太阳一百四

太阳伤寒者,加温针,必惊也。

温针发汗亡阳,土败胃逆,神魂无归,必生惊悸也。

桂枝甘草龙骨牡蛎证十四太阳一百五

火逆,下之,因烧针,烦躁者,桂枝甘草龙骨牡蛎汤主之。

火劫发汗,是为火逆。火逆之证,下之亡其里阳,又复烧针发汗,亡其表阳,神气离根,因而烦躁不安。桂枝甘草龙骨牡蛎汤,桂枝、甘草疏乙木而培中土,龙骨、

牡蛎敛神气而除烦躁也。

桂枝甘草龙骨牡蛎汤三十九

桂枝一两　甘草二两　龙骨二两　牡蛎三两

上四味,以水五升,煮取二升半,去滓,温服八合,日三服。

茯苓四逆证十五太阳一百六

发汗,若下之,病仍不解,烦躁者,茯苓四逆汤主之。

汗下亡阳,土败水侮,阳气拔根,扰乱无归,故生烦躁。茯苓四逆汤,茯苓、参、甘泄水而补土,干姜、附子温脾而暖肾也。

茯苓四逆汤四十

茯苓四两　人参一两　甘草二两,炙　干姜一两五钱　附子一枚,去皮

上五味,以水五升,煮取二升,去滓,温服七合,日三服。

干姜附子证十六太阳一百七

下之后,复发汗,昼日烦躁不得眠,夜而安静,不呕,不渴,无表证,脉微沉,身无大热者,干姜附子汤主之。

汗下亡阳,土败水侮,微阳拔根,不得下秘,故昼日烦躁不得眠。夜而阳气归根,是以安静。温气脱泄,乙木郁陷,故脉象沉微而身无大热。干姜附子汤,干姜温中以回脾胃之阳,附子温下以复肝肾之阳也。

干姜附子汤四十一

干姜一两　附子一枚,生用,去皮,破八片

上二味,以水三升,煮取一升,去滓,顿服。

禹余粮证十七太阳一百八

汗家,重发汗,必恍惚心乱,小便已阴痛,与禹余粮丸(方阙)。

平素汗家,液亡神虚,重发其汗,阳亡神败,必恍惚心乱。湿动木郁,小便后阴痛,以木郁于水,疏泄不畅,便后滞气凝涩,故尿孔作痛。禹余粮敛阳神于阴精,蛰君火而达风木也。

太阳坏病入厥阴去路一章

厥阴以风木主令,阴盛之人,病在太阳,木郁将发。一有汗下温针之逆,阳败水寒,乙木失温,生气不遂,厥阴之病,相继作矣。

太阳坏病入厥阴胃冷吐蛔证一太阳一百九

病人有寒,复发汗,胃中冷,必吐蛔。

脏腑素有积寒,复发汗以亡胃阳,胃冷不能安蛔,必吐蛔虫。虫因木化,厥阴木郁,则生蛔虫。《素问》:厥阴者,阴之绝阳。厥阴以至阴之脏,寒极吐蛔,则水腾而火不能复,中伏死机,是以内外感伤诸病,一见吐蛔,便属险证,阳绝则死,阳复则生。惟温病吐蛔,是热非寒,与余证不同也。

伤寒悬解卷五　太阳经下篇二十五章

昌邑黄元御坤载著

太阳坏病结胸痞证

太阳之病,不解于太阳,而入阳明之腑,太阴之脏,寒热之偏胜,危机伏藏,是皆太阳之坏病也。然悠忽失治,离表传里,俟其入于阳明而用承气,入于太阴而用四逆,犹有救坏之方。至于未成阳明,下早而为结胸,将成太阴,误下而为痞,则阳明不成为阳明,太阴不成为太阴,承气、四逆方俱不可用,是为坏中之坏,莫可救挽者也。仲景于此,变承气、四逆而为陷胸、泻心法,挽逆为顺,至德神功,无以加矣。

太阳坏病结胸痞证提纲一章

病发于阳者,多入阳明而为热;病发于阴者,多入太阴而为寒。病发于阳,俟其表证已解,内热既实而用下,乃不为早,下早则表阳陷而为结胸,此阳明之坏病也。病发于阴,始终不可用下,误下则里阴升而为痞,此太阴之坏病也。

太阳坏病结胸痞证提纲一　太阳一百十

病发于阳,而反下之,热入因作结胸;病发于阴,而反下之,因作痞,所以成结胸者,以下之太早故也。

承病有发热恶寒者,发于阳也;无热恶寒者,发于阴也(在《太阳首篇》)。病发于阳,风伤卫也。风伤卫气,遏逼营血,而生内热,藏阴衰者,多传于阳明。当其经热方盛,法宜解表,俟至表热传胃,乃可攻下。邪之内传,腑热未成,胸热先作,以阳盛于上也。热未入腑,下之若早,中气受伤,升降倒置。胃土上逆,胆木不得下行,君相合邪,刑克肺金,肺热愈隆。而皮毛不泄,经络之热,遂内入胸膈。经腑之气,两相拒格,硬满作痛,是为结胸。病发于阴,寒伤营也。寒伤营血,束闭卫气,而生外寒,腑阳弱者,多传于太阴。误下则脾阳下陷,阴邪上填,堵塞心下,是谓痞证。未下之前,经热非盛,故下后原无热入,但痞满不消,久而郁甚,则生热耳。内伤脾虚之证,往往心下痞满,误投寒凉,其痞愈甚,即此病也。结胸上热下寒,而下寒不甚,故用陷胸汤泻上焦之湿热。痞证亦上热下寒,而下寒较重,故用泻心汤清上而温下。结胸证惟阳明、少阳有之,以阳旺而生上热也(阳明上逆,则少阳不降,二气郁升,膈热壅逼,皮毛不泄,故经热内入)。痞证惟太阴有之,以阴旺而生下寒也。结胸因于下早,痞证因于误下,大不同也(结胸、痞证,总因胃气不舒,甲木上逆,但有阴阳之分)。

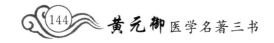

太阳坏病结胸证十二章

结胸者,异日之阳明,今日下早而成者也。胃腑燥热,汗亡其阴,则成阳明。胸膈湿热,下陷其阳,则成结胸。若迟延数日,湿被燥夺,表寒已解,腑热既实,一下而愈,何至于此!故太阳而见阳明之证,宁迟迟而用承气,勿匆匆而用陷胸。盖结胸乃阳明之坏病也。阳明之病在腹,结胸之病在胸,承气泄下焦之燥热,陷胸泄上焦之湿热,高下不同,燥湿亦异也。

太阳坏病结胸大陷胸证一太阳百十一

太阳病,脉浮而动数,浮则为风,数则为热,动则为痛,数则为虚。头痛发热,微盗汗出,而反恶寒者,表未解也。医反下之,动数变迟,膈内拒痛,胃中空虚,客气动膈,短气烦躁,心中懊憹,阳气内陷,心下因硬,则为结胸,大陷胸汤主之。若不结胸,但头汗出,余处无汗,剂颈而还,小便不利者,身必发黄也。

太阳病,脉浮而兼动数,浮则为表中于风,数则为营郁发热,动则为经气莫泄,郁迫而生疼痛,数从浮见,尚非内实,是以曰虚。其证头痛发热,微盗汗出,而反恶寒者,表邪未解故也。医不解表,而反下之,动数之脉,变而为迟,则胃气败矣。阳败胃逆,碍胆木降路,逆冲胸膈,胆胃相拒,则膈内疼痛。甲木下行,化相火而归癸水,相火在水,是为下焦主气。今阳败胃虚,甲木逆行,以下焦主气,客居膈上,冲动不已,此拒痛所由来也。心肺之气,以下降为顺,胃胆逆阻,心肺莫降,相火上炎,助君火而刑辛金,则烦躁懊憹,气短胸盈。膈热郁发,皮毛不开,经中阳气,亦遂内陷。经腑之热,彼此壅塞,心中坚凝,是为结胸。肺金郁遏,雾气淫蒸,津液瘀浊,化生痰涎。大陷胸汤,硝、黄清其郁热,甘遂决其痰饮,胸中邪热,推荡无余矣。若其不成结胸,但头上汗出,余处无汗,剂颈而还,下见小便不利者,是苦寒泻其脾阳,湿气内郁,而无降路,身必发黄也。表热传胃,则为阳明证,阳明有阳而无阴,故病燥热;表热入膈,则为结胸证,结胸上阳而下阴,故病湿热。脏气发舒,则津液流溢,藏气埋塞,则痰涎凝结,无二理也。

按:大陷胸证,表阳即陷,而经邪未解,是宜内清胸膈之热,外解皮毛之邪,使上郁之里热固自里散,内陷之表阳还从表出。仲景用大陷胸汤,但泻上焦湿热,而不用表药,是救急之法。此处尚可变通,愚意用石膏、甘遂、枳实、麻黄双解表里,得仲景法外之意矣。

程氏曰:结胸证,用枳实理中丸甚效。欲破其结,而软其坚,则黄芩、栝蒌、牡蛎为佳。

大陷胸汤四十二

大黄六两　芒硝一升　甘遂一钱匕

上三味,以水六升,先煎大黄,取二升,去滓,内芒硝,煮一二沸,内甘遂末,温服一升。得快利,止后服。

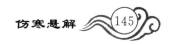

大陷胸证二太阳百十二

伤寒六七日,结胸热实,脉沉而紧,心下痛,按之石硬者,大陷胸汤主之。

伤寒六七日后,结胸而膈热内实,心下满痛,按之如石之硬者,是真大陷胸证也。结胸之脉,寸浮而关沉,后章寸脉浮,关脉沉,名曰结胸是也。脉沉而紧,指关上言。抵当汤证,脉微而沉,反不结胸,盖结胸之脉,关上必沉也。后章小结胸病,正在心下,脉浮滑者,太阳病,下之,脉浮者,必结胸也,皆指寸脉言。

大陷胸证三太阳百十三

太阳病,重发汗而复下之,不大便五六日,舌上燥而渴,日晡时小有潮热,从心下至少腹硬满而痛不可近者,大陷胸汤主之。

结胸证,攻下后,下寒逼热在上,病但在胸,不至少腹,此从心下至于少腹硬满而痛,是结胸而兼阳明腑证也。合之舌上燥渴,日晡潮热,全是胃腑燥热。但小有潮热,腑邪尚轻,故用陷胸而不用承气也。

大陷胸丸证四太阳百十四

结胸者,项亦强,如柔痓状,下之则和,宜大陷胸丸。

胸膈痞塞,湿热熏冲,俯则病甚,故项常反折,状如柔痓。大陷胸丸,硝、黄荡其结热,杏仁破其滞气,葶苈泻其水饮。变汤为丸,病连项颈,恐汤之速下也。

大陷胸丸四十三

大黄半斤　芒硝半升　葶苈半升,熬　杏仁半升,去皮,熬

上四味,捣筛二味,内杏仁、芒硝,合研如脂,合散,取如弹丸一枚,别捣甘遂末一钱匕,白蜜二合,水二升,煮取一升,温顿服之,一宿乃下。如不下,更服,取下为效。禁如药法。

结胸忌下证五太阳百十五

结胸证,其脉浮大者,不可下,下之则死。

结胸之脉,寸浮关沉,寸浮则上热,关沉则中寒,上热甚而中寒不甚,则浮多而沉少,是以可下。若其脉浮大,绝无沉意,是非无中寒也,乃中寒之极,阳气全格于上,是以但见浮大,而不见其沉,下之中气败竭,必死无疑也。结胸可以下愈者,下焦之阳,未至绝根,故推陷其上郁之阳,使之通达于下,以接下焦之根,是以愈也。其脉浮大,则阳已绝根于下,是中虚外寒之诊,下之所以速其死也。

结胸烦躁证六太阳百十六

结胸证悉具,烦躁者,亦死。

迁延日久,结胸证无一不具,若见烦躁,则热极矣。上热极者,下寒必极,如是者,虽不下,而亦死。非死于上热,非死于下寒,乃死于中气之败也。

小结胸证七太阳百十七

小结胸病,正在心下,按之则痛,脉浮滑者,小陷胸汤主之。

小结胸病,正在心下,位与大结胸同。但按之则痛,未如大结胸之不按亦痛也。脉则浮滑,亦不如大结胸之寸浮关沉。白虎汤证,脉浮滑者,此里有热,表有寒也。此虽不如大结胸之热实,而亦有里热,较之大结胸,证同而病轻。小陷胸汤,黄连泄热,半夏降逆而涤饮,栝蒌清金而去垢,是即大陷胸之制,变而从轻者也。

小陷胸汤四十四

黄连一两　半夏半升,洗　栝蒌实大者一枚

上三味,以水六升,先煮栝蒌,取三升,去滓,内诸药,煮取二升,去滓,分温三服。

脏结证八太阳百十八

问曰:病有结胸,有脏结,其状何如? 答曰:按之痛,寸脉浮,关脉沉,名曰结胸也。何谓脏结? 答曰:如结胸状,饮食如故,时时下利,寸脉浮,关脉细小沉紧,名曰脏结。舌上白胎滑者,难治。

结胸证,不按亦痛,前章膈内拒痛,从心下至小腹硬满而痛,心下不按亦痛也。此曰按之痛者,按之则痛剧耳。寸脉浮者,膈上有热也。关脉沉者,腹中寒也。脏结,如结胸状,病因阴邪逆冲,即太阴之胸下结硬而上无热者也。其脉寸浮关沉,亦与结胸无异,加以脉小细紧,则阴邪独结,而无阳也。关主中焦,人之卫气,出于下焦,升清阳于浊阴者,中焦也。宗气出于上焦,降浊阴于清阳者,中焦也。今关脉细小沉紧,则积寒内结,有阴无阳,是谓死阴,故名脏结。心窍于舌,白胎滑者,心火败而肺津凝也。金性收敛,得火以温之,则雾气飘洒而不凝,所谓相克而实相成也。火衰则肺气不布,而津液郁浊,胶塞心宫,故舌上胎生。滑者,气滞而津凝也。土燥则津枯而黄涩,金湿则液凝而白滑,寒热之分也。舌胎白滑,火败金郁,是以难治。

脏结证九太阳百十九

病胁下素有痞,连在脐旁,痛引少腹,入阴筋者,此名脏结,死。

肝脉行于两胁,素有痞者,肝气之郁结也。脐当脾胃之交,中气所在,胁下之痞,连在脐旁,土败木郁,肝邪之乘脾也。肝主筋,自少腹而结阴器。前阴者,宗筋之聚。肝气郁结,则痛引少腹,而入阴筋。土木郁迫,痞塞不开,此名脏结。久而木贼土崩,必主死矣。

脏结证十太阳百二十

脏结,无阳证,不往来寒热,其人反静,舌上胎滑者,不可攻也。

脏结之证,阴胜则寒,阳复则热,寒为死机,热则生兆。阴阳相争,多见烦躁。复之过者,邪热如焚,亦有下证。若绝无阳证,不往来寒热,其人反静,舌上胎滑者,是为绝阴,不可攻也。肝胆同气,寒热往来,而生烦者,胆木之阳复也。寒热不作,而反静者,肝木之阴胜也。

结胸脉法十一太阳百二十一

太阳病,下之,其脉促,不结胸者,此为欲解也。脉浮者,必结胸也。脉紧者,必咽痛。脉弦者,必两胁拘急。脉细数者,头痛未止。脉沉紧者,必欲呕。脉沉滑者,协热利。脉浮滑者,必下血。

太阳病,下之,里邪既去,经热不得内传,而表邪未解,经热不能外达,表里迫束,故脉见促象。而不结胸者,则表阳未陷,经气郁勃,必当外发为汗,此为欲解也。若寸脉浮者,阴邪逆冲,膈热郁迫,必作结胸。脉紧者,表热被束,邪火上燔,必苦咽痛。肝胆之经,傍循胁肋,其脉象为弦。脉弦者,木气不舒,必两胁拘急。脉细数者,阳虚不能下秘,为浊阴冲逼,升浮无根,头痛发作,必当未止。脉沉紧者,胃气郁迫,容纳失职,必作呕吐。脉沉滑者,脾阳郁陷,肝木疏泄,必协热下利。脉浮滑者,乙木升发,而生气不畅,郁而生风,疏泄失藏,必病下血也。

结胸变证十二太阳百二十二

太阳病,二三日,不得卧,但欲起,心下必结。脉微弱者,此本有寒分也,反下之。若利止,必作结胸。未止者,四日复下之,此作协热利也。

太阳病,二三日,正传阳明、少阳之时,但欲起,不能卧,外烦如是,知其心下必结。盖病入阳明、少阳,胃逆胆壅,经气郁迫,故心下结硬,相火上炎,是以烦生。若脉见微弱,此必有寒气在内,格其阳火,乃反下之,寒盛脾亏,必当下利。若下利已止,脾气不陷,而寒邪在中,不得下泄,必当上逆,胆胃壅塞,则病结胸。若下利未止,脾气方陷,四日见其外热愈甚,而复下之,则里寒益增,外热更剧,寒益增而利益甚,此作协热利也。结胸与协热利,皆有寒分之邪在内。寒邪上冲,则胃逆而为结胸;寒邪下泄,则脾陷而为协热利,其病标异而本同。协热利者,内寒协合外热而下利也。

太阳坏病痞证十二章

痞者,异日之太阴,今日误下而成者也。阳性虚而阴性实,人之心下虚空者,清阳升而浊阴降也。升降清浊之权,在乎中气。下伤中气,升降失职,浊气上逆,则生膜胀,清气下陷,则生飧泄,故痞证与下利兼见,悉因中气之败也。太阴之证,腹满自利,腹满者,痞之根本,而未至成痞,下之而胸下结硬,乃成痞焉。痞乃太阴之坏病也。太阴脏寒,温宜四逆,阳旺寒消,自无余事,及其成痞,则下寒而兼上热,四逆不受,故变为泻心。清上温下,寒热并用,灵思妙解,神化无穷矣。

太阳坏病痞证桂枝人参汤证一太阳百二十三

太阳病,外证未解,而数下之,遂协热而利,利下不止,心下痞硬,表里不解者,桂枝人参汤主之。

太阳病,外证不解,而数下之,外热不退,而内寒亦增,遂协合外热,而为下利。利而不止,清阳既陷,则浊阴上逆,填于胃口,而心下痞硬。缘中气虚败,不能分理阴阳,升降倒行,清浊易位,是里证不解,而外热不退,是表证亦不解。表里不解,当内外兼医,桂枝人参汤,桂枝通经而解表热,参、术、姜、甘温补中气,以转升降之机也。太阴之胸下结硬,即痞证也。自利益甚,即下利不止也。中气伤败,痞与下利兼见,人参汤(即理中汤)助中气之推迁,降阳中之浊阴则痞消,升阴中之清阳则利止,是痞证之正法。诸泻心则因其下寒上热,从此而变通者也。

桂枝人参汤四十五

桂枝四两　人参三两　白术三两　甘草四两　干姜三两

上五味,以水九升,先煮四味,取五升,内桂,更煮取三升,温服一升,日再夜一服。

大黄黄连泻心汤证二太阳百二十四

伤寒,大下后,复发汗,心下痞,恶寒者,表未解也。不可攻痞,当先解表,表解方可攻痞。解表宜桂枝汤,方在太阳五。攻痞宜大黄黄连泻心汤。

伤寒,下后复汗,阳亡土败,遂成痞证。而外见恶寒者,表未解也。盖阴气外束,阳郁不达,则见恶寒。外见恶寒,则内必发热。内热痞郁,法应攻之,而表未解者,不可攻也,当先解表,表解乃可攻痞。解表宜从中风例,用桂枝汤,病在汗下后,是以不用麻黄,攻痞宜大黄黄连泻心汤,去其痞郁之上热也。上章用桂枝人参汤双解表里,此用桂枝汤解表,大黄黄连攻痞者,以上则外热而内寒,此则外寒而内热,攻补不同也。温中解表,可以并用,攻里发表,不可双行,故仲景于宜攻之病而有表证,皆先表而后下。

大黄黄连泻心汤四十六

大黄二两　黄连一两

上二味,以麻沸汤二升渍之,须臾绞去滓,分温再服。

附子泻心汤证三太阳百二十五

脉浮而紧,而复下之,紧反入里,则作痞。按之自濡,但气痞耳。心下痞,按之濡,其脉关上浮者,大黄黄连泻心汤主之。心下痞,而复恶寒汗出者,附子泻心汤主之。

脉浮而紧,应以汗解,而复下之,紧反入里,浮紧变为沉紧,则作痞证。痞证阳气格郁,必生上热,阴气凝塞,必生下寒,寒热相逼,二气搏结,则心下石硬,而关脉沉紧,是当用诸泻心清上温下之法。若按之心下自濡,诊之关上脉浮者,是下寒未生,但是阳气痞塞,郁生上热,宜用大黄黄连泻其上热,无用温药也。若下寒已生,则心下不濡而关上不浮,其上热逼蒸,别无去路,是必开其皮毛,泄而为汗。如是心下痞硬,而复恶寒汗出者,是其下寒已动。宜附子泻心汤,大黄、芩、连泻其上热,附子温其下寒也。此以下伤其中气,土败胃逆,胆心不降,君相二火皆升,大黄泻胃而降逆,黄连泻其心火,黄芩泻其胆火。第曰泻心者,相火以君火为主也。

附子泻心汤四十七

附子一枚,炮,去皮,破,别煮取汁　大黄二两　黄连一两　黄芩一两上四味,下三味以麻沸汤二升渍之,须臾绞去滓,内附子汁,分温再服。

十枣汤证四太阳百二十六

太阳中风,下利呕逆,表解者,乃可攻之。其人漐漐汗出,发作有时,头痛,心下痞硬满,引胁下痛,干呕短气,汗出不恶寒者,此表解里未和也,十枣汤主之。

太阳中风,下利呕逆,是有水湿在内,于法可攻,然必表邪外解,乃可攻之。其人内有水气,格阳于外,气蒸窍泄,漐漐汗出者,而阴阳胜复,发作有时。水饮阻格,浊气不降,头为之痛。阴邪上填,心下痞结硬满,而引胁下疼痛。胃气上逆,而生干呕。肺气上逆,而苦短气,使非水饮郁格,何以至此!若其漐漐汗出而不复恶寒者,是表邪已解而里气未和也。宜十枣汤,大枣保其脾精,芫、遂、大戟,泄其水饮也。

十枣汤四十八

大枣十枚　芫花　甘遂　大戟

上三味,等分,各捣筛为散备用。以水一升半,先煮大枣肥者十枚,取八合,去滓,内诸药末,强人服一钱匕,羸人服半钱匕,平旦温服。若下少病不除者,明日更服,加半钱匕。得快下利后,糜粥自养。

生姜泻心汤证五太阳百二十七

伤寒,汗出解之后,胃中不和,心下痞硬,干噫食臭,胁下有水气,腹中雷鸣下利者,生姜泻心汤主之。

伤寒,汗出解后,胃中不和,心下痞硬。水谷不消,陈宿停留,浊气冲胸,而干呕食臭。胆邪克土,土虚不能制水,水郁胆部,而积于胁下。土败木贼,阴气激宕,腹中雷鸣,而病下利。生姜泻心汤,生姜、半夏降其浊阴,黄芩、黄连清其心胆,姜、甘、参、枣温补中气,以转枢轴也。

生姜泻心汤四十九

生姜四两　半夏半升　黄芩三两　甘草三两,炙　黄连一两　人参三两　干姜一两　大枣十二枚

上八味,以水一斗,煮取六升,去滓,再煎取三升,温服一升,日三服。

甘草泻心汤证六太阳百二十八

伤寒、中风,医反下之,其人下利日数十行,谷不化,腹中雷鸣,心下痞硬而满,干呕,心烦不得安。医见其心下痞,谓病不尽,复下之,其痞益甚。此非结热,但以胃中虚,客气上逆,故使硬也。甘草泻心汤主之。

伤寒、中风,应当解表,医反下之,败其中气,水谷不化,土木皆郁,升降倒行。脾陷而贼于乙木,则腹中雷鸣而下利。胃逆而迫于甲木,则心下痞硬而干呕。君相二火皆升而心烦。医以痞为结热,而复下之,其痞益甚。不知此非结热,但以胃中阳虚,不能堤障阴邪,阴中客气,上逆阳位,故使心下结硬也。甘草泻心汤,甘草、姜、枣补中而温下寒,半夏、芩、连降逆而清上热也。

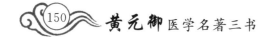

甘草泻心汤五十

甘草四两　大枣十二枚　干姜三两　半夏半升,洗　黄芩三两　黄连一两

上六味,以水一斗,煮取六升,去滓,再煎取三升,温服一升,日三服。

赤石脂禹余粮汤证七太阳百二十九

伤寒,服汤药,下利不止,心下痞鞭。服泻心汤已,复以他药下之,利不止。医以理中与之,利益甚。理中者,理中焦,此利在下焦。赤石脂禹余粮汤主之。复利不止者,当利其小便。

伤寒,误服寒凉汤药,伤其中气,利下不止,心下痞鞭。服泻心汤已,下利未止,谓其中有积热,复以他药下之,阳气脱陷,下利不止。医又意中寒,以理中与之,其利益甚。理中者,但理中焦,此之下利,在于下焦滑脱,何以能止!宜赤石脂禹余粮汤,固下焦之滑脱,利乃可止也。若使复利不止者,必由土湿水停,前窍不通,而后注二肠,当利其小便,水道开而谷道合矣。

赤石脂禹余粮汤五十一

赤石脂一斤,碎　禹余粮一斤,碎

上二味,以水六升,煮取二升,去滓,分温三服。

五苓散证八太阳百三十

本以下之,故心下痞,与泻心汤,痞不解。其人渴而口燥烦,小便不利者,五苓散主之。方在太阳四十二。

本以攻下之,故得心下痞证,是宜服泻心,乃与泻心汤,而痞不解。其人土湿水停,口渴心烦,小便不利者,宜五苓散,泄水燥土,以利小便。土燥则中气转运,浊降清升,痞硬自消也。

痞证必兼下利,上章复利不止者,当利其小便。利小便之法,五苓散是也。五苓痞证与下利兼医,此但言痞而不言下利者,省文也。

旋覆代赭证九太阳百三十一

伤寒,发汗,若吐,若下解后,心下痞硬,噫气不除者,旋覆花代赭石汤主之。

伤寒,汗、吐、下解后,心下痞硬,噫气不除,以外证虽解,而汗下伤中,土败胃逆,碍胆经降路,胃口痞塞,肺气郁蒸,而化痰饮,胃土壅遏,而生哕噫。旋覆花代赭石汤,参、甘、大枣补其中脘,半夏、姜、赭降其逆气,旋覆花行痰饮而开郁浊也。浊气上填,痞闷噫气,以旋覆花代赭石汤补虚降逆,噫气立除。若除后再用,则病下陷,不可常服也。

旋覆花代赭石汤五十二

旋覆花三两　代赭石一两　生姜五两　半夏半升,洗　甘草三两,炙　人参二两　大枣十二枚

上七味,以水一斗,煮取六升,去滓,再煎取三升,温服一升,日三服。

瓜蒂散证十太阳百三十二

病如桂枝证,头不痛,项不强,寸脉微浮,胸中痞硬,气上冲咽喉,不得息,此为胸有寒也。当吐之,宜瓜蒂散。诸亡血家,不可与。

病如桂枝汤证,但头不痛,项不强,寸脉微浮,其内则胸中痞硬,气上冲于咽喉,不得喘息。此为胸有寒痰,阻塞窍隧,故令肺气壅塞,不得布散也。法当吐之,宜瓜蒂散,香豉行其滞,小豆泻其湿,瓜蒂涌其寒痰。若诸亡血之家,血惯上逆,不可与也。

瓜蒂散五十三

瓜蒂一分,熬　赤小豆一分

上二味,各别捣筛,为散已,合治之,取一钱匕,以香豉一合,用热汤七合,煮作稀糜,去滓,取汁合散,温顿服之。不吐者,少少加,得快吐乃止。

经脉动惕证十一太阳百三十三

伤寒,吐下后,发汗,虚烦,脉甚微。八九日,心下痞硬,胁下痛,气上冲咽喉,眩冒,经脉动惕者,久而成痿。

吐下而又发汗,阳虚生烦,脉甚微弱。至八九日,心下痞硬,胁下疼痛,缘阳亡土败,胃气上逆,碍胆经降路。胆脉自胃口而循两胁,胆经壅塞,故心下痞而胁下痛。胃口堵塞,肺气不得下行,故上冲咽喉。肺胃上逆,阳气升浮,旋转不宁,故头目眩冒。浊气郁蓄,而不疏通,经脉莫容,故动惕不安。如是者,久而成痿。盖肝司营血,而主筋脉,血旺筋柔,是以不痿。甲木逆升,相火上炎,乙木下陷,郁而生风,营血瘀涩,经气不畅,风木抑遏,是以动摇。久而经脉失养,故成痿病也。

《素问·痿论》:治痿独取阳明。阳明者,五脏六腑之海,主润宗筋,宗筋主束骨而利机关也。冲脉者,经络之海,主渗灌溪谷,与阳明合于宗筋。阴阳总宗筋之会,会于气冲,而阳明为之长,皆属于带脉,而络于督脉。故阳明虚而宗筋纵,带脉不引,故足痿不用也。阳明下降,则化金水。金水收藏,相火下秘,而温肾肝,木气滋荣,故筋脉轻健,而不痿软。阳明不降,胃逆胆升,火泻而水寒,生气枯槁,筋脉不荣,是以成痿。

表里俱虚证十二太阳百三十四

太阳病,医发汗,遂发热恶寒。因复下之,心下痞,表里俱虚,阴阳气并竭,无阳则阴独。复加烧针,因胸烦。面色青黄,肤瞤者,难治。令色微黄,手足温者,易愈。

太阳病,医发其汗,营卫俱虚,卫气内陷则发热,营血外束则恶寒。医见汗之不愈,因复下之,阳亡土败,心下痞结。汗泄其表,下泄其里,表里俱虚,内外之气并竭,表里阳亡,但有独阴。复加烧针,以泄心肺之气,因而胸膈生烦。若面色青黄,皮肤瞤动者,是土败木贼,风动而经郁也,其病难治。若色微黄而不青,手足温暖而不冷,是土气续复而无木邪,四末阳回而非独阴,其病易愈也。

伤寒悬解卷六　阳明经上篇五十章

昌邑黄元御坤载著

阳明实证

阳明以戊土而化气于燥金,阳明者,胃之经,胃者,阳明之腑。阳明病,有经有腑,经主传输而腑主受盛。病在太阳之经,若胃阳非旺,则二日阳明,三日少阳,六日经尽汗解,不入阳明之腑。此总统于太阳一经,不论二三四日,俱系桂枝、麻黄之证。虽二日阳明之时,亦不得谓之阳明病。以其明日则传少阳,后日则传太阴,非阳明中土,无所复传之证也。若胃阳素盛,经邪内传,此方谓之阳明病。盖正阳当令,则太少无权,而三阴退避,自此而永留胃腑,终始不迁,所谓阳明中土,无所复传也。方其腑热未实,经病不罢,是为葛根汤证。及其胃热郁蒸,汗出表解,潮热痛满,但用承气攻下,别无余事。使非下早里虚,万无意外之变,感病之百不一失,甚可庆慰者也。然而物忌盛满,亢则害生,于此迁延失下,久而阴为阳并,精液消亡,土焦水涸,亦归于死。仲景所以示早攻之戒,而又垂急下之条。早攻则阳去而入阴,缓下则阴尽而阳亢,迟速均失也。是故承气之法,妙在缓急恰宜之交,使夫病去而人存,是在良工焉。

阳明经提纲二章

胃为燥土,燥则生热。病在三阳,不论何经之感,郁其内热,胃病即作,以胃家之阳实也。顾阴易盛而阳易亏,故胃有实热,而非无虚冷。实热则阳神用事,并阴而归阳;虚冷则阴邪司权,出阳而入阴,非一致也。然名为阳明,以其两阳合明而盛极也。居阳实之名,而有阳虚之实,则阳明不成为阳明,徒负虚声矣。是以胃家之实,可曰阳明之为病,至于胃中之虚,是名为阳明,而实为太阴,尚可曰阳明之为病乎?仲景于阳明之为病,冷热虚实,两立而俱存。而提纲则曰胃家实也,其崇阳黜阴之意,具见于文字之外矣。

阳明经提纲一　阳明一

阳明之为病,胃家实是也。

胃者,阳明之腑,阳明之为病,全缘胃家之阳实。阳实则病至阳明,腑热郁发,病邪归胃,而不复他传,非他经之不病也。三阳之阳,莫盛于阳明,阳明之邪独旺,不得属之他经也。胃家之实,而病归胃腑,终始不迁,故曰阳明之为病。若胃阳非实,则今日在阳明之经,明日已传少阳之经,后日已传太阴之经,未可专名一经,曰阳明之为病也。

阳明提纲二阳明二

伤寒三日,阳明脉大。

伤寒,一日太阳,二日阳明,三日少阳。阳明之脉大,少阳之脉弦细。若三日正传少阳之时,不见少阳弦细之脉,而见阳明之大脉,知其传于阳明之腑矣。

阳明外证五章

阳明外证一阳明三

问曰:阳明病,外证云何?答曰:身热,汗自出,不恶寒,反恶热也。

里热外发,则身热。热气熏蒸,则汗自出。汗出表解,但热无寒,故不恶寒,反恶热。此后全是内热为害,与外寒无关也。

阳明外证二阳明四

问曰:病有得之一日,不发热而恶寒者,何也?答曰:虽得之一日,恶寒将自罢,即自汗出而恶热也。

得阳明病之一日,太阳表证未罢,则犹见恶寒,以胃热未盛故也。迟则胃热隆盛,孔窍蒸泄,恶寒将自罢,即自汗出而恶热也。

阳明外证三阳明五

问曰:恶寒何故自罢?答曰:阳明居中,土也,万物所归,无所复传。始虽恶寒,二日自止,此为阳明病也。

感伤三阳则为热,传之三阴则为寒,以阳盛于腑,阴盛于脏,腑病则热,脏病则寒也。感证一传胃腑,则胃热日增,不复再传三阴而为寒。缘阴盛之人,三阳方病于外,三阴即应于中,传阴则后之恶寒无有止期,此但入三阴为寒,不入胃腑为热者也。阳盛之人,太阳被感,腑热郁生,其始热未极盛,犹见恶寒,俟至二日,热盛之极,气蒸汗泄,则恶寒自止,此但入胃腑为热,不入三阴为寒者也。阳盛则生,阴盛则死,阴莫盛于少阴,阳莫盛于阳明。病入三阴,死多生少,虽用姜附回阳,难保十全无失,最可虑也。一传胃腑,则正阳司气,三阴无权,万不一死,至为吉兆,俟其胃热盛实,一用承气攻下,自无余事。阳贵阴贱,正为此也。

阳明外证四阳明六

伤寒,发热无汗,呕不能食,而反汗出濈濈然者,是转属阳明也。

太阳伤寒,经证未解,发热无汗,呕不能食,缘寒邪束迫,胃气壅逆,故无汗而呕,食不能下也。而反汗出濈濈然者,必因胃腑有热,蒸其皮毛,是为转属阳明也。

阳明外证五阳明七

伤寒,脉浮而缓,手足自温者,是为系在太阴。太阴者,身当发黄。若小便自利者,不能发黄。至七八日,大便硬者,为阳明病也。伤寒转系阳明者,其人濈濈然微汗出也。

太阳伤寒,阳旺则传阳明,阴旺则传太阴。若脉浮而缓,手足自温,是阳明、太阴所同,且以系之太阴。然太阴身当发黄,缘湿土被郁,必见黄色。虽脾胃俱有黄证,而胃之发黄,乃太阴湿土所传也。若小便自利者则湿去,又不能发黄,太阴、阳明,何从别之?必验之大便,太阴之大便自利,阳明之大便则硬。至七八日,大便硬者,此为阳明病也。又,太阳无汗,伤寒转系阳明者,其人濈濈然微汗出也(此与太阴至七八日,暴烦下利条,彼此互文)。

阳明来路四章

阳明来路一 阳明八

问曰:病有太阳阳明,有正阳阳明,有少阳阳明,何谓也?答曰:太阳阳明者,脾约是也。正阳阳明者,胃家实是也。少阳阳明者,发汗利小便已,胃中燥烦热,大便难是也。

阳明之病,或自太阳传来,或自少阳传来,或由本经自入。自太阳来者,谓之太阳阳明。太阳阳明者,小便数而大便难,膀胱津涸,脾胃失润,因而脾气约结,粪粒坚小也。本经自入者,谓之正阳阳明。正阳阳明者,胃家阳实,不俟别经之传,一有表邪外郁,腑热自发也。自少阳来者,谓之少阳阳明。少阳阳明者,发汗利水,胆液枯槁,因而胃中燥热,大便艰难也。太阳阳明者,寒水之枯,少阳阳明者,相火之旺,正阳阳明者,燥金之盛也。

阳明来路二 阳明九

问曰:何缘得阳明病?答曰:太阳病,若发汗,若下,若利小便,此亡津液,胃中干燥,因转属阳明。不更衣,内实,大便难者,是名阳明也。

阳明病,来自太阳者多,少阳者少。阳盛之人,太阳病感,汗下利水,亡其津液,以致胃中干燥,因而转属阳明。燥热内实,大便坚硬,此名为阳明也。

阳明来路三 阳明十

本太阳病,初得时,发其汗,汗先出不彻,因转属阳明也。

太阳病,汗出透彻,则表解而里气亦达。若汗出不彻,表邪未解,腑热郁生,因而转属阳明也。

阳明来路四 阳明十一

二阳并病,太阳初得病时,发其汗,汗先出不彻,因转属阳明,续自微汗出,不恶寒。若太阳病证不罢者,不可下,下之为逆,如此可小发汗。设面色缘缘正赤者,阳气怫郁在表,当解之熏之。若发汗不彻,不足言,阳气怫郁不得越,当汗不汗,其人烦躁,不知痛处,乍在腹中,乍在四肢,按之不可得,其人短气,但坐以汗出不彻故也,更发汗则愈。何以知汗出不彻?以脉涩故知也。

病传阳明之腑,而太阳表证未罢,谓之二阳并病。以太阳初病,发汗不彻,经热内蒸,因而转属阳明。续自微汗出,而不恶寒,便是腑热作矣。腑热宜下,若太阳表证不罢者,不可下,下则表阳内陷,此之谓逆。如此可小发汗,以泄其表。设表邪外盛,面色缘缘正赤者,此阳气怫郁在表,不得出路,郁蒸头面之故,当内解外熏,令其透彻。不得小汗,以致邪留,若发汗不彻,阳气怫郁,不得外越,其人胃气内遏,必至烦躁,又觉疼痛。其痛不知其处,或在腹中,或在四肢,按之绝不可得,而且隧路壅阻,呼吸短气。凡此诸证,皆坐以汗出不彻故也,更发其汗则愈。此何以知是汗出之不彻?以其脉涩,故知之也。涩者,阳郁而不滑利也。怫郁,抑郁之意。《汉书·邹阳传》:太后怫郁泣血。《楚辞·七谏》:沉江心怫郁而内伤。熏法:以盆盛滚水,入被热熏,取汗最捷,宜于下部用之。

阳明经病腑病汗下总纲一章

阳明经病腑病汗下总纲一阳明十二

病人烦热,汗出则解,又如疟状,日晡时发热者,属阳明也。脉实者,宜下之;脉浮虚者,宜发汗。下之与大承气汤,发汗宜桂枝汤。方在太阳五。

太阳表证未解,而生烦热,汗出则烦热解矣。乃汗后又如疟状,每日日晡时发热者,此属阳明也(日晡,申戌之交,阳明旺盛之时也。《汉书·天文志》:正月旦决八风,旦至食为麦,食至昳为稷,昳至晡为黍,晡至下晡为菽,下晡至日入为麻。各以其时,用云色占种所宜。按:日晡在日昳之后,下晡在日入之前,正申酉戌燥金得令之时也)。阳明有经证,有腑证。经证表热外发,其脉浮虚;腑证里热内结,其脉实。脉实者,宜下之,以泻其里热;脉浮虚者,宜发汗,以泻其表热。下之与大承气汤,大黄、芒硝破结而泄热,厚朴、枳实降浊而消满也。发汗宜桂枝汤,姜、甘、大枣补脾精而和中气,桂枝、芍药通经络而泻营郁也。

阳明经病七章 腑病连经

阳明自太阳传来,未入于腑,全是经病。经病宜汗,其未离太阳之经,则用麻桂,其将入阳明之腑,则加葛根。阳明一见吐利,虽未是里实可下之证,然而经迫腑郁,已是胃热将成之根,故用葛根双解经腑之郁。此证得法,自无离经入腑之患矣。

阳明经病桂枝证一阳明十三

阳明病,脉迟,汗出多,微恶寒者,表未解也,可发汗,宜桂枝汤。方在太阳五。

脉迟,汗出,恶寒,是太阳中风脉证,故宜桂枝。而汗多,已属胃阳之盛,故曰阳明病也。

麻黄证二阳明十四

阳明病,脉浮,无汗而喘者,发汗则愈,宜麻黄汤。方在太阳二十。

脉浮,无汗而喘,是太阳伤寒脉证,故宜麻黄。

太阳经病,内传阳明之腑,阳明之腑邪未实,太阳之经邪未罢,是宜用太阳表药。即里有下证,而表病不解,亦不可下,当先以麻桂表其风寒,然后议下也。

风脉浮缓,寒脉浮紧,迟者,缓之变文也。风脉不言缓,寒脉不言紧,省文也。

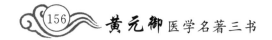

太阳传阳明,缓紧之中,必兼大象,以伤寒三日,阳明脉大,前章已经提明,故此不及。

麻黄证三阳明十五

太阳与阳明合病,喘而胸满者,不可下,麻黄汤主之。

太阳与阳明合病,经迫腑郁,胃逆肺胀,故喘而胸满。宜麻黄汤,麻黄发表而散寒,杏仁降逆而止喘,不可下也。

桂枝葛根证四阳明十六

太阳病,项背强几几,反汗出恶风者,桂枝加葛根汤主之。

阳明经行身之前,自头下膈而走足,太阳经行身之后,自头下项循背而走足。太阳经病,头痛项强而已,不至几几。缘太阳表病不解,郁遏阳明经腑之气,不得顺降,逆冲胸膈。背者,胸之府也,胸膈胀满,则项背壅阻,愈格太阳下行之路,故几几不柔。葛根泻阳明之经气,降逆而达郁也。

桂枝加葛根汤五十四

桂枝三两　葛根四两　甘草二两,炙　大枣十二枚　生姜三两,切　芍药二两

上六味,以水一斗,先煮葛根,减二升,去上沫,内诸药,煮取三升,去滓,温服一升。覆取微似汗,不须啜粥。

葛根证五阳明十七

太阳病,项背强几几,无汗恶风者,葛根汤主之。

营为寒伤,闭束二阳卫气。葛根汤,葛根泻阳明之卫,麻黄泻太阳之卫,桂枝、芍药通经络而清营血,姜、甘、大枣和中气而补脾精也。

葛根汤五十五

葛根四两　麻黄二两　桂枝二两　芍药二两　甘草二两　生姜三两　大枣十二枚

上七味,㕮咀,以水一斗,先煮麻黄、葛根,减二升,去上沫,内诸药,煮取三升,去滓,温服一升。覆取微似汗,不须啜粥,余如桂枝法将息及禁忌。

葛根证六阳明十八

太阳与阳明合病者,必自下利,葛根汤主之。

太阳表寒外束,经络壅迫,郁遏阳明胃气,不能容纳水谷,已化之食,必当注泄而下。葛根、麻黄泄二阳之卫郁,以松里气也。

葛根半夏证七阳明十九

太阳与阳明合病,不下利,但呕者,葛根加半夏汤主之。

二阳合病,经迫腑郁,不能容纳水谷,未化之食,必当涌吐而上。半夏降胃逆而止呕吐也。

葛根加半夏汤五十六

葛根四两　麻黄三两,泡,去黄汁,焙　桂枝二两　芍药二两　甘草二两　生

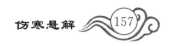

姜三两　大枣十二枚　半夏半升，洗

上八味，以水一斗，先煮葛根、麻黄，减二升，去上沫，内诸药，煮取二升，去滓，温服一升，覆取微似汗。

阳明腑病二十七章

阳明病，自经传腑，腑病宜下。其经证未罢，犹见恶寒，则宜先汗而后下。经证已解，恶寒不作，而潮热汗出，全是腑证，当相其缓急而用下法也。

阳明腑病调胃承气证一　阳明二十

太阳病三日，发汗不解，蒸蒸发热者，属胃也，调胃承气汤主之。

太阳病，二日阳明，三日少阳，此但传经络而不入脏腑，发汗则解矣。乃当三日少阳之期，发汗不解，而反蒸蒸发热者，此不在经，而在胃也。宜早以调胃承气调之，免后此之用大承气。此大承气之初证也。

调胃承气汤五十七

大黄三两，清酒浸，去皮　甘草二两，炙　芒硝半斤

上三味，㕮咀，以水三升，煮取一升，去滓，内芒硝，更上火微煮，令沸，少少温服。

大承气证二　阳明二十一

二阳并病，太阳证罢，但发潮热，手足漐漐汗出，大便难而谵语者，下之则愈，宜大承气汤。

二阳并病，太阳经证既罢，但有阳明腑证。潮热汗出，大便难而谵语，全是胃腑燥热，闭塞不通。下之泄其胃热则愈，宜大承气汤也。潮热即日晡发热，按时发作，期如潮信也。

大承气汤五十八

大黄四两　芒硝三两　枳实五枚，炙　厚朴半斤，炙，去皮

上四味，以水一斗，先煮枳、朴，取五升，去滓，内大黄，煮取二升，去滓，内芒硝，更上微火，一两沸，分温再服。得下，余勿服。

小承气证三　阳明二十二

阳明病，脉迟，虽汗出，不恶寒者，其身必重，短气，腹满而喘，有潮热者，此外欲解，可攻里也。手足濈然而汗出者，此大便已硬也，大承气汤主之。若汗多，微发热恶寒者，外未解也。其热不潮，未可与承气汤。若腹大满不通者，可与小承气汤，微和胃气，勿令大泄下。

阳明病而见脉迟，是湿旺之诊。虽汗出，不恶寒者，表证已解，然而里热未成。以其土湿也，其身必重浊濡滞。迨至胃热已盛，燥夺其湿，肺腑壅遏，短气，腹满而喘，有潮热者，此外证已欲解，可攻里也。再验其手足，濈然而汗出者，此胃热盛实，大便已硬也，宜以大承气泻之。盖四肢秉气于胃，胃寒则四肢厥冷，胃热则四肢气

蒸汗泄,故手足汗出,是为胃热之极,大便硬也。若汗虽多,犹微发热而恶寒者,外未解也,不可攻里。即外已解,而其热不潮,尚非可下之时,未可与承气汤。若腹中大满不通者,急不能待,可与小承气汤,微和胃气,通其大满而止,勿令大泄下也。

小承气汤五十九

大黄四两　厚朴二两　枳实三枚,炙

上三味,以水四升,煮取一升二合,去滓,分温二服。初服汤,当更衣,不尔者,尽饮之。若更衣者,勿服也。

小承气证四阳明二十三

太阳病,若吐,若下,若发汗,微烦,小便数,大便因硬者,与小承气汤和之愈。

吐下发汗,伤其津液,微觉心烦,小便数行,大便因硬者,此将来之大承气证。宜早以小承气汤和之,即愈也。

调胃承气证五阳明二十四

阳明病,不吐不下,心烦者,可与调胃承气汤。

不因吐下,而心烦者,胃阳原盛,所谓正阳阳明也。燥土耗伤津液则烦,心烦即谵语之根,甚则谵语。此亦大承气之初证也。

亡津便硬证六阳明二十五

阳明病本自汗出,医更重发汗,病已差,尚微烦不了了者,此大便必硬故也。以亡津液,胃中干燥,故令大便硬。当问其小便日几行,若本小便日三四行,今日再行,故知大便不久出。今为小便数少,以津液当还胃中,故知不久必大便也。

本自汗出,又重发其汗,热随汗泄,病已差矣。尚微烦而不了了者,此过汗亡津,胃中干燥,大便必硬。当问其小便一日几行,若小便前多而今少,则大便必不久出,以津液还入胃中,肠胃滋润故也。

蜜煎导证七阳明二十六

阳明病,自汗出,若发汗,小便自利者,此为津液内竭,虽硬不可攻之。当须自欲大便,宜蜜煎导而通之,若土瓜根及与大猪胆汁皆可为导。

本自汗出,若又发其汗,或小便自利者,此为津液内竭,非胃热土燥可比,大便虽硬,不可攻之。当须自欲大便,结而不下,宜蜜煎导而通之,若土瓜根(土瓜根汁,入少水,筒吹入肛门,大便立通),及与大猪胆汁,皆可为导也。

蜜煎导方六十

蜜七合

上一味,入铜器中,微火煎之稍凝,似饴状,搅之,勿令焦著,欲可丸,并手捻作挺,令头锐,大如指,长二寸许。当热时急作,冷则硬,以内谷道中,以手急抱,欲大便时去之。

猪胆方六十一

大猪胆一枚

上一味,泻汁,和醋少许,以灌谷道中。如一食顷,当大便出。

麻仁丸证八阳明二十七

趺阳脉浮而涩,浮则胃气强,涩则小便数,浮涩相搏,大便则难,其脾为约,麻仁丸主之。

阳明胃经,自头走足,行于足趺,动脉曰冲阳,故名趺阳。阳盛则脉浮,浮则胃气强壮也。血虚则脉涩,涩则风木疏泄而小便数也。浮涩相合,土燥水枯,大便则难,其脾气约结而粪粒坚小。此太阳阳明之证也(八章:太阳阳明者,脾约是也)。宜麻仁丸,麻仁、杏仁润燥而滑肠,芍药、大黄清风而泄热,厚朴、枳实行滞而开结也。

麻仁丸方六十二

麻子仁二升　芍药半斤　杏仁一升,熬,别作脂　大黄一斤,去皮　厚朴一尺　枳实半斤,炙

上六味,为末,炼蜜丸,桐子大,饮服十丸,日三服。渐加,以利为度。

大承气证九阳明二十八

得病二三日,脉弱,无太阳、柴胡证,烦躁,心下硬。至四五日,虽能食,与小承气汤,少少与,微和之,令小安。至六日,与承气汤一升。若不大便六七日,小便少者,虽不能食,但初头硬,后必溏,未定成硬,攻之必溏,须小便利,屎定硬,乃可攻之,宜大承气汤。

得病二三日,脉弱而无太阳、少阳表证,乃烦躁而心下硬满,是非少阳之证,而实阳明之证也。盖胆胃之经,自头走足,悉由胃口下行,少阳病则以甲木而迫戊土,阳明病则以戊土而遏甲木,经气不降,痞结胃口,皆有心下硬满之证。而此则无少阳表证,而见烦躁,故定属阳明,而不关少阳也。至四五日,虽犹能食,然腑邪已成,可以小承气汤,少少与和之,令其烦躁少安。至六日邪实之时,与承气汤一升以利之,则腑热泄矣。若不大便六七日,计期可下,而小便少者,则大便必不硬。便硬肠结,胃热不得下泄,浊气熏冲,必不能食。此证虽不能食,然胃非干燥,其大便初头结硬,阻浊气下泄之路,故不能食,其后必是稀溏,未至结硬,而遽攻之,必成溏泄。须小便利后,津亡土燥,屎定全硬,乃可攻之,宜大承气汤也。

小承气证十阳明二十九

阳明病,潮热,大便微硬者,可与大承气汤,不硬者,不可与之。若不大便六七日,恐有燥屎,欲知之法,少与小承气汤,汤入腹中,转矢气者,此有燥屎,乃可攻之。若不转矢气,此但初头硬,后必溏,攻之必胀满不能食也。欲饮水者,与水则哕,其后发热者,必大便复硬而少也,以小承气和之。不转矢气者,慎不可攻也。

燥屎阻碍,滞气之郁遏者多,小承气泻其壅滞,隧道略通,故转矢秽气,此当以大承气攻之。若不转矢气,则胃无燥屎,攻之败其中气,必胀满不能食也。与水则

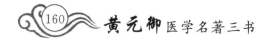

哕,亦不能饮,虽其后阳回发热,大便坚矣,而粪必少也。以其不能食,故亦止可以小承气汤和之,不可攻也。

小承气证十一 阳明三十

阳明病,谵语,发潮热,脉滑而疾者,小承气汤主之。因与承气一升,腹中转矢气,更服一升,若不转矢气,勿更与之。明日不大便,脉反微涩者,里虚也,为难治,不可更与承气汤也。

脉滑而疾者,血热而阳旺也。脉反微涩者,血寒而阳虚也。

大承气证十二 阳明三十一

伤寒,若吐若下后不解,不大便五六日,上至十余日,日晡所发潮热,不恶寒,独语如见鬼状,若剧者,发则不识人,循衣摸床,惕而不安,微喘直视,脉弦者生,涩者死,微者,但发热谵语耳,大承气汤主之。若一服利,止后服。

烦躁之极,则循衣摸床。木燥风生,则惕而不安。气阻肺热,则微喘。血枯系结,则直视。弦则木气犹存,故生。涩则营血已槁,故死。

亡津谵语证十三 阳明三十二

伤寒四五日,脉沉而喘满,沉为在里,而反发其汗,津液越出,大便为难,表虚里实,久则谵语。

热在里,则脉沉。胃气壅遏,则肺阻而为喘,气滞而为满。误汗亡津,表阳虚而里热实,久则神气烦乱,而为谵语。

大承气证十四 阳明三十三

汗出谵语者,以有燥屎在胃中,此为风也。须下之,过经乃可下之。下之若早,语言必乱,以表虚里实故也。下之则愈,宜大承气汤。

汗多耗其胃津,糟粕失润,结为燥屎,阻塞胃气,胃热不泄,消耗心液,故作谵语,此为木燥而风生也。胃热宜下,俟六日之外,已过经期,而后下之。下之若早,里热未实,语言必乱,而为郑声。以其汗多津亡,表虚里实,经中清气不敌腑中邪火之旺,原有谵语之根,里实未至,而遽下之,故实家之谵语变为虚家之郑声也。

调胃承气证十五 阳明三十四

伤寒十三日不解,过经谵语者,以有热也,当以汤下之。若小便利者,大便当硬,而反下利,脉调和者,知医以丸药下之,非其治也。若自下利者,脉当微厥,今反和者,此为内实也,调胃承气汤主之。

十三日,已过再经之期,而作谵语,是有内热,当下。若小便利者,其大便当硬,而反下利,而脉又调和者,知医以丸药下之,内热未泄,非其治也。若内虚而自下利者,脉当微厥而不调(《脉法》:厥者,初来大,渐渐小,更来渐渐大是也)。今反调和者,此为内实也。内实宜汤不宜丸,当服调胃承气汤也。

大承气证十六 阳明三十五

阳明病,下之,心中懊憹而烦,胃中有燥屎者,可攻。腹微满,初头硬,后必溏,

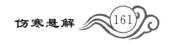

不可攻之。若有燥屎者,宜大承气汤。

下之而心中懊憹而烦,胃中有燥屎者,可再攻也。平人燥屎俱在大肠,阳明病,热盛津枯,糟粕在胃,已成结燥,不须至肠,故曰胃中有燥屎。内无燥屎,胃气未至郁遏,故腹不大满也。

大承气证十七 阳明三十六

阳明病,谵语,有潮热,反不能食者,胃中必有燥屎五六枚也,宜大承气汤下之。若能食者,但硬耳。

燥屎结塞,浊气上冲,则不能食。

大承气证十八 阳明三十七

病人小便不利,大便乍难乍易,时有微热,喘冒不得卧者,有燥屎也,宜大承气汤。

土燥水枯,则小便不利。气有通塞,则大便乍难乍易。胃热内燔,则肌表时有微热。胃气郁遏,则喘阻昏冒,不得寝卧。此有燥屎堵塞之故也。《素问·腹中论》:不得卧而息有音者,是阳明之逆也。足三阳者下行,今逆而上行,故息有音也。阳明者,胃脉也。胃者,六腑之海,其脉亦下行,阳明逆,不得从其道,故不得卧也。

大承气证十九 阳明三十八

病人不大便五六日,绕脐痛,烦躁,发作有时者,此有燥屎,故使不大便也。

胃气郁遏,无下泄之窍,故绕脐作痛。

大承气证二十 阳明三十九

大下后,六七日不大便,烦不解,腹满痛者,此有燥屎也。所以然者,本有宿食故也,宜大承气汤。

本有宿食未消,被胃火炼成燥屎,阻碍肠胃之窍。胃气以下行为顺,下窍不通,胃气壅遏,不得降泄,逆为上行,故生烦躁而满痛也。

大承气证二十一 阳明四十

阳明、少阳合病,必下利,其脉不负者,顺也,负者,失也,互相克贼,名为负也。脉滑而数者,有宿食也。当下之,宜大承气汤。

阳明、少阳合病,胆经郁迫,胃气壅遏,失其受盛之职,故必下利。甲木为贼,土气未败,则脉不负,不负为顺,负则木贼土败,是之为失。负者,互相克贼之名。宿食阻碍,经气浮荡,故脉滑而数。胃主受盛,脾主消化,水谷入胃,以脾土之湿济胃土之燥,燥湿互济,阴阳交蒸,是以消烂腐化,中无宿物。阳明病,胃强脾弱,燥夺其湿,未及腐化,已成结硬,是宿食者,虽太阴之咎,而实阳明之过也。

三阳合病证二十二 阳明四十一

三阳合病,脉浮大,上关上,但欲眠睡,目合则汗。

太阳传阳明、少阳,阳明腑病,而太少之经邪未解,是为三阳合病。太阳之脉

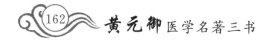

浮,阳明之脉大。胆气候于左关,胃气候于右关,胆胃不降,二气逆行,故脉上关上。胆热则甲木克土,土气困乏,故欲眠睡。平人寐则阳气内蛰,三阳合病,阳盛于外,寐时阳气不敛,郁蒸而开皮毛,故目合则汗也。

汗多亡津证二十三 阳明四十二

脉阳微而汗出少者,为自和也。汗出多者,为太过。阳脉实,因发其汗,多出者,亦为太过。太过为阳绝于里,亡津液,大便因硬也。

脉阳微(寸为阳)而汗出少,是阳不亢而津未耗,故为自和。阳脉实而汗出多,是阳既亢而津又泄,故为太过。阳绝于里者,极盛而无其匹也。

胃热阳绝证二十四 阳明四十三

脉浮而芤,浮为阳,芤为阴,浮芤相抟,胃气生热,其阳则绝。

浮者,阳盛而不藏也。芤者,阴虚而内空也(外实中空谓之芤)。浮芤相合,阳亡阴枯,是以胃气生热,其阳独绝而无伦也。

大承气证二十五 阳明四十四

发汗不解,腹满痛者,急下之,宜大承气汤。

发汗不解,是非表证,乃胃气之实也。汗之愈亡其阴,燥屎阻其胃火,伤及太阴,故腹满而痛。阳亢阴亡,则成死证,故当急下之。

此下三章与少阴急下三章,彼此互文,是阳明之阳亢而伤阴者。阳未盛而下早,则亡其阳,阳已亢而下迟,则亡其阴,故有缓攻之法,又有急下之条。

此与少阴六七日,腹胀,不大便章义同。

大承气证二十六 阳明四十五

阳明病,发热汗多者,急下之,宜大承气汤。

肾主五液,入心为汗,发热汗多,木枯土燥,伤及少阴,故当急下。

此与少阴口燥咽干章义同。

大承气证二十七 阳明四十六

伤寒六七日,目中不了了,睛不和,无表里证,大便难,身微热者,此为实也,急下之,宜大承气汤。

肝窍于目,目中不了了,睛不和,是胃火伤及厥阴,血亡木枯,目系干硬,是以睛直。无表里证,表无寒热,里无满痛也。身热虽微,而腑热则剧,故当急下。

此与少阴自利清水、色纯青章义同。

阳明之病,胃家实也。篇中脉实者下之,以表虚里实故也,此为内实。此为实也,皆发明胃家实之义。

阳明瘀血证三章

阳明瘀血抵当证一 阳明四十七

阳明病,其人喜忘者,必有蓄血,所以然者,必有久瘀血,故令喜忘。屎虽硬,大便反易,其色必黑,宜抵当汤下之。方在太阳四十五。

魂知来,魄藏往,以肺主魄而生水,肾水蛰藏,阳神下秘,故往事藏蓄而不忘。燥热伤血,瘀结不流,阻格阳神下蛰之路,阳泄神飞,水精失藏,是以喜忘。此必有瘀血在下,伤其冬藏之气。热在血室,不及大肠,是以便易(血海热结,不归于下,故不及肠)。黑者,水气之郁。肾水下郁,故粪见黑色。宜抵当汤,下其蓄血也。

抵当证二阳明四十八

病人无表里证,发热七八日,虽脉浮数者,可下之。假令已下,脉数不解,合热则消谷善饥,至六七日不大便者,有瘀血也,宜抵当汤。方在太阳四十五。若脉数不解,而下利不止,必协热而便脓血也。

病人无表证之恶寒,无里证之满痛,乃发热至七八日之久,是必有里热,虽脉见浮数者,亦可下之。盖浮数虽是表脉,而外无表证,则不得作表脉论也。假令已下,而脉数不解,表里合热,消谷善饥,至六七日不大便者,此非胃热,必有瘀血也。缘脉数系有里热,下之而脉数不解,里热不清,是里热不在中焦气分,而在下焦血分,宜抵当汤下其瘀血。若服抵当,脉数犹然不解,而加以下利不止,此血分伤深,必将协合外热而便脓血也。

热入血室证三阳明四十九

阳明病,下血谵语者,此为热入血室,但头汗出者,刺期门,随其实而泄之,濈然汗出则愈。

心藏神,而神之魂藏于血,血热则心神昏乱,而作谵语。但头汗出者,阳盛于上,而表不能闭也。身上无汗,则热郁血分,不得外泄。宜刺期门,以泄血热,随其实处而泄之,令其濈然汗出则愈也。期门,肝脉之穴,在于乳上,肝藏血,故刺厥阴之期门(此妇人病,《金匮》入妇人杂病中)。

阳明解期一章

阳明解期一阳明五十

阳明病,欲解时,从申至戌上。

申酉戌,阳明得令之时,故解于此。

伤寒悬解卷七　阳明经下篇三十三章

昌邑黄元御坤载著

阳明虚证阳明入太阴去路

阳明从燥金化气,是为燥土;太阴以湿土主令,是为湿土。脾胃以膜相连(《素问》语),感应最捷。胃家实则燥土司气,而湿土以化燥;胃中虚则湿土主令,而燥土亦化湿。燥则阳明之证也,湿则太阴之证也,而化气之燥,究不敌主令之湿,杂证湿居其九,而燥不得一。盖胃家之阳实,非风寒郁为内热,则不病也。惟伤寒有胃家实证,乃胃家之实者,未能强半,而胃中之虚者,不止十三。实则始终于阳明,所谓阳明中土,无所复传,承气之的证也。虚则病在阳明,而阳衰气退,太阴脾脏将起而代秉其权,是名为阳明而实则太阴。自此而传变无穷,四逆、真武之证,悉伏于此矣。阳明为阳盛之经,犹且虚实之相半,况乎太阳为三阳之终,少阳为三阳之始。此将盛方长之气,则动入三阴,未可屈指也。盖脾阴胃阳胜负之机,在乎中气。临病而不知中气,见阳明之经热,昧阳明之腑冷,汗下烧针,孟浪错缪,中气一败,祸生不测。虽胃家之实,攻泻之早,犹且阳去而入阴。矧胃中之虚,汗下一误,有不亡神失国,而登鬼录者哉!《老子》有言,治人事天莫若啬。医家宝啬中气,不肯孟浪轻泻,则燥湿移易,虚实贸迁,金书玉诀,尽在此矣。

阳明虚证提纲一章

饮食者,胃家之能事也。胃气右降,上脘清虚,而善容受,是以能食。阳莫盛于阳明,阳盛而土燥,则胃降而善纳,阳虚而土湿,则胃逆而不食。不能食者,是胃土湿而肾水寒也。土克水,土性湿而水寒,阳盛则土燥而克水,阴盛则水寒而侮土,以肾家之寒,移于土位,则病中寒。中寒者,水胜而土负,胃败而气逆,故不能食。胃主受盛,脾主消克。食谷不化者,脾家之弱;绝粒不食者,胃家之虚。凡病一见不食,则责阳明而不责太阴,以其受盛之失职也。

阳明虚证提纲阳明五十一

阳明病,若能食,名中风;不能食,名中寒。

阳明之为病,胃家实也。胃实则当能食,若能食者,名为中风,是风中于表也;不能食者,名为中寒,是寒生于里也。阳明承气之证,来自中风者多,能食者,腑中阳旺,乃异日胃家燥热之根,不能食者,是阳虚而中寒,胃阳已不用事,脾阴将司其权,不得与实家之中风并论也。

下篇胃中虚冷与上篇胃家实也,虚实相对。实者,阳明之始基。虚者,太阴之初气也。

中风瘕泄证一阳明五十二

阳明病,若中寒,不能食,小便不利,手足濈然汗出,此欲作固瘕,必大便初硬后溏,所以然者,胃中冷,水谷不别故也。

阳明病,若中寒,不能食,土湿而小便不利,手足阳泄而濈然汗出,此寒气凝结,欲作坚固之癥瘕,大便必初硬后溏。所以然者,胃中寒冷,不能蒸化水谷,水谷不别,俱入二肠,而成泄利故也。凡水寒土湿,阴气凝结,瘕块坚硬,多病溏泄。服暖水燥土之剂,阳回泄止,寒消块化,续从大便而出,滑白粘连,状如痰涕,是即固瘕之泮解而后行者也。《五十七难》所谓大瘕泄者,即此。

四逆证二阳明五十三

脉浮而迟,表热里寒,下利清谷者,四逆汤主之。方在太阴三。若胃中虚冷,不能食者,饮水则哕。

水寒侮土,胃中虚冷,不能食者,饮水则以水济水,必发哕也。

胃中虚冷证三阳明五十四

阳明病,不能食,攻其热必哕,所以然者,胃中虚冷故也。以其人本虚,故攻其热必哕。

外热内寒,误谓内热而攻之,土败胃逆,必发呕哕。

胃中寒冷证四阳明五十五

伤寒,大吐大下之,极虚,复极汗出者,以其人外气怫郁,复与之水,以发其汗,因得哕。所以然者,胃中寒冷故也。

吐下亡阳,中气极虚,而卫泄失敛,复极汗出者,以其人表阳怫郁,离根外浮。误谓表邪,复与之水,以发其汗,土败胃逆,故作呕哕。

哕而腹满证五阳明五十六

伤寒,哕而腹满,视其前后,知何部不利,利之则愈。

哕而腹满,阳明之浊气不降,太阴之清气不升也。前后二阴,必有不利之部。前部不利,利其水道;后部不利,利其谷道。腹满之病,不过气水停郁二者而已。

身痒无汗证六阳明五十七

阳明病,法多汗,反无汗,其身如虫行皮中状者,此以久虚故也。

气虚不能透发,郁于皮腠,故痒如虫行也。

咳呕厥逆证七阳明五十八

阳明病,反无汗而小便利,二三日,咳而呕,手足厥者,必苦头痛。若不咳,不呕,手足不厥者,头不痛。

无汗则阳气内虚,小便利则阳气下虚。经所谓水泉不止者,是膀胱不藏也(《素问》语)。二三日后,胃阳愈虚,气逆咳呕,手足厥冷,浊气上壅,必苦头痛。不咳,不呕,手足不厥逆者,浊气未逆,故头不痛。

咳逆咽痛证八阳明五十九

阳明病,但头眩,不恶寒,故能食而咳,其人必咽痛,若不咳者,咽不痛。

阳明以下行为顺,上行为逆,胃土上逆,阳气不降,浮越无根,是以头眩。表解,故不恶寒。胃阳未败,故能食。胃土上逆,肺金壅碍则为咳。咳则相火逆冲,是以咽痛。不咳者,相火未冲,故咽不痛。

吴茱萸证九阳明六十

食谷欲呕者,属阳明也,吴茱萸汤主之。得汤反剧者,属上焦也。

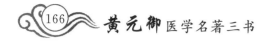
土败胃逆,则作呕吐。食谷欲吐者,属阳明也。吴茱萸汤,人参、大枣培土而补中,茱萸、生姜温胃而降逆。若得汤反剧者,则由上焦之痞热,非关中焦之虚寒也。

吴茱萸汤六十三

吴茱萸一升,洗　生姜六两　人参三两　大枣十二枚

上四味,以水七升,煮取二升,去滓,温服七合,日三服。

呕多忌攻证十阳明六十一

伤寒呕多,虽有阳明证,不可攻之。

伤寒经腑郁迫,不能容受,是以作呕。呕缘土虚胃逆,虽有阳明里证,不可攻之也。

五苓散证十一阳明六十二

太阳病,寸缓关浮尺弱,其人发热汗出,复恶寒,不呕,但心下痞者,此以医下之也。如其不下者,病人不恶寒而渴者,此转属阳明也。小便数者,大便必硬,不更衣十日,无所苦也。渴欲饮水,少少与之,但以法救之。渴者,宜五苓散。方在太阳四十一。

太阳病,寸缓关浮,犹是中风之脉,而尺弱,则肾气不充。其人发热汗出,复恶寒,不呕,太阳表证未解。而但有心下痞者,此以医误下而成痞,非阳明也。如其心下痞不因攻下,外不恶寒而内有渴证者,此是太阳表解,转属阳明也。盖太阳之病,表未解而误下,则成痞;阳明之病,不俟攻下,而胃气上逆,壅碍胆经降路,亦成痞。而胃逆必呕,土燥必渴,胃热外蒸,必不恶寒,合观诸证,故知是转属阳明。若其小便数者,其大便必硬,然尺弱肾寒,原非阳旺,虽不更衣十日,亦无所苦也。其渴欲饮水,止可少少与之,但以法稍救其口舌干燥而已。缘其渴是土湿,而非火升,非土燥而水涸,宜以五苓散泻水而燥土也。

心下硬满证十二阳明六十三

阳明病,心下硬满者,不可攻之,攻之利遂不止者死,利止者愈。

心下痞者,太阴之证。太阴病,腹满而吐,自利益甚,下之必胸下结硬是也。阳明之病,而见太阴心下硬满之证,阴盛阳弱,故不可攻之。攻之脾阳陷败,利遂不止者死,阳回利止者,则愈也。

寒热脉紧证十三阳明六十四

阳明中风,口苦咽干,腹满微喘,发热恶寒,脉浮而紧,若下之,则腹满小便难也。

阳明中风,而口苦咽干,是有少阳证,腹满,是有太阴证。发热恶寒,脉浮而紧,脉证又与伤寒太阳中风大青龙证相似。此在阳明,腑热外蒸,应当汗出而脉缓,乃脉紧而恶寒者,是卫气外敛,胃家阳虚而不能发也。外有甲木之克,里有太阴之侵,而经腑双郁,不得发越,阳明至此,困惫极矣。若复下之,则遂成太阴之证,腹满而

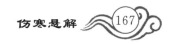

小便难也。法详下章猪苓汤一段。

栀子白虎猪苓证十四阳明六十五

阳明病,脉浮而紧,咽燥口苦,腹满而喘,发热汗出,不恶寒,反恶热,身重。若发汗,则躁,心愦愦,反谵语。若加烧针,必怵惕烦躁,不得眠。若下之,则胃中空虚,客气动膈,心中懊憹,舌上苔者,栀子豉汤主之。方在太阳八十九。若渴欲饮水,口干舌燥者,白虎加人参汤主之。方在太阳三十九。若脉浮发热,渴欲饮水,小便不利者,猪苓汤主之。

阳明病,脉浮而紧,有太阳证,咽燥舌干,有少阳证,腹满,有太阴证,发热汗出,不恶寒,反恶热,则胃热外发矣。但有太阴腹满,则土湿颇旺,未免身重耳。湿盛阳虚,汗下烧针,俱属不可。若发汗,则阳亡躁生,神败心惛,而反谵语。若加烧针,汗去阳亡,必怵惕烦躁,不得眠卧。若下之,则阳亡土败,胃中空虚,不能堤防阴邪,下焦客气,遂逆动于膈下,拒格胸中之阳,心中懊憹,而生瘀浊。心窍于舌,瘀浊在心,舌上苔生者,宜栀子豉汤,涌瘀浊而清烦热也。若下后阴亡,渴欲饮水,口干舌燥者,宜白虎加人参汤,清金而泻热,益气而生津也。若下后阳败而土湿,脉浮发热,渴欲饮水,小便不利者,宜猪苓汤,二苓、滑、泽利水而泄湿,阿胶润木而清风也。土湿木遏,郁生下热,是以发热。木气堙塞,疏泄不行,故小便不利。木郁风生,肺津伤耗,是以发渴。风气发扬,是以脉浮。腹满身重之人,下之阳败湿增,故见证如此。此申明上章腹满小便难之义。

猪苓汤六十四

猪苓去皮　茯苓　泽泻　滑石碎　阿胶各一两

上五味,以水四升,先煎四味,取二升,去滓,内阿胶,烊消,温服七合,日三服。

汗多亡阳证十五阳明六十六

发汗多,若重发汗者,亡其阳,谵语。脉短者,死;脉自和者,不死。

汗多亡阳,神败而发谵语。脉短者,阳绝乃死。脉自和者,阳复则生。此申明上章发汗则躁,心愦愦,反谵语之义。

谵语喘满证十六阳明六十七

直视谵语,喘满者死,下利者亦死。

直视谵语,阳亡而神败也。喘满则胃逆而阳上脱,下利则脾陷而阳下脱,是以皆死。

谵语郑声证十七阳明六十八

夫实则谵语,虚则郑声。郑声,重语也。

阳实则为谵语,阳虚则为郑声。郑声之义,语之繁絮重复者。实者,上篇之胃家实是也。虚者,本篇之胃中虚冷是也。此申明上章亡阳谵语之义。

栀子豉证十八阳明六十九

阳明病,下之,其外有热,手足温,不结胸,心中懊憹,饥不能食,但头汗出者,栀子豉汤主之。方在太阳八十九。

下伤中气,阳浮于表,故外有热而手足温。胃中空虚,客气动膈,故成结胸,义在结胸。今不成结胸,只觉心中懊憹,饥不能饮食者,膈下之阴与膈上之阳逼迫郁蒸,而生瘀浊故也。膈热熏腾,故头上汗出。此宜栀子豉汤,吐瘀浊而清烦热也。此申明六十五章若下之,胃中空虚,客气动膈,心中懊憹,舌上苔者,栀子豉汤主之一段之义。

白虎证十九 阳明七十

三阳合病,腹满身重,难以转侧,口不仁而面垢,谵语,遗尿,发汗则谵语,下之则额上生汗,手足逆冷。此阳明入太阴去路。若自汗者,白虎汤主之。方在太阳三十七。此阳明承气初证。

六十五章:脉浮而紧,为太阳证;咽燥口干,为少阳证;发热汗出,不恶寒,反恶热,为阳明证,是三阳合病也。而其腹满身重,以至难以转侧,则太阴证。脾窍于口,阳虚湿盛,开阖謇涩,故口不仁。木主五色,土湿木郁,气色晦暗,是以面垢。神明不慧,是以谵语。膀胱失约,是以遗尿(此补六十五章未详之义也)。若发汗,则为郑声之谵语(此复申明若发汗,则心愦愦,反谵语一段)。若下之,则额上生汗,手足厥冷,阳泄而土败(此复申明上章手足温,头汗出之义,而推广之。头汗肢温,是阳虚而上热,额汗肢冷,是阳泄而外寒也)。若汗不止头额,而通身自汗者,则津亡而土燥,宜白虎汤,泄热而清金也。此复申六十五章白虎汤之义。

汗多胃燥证二十 阳明七十一

阳明病,汗出多而渴者,不可与猪苓汤,以汗多胃中燥,猪苓汤复利其小便故也。

六十五章:渴而小便不利者,乃与猪苓汤。若汗出多而渴者,则应白虎,不可与猪苓汤。以汗多则胃中已燥,猪苓汤复利其小便以亡津也。此申明上章及六十五章猪苓汤之义。

□燥欲衄证二十一 阳明七十二

阳明病,口燥,但欲漱水,不欲咽,此必衄。

口干而漱水不咽,以热在经而不在腑。经热不泄,此必衄也。

鼻燥欲衄证二十二 阳明七十三

脉浮发热,口干鼻燥,能食者,则衄。

脉浮发热,表寒外束。口干鼻燥,经热内蒸。能食则热不在腑,经热不能旁泄,则上衄也。

脉浮盗汗证二十三 阳明七十四

阳明病,脉浮而紧者,必潮热,发作有时,但浮,必盗汗出。

脉浮而紧,太阳之脉,阳明得之,必潮热,按时而发,以表寒郁其腑热也。若但浮而不紧,则外无表寒而内无里热,寐时卫气不入阴分,皮毛失敛,经热蒸泄,必盗

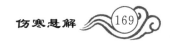

汗出。凡盗汗之家,皆阴盛脏寒,阳不内交者也。

汗解紧愈证二十四阳明七十五

阳明病,初欲食,小便反不利,大便自调,其人骨节疼,翕翕如有热状,奄然发狂,濈然汗出而解者。此水不胜谷气,与汗共并,脉紧则愈。

初欲食,是有谷气。小便不利,大便自调,骨节疼(湿流关节,故疼),是土湿而水停也。谷气胜则汗出,水气胜则汗不出,乃翕翕如有热状,忽然发狂,濈然汗出而解者,此谷气欲发,水气郁热而不能发,是以躁乱发狂。究之水气不胜谷气,故濈然汗出,汗出而水气亦随汗泄,与汗共并于外,表寒与里水皆去,脉紧自愈也。

发热色黄证二十五阳明七十六

阳明病,面合赤色,不可攻之,必发热色黄,小便不利也。

表寒外束,郁其经热,则面见赤色,此可汗而不可攻。以面之赤色,是经热而非腑热,腑热则毛蒸汗泄,阳气发越,而无赤色。攻之则阳败湿作,而表寒未解,湿郁经络,必发热色黄,小便不利也。

无汗发黄证二十六阳明七十七

阳明病,无汗,小便不利,而心中懊憹者,身必发黄。

饮入于胃,胃阳蒸动,化而为气,气降则水化。阳气升发,则化水之气外泄而为汗;阳气收藏,则气化之水下注而为尿。汗出水利,湿热发泄,故不发黄。无汗而小便不利,湿气莫泄,郁而生热,熏蒸于上,则心中懊憹,身必发黄也。

微汗发黄证二十七阳明七十八

阳明病,被火,额上微汗出,小便不利者,必发黄。

阳明病,无汗,是阳虚而土湿者。以火熏发汗,但额上微汗出,而身上无汗,小便不利者,湿无泄路,郁而生热,必发黄也。

茵陈蒿证二十八阳明七十九

阳明病,发热汗出者,此为热越,不能发黄也。但头汗出,身无汗,剂颈而还,小便不利,渴饮水浆者,此为瘀热在里,身必发黄,茵陈蒿汤主之。方在太阴十二。

汗出而湿热发泄,则不发黄。但头汗而身无汗,湿热莫泄,而小便又复不利,故身必发黄。茵陈蒿汤,茵陈利水而泄湿,栀子、大黄除烦而荡热也。

脉迟发黄证二十九阳明八十

阳明病,脉迟,食难用饱,饱则微烦头眩,必小便难,此欲作谷疸。虽下之,腹满如故,所以然者,脉迟故也。

阴盛则脉迟。阳虚胃逆,饮食不甘,故难以至饱。饱则脾不能化,中焦郁满,浊气不降,故心烦头眩。土湿木郁,必小便艰难。此欲作谷疸,缘谷气陈宿,是以郁而发黄也。虽下之,而腹满不减,以其阴盛而脉迟故也。

柴胡麻黄证三十阳明八十一

阳明中风,脉弦浮大,而短气,腹部满,胁下及心痛,久按之气不通,鼻干,不得汗,嗜卧,一身及面目悉黄,小便难,有潮热,时时哕,耳前后肿,刺之小差,外不解,病过十日,脉续浮者,与小柴胡汤。方在少阳二。脉但浮,无余证者,与麻黄汤。方在太阳二十。若不尿,腹满加哕者,不治。

阳明病,脉弦浮大,弦为少阳,浮为太阳,大为阳明脉,是以三阳合病而气短。腹都满,则太阴证。少阳之脉,自胃口而布胁肋,胆胃郁遏,故胁下及心作痛。经气痞塞,故久按之而气不通。表寒外束,相火郁升,而刑肺金,故鼻干,不得汗(肺窍于鼻)。胆木刑胃,土气困乏,故嗜卧。湿土贼于甲木,土木皆郁,故一身及面目悉黄。土湿木郁,疏泄不行,故小便难。胃气壅遏,故发潮热。胃腑郁迫,浊气上逆,故时呕哕。少阳脉循两耳,经气逆行,壅塞不降,故耳前后肿。经郁热盛,故刺之小差,而外证不解。病过十日之外,脉自里达表,续续外浮者,是未传阳明之腑、太阴之脏,犹在少阳之经也。宜小柴胡汤,柴胡、黄芩清半表之火,参、甘、大枣补半里之阳,生姜、半夏降胃逆而止呕哕也。若脉但浮而不弦,又无少阳诸证者,则全是太阳病,与麻黄汤,以泄表郁。中风而用麻黄者,发汗以泄太阴之湿也(《金匮》风湿诸证,俱用麻黄)。若不尿,腹满而愈加呕哕者,水贼土败,不可治也。

小柴胡证三十一 阳明八十二

阳明病,发潮热,大便溏,小便自可,胸胁满不去者,小柴胡汤主之。方在少阳二。

阳明胃腑,为少阳经邪所郁,阳气遏逼,故发潮热。糟粕莫容,故便滑溏。胃逆胆壅,经气不降,故胸胁满结。宜小柴胡汤,半补阳明之里气,半泄少阳之表邪也。

小柴胡证三十二 阳明八十三

阳明病,胁下硬满,不大便而呕,舌上白胎者,可与小柴胡汤。方在少阳二。上焦得通,津液得下,胃气因和,身濈然而汗出解也。

阳明为少阳所遏,下脘之气陷,则病溏泄,上脘之气逆,则病呕吐。胃逆而津液不降,心部瘀浊,故舌起白胎,由肺胃壅塞,而上焦不通也。柴、芩泻少阳经邪,松其郁迫,故上焦通而津液下,胃气和而汗出解也。

伤寒悬解卷八　少阳经上篇二十二章

昌邑黄元御坤载著

少阳本病腑病脏病连经

少阳以甲木而化气于相火,经在二阳三阴之间,阴阳交争,则见寒热。久而阳胜阴败,但热而无寒,则入阳明;阴胜阳败,但寒而无热,则入太阴。小柴胡清解半表而杜阳明之路,温补半里而闭太阴之门,使其阴阳不至偏胜,表邪解于本经,是谓和解。少阳之经,自头走足,下行则相火蛰藏而温腰膝,上逆则相火燔腾而焚胸膈,相火升炎,津血易耗,是以少阳之病,独传阳明者多。大柴胡汤治少阳之经而兼阳明之腑者,此以温针汗下亡津耗血之法,俱少阳之所切忌,恐其阴伤而入阳明也。然太阳、少阳合病,则有呕利之条。呕利者,非太阳、少阳之病,而实阳明之病也。缘甲木郁则克戊土,胃以仓廪之官而被甲木之邪,经迫腑郁,不能容纳,故病上呕而下利。究之胃病则气逆,逆则为呕,脾病则气陷,陷则为利。呕多者,少阳传阳明之病;利多者,少阳传太阴之病也。然则少阳之传太阴者,正自不乏,其义见于第十八章,曰:伤寒六七日,其人烦躁者,阳去入阴也。则篇中不必琐及,而大旨炳然矣。

少阳经提纲一章

少阳之气,化于相火,其经自头走足,病则气逆而火炎,升燎咽喉而上燔头目。少阳之兼证不一,而口苦、咽干、目眩则为主证,以相火之上郁故也。病情递变而三者不变,病状善移而三者不移,缘相火不得下秘,离本根而上浮,故口苦咽干,头目旋转而不宁也。是则少阳之他证,皆在于或然之中,而少阳之三者,则处于必然之例。提纲揭三证以概少阳,少阳虽幻化无常,然或有殊状,必无遁情矣。

少阳经提纲少阳一

少阳之为病,口苦,咽干,目眩也。

足少阳之经,起目锐眦,下颈,合缺盆,口咽目,皆少阳经脉之所循。少阳以下行为顺,病则经气壅遏,逆循头面,相火燔腾,故见证于此。苦者火之味,炎上作苦也。眩者相火离根,升浮旋转之象也(《素问·标本病传论》:肝病头目眩,肝胆同气也)。

少阳经病小柴胡证一少阳二

伤寒五六日,中风,寒热往来,胸胁苦满,默默不欲饮食,心烦喜呕,或心中烦而不呕,或渴,或腹中痛,或胁下痞硬,或心下悸,小便不利,或不渴,身有微热,或咳者,小柴胡汤主之。

伤寒五六日,又中风邪,此在太阳,即风寒双感,桂麻各半证也。风寒在表,逼遏少阳经气,于是少阳病作。少阳经在太阳、阳明之里,三阴之表。表则二阳,故为半表;里则三阴,故为半里。半表者,居二阳之下,从阳化气而为热;半里者,居三阴之上,从阴化气而为寒。人之经气,不郁则不盛,郁则阳盛而生热,阴盛而生寒。经气郁迫,半表之卫,欲发于外,营气束之,不能透发,故闭藏而生表寒;半里之营,欲发于外,而卫气遏之,不能透发,故郁蒸而生里热。盖寒伤营则营束其卫而生表寒,及其营衰,则寒往而热又来矣。风伤卫则卫遏其营而生里热,及其卫衰,则热往而寒又来矣。一往一来,胜负不已,此所以往来寒热也。少阳经脉,下胸贯膈,由胃口而循胁肋,病则经气郁遏,而克戊土,戊土胀塞,碍胆经降路,经脉壅阻,故胸胁苦满。戊土被贼,困乏堙瘀,故默默不欲饮食。甲木既逆,相火上燔,而戊土升填,君火又无下降之路,是以心烦。胃土上逆,浊气不降,是以喜呕。或相火熏心,而胃未甚逆,是以心烦而不呕。或相火刑肺,是以渴生。或土寒木燥,土木逼迫,是以腹痛。或经气盘塞,而胁下痞硬。或土湿木郁,心下悸动,而小便不利。或肺津未耗,而内不作渴。太阳未罢,而身有微热。或胃逆肺阻,而生咳嗽。凡此诸病,总是少阳中郁,表里不和之故。小柴胡汤,柴、芩清半表而泻甲木,参、甘、枣温半里而补己土,生姜、半夏降胃逆而止呕吐也。少阳在半表半里之间,半表之阴虚,则自阳明之经而入于阳明之腑;半里之阳虚,则自太阴之经而入太阴之脏。小柴胡,柴、芩清泻半表,使不入于阳明,参、甘温补半里,使不入于太阴,则邪解于本经,而无入阴入阳之患,是之谓和解表里也。盖木病则传土,所谓病则传其所胜也(《素问》语)。少阳与阳明、太阴为邻,防其克土而传阳明,故以柴、芩泻半表而清阳明,防其克土而传太阴,故以参、甘补半里而温太阴,于是表里双解矣。

小柴胡汤六十五

柴胡半斤　黄芩三两　半夏半升,洗　人参三两　甘草三两　生姜三两　大枣十二枚

上七味,以水一斗二升,煮取六升,去滓,再煎取三升,温服一升,日三服。

若胸中烦而不呕,去半夏、人参,加栝蒌实一枚。栝蒌实涤瘀而清烦。若渴者,去半夏,加人参合前成四两半、栝蒌根四两。人参、栝蒌根益气而生津,清金而止渴。若腹痛者,去黄芩,加芍药三两。芍药泻甲木而清相火,息风燥而止腹痛。若胁下痞硬,去大枣,加牡蛎四两。牡蛎软坚而消痞硬。若心下悸,小便不利者,去黄芩,加茯苓四两。茯苓泄水而去湿,湿去则木达风息,悸动自安。若不渴,外有微热者,去人参,加桂三两,温覆,取微似汗愈。桂枝解太阳之表邪。若咳者,去人参、大枣、生姜,加五味子半升、干姜二两。五味子、干姜降逆气而止咳。

小柴胡证二少阳三

血弱气尽,腠里开,邪气因入,与正气相搏,结于胁下,正邪分争,往来寒热,休作有时,默默不欲饮食,脏腑相连,其痛必下,邪高痛下,故使呕也,小柴胡汤主之。

少阳之病,缘太阳、阳明之经外感风寒,经气郁勃,逼侵少阳。少阳之经,因于二阳之侵,血弱气尽,腠里开泄,二阳经邪,因而内入,与本经正气,两相搏战,经气郁迫,结滞胁下。少阳之经,自头走足,脉循胁肋,病则经气不降,横塞胁肋,此胸胁苦满,胁下痞硬之故也。正气病则正亦为邪,阴郁而为寒,是为阴邪,阳郁而为热,是为阳邪,邪正分争,休作有时,此往来寒热之故也。分争之久,正气困乏,精神衰倦,静默无言,饮食不思,此默默不欲饮食之故也。脾脏胃腑,以膜相连,一被木邪,则胃气上逆,脾气下陷。脾气既陷,则肝气抑遏,而克脾土,其痛必在下部,此腹中作痛之故也。胃土既逆,则上脘填塞,君火不降,浊气涌翻,于是心烦,而喜呕吐。胃土逆则邪高,脾土陷

则痛下,痛下而邪高,此心烦喜呕之故也。是皆小柴胡证,宜以主之。

邪气入内者,正气病而成邪,是即邪气之内传,非必风寒之里入也。

小柴胡证三少阳四

伤寒、中风,有柴胡证,但见一证便是,不必悉具。

总结上二章柴胡诸证言。

小柴胡证四少阳五

伤寒四五日,身热恶寒,颈项强,胁下满,手足温而渴者,小柴胡汤主之。

颈项强,是太阳之病,而肝胆主司筋脉,相火旺则筋脉燥急,少阳之经,自头下行,而循颈项,故亦有颈项强证。胁下满者,少阳之病。手足温者,阳明之病。四肢秉气于胃,胃阳盛旺,则手足温,而手少阳自手走头,足少阳自头走足,故亦有手足温证。是宜小柴胡汤也。

小柴胡证五少阳六

呕而发热者,小柴胡汤主之。

少阳经气不舒,侵迫阳明胃腑,胃气上逆,必作呕吐。相火郁蒸,是以发热。少阳之经,往来寒热,此但云发热而不言寒,是半表之阳盛,而将传于阳明者,是宜小柴胡汤泻其表热也。

柴胡桂枝证六少阳七

伤寒六七日,发热,微恶寒,肢节烦疼,微呕,心下支结,外证未去者,柴胡桂枝汤主之。

太阳病,发热恶寒,骨节疼痛,此发热恶寒,肢节烦痛者,以太阳之外证未去,而相火旺于半表,故恶寒不甚,甲木侵克戊土,土主四肢,故痛在四肢。《素问·太阴阳明论》:四肢皆秉气于胃,胃与四肢气脉流通,则疼痛不作。胃病而气不四达,四肢经络,壅滞不行,是以痛生。节者,四肢之溪谷,经气郁遏,溪谷填塞,故痛在骨节。相火郁发,是以烦生也。少阳经自胃口旁下胁肋,故心下支结(支结者,旁支偏结也)。经病多而腑病少,故微呕不甚。此皆少阳之病,而微见恶寒,则太阳之外证未去也。宜柴胡合桂枝,双解太少之经邪也。

小柴胡加减,外有微热者,加桂枝,此微恶寒,即外有微热之互文。少阳以相火化气,寒往则纯是发热,若但热无寒,则发热更剧。无发热而兼恶寒者,微有恶寒,或外热轻微,便是太阳外证未去,故与桂枝汤合用。伤寒而不用麻黄者,以其恶寒之微也。

柴胡桂枝汤六十六

柴胡四两　黄芩一两五钱　人参一两半　半夏二合半　大枣六枚　生姜一两半　桂枝一两半　芍药一两半　甘草一两,炙

上九味,以水七升,煮三升,去滓,温服。

小柴胡证七少阳八

太阳病,十日已去,脉浮细而嗜卧者,外已解也。设胸满腹痛者,与小柴胡汤。

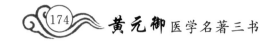

脉但浮者,与麻黄汤。方在太阳二十。

太阳病,十日以外,脉浮细而嗜卧者,是太阳之外证已解也。表邪离太阳而入少阳,故浮紧变而为浮细,少阳之脉弦细也。胆热者善眠,是其嗜卧,必入少阳。设其胸满胁痛者,又见少阳经证,宜与小柴胡汤。若脉但浮而不细者,则未入少阳,而犹是太阳,宜与麻黄汤也。

小柴胡证八少阳九

伤寒,阳脉涩,阴脉弦,法当腹中急痛者,先用小建中汤。不差者,与小柴胡汤主之。

甲乙同气,甲木不降,则寸脉涩,乙木不升,则尺脉弦。甲木上逆,而克戊土,法当痛见于胸膈;乙木下陷,而克己土,法当痛见于腹胁。木气枯燥,是以其痛迫急。肝胆合邪,风火郁发,中气被贼,势难延缓,宜先用小建中汤,胶饴、甘、枣补脾精而缓急痛,姜、桂、芍药达木郁而清风火。若不差者,仍与柴胡,再泻其相火也。此申明首章腹痛者,加芍药之义。

小建中汤六十七

桂枝三两　芍药六两　甘草二两,炙　大枣十二枚　生姜三两　胶饴一升

上六味,以水七升,煮取三升,去滓,内胶饴,更上微火消解,温服一升,日三服。

小柴胡证九少阳十

呕家,不可与建中汤,以甜故也。

素惯呕家,不可与建中汤,以桂甘饴枣之甜,最动呕吐也。

属阳明证十少阳十一

服柴胡汤已,渴者,属阳明也,以法治之。

服柴胡汤已,半表之热清,应当不渴。渴者,胃腑燥热,属阳明也。以法治之,去其燥热,则胃病不成矣。

黄芩半夏证十一少阳十二　入阳明去路

太阳与少阳合病,自下利者,与黄芩汤。若呕者,黄芩加半夏生姜汤主之。

太阳与少阳合病,少阳经气郁而克戊土,土病而下脘不容,自下利者,与黄芩汤,甘草、大枣补其脾精,黄芩、芍药泄其相火,恐利亡脾阴,以致土燥而入阳明也。若呕者,黄芩加半夏生姜汤,降胃逆而止呕吐也。

黄芩汤六十八

黄芩三两　芍药二两　甘草二两,炙　大枣十二枚

上四味,以水一斗,煮取三升,去滓,温服一升,日再夜一服。若呕者,加半夏半升、生姜三两。

黄芩加半夏生姜汤六十九

黄芩三两　芍药二两　甘草二两　大枣十二枚　半夏半升　生姜三两

于黄芩汤方内加半夏、生姜，余依黄芩汤服法。

大柴胡证十二少阳十三　入阳明去路

伤寒发热，汗出不解，心下痞硬，呕吐而下利者，大柴胡汤主之。

伤寒表证发热，汗出当解，乃汗出不解，是内有阳明里证。热自内发，非关表寒，汗去津亡，则燥热愈增矣。心下痞硬，是胆胃两家之郁塞也。呕吐而下利者，是戊土迫于甲木，上下二脘不能容纳水谷也。吐利心痞，自是太阴证，而见于发热汗出之后，则非太阴而阳明也。大柴胡汤，柴、芩、芍药，清少阳之火，枳实、大黄，泻阳明之热，生姜、半夏，降胃逆而止呕吐也。

大柴胡汤七十

柴胡半斤　黄芩三两　芍药三两　半夏半升，洗　生姜五两　大枣十二枚　枳实四枚，炙　大黄二两

上八味，以水一斗二升，煮取六升，去滓，再煎，温服一升，日三服。

大柴胡证十三少阳十四　入阳明去路

伤寒五六日，头汗出，微恶寒，手足冷，心下满，口不欲食，大便硬，脉细者，此为阳微结，必有表，复有里也。脉沉，亦在里也。汗出为阳微，假令纯阴结，不得复有外证，悉入在里，此为半在表半在里也。脉虽沉紧，不得为少阴病，所以然者，阴不得有汗，今头汗出，故知非少阴也。可与小柴胡汤，设不了了者，得屎而解。

伤寒五六日，头汗出，微恶寒，手足冷，心下满，口不欲食（默默不欲饮食），大便硬，脉细者（尺下沉紧），此为阳明经之微结。以少阳、阳明两经郁迫，结于胃口，故心下满胀。经热熏蒸，故头上汗出。必有少阳之表证，如汗出恶寒肢冷心满之类，复有阳明之里证，如大便硬之类也。盖少阳与阳明合病，戊土不能胜甲木，必传阳明胃腑，故决有里证。其脉之沉，主在里也。汗出为阳经之微结，假令纯是阴分之结（阳以少阳经言，阴以阳明腑言），必不得复有外证，如汗出恶寒之类，应当悉入在里，既有外证，此为半在里半在表也。其脉虽沉紧，亦不得为少阴病，所以然者，少阴病不得有汗，今头汗出，故知非少阴，而实少阳也。此大柴胡证，先与小柴胡汤，以解少阳之经邪，设服后犹不了了者，再以承气泻阳明之腑邪，得屎而解矣。

调胃承气证十四少阳十五　入阳明去路

太阳病，过经十余日，心中温温欲吐，而胸中痛，大便反溏，腹微满，郁郁微烦，先此时自极吐下者，与调胃承气汤。方在阳明二十。若不尔者，不可与。但欲呕，胸中痛，微溏者，此非柴胡证，以呕故知极吐下也。

太阳病，过经十余日，应不在少阳，其心中温温欲吐，而胸中痛，大便反溏，腹微满，郁郁微烦，又似少阳柴胡证（胃土迫于胆木，其见证如此）。岂有少阳证如此之日久者？若先此时自己曾极吐下者，则是少阳之传阳明，少阳之经证微在，阳明之腑证已成，可与调胃承气汤，无事柴胡也。以少阳之传阳明，经迫腑郁，必见吐下。

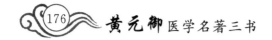

大柴胡证吐下盛作,正是少阳、阳明经腑双病之秋,故大柴胡与承气并用,双解经腑之邪。此已吐下在先,仅存欲吐便溏,止是少阳余波,故不用柴胡,而用承气。若非由自极吐下而得者,便是太阴证,不可与承气也。所以知其自吐下来者,以今日之欲呕与便溏,少阳之余波犹在故也。

少阳传经三章

少阳传经一少阳十六

伤寒三日,少阳脉小者,欲已也。

伤寒一日太阳,二日阳明,三日少阳。《阳明篇》:伤寒三日,阳明脉大。若三日而见少阳之小脉,不见阳明之大脉,是不传阳明之腑,而病欲已也。此与太阳经伤寒一日,太阳受之,脉若静者,为不传义同。言六经俱遍,邪不里传,自能汗解也。

传经二少阳十七

伤寒三日,三阳为尽,三阴当受邪,其人反能食不呕,此为三阴不受邪也。

伤寒一日一经,六日六经俱遍,则正复邪退,汗出而解。其不应期而解者,阳盛而入阳明之腑,阴盛而入三阴之脏者也。少阳居阳明、太阴之介,阳盛则入于腑,阴盛则入于脏,于伤寒三日,病在少阳之时,候之少阳脉小,不传阳明之腑,是阳不偏盛,使阴气偏盛,当入三阴之脏,是时三阳既尽,三阴当受邪矣。若其人反能食不呕,此为三阴之脏不受外邪,再俟三日,但传三阴之经,自能应当汗解也。太阴为病,腹满而吐,食不下,是脏病而非经病也,故仲景曰:以其脏有寒故也。《阳明篇》皆言腑病(其经病,皆有腑证也)。三阴篇皆言脏病,并非经病也。阴阳和平,脏腑可以不传,经无不传之理,所谓发于阳者,七日愈,发于阴者,六日愈,必然之数也。六经经证,总统于太阳一经,凡中风在六日之内,不拘何经,皆宜桂枝,伤寒在六日之内,不拘何经,皆宜麻黄。惟入脏入腑,则阴阳偏胜,愈期不齐,而法亦百变不穷矣。盖入脏入腑而后,太阳证罢,不入脏腑,而在经络,万无太阳遽罢,但有别经表证者。所谓表者,止有皮毛一层,皮毛既开,太阳已罢,别经如何不罢?若皮毛未开,太阳何缘遽罢?太阳不罢,是以六经俱尽,总宜麻、桂也。程氏谓:伤寒一日,太阳受之。脉若静者,为不传。伤寒三日,少阳脉小者,欲已也。伤寒三日,三阴当受邪,其人反能食不呕,此为三阴不受邪也。为经亦不传,悖谬之至。

传经三少阳十八　入三阴去路

伤寒六七日,无大热,其人烦躁者,此为阳去入阴也。

伤寒六七日,经尽之期,外无大热,而其人烦躁者,此为阳去而入三阴之脏也。脏阴旺则阳气离根而失归,必至烦躁。

热入血室三章

妇人热入血室一少阳十九

妇人中风,发热恶寒,经水适来,得之七八日,热除而脉迟身凉,胸胁下满,如结胸状,谵语者,此为热入血室,当刺期门,随其实而泻之。

妇人中风,发热恶寒,而值经水适来之时。及得病七八日后,发热已除,而脉迟身凉,是当解矣。乃胸胁之下胀满,如结胸之状,而作谵语者,此为热入血室,热不在上而在下也。当刺厥阴之期门,随其经中之实处而泻之,以肝主藏血,肝胆同气。此与阳明刺期门章义同。

热入血室二少阳二十

妇人中风,七八日续得寒热,发作有时,经水适断者,此为热入血室,其血必结,故使如疟状,发作有时,小柴胡汤主之。

妇人中风,七八日后,续得寒热往来,发作有时之证,而值经水适断之时者,此为热入血室。其血必当瘀结,热结血分,少阳之经气不得外达,阴阳交争,互相束闭,故使寒热如疟,发作有时也。小柴胡汤发少阳之经邪,热去则血可自下,不下,然后用抵当攻之。上章因经水适来而热入,是血实之时;此因经水适断而热入,是血虚之时,实宜清泻,虚宜凉补。

热入血室三少阳二十一

妇人伤寒发热,经水适来,昼日明了,暮则谵语,如见鬼状者,此为热入血室,无犯胃气及上二焦,必自愈。

妇人伤寒发热,而值经水适来之时,昼日清白明了,暮则谵语,如见鬼状者,此为热入血室。以血为阴,夜则阳气潜入阴分,血热发作,故谵妄不明也。热邪在下,治之勿犯中焦胃气及上焦清气,必自愈也。

少阳解期一章

少阳解期少阳二十二

少阳病,欲解时,从寅至辰上。

寅卯辰,少阳得令之时,故解于此。

伤寒悬解卷九　少阳经下篇十六章

昌邑黄元御坤载著

少阳坏病

少阳在半表半里之间,故宜小柴胡半表半里治之。而半表之阳盛,则小柴胡之黄芩不足以清表阳,而人参反益半表之热,服柴胡汤已,渴者,属阳明是也。半里之阴盛,则小柴胡之人参不足以温里阴,而黄芩反益半里之寒,与柴胡汤,后必下重是也。小柴胡未尝犯本经之禁,而于阴阳偏盛者,犹有助虐之弊,况乎汗下温针,倒行逆施,阳盛而泄其阴,阴盛而伐其阳,则入阴入阳,坏病百出矣。仲景于是,有救逆之法,补苴挽回,使之离阳明之腑而出太阴之脏,所谓明辅造化,幽赞鬼神者也。

少阳坏病提纲一章

太阳表证不解,传于少阳之经,胁下硬满,干呕不食,往来寒热,谵语,是其腑病而经郁也。若汗下温针,一经逆治,阳盛则入阳明之腑,阴盛则入三阴之脏,少阳之证已罢,他经之证蜂生,病自少阳而坏,是谓少阳之坏病。其逆犯不同,则病坏非一,知其所犯,治之以法。法在则人存,病虽坏而人不坏,是贵乎良工也。

少阳坏病提纲—少阳二十三

本太阳病不解,转入少阳者,胁下硬满,干呕,不能食,往来寒热,尚未吐下,脉沉紧者,与小柴胡。若已吐下、发汗、温针,谵语,柴胡证罢,此为坏病,知犯何逆,以法治之。

本太阳表证不解,传入少阳者,胁下硬满,干呕,不能食,往来寒热,此皆柴胡本证。少阳之脉,弦细沉紧,若尚未吐下,而脉候沉紧者,又有柴胡本脉,与小柴胡汤,病自解矣。若已经吐下发汗温针,谵语不明,柴胡证罢,非入阳明之腑,即入三阴之脏,此为少阳坏病。柴胡,少阳之方,不中与也。审犯何逆,以法治之。

少阳坏病入阳明去路八章

少阳坏病入阳明去路谵语烦悸证—少阳二十四

伤寒,脉弦细,头痛发热者,属少阳。少阳不可发汗,发汗则谵语,此属胃。胃和则愈,胃不和则烦而悸。

少阳为三阳之始,阳气未盛,故脉弦细。少阳经脉,自头走足,病则经气逆升,壅于头上,故善头痛。少阳从相火化气,病则相火郁蒸,故善发热。相火熏烁,津液既损,故不可发汗。汗之津亡土燥,则作谵语,此属胃病。盖君相下根,全由胃土之降。汗亡津液,土燥胃逆,二火飞腾,神明扰乱,故作谵语。胃津续复,行其清降之令,二火渐下,不至为病。若胃燥而不和,二火拔根,则心家烦生,而风木郁冲,必作悸动也。法详下章。

小建中证二少阳二十五

伤寒二三日,心中悸而烦者,小建中汤主之。方在少阳九。

少阳甲木化气于相火,随戊土下行而交癸水,与少阴君火并根坎府,是以神宇清宁,不生烦乱。汗泄中脘,津亡土燥,胃逆不能降蛰相火,相火升炎,消烁心液,故生烦扰。胆胃两经,痞塞心胁,阻碍厥阴升达之路,风木郁冲,振摇不已,是以动悸。风火交侵,伤耗胃脘津液,小建中汤,胶饴、甘、枣,补脾精而生胃液,姜、桂、芍药,疏甲木而清相火也。

炙甘草证三少阳二十六

伤寒,脉结代,心动悸者,炙甘草汤主之。

少阳经脉,自头走足,循胃口而下两胁,病则经气上逆,冲逼戊土,胃气郁满,横隔胆经隧道,是以心胁痞硬。经络壅塞,营血不得畅流,相火升炎,渐而营血消亡,经络梗涩,是以经脉结代。血亡木燥,风木郁冲,而升路阻隔,未能顺达,是以悸动。相火上燔,辛金受刑,甲木上郁,戊土被克,土金俱败,则病传阳明,而中气伤矣。炙甘草汤,参、甘、大枣益胃气而补脾精,胶、地、麻仁滋经脉而泽枯槁,姜、桂行营血之瘀塞,麦冬清肺金之燥热也。

炙甘草汤七十一

甘草四两,炙　人参二两　大枣十二枚　生地黄一斤　阿胶二两　麦冬半升,去心　麻仁半升　桂枝三两　生姜三两

上九味,以清酒七升,水八升,先煮八味,取三升,去滓,内胶,烊消尽,温服一升,日三服。一名复脉汤。

烦满惊悸证四少阳二十七

少阳中风,两耳无所闻,目赤,胸中满而烦者,不可吐下,吐下则悸而惊。

太阳中风,而传少阳,是谓少阳中风。少阳脉循两耳,病则经脉逆行,浊气上填,是以耳聋。少阳脉起目之锐眦,相火升炎,是以目赤。少阳脉循胸膈而下两胁,经气壅阻,肺胃不降,是以胸中烦满。如此者,不可吐下,吐下则悸而且惊。盖耳聋目赤,胸满心烦,胆胃两经已自不降,再以吐下伤其胃气,胃气愈逆,甲木拔根,是以胆怯而神惊。胆胃双郁,胸膈闭塞,风木郁冲,升路壅碍,是以悸作(法详下章)。

柴胡龙骨牡蛎证五少阳二十八

伤寒八九日,下之,胸满烦惊,小便不利,谵语,一身尽重,不可转侧者,柴胡加龙骨牡蛎汤主之。

下伤中气,胃逆而为胸满。胆木拔根,而为烦惊。心神扰乱,而为谵语。乙木郁遏,疏泄不行,则小便不利。己土湿动,机关壅滞,则一身尽重,不可转侧。柴胡加龙骨牡蛎汤,大枣、参、苓,补土而泻湿,大黄、柴胡、桂枝,泻火而疏木,生姜、半夏,下冲而降浊,龙骨、牡蛎、铅丹,敛魂而镇逆也。

柴胡加龙骨牡蛎汤七十二

柴胡四两　半夏二合,洗　人参一两五钱　大枣六枚　生姜一两五钱　桂枝一两五钱　茯苓一两五钱　大黄二两　铅丹一两五钱　龙骨一两五钱　牡蛎一两五钱

上十一味,以水八升,煮取四升,内大黄,切如棋子大,更煮一二沸,去滓,温服一升。

小柴胡证六少阳二十九

凡柴胡汤病证而下之,若柴胡证不罢者,复与柴胡汤,必蒸蒸而振,却发热汗出而解。

柴胡证,本不宜下,而误下之,柴胡证罢,此为坏病。若其证不罢,复与柴胡汤,必蒸蒸而振栗,却发热汗出而解。阳气欲发,为阴邪所束,郁勃鼓动,故振栗战摇。顷之透发肌表,则汗而解矣。

大柴胡证七少阳三十

太阳病,过经十余日,反二三下之,后四五日,柴胡证仍在者,先与小柴胡汤。呕不止,心下急,郁郁微烦者,为未解也,大柴胡汤下之则愈。方在少阳十三。

下后柴胡证仍在,若但有少阳经证而无阳明腑证,先与小柴胡汤,应当解矣。若呕不止,心下急,郁郁微烦者,是经迫而腑郁,为未解也。与大柴胡汤下之,经腑双解则愈矣。

大柴胡证八少阳三十一

伤寒十三日不解,胸胁满而呕,日晡所发潮热,已而微利,此本柴胡证,下之而不利。今反利者,知医以丸药下之,非其治也。潮热者,实也。先宜小柴胡汤以解外,后以柴胡加芒硝汤主之。

十三日不解,已过再经之期。胸胁满而呕,是少阳经证。日晡时发潮热,是阳明腑证。腑病则大便续硬,乃已而微利,定服丸药矣。少阳而兼阳明,此本大柴胡证,下之当腑热清而不利,今反利者,知医以丸药下之,缓不及事,而又遗其经证。表里俱未罢,经邪束迫,腑热日增,故虽利不愈,此非其治也。潮热者,胃家之实也,是固宜下。而胸胁之满,尚有少阳证,先宜小柴胡汤以解其外,后宜柴胡加芒硝汤主之,解外而并清其里也。但加芒硝而不用大黄者,以丸药下后,宿物去而腑热未清也。

柴胡加芒硝汤七十三

柴胡半斤　黄芩三两　半夏半升,洗　生姜三两　人参三两　甘草三两　大枣十二枚　芒硝六两

于小柴胡汤内加芒硝六两,余依前法。不解,更服。

少阳坏病入太阴去路二章

少阳坏病入太阴去路柴胡桂枝干姜证一少阳三十二

伤寒五六日,已发汗而复下之,胸胁满微结,小便不利,渴而不呕,但头汗出,往来寒热,心烦者,此为未解也,柴胡桂枝干姜汤主之。

伤寒五六日,已发汗而复下之,伤其中气,胆胃俱逆,胸胁满结,脾湿肝遏,小便不利,胆火刑肺,是以渴生。胃逆未甚,不至作呕。相火逆升,故头上汗出。营卫交争,故往来寒热。君相升泄,是以心烦。此为少阳之经而传太阴之脏,表里俱未解也。柴胡桂枝干姜汤,柴胡、黄芩,疏甲木而清相火,桂枝、栝蒌,达乙木而清燥金,姜、甘,温中而培土,牡蛎除满而消结也。

柴胡桂枝干姜汤七十四

柴胡半斤　黄芩三两　甘草二两　干姜三两　桂枝三两　牡蛎二两　栝蒌根

四两

上七味,以水一斗二升,煮取六升,去滓,再煎取三升,温服一升,日三服。初服微烦,复服汗出便愈。

误下身黄证二少阳三十三

得病六七日,脉迟浮弱,恶风寒,手足温。医二三下之,不能食而胁下满痛,面目及身黄,头项强,小便难者,与柴胡汤,后必下重。本渴而饮水呕者,柴胡汤不中与也,食谷者哕。

得病六七日,脉迟浮弱,而恶风寒,是太阳中风脉证。手足温,是少阳证,而亦阳明、太阴中气之未败也。医乃二三下之,伤其中气,胆胃俱逆,故不能食而胁下满痛。浊气冲塞,颈项亦强。脾湿肝遏,遍身发黄而小便难者,与柴胡汤,黄芩寒中,肝脾郁陷,后必下重。本来作渴,而饮水则呕者,此土湿中寒,柴胡不中与也。不能容水,亦当不能纳食,饮水既呕,食谷亦哕也。

少阳坏病结胸痞证五章

病在少阳,或入阳明之腑,或入太阴之脏。将入阳明,而经证未罢,下早则为结胸,将入太阴,误下则为痞,与太阳之结胸痞证由来正同也。

少阳坏病结胸初证一少阳三十四

太阳与少阳并病,头项强痛,或眩冒,时如结胸,心下痞硬者,当刺大椎第一间肺俞、肝俞,慎不可发汗,发汗则谵语,脉弦。五六日,谵语不止,当刺期门。

太阳传少阳,两经并病,太阳则头项强痛,少阳则或觉眩冒,时如结胸,心下痞硬者,此已是结胸初证。当刺大椎第一间之肺俞、肝俞。刺肺俞以泄太阳之郁,刺肝俞以泄少阳之郁,缘肺与太阳同主卫气而司皮毛,肝与少阳同藏营血而司筋膜也。慎不可发汗以伤少阳津血,发汗则土燥而为谵语,木枯而为脉弦。盖其胸膈痞硬,已是胆胃俱逆,再发其汗,火烈土焦,遂入阳明,而为谵语。胆胃愈逆,则时如结胸者,当不止如是而已。若五六日,谵语不止,则胆胃之津益耗,当刺厥阴之期门,以泄少阳而救阳明也。

结胸初证二少阳三十五

太阳、少阳并病,心下硬,颈项强而眩者,当刺大椎、肺俞、肝俞,慎勿下之。

颈项强,太阳之证,而少阳自头下耳,循颈而入缺盆,亦当有之。心下硬,目眩,则纯是少阳证。大椎,脊骨第一大节,正当项后,肺俞,在第三椎两旁,肝俞,在第九椎两旁,皆是太阳之经穴。《灵枢·背输》(篇名)作腧,经气之所输泄也,义与输同。汗之脏阴外亡,则为谵语,上章是也;下之表阳内陷,则成结胸,下章是也。

结胸证三少阳三十六

太阳、少阳并病,而反下之,成结胸,心下硬,下利不止,水浆不下,其人心烦。

太少并病,不解经邪,而反下之,因成结胸,心下硬者,下而下利不止,上而水浆不入,清陷浊逆,相火郁升,其人必心烦也。

结胸证四少阳三十七

伤寒十余日,热结在里,复往来寒热者,与大柴胡汤。但结胸,无大热者,此谓水结在胸胁也。但头微汗出者,大陷胸汤主之。方在太阳百十一。

伤寒十余日,热结在阳明之里,复往来寒热,火郁于少阳之表者,与大柴胡汤,双解表里之邪。若但是结胸,而里无大热者,此为阴阳逼蒸,而生水饮,结在胸胁之间也。但头上微汗出者,缘于膈热熏蒸,宜大陷胸汤,泄其胸胁之结水也。太阳、阳明结胸,必兼少阳之邪,缘胆胃两经郁迫不降,而胸胁硬满,是为结胸之根。下之太早,里阴上逆,表阳内陷,则成结胸,而少阳脉循胁肋,故有胁下硬满之证也。

结胸痞证五少阳三十八

伤寒五六日,呕而发热者,柴胡汤证具,而以他药下之,柴胡证仍在者,复与柴胡汤,此虽已下之,不为逆,必蒸蒸而振,却发热汗出而解。若心下满而硬痛者,此为结胸也,大陷胸汤主之。方在太阳百十一。但满而不痛者,此为痞,柴胡汤不中与也,宜半夏泻心汤。

呕而发热,柴胡证具,不解经邪,而以他药下之,柴胡证仍在,是表阳未陷,邪犹在经,宜复与柴胡汤,以解经邪。此虽已下之,不至为逆,必蒸蒸而振栗,却发热汗出而解。若下后经证已罢,心下满而硬痛者,此表阳内陷,热入而为结胸也,宜大陷胸汤。但满而不痛者,此里阴上逆,而为痞也,柴胡汤不中与也。宜半夏泻心汤,参、甘、姜、枣,温补中脘之虚寒,黄芩、黄连,清泻上焦之郁热,半夏降浊阴而消痞满也。方以半夏名,因原有呕证,下后气愈逆而呕愈增也。

半夏泻心汤七十五

半夏半升,洗　人参三两　大枣十二枚　干姜三两　甘草三两,炙　黄芩三两
黄连一两

上七味,以水一斗,煮取六升,去滓,再煎取三升,温服一升,日三服。

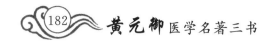

伤寒悬解卷十　太阴经全篇十六章

昌邑黄元御坤载著

太阴脏病

太阴以湿土主令,故太阴脾脏不病则已,病则是湿。土之所以克水者,以其燥也,湿则反被水侮。少阴寒水之气传之于土,是以其脏有寒。湿者,太阴之主气,寒

者,少阴之客气也。而太阴之病寒湿者,总因阳明之虚。脾为湿土,胃为燥土,阳明之阳盛,则湿为燥夺而化热,太阴之阴盛,则燥为湿夺而生寒。而阴阳虚实之权,在乎中气。中气旺则脾家实,太阴从化于阳明;中气衰则胃气逆,阳明从化于太阴。阳明下篇诸证,皆阳明入太阴之病也。未入太阴,阴气外侵,犹俟渐夺,故太阴之病象颇多,半寓于阳明之内;已入太阴,阴邪内传,势不久驻,故太阴之病条甚少,全见于少、厥之中。盖脾阳亏虚,则水侮而木贼,少、厥之阴邪勃起而内应,于是未去太阴,已传少、厥。自此少、厥告急,而太阴之病,俱附于少、厥之篇矣。大凡少、厥之死病,皆由脾阳之颓败,少、厥之生证,悉因脾阳之来复,太阴一脏,是存亡生死之关。仲景四逆之垂法,大黄、芍药之示戒,不可不详思而熟味也。

太阴经提纲一章

太阴湿土,气本上行,《素问》:脾气散精,上归于肺,是脏气之上行也。足之三阴,自足走胸,是经气之上行也。病则湿盛气滞,陷而不升,脾陷则胃逆而不降矣。盖燥为阳而湿为阴,阳本于天而亲上,阴本乎地而亲下,故阳明燥土,病则气逆,太阴湿土,病则气陷,自然之性。太阴提纲,腹满而吐,食不下者,太阴之累及阳明而气逆也。自利益甚,时腹痛者,太阴之伤于厥阴而气陷也。脾陷而不升,胃逆而不降,病见于上下,而根在乎中宫,以中宫枢轴之不运也。若下之,枢轴败折,陷者益陷而逆者益逆。逆之至,则胸下结硬,而不止于腹满。陷之极,不过于自利之益甚,无以加矣。故但言其逆而不言其陷,非省文也,无庸言也。

太阴经提纲—太阴一

太阴之为病,腹满而吐,食不下,自利益甚,时腹自痛,若下之,必胸下结硬。

太阴,脾之经也。脾主升清,胃主降浊,清升浊降,腹中冲和,是以不满。脾病则清阳不升,脾病累胃,胃病则浊阴不降,中气凝滞,故腹满也。吐者,胃气之上逆,逆而不纳,故食不下也。利者,脾气之下陷,清阳不升,寒生于下,水谷不消,故自利益甚也。湿寒郁塞,木气不舒,侵克脾土,故时腹自痛也。若下之,土愈败而胃愈逆,甲木壅碍,不得下行,痞郁胃口,故胸下结硬,即病发于阴,而反下之,因作痞也。

程氏曰:太阴湿土,其脏有寒,则病自是寒,岂有传经为热之理!使阳入阴,能化阴为阳,则水入火,亦能变水为火,必无之事也。吐利痛满,纯是阴邪用事。下之阴邪入于阳位,究与结胸之邪高下稍异,彼因阳从上陷而阻留,此缘阴从下逆而不归,寒热大别。

三阴篇皆言脏病,非经病也。经病而不入于脏,伤寒不过六日,中风不过七日,无不汗解之理。三阴经病,总统于太阳一经,四日太阴,未可曰太阴之为病,亦不必痛满吐利。脏寒而用四逆,五日少阴,未可曰少阴之为病,亦不必厥冷吐利。水盛而用真武,六日厥阴,未可曰厥阴之为病,亦不必蛔厥吐利。风动而用乌梅,不拘何经,其在六日之内者,悉宜麻、桂发表,无异法也。至于自经而入脏,然后太阴有痛满吐利之证而用四逆,少阴有厥冷吐利之证而用真武,厥阴有蛔厥吐利之证而用乌梅,以其一脏之为病如此,用药不得不如此也,而桂枝、麻黄之法,不可用矣。昔人传经为热、直中为寒之说,固属庸妄之胡谈。程氏乃以脏病为经病,且谓伤寒不传经,亦悖谬不通。义详见少阳传经中。

太阴经病桂枝证一太阴二

太阴病,脉浮者,可发汗,宜桂枝汤。方在太阳五。此太阴经病。

太阴病,已传脾脏,宜见腹满吐利,腹痛不食诸证。若不见诸证,而脉浮者,是脏病未成,而但见经病也,宜桂枝发汗。

太阴脏病四逆证二太阴三

病发热头痛,脉反沉,不差,身体疼痛,当温其里,宜四逆汤。

发热头痛,是太阳表证,脉应见浮,乃脉反沉,是已入太阴之脏。若脉沉,不差,虽身体疼痛,表证未解,然当先温其里,宜四逆汤,甘草培其土,干姜温其中,附子温其下也。

四逆汤七十六

甘草二两,炙　干姜一两半　附子一枚,生用,去皮脐,破八片

上三味,㕮咀,以水三升,煮取一升二合,去滓,分温再服。强人可大附子一枚、干姜三两。

下利清谷证三太阴四

下利清谷,不可攻表,汗出必胀满。

脉沉已当温里,不可发表,若见下利清谷之证,则脏病益显,不可攻表。汗出亡阳,必生胀满。

四逆桂枝证四太阴五

下利腹胀满,身体疼痛者,先温其里,乃攻其表。温里宜四逆汤,攻表宜桂枝汤。方在太阳五。

下利而腹又胀满,是太阴脏病,腹满自利之证俱见矣。而其身体疼痛者,又有太阳经病,是当先温其里,乃攻其表。温里宜四逆汤以驱寒,攻表宜桂枝汤以驱风,里温则发汗不虑其亡阳矣。此与太阳伤寒,医下之续得下利清谷章法同。

四逆证五太阴六

自利不渴者,属太阴,以其脏有寒故也。当温之,宜服四逆辈。

三阳之利,津亡里燥,多见渴证,自利而不渴者,此属太阴,以其脏有寒故也。是当温之,宜四逆辈也。

黄连证六太阴七

伤寒,胸中有热,胃中有邪气,腹中痛,欲呕吐者,黄连汤主之。

伤寒,胸中有热,而胃中有肝胆之邪气,肝邪克脾,腹中疼痛,胆邪克胃,欲作呕

吐者,是土气湿寒而木气郁遏也。黄连汤,黄连、半夏,清上热而止呕吐,参、甘、姜、枣温中寒而止疼痛,桂枝疏木而通经也。

黄连汤七十七

黄连三两　半夏半升,洗　人参二两　甘草二两,炙　大枣十二枚　干姜三两

桂枝三两

上七味,以水一斗,煮取六升,去滓,温服一升,日三服,夜二服。

桂枝芍药证七太阴八

本太阳病,医反下之,因而腹满时痛者,属太阴也。桂枝加芍药汤主之。

本太阳表证,医不解表,而反下之,脾败肝郁,因而腹满时痛者,此属太阴也。桂枝加芍药汤,桂枝解太阳之表邪,芍药清乙木之风燥也。

桂枝加芍药汤七十八

桂枝三两　甘草二两　大枣十二枚　生姜三两　芍药六两

于桂枝汤方更加芍药三两,随前六两,余依桂枝汤法。

桂枝大黄证八太阴九

大实痛者,桂枝加大黄汤主之。

满痛而加大实,非泻不可。桂枝加大黄汤,倍芍药以清木燥,而加大黄以泄土郁。

桂枝加大黄汤七十九

桂枝三两　甘草二两,炙　大枣十二枚　生姜三两　芍药六两　大黄一两

上六味,以水七升,煮取三升,去滓,温服一升,日三服。

芍药大黄证九太阴十

太阴为病,脉弱,其人续自便利,设当行大黄、芍药者,宜减之,以其胃气弱,易动故也。

太阴为病,其脉软弱,其人当续自便利。设腹满时痛,以至大实,当行芍药、大黄者,宜稍减之。以其人太阴既病,胃气必弱,易于伤动故也。

暴烦下利证十太阴十一

伤寒,脉浮而缓,手足自温者,系在太阴。太阴身当发黄,若小便自利者,不能发黄。至七八日,虽暴烦下利,日十余行,必自止,以脾家实,腐秽当去故也。

伤寒,浮缓之脉,而见手足自温,浮为太阳,缓为阳明、太阴。脾胃同主四肢,中焦阳旺,四肢自温,其为阳明、太阴,无以辨也。且以系在太阴,太阴湿土,表病湿郁,身当发黄。若小便自利者,湿气下泄,又不能发黄。何以别之?必验之大便,阳明则大便自硬,太阴则大便自利矣。至续自便利,则系在太阴确矣。然手足温而小便利,则脾家未衰,至七八日,虽暴烦下利,日十余行,必当自止。以此之自利,乃脾家之实,腐秽当去之故,非益甚之自利也。此与阳明至七八日,大便硬章彼此互文,

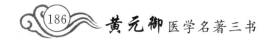

提下发黄诸章之纲。

茵陈蒿证十一太阴十二

伤寒七八日,身黄,如橘子色,小便不利,腹微满者,茵陈蒿汤主之。

伤寒七八日,表寒郁其里湿,而生内热,湿热瘀蒸,身上发黄如橘子色。小便不利,腹微满者,以土湿木郁,疏泄不行,则小便不利,木郁克土,脾气胀塞,则腹里微急,脾被肝刑,土色外见,则皮肤熏黄,缘木主五色,入土化黄故也。茵陈蒿汤,茵陈利水而除湿,栀子、大黄,泻热而荡瘀也。

茵陈蒿汤八十

茵陈蒿六两　栀子十四枚,擘　大黄二两,去皮

上三味,以水一斗二升,先煮茵陈,减六升,内二味,煮取三升,去滓,分温三服。小便当利,尿如皂角汁状,色正赤。一宿腹减,黄从小便去也。

麻黄连翘赤小豆证十二太阴十三

伤寒,瘀热在里,身必发黄,麻黄连翘赤小豆汤主之。

伤寒表病,湿瘀而生里热,不得汗尿疏泄,身必发黄。麻黄连翘赤小豆汤,麻黄泄皮毛之郁,杏仁降肺气之逆,生梓白皮清相火而疏木,连翘、赤小豆泻湿热而利水,姜、甘、大枣和中气而补脾精也。以湿旺腹满,胆胃逆升,相火郁遏,湿化为热,外无出路,是以发黄。发汗利水,使湿气渗泄,则黄消矣。

麻黄连翘赤小豆汤八十一

麻黄二两　杏仁四十枚,去皮尖　生姜二两　生梓白皮一升　连翘二两　甘草二两,炙　大枣十二枚　赤小豆一升

上八味,以潦水一斗,先煮麻黄再沸,去上沫,内诸药,煮取三升,去滓,分温三服,半日服尽。

栀子柏皮证十三太阴十四

伤寒,身黄发热者,栀子柏皮汤主之。

瘀热在里,则身热而腹满;瘀热在表,则身黄而发热。栀子柏皮汤,甘草培土而补中气,栀子、柏皮泻湿而清表热也。

栀子柏皮汤八十二

栀子十五枚,擘　甘草一两,炙　黄柏皮一两

上三味,以水四升,煮取一升半,去滓,分温再服。

寒湿发黄证十四太阴十五

伤寒,发汗已,身目为黄,所以然者,以寒湿在里不解故也,以为不可下也,当于寒湿中求之。

黄缘湿热里瘀,若发汗以后,身目为黄,则是湿寒而非湿热,以汗后热泄而寒生,阳消而湿长也。寒湿不可下,当于寒湿中求之,用温寒去湿之法也。

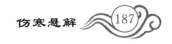

中风欲愈十五太阴十六

太阴中风,四肢烦疼,阳微阴涩而长者,为欲愈。

太阳中风,而传太阴,是谓太阴中风。脾主四肢,脾病不能行气于四肢,气血壅塞,故四肢烦疼。寸微则阳不上格,尺涩则阴不下盛,脾阳续复,脉渐舒长,是为欲愈也。

太阴解期一章

太阴解期太阴十七

太阴病,欲解时,从亥至丑上。

亥子丑,太阴得令之时,故解于此。

伤寒悬解卷十一　少阴经全篇四十六章

昌邑黄元御坤载著

少阴脏病

少阴以癸水而化气于君火,无病之时,丁火下降而交水,癸水上升而交火,水火互根,阴阳交济,二气合为一气,故火不上热而水不下寒。及其一病,丁火上炎而为热,癸水下润而为寒,遂成冰炭矣。少阴病,但见其下寒而不显其上热者,以水能胜火而火不胜水,病则水胜而火负,一定之理也。水之所以不胜火者,全赖乎土。水虽有胜火之权,而中州之土,堤其阴邪,则寒水不至泛滥,而君火不至渐亡。盖土旺则水邪不作,少阴不病也。中气一败,堤防崩溃,寒水无制,侵凌君火,上之则飞灰不燃,下之则坚冰不解。虽有四逆、真武之法,第恐阳神已去,阴魄徒存,挽之末路,桑榆难追。故少阴之死证,总因土气之败也。其恶寒蜷卧者,少阴之本病。其厥逆吐利者,水土之合病。以水邪侮土,脾胃虚寒,不能温养四肢,则手足逆冷,胃寒而气逆则吐,脾寒而气陷则利。脾胃之寒,肾气之所移也。仲景于少阴之病,而曰少阴负趺阳者,为顺也。少阴之窍妙,具此一语,无余蕴矣。

少阴提纲一章

少阴虽从君火化气,病则还其本原,寒水司权,有阴无阳。寒主蛰藏,藏气当令,而无微阳以鼓之,是以脉微细而善寐。阳明之病,脉实大而不得卧者,少阴之负趺阳也;少阴之病,脉微细而但欲寐者,趺阳之负少阴也。盖土旺则不眠,水旺则善寐,自然之性如此。少阴提纲揭此一语,而少阴之性情体状传真如画,则夫扶趺阳而泄少阴,自为第一要义。于此而稍事滋润,将使之千古不瘳矣。少阴醒梦之关,

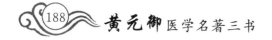

不可不急讲也。

少阴经提纲—少阴一

少阴之为病,脉微细,但欲寐也。

少阴,肾之经也。阴盛于水,独阴无阳,故脉微细。阳动而阴静,静则善眠,故曰欲寐。《脉法》:浮为在表,沉为在里,数为在腑,迟为在脏,少阴之脉微细,必兼沉也。

少阴脏病连经麻附细辛证—少阴二

少阴病,始得之,反发热,脉沉者,麻黄附子细辛汤主之。

少阴水脏,其脉自沉,乃始得病时,反发热而脉沉者,是已传肾脏,而犹带表寒。内有少阴,则宜温里,外有太阳,则宜发表。麻黄附子细辛汤,麻黄散太阳之外寒,附子温少阴之内寒,细辛降阴邪之冲逆也。温里以发表,少阴之汗法如此。此与太阴病,发热头痛,脉反沉章同。

麻黄附子细辛汤八十三

麻黄二两　附子一枚,炮,去皮脐,破八片　细辛二两

上三味,以水一斗,先煮麻黄,减二升,去上沫,内诸药,煮取三升,去滓,温服一升,日三服。

麻附甘草证二少阴三

少阴病,得之二三日,麻黄附子甘草汤微发汗,以二三日无里证,故微发汗也。

少阴病,得之二三日,麻黄附子甘草汤微发其汗,麻黄发太阳之表,附子、甘草,温癸水而培己土。少阴禁汗,此微发汗者,以二三日内,尚无少阴之里证,故微发汗也。此推原上章之义。无里证,何以知为少阴?是必脉已见沉。沉为在里,何以宜汗?是必发热也。

麻黄附子甘草汤八十四

麻黄二两　附子一枚,炮,去皮脐,破八片　甘草二两,炙

上三味,以水七升,先煮麻黄一两沸,去上沫,内诸药,煮取三升,去滓,温服一升,日三服。

少阴脏病忌汗证三少阴四

少阴病,脉细沉数,病为在里,不可发汗。

少阴病,发热脉沉,犹可微汗,若身无发热,而沉兼细数,此为病已在里,不可发汗。盖火旺土燥,寒水不能独盛,水盛而寒作者,由火土俱败也。再汗之以泄阴中丝微阳根,则纯阴而无阳,大事坏矣,故不可汗。

少阴脏病连经者二章,麻黄附子二方是也。自此章之下,悉是脏病,并无一字言经病者。脏寒水动,乃可曰少阴病,若五日经传少阴,未入肾脏,少阴诸里证丝发未形,而其时三阳、太阴经证俱在,何得曰少阴病乎?曰少阴病者,少阴盛极,独自

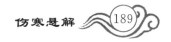

为病也。阳明、三阴俱同。

四逆证四少阴五

少阴病,脉沉者,急温之,宜四逆汤。方在太阴三。

阳消阴长则人衰,阳虚阴旺则人病,阳绝阴孤则人死。阳盛于火,阴盛于水,火性浮而水性沉,少阴水脏,病见沉脉,则经阳卸事,脏阴司权,死机攸伏。法当急温,宜用四逆,迟则水动寒作,死证蜂生,温之无及矣。肾水有泄而无补,凡人之死,死于水寒之盛也。仲景《伤寒》,少阴但有泄水补火之法,而无泄火补水之方。其余六经,以及《金匮》杂证,泄火则有之,补水则未有。后世庸愚妄缪,乃有泄火补水之法。俗子腐生,群而效之,著作纷纭,以为天下万世祸。今日遂成海内恶风,江河日下,不可挽也。

附子证五少阴六

少阴病,身体疼,手足寒,骨节痛,脉沉者,附子汤主之。

少阴水旺,阴凝气滞,故骨节疼痛。土败水侮,四肢失温,故手足寒冷。水寒木陷,生气欲绝,故脉沉细。附子汤,附子温癸水之寒,芍药清乙木之风,参、术、茯苓培土而泄水也。

附子汤八十五

附子二枚,去皮脐　茯苓三两　人参二两　白术四两　芍药三两

上五味,以水八升,煮取三升,去滓,温服一升,日三服。

附子证六少阴七

少阴病,得之一二日,口中和,其背恶寒者,当灸之,附子汤主之。

一二日中,背恶寒者,督脉之阳衰,太阳寒水之旺。当灸之以温外寒,附子汤以温内寒也。后章口燥咽干者,急下之,此曰口中和,则纯是湿寒,而非燥热,互观自明。

咳利谵语证七少阴八

少阴病,咳而下利,谵语者,被火气劫故也。小便必难,以强责少阴汗也。

少阴寒水之脏,下利则有之,不应谵语,咳而下利,谵语者,此被火气逼劫发汗,耗其心液,阳随汗泄,神明惑乱故也。其小便必难,以少阴阳弱,不宜发汗,火逼劫而强责之,泄其血中温气,湿旺木郁,不能疏泄也。

发汗动血证八少阴九

少阴病,但厥无汗,而强发之,必动其血,未知从何道出,或从口鼻,或从目出,是名下厥上竭,为难治。

汗生于血而酿于气,譬之釜水腾沸,气蒸为露也。少阴病,气虚血寒,但有厥逆而无汗,而强发之,必动其血。血之所以不上溢者,气敛之也。气根于水,强发其汗,泄其阳根,卫虚不敛,营血失统,上走七窍,未知从何道而出。或从口鼻,或从目

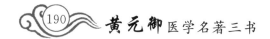

出,是名下厥上竭,最为难治。以阴盛于下,阳盛于上,下之阴盛,故见厥逆,上之阳盛,故见血脱,血中温气,绝根外亡,则阳竭矣。

发汗亡阳证九少阴十

少阴病,脉微,不可发汗,亡阳故也。阳已虚,尺脉弱涩者,复不可下之。

阳虚故脉微,脉微发汗,则阳根亦亡,是以不可发汗。阳气已虚,而尺脉弱涩者,则血中之温气非旺,复不可下之也。

咽痛吐利证十少阴十一

病人脉阴阳俱紧,反汗出者,亡阳也。此属少阴,法当咽痛而复吐利。

阴阳俱紧(阴阳即尺寸也),伤寒之脉,不应有汗,反汗出者,阳亡于外也。则此之脉紧,乃里阴之内盛,非表寒之外束矣。此属少阴,法当咽痛而复吐利,水旺火盛则咽痛,水旺土湿则吐利也。此提少阴咽痛吐利之纲,下分应之。

甘草桔梗证十一少阴十二

少阴病,二三日,咽痛者,可与甘草汤,不差,与桔梗汤。

二三日,初觉咽痛者,可与甘草汤。以少阴水旺,君相皆腾,二火逆冲,是以咽痛,甘草泄热而缓急迫也。不差者,与桔梗汤,甘草泄热而缓急迫,桔梗降逆而开结滞也。

甘草汤八十六

甘草二两

以水三升,煮取一升半,去滓,温服七合,日二服。

桔梗汤八十七

桔梗一两　甘草二两

以水三升,煮取一升,去滓,分温再服。

半夏散证十二少阴十三

少阴病,咽中痛,半夏散及汤主之。

浊阴上逆,冲击咽喉,因而作痛。半夏、桂枝,降其冲气,甘草缓其急迫也。

半夏散八十八

半夏,洗　桂枝,去皮　甘草,炙,以上等分

上三味,各别捣筛已,合治之,白饮和服方寸匕,日三服。若不能服散者,以水一升,煎七沸,内散两方寸匕,更煎三沸,下火,令小冷,少少咽之。

苦酒汤证十三少阴十四

少阴病,咽中伤,生疮,不能语言,声不出者,苦酒汤主之。

寒水下旺,火盛咽伤,故生疮,不能语言。金被火刑,故声不出。苦酒汤,苦酒散结而消肿,半夏降逆而驱浊,鸡子白清肺而发声也。

苦酒汤八十九

半夏十四枚,破　鸡子一枚,去黄,内苦酒,著鸡子壳中

上二味,内半夏著苦酒中,以鸡子壳置刀环中,安火上,令三沸,去滓,少少含咽之。不差,更作三剂服之。苦酒即醋也。

猪肤汤证十四少阴十五

少阴病,下利咽痛,胸满心烦者,猪肤汤主之。

寒水侮土,肝脾郁陷,而为下利。胆胃俱逆,相火炎升,故咽喉痛肿,胸满心烦。猪肤、白蜜,清金而止痛,润燥而除烦,白粉收泄利而涩滑溏也。

猪肤汤九十

猪肤一斤

上一味,以水一斗,煮取五升,去滓,加白蜜一升、白粉五合,熬香,和令相得,温分六服。猪肤即猪皮,能清热润燥。白粉即铅粉,能止泄断利。

四逆证十五少阴十六

少阴病,饮食入口即吐,心中温温欲吐,复不能吐,始得之,手足寒,脉弦迟者,此胸中实,不可下也,当吐之。若膈上有寒饮,干呕者,不可吐也,急温之,宜四逆汤。方在太阴三。

入口即吐者,新入之饮食,心中温温欲吐,复不能吐者,旧日之痰涎,此先有痰涎在胸,故食入即吐,而宿痰胶滞,故不能吐。温温者,痰阻清道,君火郁遏,浊气翻腾之象也。手足寒者,阳郁不能四达也。阳衰湿旺,是以脉迟。土湿木郁,是以脉弦。此胸中邪实,不可下也。腐败壅塞,法当吐之。若膈上有寒饮,干呕,则土败胃逆,不可吐也,当急温之,宜四逆汤。

下利烦渴证十六少阴十七

少阴病,欲吐不吐,心烦,但欲寐,五六日,自利而渴者,属少阴也。虚故引水自救。若小便色白者,少阴病形悉具。小便白者,以下焦虚有寒,不能制水,故令色白也。

心火上腾则生烦,肾水下旺故欲寐,五六日,自利而渴者,此属少阴也。利亡津液,于是作渴。津愈亡而阳愈泄,口虽作渴,而实属阳虚,阳虚津亡,故引水自救。若小便色白,则少阴病形悉具矣。小便之白者,以下焦阳虚而有寒,不能制水,故令色白也。制水者土,土郁则克水,湿热郁蒸而小便黄者,土色之下传也。土败阳亡,不能制水,故小便色白。

吴茱萸证十七少阴十八

少阴病,吐利,手足厥冷,烦躁欲死者,吴茱萸汤主之。方在阳明六十。

吐利厥冷,烦躁欲死,则中气颓败,微阳离根矣。吴茱萸汤,人参、大枣培土而补中,吴茱萸、生姜温胃而回阳也。

真武汤证十八少阴十九

少阴病,二三日不已,至四五日,腹疼,小便不利,四肢沉重疼痛,自下利者,此

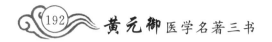

为有水气。其人或咳,或小便利,或不利,或呕者,真武汤主之。

二三日不已,以至四五日,寒水泛滥,土湿木郁,风木贼土,是以腹痛。土湿而木不能泄,故小便不利。湿流关节,淫注四肢,故沉重疼痛。寒水侮土,故自下利。凡此诸证,为土病不能制水,有水气停瘀故也。其人或肺气冲逆而为咳,或木能疏泄而小便利,或土湿木郁而小便不利,或胃气上逆而作呕者,皆缘水气之阻格。真武汤,苓、术,泻水而燥土,生姜止呕而降浊,附子温癸水之寒,芍药清乙木之风也。

真武汤九十一

茯苓三两　白术二两　生姜三两　附子一枚,炮,去皮,破八片　芍药三两

上五味,以水八升,煮取三升,去滓,温服七合,日三服。若咳者,加五味半升,细辛、干姜各一两。五味、干姜、细辛,敛肺降逆,所以止咳。若小便利者,去茯苓。茯苓利水之剂,故去茯苓。若下利者,去芍药,加干姜二两。利缘脾阳之败,去芍药之泻脾,加干姜以温中。若呕者,去附子,加生姜足前成半斤。生姜降胃逆而止呕吐也。

呕利汗出证十九少阴二十

少阴病,下利,脉微涩,呕而汗出,必数更衣,反少者,当温其上,灸之。

脾陷则为利。利亡血中温气,是以脉涩。胃逆则为呕。阳气升泄,是以汗出。阳气愈升则下愈寒而利愈多,必数更衣。乃利反少者,是脾阳续复而胃阳欲脱也。当温其上,灸之以回胃阳也。

猪苓证二十少阴二十一

少阴病,下利六七日,咳而呕渴,心烦,不得眠者,猪苓汤主之。方在阳明六十五。

脾陷而为利,胃逆而为呕,肺逆而为咳,火升而为烦渴,阳泄而废卧眠,是皆水泛而土湿故也。宜猪苓汤,二苓、滑、泽,渗己土而泻湿,阿胶滋乙木而润燥也。

四逆散证二十一少阴二十二

少阴病,四逆,其人或咳,或悸,或小便不利,或腹中痛,或泄利下重者,四逆散主之。

寒水侮土,四肢厥逆。其人或肺逆而为咳,或木郁而为悸,或土湿木遏而小便不利,或寒气凝滞而腹中痛,或清气沉陷而泄利下重者,是皆土郁而木贼也。宜四逆散,甘草、枳实培土而泄滞,柴胡、芍药疏木而清风也。

四逆散九十二

甘草,炙　枳实,破,水渍,炙　柴胡　芍药

上四味,各十分,捣筛,白饮和服方寸匕,日三服。咳者,加五味子、干姜各五分,并主下利。五味、干姜敛肺而止咳,升陷而止利,缘干姜温中,则陷者自升,逆者自降也。悸者,加桂枝五分。土湿木郁,则为悸动,桂枝疏木而达郁也。小便不利

者,加茯苓五分。茯苓利水。腹中痛者,加附子一枚,炮令坼。水寒木郁,贼伤脾土,则腹中痛,附子暖水而温寒,荣木而舒肝。泄利下重者,先以水五升,入薤白三升,煮取三升,去滓,以散方寸匕内汤中,煮取一升半,分温再服。薤白散滞而升陷也。

通脉四逆证二十二少阴二十三

少阴病,下利清谷,里寒外热,手足厥逆,脉微欲绝。身反不恶寒,其人面色赤,或腹痛,或干呕,或咽痛,或利止脉不出者,通脉四逆汤主之。其脉即出者愈。

下利清谷,里寒外热,手足厥逆,脉微欲绝,阴旺阳虚。设见恶寒,则阳败而无生望。若身反不恶寒,其人面见赤色,或风木贼土而腹痛,或浊气上逆而干呕,或滞气冲击而咽痛,或下利虽止而脉微欲绝不出者,是阳弱而气郁也。通脉四逆汤,姜、甘,温中而培土,附子暖下而回阳。服之其脉即出者,是阳回而气达,其病当愈,以其阳微欲绝,而实原未尝绝也。

通脉四逆汤九十三此即四逆汤,而分两不同。

甘草二两,炙　干姜三两,强人可四两　附子大者一枚,生用,去皮,破八片

上三味,以水三升,煮取一升二合,去滓,分温再服。面色赤者,加葱九茎。阳郁不达则面赤,加葱以达阳气也。腹中痛者,去葱,加芍药二两。芍药泻风木而止腹痛。呕者,加生姜二两。生姜降浊止呕。咽痛者,去芍药,加桔梗一两。桔梗开结滞而利咽喉。利止脉不出者,去桔梗,加人参二两。人参补阳气以充经脉。

白通汤证二十三少阴二十四

少阴病,下利,白通汤主之。

少阴病,下利,气虚阳陷,则脉绝不出。白通汤,姜、附回阳,葱白达郁,阳回气达,则利止而脉出矣。

白通汤九十四

葱白四茎　干姜一两　附子一枚,生用,去皮,破八片

以水三升,煎一升,去滓,分温再服。

白通猪胆汁证二十四少阴二十五

少阴病,下利脉微者,与白通汤。利不止,厥逆无脉,干呕烦者,白通加猪胆汁汤主之。服汤脉暴出者死,微续者生。

白通汤原为下利脉微,故以葱白通其脉也。乃下利脉微者,与白通汤而下利不止,厥逆无脉,加以干呕而心烦者,此以阴盛格阳,姜、附不得下达,愈增上热,故下利脉微依然,而呕烦并作。宜白通加猪胆汁汤,人尿、猪胆清君相而除烦呕,姜、附下行而温水土,葱白上达而通经脉。脉应出矣,而出不宜骤。服汤而脉暴出者,阳根已绝而外脱则死;脉微续者,阳根未断而徐回则生也。

白通加猪胆汁汤九十五

葱白四茎　干姜一两　附子一枚,去皮,破八片,生用　人尿五合　猪胆汁

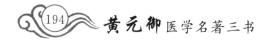

一合

上三味,以水三升,煮取一升,去滓,内胆汁、人尿,和令相得,分温再服。若无胆,亦可用。

桃花汤证二十五 少阴二十六

少阴病,二三日至四五日,腹痛,小便不利,下利不止,便脓血者,桃花汤主之。

二三日以至四五日,水寒土湿,愈久愈盛,脾陷肝郁,二气逼迫,是以腹痛。木郁不能行水,故小便不利。木愈郁而愈泄,水道不通,则谷道不敛,故下利不止。木郁血陷,寒湿腐败,风木摧剥,故便脓血。桃花汤,粳米补土而泄湿,干姜温中而驱寒,石脂敛肠而固脱也。

桃花汤九十六

粳米一升　干姜一两　赤石脂一斤,一半煮用,一半筛末

上三味,以水七升,煮米令熟,去滓,温服七合,内石脂末方寸匕,日三服。若一服愈,余勿服。

桃花汤证二十六 少阴二十七

少阴病,下利便脓血者,桃花汤主之。

少阴水脏,下利而便脓血,总是湿寒,万无湿热之理。桃花汤实为主方,不可易也。

下利脓血证二十七 少阴二十八

少阴病,下利便脓血者,可刺。

《灵枢·脉度》:盛者泄之,虚者饮药以补之,桃花汤之治便脓血之虚者也,若稍盛而生热者,可刺经穴以泄之。

身热便血证二十八 少阴二十九

少阴病,八九日,一身手足尽热者,以热在膀胱,必便血也。

少阴与太阳为表里,八九日,一身手足尽热者,以热在膀胱。膀胱,太阳之经,为诸阳主气,总统皮毛,故腑热则一身俱热,是必病便血。《素问·五脏别论》:五脏者,藏精气而不泄;六腑者,传化物而不藏。肾,脏也。膀胱,腑也。肾温则阳气秘藏而血不流溢,肾寒则脏中之阳散于膀胱之腑。腑热,故血海不秘,随膀胱而输泄,必便血也。癸水上升,而化丁火,故少阴水火同经,而独以君火主令。水升而化火,则癸水不寒。丙火下降,而化壬水,故太阳水火同气,而独以寒水司权。火降而化水,则丙火不热。病则癸水不化丁火,故少阴肾善于病寒,丙火不化壬水,故太阳膀胱善于病热,此其中有甲乙之木邪焉。肝以风木而主疏泄,胆以相火而主秘藏。肾之温暖而蛰封者,相火之秘藏也。膀胱之清凉而通利者,风木之疏泄也。病而风木不能疏泄,故水道不通,相火不能秘藏,故膀胱有热。足少阳自头走足,病则上逆;手少阳自手走头,病则下陷。膀胱之热者,手少阳三焦之相火离肾脏而泄于膀胱。

一身手足之热者,足少阳胆经之相火离肾脏而泄于肢体也。肝木藏血,而其性疏泄。木陷于水,疏泄不行,怒而生风,愈欲疏泄,泄而不畅,其轻则为水淋,其重则为血淋。淋血之家,痛涩而频数者,风木强泄而不畅也。便血之证,热在膀胱,而肾脏则寒。盖肾寒不能生木,而后木郁而生风。风性善泄,愈泄而愈陷,愈陷而愈泄,故血不上行,而病下脱。其胆火之逆于肢体者,风木之疏泄也;其三焦之泄于膀胱者,风木之郁陷也。

少阴亡阳死证六章

少阴亡阳死证一少阴三十

少阴病,脉微沉细,但欲卧,汗出不烦,自欲吐,至五六日,自利,复烦躁不得卧寐者,死。

脉微沉细,但欲卧者,水旺而阴盛也。汗出,自欲吐者,火泄而阳升也。微阳上越,而根本未拔,是以不烦。至五六日,寒水愈旺,下见自利,复烦不得卧寐,则阳根脱泄,必死无救也。

死证二少阴三十一

少阴病,吐利烦躁,四逆者,死。

吐利烦躁,则微阳飞走,本根欲断。倘其四末阳回,犹有生望,再加四肢厥逆,死不可医也。

死证三少阴三十二

少阴病,四逆,恶寒而身蜷,脉不至,不烦而躁者,死。

四逆,恶寒而身蜷,阴盛极矣。脉又不至,则阳气已绝,如是则不烦而躁者,亦死。盖阳升则烦,阳脱则躁,阳中之阳已亡,是以不烦,阴中之阳欲脱,是以躁也。阴气者,静则神藏,躁则消亡(《素问》语)。盖神发于阳而根藏于阴,精者,神之宅也。水冷精寒,阳根欲脱,神魂失藏,是以反静而为躁也。

死证四少阴三十三

少阴病,恶寒身蜷而利,手足逆冷者,不治。

恶寒身蜷,加以下利,则阳有日断之忧,兼之手足逆冷,则阳无来复之望,不可治也。

死证五少阴三十四

少阴病,下利止而头眩,时时自冒者,死。

下利止而眩冒者,阳根下绝,欲从上脱,是以死也。

死证六少阴三十五

少阴病,六七日,息高者,死。

《难经》:呼出心与肺,吸入肾与肝。六七日后,水旺寒深,而见息高,是有心肺之呼出而无肾肝之吸入,阳根下绝,升而不降,脱离非久,必主死也。

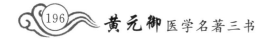

少阴阳回不死证四章

少阴阳回不死证一少阴三十六

少阴病,吐利,手足不厥冷,反发热者,不死。脉不至者,灸少阴七壮。

吐利并作,脾胃俱败,而手足不逆冷,则中气未绝,反发热者,微阳欲复也,是以不死。若脉不至者,灸少阴经穴七壮,以助阳气,其脉必至,以其阳已回也。七为阳数,故灸七壮。

阳回证二少阴三十七

少阴病,恶寒而蜷,时自烦,欲去衣被者,可治。

自烦而去衣被,阳气之复也,是以可治。

阳回证三少阴三十八

少阴病,下利,若利自止,恶寒而蜷卧,手足温者,可治。

下利自止,则脏寒已差,恶寒蜷卧,则经阳未复,而手足温者,是中气未绝,四末阳回之象,故可治。

阳回证四少阴三十九

少阴病,脉紧,至七八日,自下利,脉暴微,手足反温,脉紧反去者,为欲解也,虽烦下利,必自愈。

寒盛则脉紧,至七八日而自下利,则脏寒日甚矣。而脉忽暴微,手足反温,脉紧反去者,此为阳复而欲解也。虽烦而下利,必当自愈。微者,紧之反,缓之始也(白通汤证之脉,是阳绝之微,此是阳欲复之微也)。

土盛水负证五章

土盛水负证一少阴四十

少阴负跌阳者,为顺也。

少阴,肾脉也。跌阳,胃脉也(足阳明胃之经,自头走足,行于跌上,动脉曰冲阳,故仲景名为跌阳)。土本克水,而水盛反侮土。凡病则水胜而土负,至于伤寒少阴脏证,更无土胜水负之理。土胜则生,水胜则死,少阴之死,皆死于水胜而土负,故少阴肾水,必负于跌阳胃土,乃为顺也。少阴水负而跌阳土胜者,阳明承气证是也。此下列阳明土胜水负四证,以明少阴负跌阳为顺之义。阳贵阴贱,古训昭载,而后世庸愚,乃开补水之门,以祸天下。代有粗工下士,祖述其说。自宋元以来,讫于今日,群儿谬妄,邪说纷纭,方书数百千部,其于先圣至理,绝无略解一字者,此天下后世,亿万苍生,一大害也。每检医方,辄为怒发,口众我寡,但积悲叹耳。

土胜水负黄连阿胶证二少阴四十一

少阴病,得之二三日以上,心中烦,不得卧,黄连阿胶汤主之。

少阴病,但欲卧也。得之二三日以上,心中烦,不得卧者,燥土克水,而烁心液也。心之液,水之根也。液耗水涸,精不藏神,故心烦,不得卧寐。黄连阿胶汤,黄连、芩、芍清君火而除烦热,阿胶、鸡子黄补脾精而滋燥土也。少阴水脏,在阳明则燥土克水,是为不足;在少阴则寒水侮土,是为有余。有余则但欲寐,本篇之首章是也;不足则不得卧,阳明篇时有微热,喘冒不得卧是也。阳动阴静,异同天渊,少阴癸水之脏,无二三日前方病湿寒,二三日后忽转阳明,遽变燥热之理,此盖阳明腑病之伤及少阴,非少阴之自病也。阳明之燥,未伤肾阴,自是阳明病,伤及肾阴,则阳明益盛而少阴益亏。亏而不已,倏就枯竭,便成死证。故阳明病不必急,而阳明伤及少阴,则莫急于此矣。是以急下三证,既列阳明,并入少阴之篇。此章是承气之初证,勿容急下,以下三章,则如救焚毁,不得不急矣。

黄连阿胶汤九十七

黄连四两　黄芩二两　芍药二两　阿胶三两　鸡子黄二枚

上五味,以水六升,先煮三味,取二升,去滓,内阿胶,烊尽,少冷,内鸡子黄,搅令相得,温服七合,日三服。

土胜水负大承气证三少阴四十二

少阴病,得之二三日,口燥咽干者,急下之,宜大承气汤。方在阳明二十一。

少阴之经,循喉咙而挟舌本,燥土克水,阴液枯焦,故口燥咽干。肾水被烁,故当急下。此与阳明发热汗多章义同。此下三章,皆少阴负跗阳之太过者。少阴固宜负跗阳,而负之太过,则肾水涸竭,亦必至死,故急下阳明,以救少阴。少阴三承气证,即是阳明急下三证,以其伤在少阴,故又列之少阴篇中,实非少阴之本病也。

土胜水负大承气证四少阴四十三

少阴病,自利清水,色纯青,心下必痛,口干燥者,急下之,宜大承气汤。方在阳明二十一。

肝主疏泄,故见自利。青为木色。厥阴之经,布胁肋而贯膈,脉循心下,经脉躁急,故痛作焉。厥阴之经,循喉咙而环唇,风动津耗,故口干燥。燥土克水,水涸则木枯,木枯则风动,肾水愈消,更当急下。此与阳明目中不了了章义同。

土胜水负大承气证五少阴四十四

少阴病,六七日,腹胀,不大便者,急下之,宜大承气汤。方在阳明二十一。

脾病则陷,陷则脐以下胀,胃病则逆,逆则脐以上胀。太阴之腹胀,则湿盛而便利;阳明之腹胀,则燥盛而便结。腹胀而不大便,是阳明燥盛而烁脾阴也。燥土克水,水涸而脾精枯槁,戊己合邪,以临残阴,水愈不支,更当急下。此与阳明发汗不解,腹满痛章义同。急下之三证,三阴俱伤,非第少阴,而悉属之少阴者,《素问·上古天真论》:肾者主水,受五脏六腑之精而藏之。肾水者,脏阴之根本也。故五脏亡阴之证,皆属之少阴。

少阴中风欲愈一章

少阴中风欲愈一少阴四十五

少阴中风,脉阳微阴浮,为欲愈。

太阳中风,而传少阴,是谓少阴中风。微者紧之反,浮者沉之反,寸微尺浮,是沉紧已去,阴退阳复之象,故为愈兆。

少阴解期一章

少阴解期—少阴四十六

少阴病,欲解时,从子至寅上。

子丑寅,少阴得令之时,故解于此。

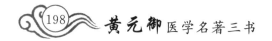

伤寒悬解卷十二　厥阴经全篇五十章

昌邑黄元御坤载著

厥阴脏病

厥阴以风木主令,胎于癸水而孕丁火,协子气则上热,秉母气则下寒,子胜则热,母胜则厥,热为人关,厥为鬼门。胜负往来之间,中气存亡,于此攸判。热胜则火旺而土生,厥胜则水旺而土死,人鬼之分,由是定矣。然土之所恃者,火也,土虚则君火不能胜水;土之所克者,水也,火衰而寒水遂得侮土。少阴之病,跌阳操其胜势,而多负于寒水;厥阴之病,跌阳处其败地,而水木合邪。凌侮弱土,焉有不负之理乎?是以厥逆吐利之条,较之少阴更甚,是皆跌阳之败也。其利多于吐者,缘五行之相克,各从其类。胆胃皆阳也,阳主下降。以胆木而克胃土,气逆而不降,故少阳、阳明之病,则呕多而利少。肝脾皆阴也,阴主上升,以肝木而克脾土,气陷而不升,故厥阴、太阴之病,则呕少而利多。土主受盛而木主疏泄,胃本不呕,有胆木以克之则上呕,脾本不利,有肝木以泻之则下利,呕利者,虽脾胃之病,而实肝胆之邪也。顾厥阴阴极之脏,阴极则阳生。挟母气之寒以贼土者,厥阴也;孕子气之热以生土者,亦厥阴也。水木侵凌,土崩阳败,忽而一线萤光,温存中气,中气一苏,煦濡长养,渐而阳和四布,上下升沉,手足温生,呕利皆止,出寒谷而登春台,亦厥阴之功也。厥阴之于跌阳,或为罪魁,或为功首,以其阴阳胜负之无常也。《素问·本病论》:治五脏者,半死半生也。其厥阴之谓与?

厥阴经提纲一章

厥阴脏气,自下上行,病则怒气郁升。心受其害,于是冲心疼热之证作。胃被其贼,于是吐蛔不食之病生。升令不遂,风木遏陷,于是脾蒙其虐,而泄利不止。其消渴疼热者,上热也,是阳复发热之根。下利不止者,下寒也,是阴盛发厥之本。只此数证,而厥阴之病皆备矣。厥阴、少阳之经,同布于胁肋。少阳之病在经,故有胸胁之证；厥阴之病在脏，故有吐利之邪。吐为胃病，设吐之则胃气更伤，当吐逆而莫禁，利为脾病，故下之则脾气更败，乃洞泄而不止也。

厥阴经提纲—厥阴一

厥阴之为病，消渴，气上冲心，心中疼热，饥而不欲食，食则吐蛔，下之利不止。

厥阴，肝之经也。厥阴之经，以风木而孕君火。肝藏血，心藏液，病则风动火郁，血液伤耗，而合邪刑金，肺津枯燥，于是消渴生焉。肝心子母之脏，气本相通，病则木气不舒，郁勃冲击，故气上冲心，心中疼热也。木郁克土，脾陷则胃逆，故饥而不欲食也。庚桑子：木郁则为蠹。蛔者，木气所化，木盛土虚，胃中寒冷，不能安蛔，食不下消，胃气愈逆，是以吐蛔。下伤脾气，土陷木遏，郁而生风，疏泄不藏，故下利不止。

厥阴脏病乌梅丸证—厥阴二

伤寒，脉微而厥，至七八日，肤冷，其人躁无暂安时者，此为脏厥，非为蛔厥也。蛔厥者，其人当吐蛔，令病者静，而复时烦，此为脏寒，蛔上入其膈，故烦。须臾复止，得食而呕。又烦者，蛔闻食臭出，其人当自吐蛔。蛔厥者，乌梅丸主之。

伤寒，脉微而见厥逆七八日，皮肤寒冷，其人躁扰，无暂安时者，此为脏厥。脏厥者，脏寒发厥，阳根欲脱，故生躁乱，非为蛔厥也。蛔厥者，内有蛔虫而厥，其人必当吐蛔。蛔虫在内，令病者有时静，而复有时烦。所以然者，此因脏寒不能安蛔，蛔虫避寒就温，上入其膈，故烦。蛔虫得温而安，须臾复止。及其得食，胃寒不能消纳，气逆作呕，冲动蛔虫，蛔虫扰乱不安，是以又烦。蛔闻食气而上，随胃气之呕逆而出，故其人当自吐蛔。吐蛔而发厥，是为蛔厥。乌梅丸，乌梅、姜、辛杀蛔止呕而降气冲，人参、桂、归补中疏木而润风燥，椒、附暖水而温下寒，连、柏泻火而清上热也。

乌梅丸九十八　又主久利方

乌梅三百枚　细辛六两　干姜十两　人参六两　桂枝六两　当归四两　蜀椒四两，去目　附子六两，炮　黄连一斤　黄柏六两

上十味，异捣筛，合治之，以苦酒渍乌梅一宿，去核，蒸之五升米上，饭熟，捣成泥，合药令均，内臼中，与蜜杵二千下，丸如梧桐子大。先食饮服十丸，日三服，稍加至二十丸。禁生冷、滑物、臭食等。

手足厥冷证二厥阴三

凡厥者，阴阳不相顺接便为厥。厥者，手足逆冷是也。诸四逆厥者，不可下之，虚家亦然。

平人阳降而交阴，阴升而交阳，两相顺接，乃不厥冷。阳上而不下，阴下而不上，不相顺接，则生逆冷。不顺而逆，故曰厥逆。足三阳以下行为顺，足三阴以上行为顺，顺行则接，逆行则阴阳离析，两不相接，其所以逆行而不接者，中气之不运也。

足之三阳,随阳明而下降;足之三阴,随太阴而上升。中气转运,胃降脾升,则阴阳顺接,中气不运,胃逆脾陷,此阴阳不接之原也。中气之所以不转运者,阴盛而阳虚也。四肢秉气于脾胃,脾胃阳旺,行气于四肢,则四肢暖而手足温,所谓阳盛而四肢实也(《素问》语)。缘土旺于四季,故阳受气于四末(《素问》语)。四末温暖,是之谓顺。水盛火负,阳虚土败,脾胃寒湿,不能温养四肢,是以厥冷。四肢,阳盛之地,而阴反居之,变温而为冷,是反顺而为逆也,因名厥逆。厥逆之家,木郁火动则发热,木火未盛而寒水方旺则为厥。诸四逆厥者,是其阴气方盛,阳气未复之时,故不可下。凡虚损之家,阳衰阴旺,证亦同此,不可下也。

厥热胜复证三厥阴四

伤寒一二日,以至四五日而厥者,必发热。前热者后必厥,厥深者热亦深,厥微者热亦微。厥应下之,而反发汗者,必口伤烂赤。

伤寒一二日,以至四五日而见厥者,此后必发热。既已发热,则此后必又厥。前之厥深者,后之热亦深,前之厥微者,后之热赤微,盖前之阴盛而为厥,后必阳复而发热,阴阳之胜复不偏,则厥热之浅深相等也。阳胜而热则病退,阴胜而厥则病进,是热本吉兆,然不可太过。厥将终而热将作,应当下之,以救营血而息肝风。而反发汗者,亡其血液,风动火炎,必口伤烂赤。

上章诸四逆厥者,不可下之,此曰厥应下之者,以其将发热也。缘今之厥深者,后之热亦必深,俟其热盛亡阴,所丧多矣。于其热未发时,应当下之,使阳与阴平,则热可不作。热去则厥亦不来,是至善之法也。不然,热来则伤肾肝之阴,厥来又伤心肺之阳,厥热之胜复不已,则正气之损伤为重,养虎贻患,非计之得者也。

厥热胜复证四厥阴五

伤寒厥五日,热亦五日,设六日当复厥,不厥者自愈。厥终不过五日,以热五日,故知自愈。

阴胜而厥者五日,阳复而热者亦五日,设至六日,则阴当又胜而复厥。阴胜则病进,复厥者病必不愈,若不厥者,则阴不偏胜,必自愈也。盖天地之数,五日一候,则气化为之一变,是以阴胜而厥,终不过乎五日。阴胜而阳不能复,则病不愈,以阳复而热者,亦是五日,阴不偏胜,而阳不偏负,故知自愈。

厥多热少证五厥阴六

伤寒厥四日,热反三日,复厥五日,其病为进,寒多热少,阳气退,故为进也。

阴胜而厥者四日,阳复而热者反止三日,复阴胜而厥者又是五日,则其病为进,不能自愈。以寒多而热少,阳气退败,故为病进也。

厥少热多证六厥阴七

伤寒发热四日,厥反三日,复热四日,厥少热多,其病当愈。四日至七日,热不除者,必便脓血。

阳胜而发热四日,阴复而厥者反止三日,复阳胜而发热者又是四日,厥少而热多,其病当愈。然热不宜太胜,四日至七日,而热不除者,积热伤阴,必便脓血也。

热胜便血证七厥阴八

伤寒,热少,厥微,指头寒,默默不欲食,烦躁数日,小便利,色白者,此热除也。欲得食,其病为愈。若厥而呕,胸胁烦满者,其后必便血。

热少者,阳将退也。厥微指寒者,阴欲复也。默默不欲食而烦躁者,阳未全退,阴未全复也。迨至数日,小便利而色白者,是阳退阴复而热除也。热除则默默不欲食者必欲得食,其病为愈也。若厥逆而呕吐,胸胁烦满者,则热未尝除,其后必便血。盖阳外而阴内,平人阴阳相交,故外而偏热而内不偏寒。病而阴胜,则格阳于外,内寒而外热,病而阳胜,则关阴于外,内热而外寒。此之厥微指寒者,阴气内复,故渐自外退也。而阴未全复,阳气犹旺,故不食而烦躁。迨至便利色白,则热除烦退,而病愈矣。若厥而不微,是阴未内复,而兼之呕吐。胸膈烦满者,是胆木刑胃,胃气冲逆,必不能食,较之默默不食而烦躁者,其病颇剧。甲木逆行,则相火升炎,内热不除,肝胆同司营血,营血欲静,而风火不息,金水失其收藏,木火行其疏泄,其后必便血也。

彻热除中证八厥阴九

伤寒脉迟,六七日,而反与黄芩汤彻其热。脉迟为寒,今与黄芩汤复除其热,腹中应冷,当不能食。今反能食,此名除中,必死。

伤寒脉迟,是阳虚之证,六七日间,阴气愈旺,乃见其外热,而反与黄芩汤,以彻其热。脉迟为内寒,今与黄芩汤复除其热,腹中应冷,当不能食。今反能食,此名除中,以寒凉败其中气,中气除根,而居膈上。虽暂时能食,顷则上脱,必主死也。

热胜痈脓证九厥阴十

伤寒,始发热六日,厥反九日而利,凡厥利者,当不能食,今反能食者,恐为除中。食以素饼,不发热者,知胃气尚在,必愈。恐暴热来出而复去也。后三日脉之,其热续在者,期之旦日夜半愈,所以然者,本发热六日,厥反九日,复发热三日,并前六日,亦为九日,与厥相应,故期之旦日夜半愈。后三日脉之,而脉数,其热不罢者,此为热气有余,必发痈脓也。

始发热六日,厥反九日,而兼下利。凡厥而下利者,土亏阳败,当不能食,今反能食者,恐为除中。及食以素饼,而不发暴热者,知胃气尚在,非除中也,其病必愈。盖阴盛而病厥利,而一见能食,必是阳复而发热。阳复之热,续在而不去,除中之热,暴来而暴去。恐厥后暴热之来,自内出外,不久复去,便成除中,迨至后三日脉之,其热续在而不去者,期之旦日夜半必愈。所以然者,始本热六日,厥反九日,今复发热三日,并前发热之六日,亦为九日,与厥之日期相应。厥热相平,彼此不偏,故期之旦日夜半愈也。然热不可太过,三日之后,其热渐除,乃可全愈。若后三日

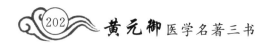

脉之,而脉犹见数,其热不罢者,此为热气有余,必郁蒸血肉,而发痈脓也。

厥胜下利证十 厥阴十一

伤寒,先厥,后发热,而下利者,必自止,见厥复利。

厥而下利,是阴盛也。若先厥利,而后见发热,则阳进阴退,利必自止。若再见厥逆,则阴进阳退,当复利也。

热胜喉痹证十一 厥阴十二

伤寒,先厥,后发热,下利必自止,而反汗出,咽中痛者,其喉为痹。

先厥后热,利必自止。然热不可过,发热利止,而反汗出,咽痛者,是热气上蒸皮毛,而冲咽喉,其喉当痹塞也。

热胜便脓证十二 厥阴十三

发热无汗,而利必自止,若不止,必便脓血。便脓血者,其喉不痹。

发热无汗,是阳不外蒸,里气温暖,利必自止。若其不止,则内蒸营阴,必便脓血。便脓血者,热邪下行,其喉不痹也。

脉促发厥证十三 厥阴十四

伤寒,脉促,手足厥逆者,可灸之。

阳为阴格,不得下达,故脉见促象。阴盛中寒,四肢失温,故手足厥逆。宜灸之,以助阳胜阴也。

当归四逆证十四 厥阴十五

手足厥寒,脉细欲绝者,当归四逆汤主之。若其人内有久寒者,当归四逆加吴茱萸生姜汤主之。

肝司营血,流经络而注肢节,厥阴之温气亏败,营血寒涩,不能暖肢节而充经络,故手足厥寒,脉细欲绝。当归四逆汤,甘草、大枣补脾精以荣肝,当归、芍药养营血而复脉,桂、辛、通草温行经络之寒涩也。若其人内有陈久积寒者,则厥逆脉细之原不在经络而在脏腑。当归四逆加吴茱萸生姜汤,吴茱萸、生姜温寒凝而行阴滞也。

当归四逆汤九十九

当归三两　芍药三两　桂枝三两　细辛二两　通草二两　甘草二两,炙　大枣二十五枚

上七味,以水八升,煮取三升,去滓,温服一升,日三服。

当归四逆加吴茱萸生姜汤一百

当归三两　芍药三两　桂枝三两　细辛二两　通草二两　甘草二两,炙　大枣二十五枚　吴茱萸一升　生姜半斤

上九味,以水六升,清酒六升,煎五升,分温五服。

瓜蒂散证十五 厥阴十六

病人手足厥冷,脉乍紧者,邪结在胸中,心下满而烦,饥不能食者,病在胸中,当

须吐之,宜瓜蒂散。方在太阳百三十二。

病人手足厥冷,而脉乍紧者,或觉邪结在胸中,心下满而烦,饥不能食者,此其病在胸中,当须吐之,宜瓜蒂散。盖胃气下行,浊阴敛降,则心胸清旷,而不满结,此缘胃气上逆,浊阴不降,故心下胀满,饥不能食。胃口痞塞,肺气郁遏,淫生痰涎,阻隔窍隧,阳气不能四达,故手足厥冷。脉候乍紧,《脉法》所谓支饮急弦也。吐之宿物尽去,清气流通,则诸证悉瘳矣。

少腹满痛证十六厥阴十七

病人手足厥冷,言我不结胸,少腹满,按之痛者,此冷结在膀胱关元也。

病人手足厥冷如前,而言我不结胸,其心下不满,而小腹则满,按之觉痛者,此冷气结在膀胱关元之间也(关元,任脉穴,在脐下三寸,小肠之募,足三阴之会也)。此推广上章之义(上章病在胸中,此章病在少腹)。

脉虚厥逆证十七厥阴十八

伤寒五六日,不结胸,腹濡,脉虚,复厥者,不可下,此为亡血,下之死。

五六日,正传厥阴之时,不结胸,而腹亦濡而不满,此内无冷结也。但脉虚而厥逆者,不可下也。此为亡血,下之则死。盖血中温气,所以充经络而温肢节,营血虚寒,故肢冷脉虚也。

水渍作利证十八厥阴十九

伤寒,厥而心下悸者,宜先治水,当与茯苓甘草汤。方在太阳四十二。却治其厥,不尔,水渍入胃,必作利也。

厥逆而心下悸动者,此内有水气。盖水饮停留,阻经脉往来之路,木郁风作,故心下动悸。宜与茯苓甘草汤,先治其水。停水既去,却治其厥,不然,水饮渍入胃脘,必作利也。

腹痛欲利证十九厥阴二十

伤寒四五日,腹中痛,若转气下趋少腹,此欲自利也。

四五日,将传厥阴,土湿木遏,肝气不达,侵克脾土,故腹中作痛。若雷鸣气转,下趋少腹者,此湿寒下旺,肝脾俱陷,风木贼土,疏泄失藏,故欲自利也。

当归四逆证二十厥阴二十一

下利脉大者,虚也,以其强下之故也。设脉浮革,因而肠鸣者,属当归四逆汤。方在厥阴十五。

下利而脉大者,此中气脱泄,离根而外浮,阳虚之诊也。但使自利,未必如此,是其强以苦寒下之,愈亡其里阳故也。设脉见浮革,因而肠鸣者,此利亡血中温气,枯木贼土,属当归四逆之证。《脉法》:脉弦而大,弦则为减,大则为芤,减则为寒,芤则为虚,寒虚相抟,此名为革。革者,温气亡脱,营血虚寒,内虚外实,如鼓上皮革之象,浮大中虚之脉也。血冷木陷,郁勃不宁,阴邪宕激,是以肠鸣。当归四逆,养血

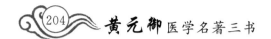

达郁,使木气荣利,不至遏陷,则阳回而利止矣。

四逆证二十一 厥阴二十二

大汗,若大下,利而厥冷者,四逆汤主之。方在太阴三。

大汗大下,败其中气,下利而厥冷者,阳亡火败,宜四逆双补火土,以回阳气。

四逆证二十二 厥阴二十三

大汗出,热不去,内拘急,四肢疼,又下利厥逆而恶寒者,四逆汤主之。

伤寒,表寒闭其内热,大汗既出,热应解矣。若大汗出而热不去,此阳亡而不归也。里阴盛则内拘急,表阳虚则四肢疼。又下利厥逆而恶寒者,火土双败,宜主四逆。

通脉四逆证二十三 厥阴二十四

下利清谷,里寒外热,汗出而厥者,通脉四逆汤主之。方在少阴二十三。

下利清谷,里寒外热,手足厥逆,脉微欲绝,身反不恶寒,其人面赤色,是少阴通脉四逆证,缘其阳弱而气郁也。少阴阴盛阳微,故面见赤色,阳郁皮腠,而不得出汗。厥阴阴极阳生,内胎火气,故热盛而汗出,虽见汗出,而阳气犹郁。以其脏气寒凝,故其经络郁遏不畅,亦宜通脉四逆也。

干姜连芩人参证二十四 厥阴二十五

伤寒,本自寒下,医复吐下之,寒格,更逆吐下,若食入口即吐,干姜黄连黄芩人参汤主之。

本自内寒下利,医复吐下之,中气愈败,寒邪阻隔,胃气更逆,脾气更陷,吐下不止。若食方入口即吐者,是中脘虚寒,而上焦有热。宜干姜黄连黄芩人参汤,干姜、人参温补中脘之虚寒,黄连、黄芩清泄上焦之虚热也。

干姜黄连黄芩人参汤 百一

干姜三两,去皮　人参三两　黄连三两,去须　黄芩三两

上四味,以水六升,煎二升,去滓,分温再服。

吴茱萸证二十五 厥阴二十六

干呕,吐涎沫,头痛者,吴茱萸汤主之。方在阳明六十。

胃气上逆,浊阴涌泛,则生干呕。胃逆肺阻,清气堙郁,则化痰涎。胃逆而胆火升炎,津液涌沸,则沫生焉,譬犹汤沸而沫起也。胃逆而浊阴升塞,头上气滞,故痛生焉。是少阳、阳明之病,而见之厥阴者,肝胆同气也。缘肝脾寒陷,故胆胃冲逆如此。宜吴茱萸汤,参、甘补中而培土,茱、姜温寒而降逆也。

痈脓作呕证二十六 厥阴二十七

呕家,有痈脓者,不可治呕,脓尽自愈。

呕家,有痈脓者,则呕乃痈脓之所致,不可治呕,脓尽自愈也。

麻黄升麻证二十七 厥阴二十八

伤寒六七日,大下后,寸脉沉而迟,手足厥逆,下部脉不至,咽喉不利,吐脓血,

泄利不止者,为难治,麻黄升麻汤主之。

下伤中气,脾肝下陷,故寸脉沉迟,尺脉不至,手足厥逆,泄利不止。胃胆上逆,浊气冲塞,故咽喉不利。相火刑金,故呕吐脓血。是下寒上热,升降倒行,中气颓败,最为难治。麻黄升麻汤,姜、甘、苓、术温中而燥土,知母、石膏、天冬、萎蕤清金而降逆,当归、芍药、桂枝、黄芩滋木而升陷,升麻理其咽喉,麻黄发其皮毛也。

麻黄升麻汤百二

麻黄二两五钱,去节 升麻一两一分 当归一两一分 知母 黄芩 萎蕤各十八铢 石膏碎,绵裹 干姜 白术 芍药 天冬 桂枝 茯苓 甘草各六铢

上十四味,水一斗,先煮麻黄一两沸,去上沫,内诸药,煮取三升,去滓,分温三服,相去如炊三斗米顷,令尽,汗出愈。

四逆证二十八厥阴二十九

呕而脉弱,小便复利,身有微热,见厥者,难治,四逆汤主之。方在太阴三。

呕而脉弱,小便复利,身有微热,胃气之虚,小便复利,肾气之虚(少阴病,小便利,色白者,少阴病形悉具,以其肾阳之虚也。肾司二便,寒则膀胱失约,故小便自利。《素问·脉要精微论》:水泉不止者,是膀胱不藏也),里阳虚败,加以身有微热而厥逆者,则孤阴内盛而微阳外格,故为难治。宜四逆,以回里阳也。

热厥下利证二十九厥阴三十

发热而厥七日,下利者,为难治。

发热而见厥逆,阴盛而阳不归也。至于七日之久,是微阳来复之时,而又见下利,则里阳败泄,难望其复,故为难治。

厥阴阳绝死证七章

厥阴阳绝死证一厥阴三十一

伤寒发热,下利至甚,厥不止者,死。

发热而下利至甚,里寒外热,阳气不归也。而厥逆不止,则土败阳绝,而无来复之望,必主死也。

死证二厥阴三十二

伤寒六七日,不利,便发热而利,其人汗出不止者,死,有阴无阳故也。

六七日,正传厥阴之时,从前不利,六七日间便发热而利,脏中之温气内泄,其人汗出不止者,经中之温气外亡,如是必死。以其表里之阳皆脱,有阴无阳故也。

死证三厥阴三十三

伤寒发热,下利厥逆,躁不得卧者,死。

发热下利,而见厥逆,阴盛而阳气不归,加以躁不得卧,则微阳绝根而外脱,死不可医也。

死证四厥阴三十四

伤寒六七日,脉微,手足厥冷,烦躁,灸厥阴,厥不还者,死。

六七日,病传厥阴之时,脉微欲绝,手足厥冷,是当归四逆之证。而加以烦躁,则微阳欲脱。灸厥阴经穴,以复其阳。而厥冷不回,则阳已绝根,必死不救也。

死证五厥阴三十五

下利,手足厥冷,无脉者,灸之不温若脉不还,反微喘者,死。

下利,厥冷无脉,灸之厥不温与脉不还,是纯阴无阳,而反微喘者,则气不归根,必死无疑也。

死证六厥阴三十六

下利后脉绝,手足厥冷,晬时脉还,手足温者生,脉不还者死。

利后脉绝,手足厥冷,阳欲断矣。晬时脉还,手足温者,经阳来复,中气渐回,如此则生。脉不还者,阳绝不复,死无望也。

死证七厥阴三十七

伤寒,下利日十余行,脉反实者,死。

下利日十余行,气泄阳虚,而脉反实者,是胃气已绝,而厥阴之真脏独见也,必死。《素问·平人气象论》:人无胃气曰逆,逆者死。平肝脉来,软弱昭昭,如揭长竿末梢,曰肝平。春以胃气为本。病肝脉来,盈实而滑,如循长竿,曰肝病。死肝脉来,急益劲,如新张弓弦,曰肝死。《玉机真脏论》:诸真脏脉见者,皆死不治也。五脏者,皆禀气于胃。胃者,五脏之本也。脏气者,不能自致于手太阴,必因于胃气乃至于手太阴也。病甚者,胃气不能与之俱至于手太阴,故真脏之气独见。独见者,病胜脏也,故曰死。

厥阴阳回不死证十二章

厥阴阳回不死证一厥阴三十八

下利,脉沉弦者,下重也。脉大者,为未止。脉微弱数者,为欲自止,虽发热,不死。

下利而脉沉弦者,肝木郁陷,而后重也。设其脉大者,是利亡肝脾之阳,枯木贼土,利为未止(是即当归四逆证之浮革)。若脉微弱数者,是脾阳欲复,肝邪将退,为欲自止,虽外见发热,然续将自还,不至死也。

阳回证二厥阴三十九

下利,脉沉而迟,其人面少赤,身有微热,下利清谷者,必郁冒汗出而解,病人必微厥,所以然者,其面戴阳,下虚故也。

下利而脉沉迟,阴盛之诊,《脉法》:沉为在里,迟为在脏是也。乃其人面少赤,身有微热者,是脾阳欲复,为阴邪郁遏于皮腠,不能透发,故外见热赤也。然阳郁欲发,必不终陷,顷将冲透重阴,汗出而解。但微阳孤弱,未能遽突重围,难免怫郁昏冒,而后外达皮毛耳。方其郁冒将解之时,病人必当微厥。所以然者,其面之少赤,是谓戴阳。戴阳者,阳根微弱而下虚故也。是即少阴通脉四逆汤证,而此则阳复而

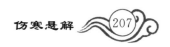

能解者也。

阳回证三厥阴四十

下利,脉数而有微热,汗出,令自愈。设复紧,为未解。

下利,脉数而有微热,阳欲复也。一见汗出,则阳气外达,利将止矣,可令自愈,不须治也。设脉复紧,则阴邪外闭,阳陷而不升,为未解也。

阳回围脓证四厥阴四十一

下利,脉数而渴者,令自愈。设不差,必围脓血,以有热故也。

下利,脉数而渴者,阳已复矣,可令自愈。设利不差,必围脓血,以其阳复之过而有余热,以伤阴也。

阳回围脓证五厥阴四十二

下利,寸脉反浮数,尺中自涩者,必围脓血。

下利而寸脉反见浮数,是阳复而上盛也。尺中自涩者,是阴退而下虚也。阳盛必俯侵阴位,郁蒸营分,而围脓血也。

阳回自愈证六厥阴四十三

下利,有微热而渴,脉弱者,令自愈。

有微热而渴,是阳复矣,脉弱则无余热,故令自愈。盖脉数则阳复,数而大则热有余,而便脓血,数而弱则热不胜,而令自愈。前章脉微弱数者,为欲自止,正此义也。

阳回有热证七厥阴四十四

下利,欲饮水者,以有热故也,白头翁汤主之。

欲饮水者,阳复而有内热也。白头翁汤,白头翁清少阳之相火,黄连清少阴之君火,黄柏、秦皮泻厥阴之湿热也。

白头翁汤百三

白头翁二两　黄连三两　黄柏三两　秦皮三两

上四味,以水七升,煮取二升,去滓,温服一升。不愈,再服一升。

阳回饮水证八厥阴四十五

厥阴病,欲饮水者,少少与之,愈。

阳复而欲饮水,有内热也。少少与之,滋其渴燥,必当自愈。阳气初复,未可过与,以伤胃气也。此白头翁汤之轻者。

阳回热利证九厥阴四十六

热利下重者,白头翁汤主之。

阳回热过,肝气郁陷,泄利未止,而益以后重,宜白头翁汤,清其郁热也。

阳回谵语证十厥阴四十七

下利,谵语者,有燥屎也,宜小承气汤。方在阳明二十二。

下利,谵语者,阳复热过,传于土位,胃热而有燥屎也。宜小承气下其燥屎,以泻胃热。上章是湿热下利,其伤在脾,脾伤则气陷,故病下重。此章是燥热下利,其伤在胃,胃伤则气逆,故病谵语。厥阴阴极阳复,热过伤津,亦有小承气证,厥阴自病,则无是也。

阳回生烦证十一厥阴四十八

下利后更烦,按之心下濡者,为虚烦也,宜栀子豉汤。方在太阳八十九。

利后阳泄,不应生烦,乃更烦者,是阳复而有内热也。承气证之烦,其心下必当硬满,是为实烦。若按之心下濡者,是为虚烦。缘阳复热升,熏蒸肺津,而化涎沫,心气郁阻,是以生烦。宜栀子豉汤,以清烦热也。

厥阴欲愈十二厥阴四十九

厥阴中风,脉微浮,为欲愈,不浮,为未愈。

太阳中风,而传厥阴,是谓厥阴中风。脉浮则阳复而陷升,故为欲愈也。

厥阴解期一章

厥阴解期厥阴五十

厥阴病,欲解时,从丑至卯上。

丑寅卯,厥阴得令之时,故解于此。

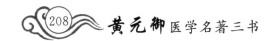

伤寒悬解卷十三　　伤寒类证三十六章

昌邑黄元御坤载著

温病一章

温病者,春时之感于风露者也。《素问·金匮真言论》:夫精者,身之本也,故藏于精者,春不病温。《生气通天论》:凡阴阳之要,阳密乃固,阳强不能秘,阴气乃绝,因于露风,乃生寒热,是以冬伤于寒,春必病温。阳强不密,即冬不藏精之义。四时之气,春生夏长,秋收冬藏。木火司乎生长,金水司乎收藏。冬时寒水当令,阳气潜伏,宜顺天时,以藏水精。精藏则相火不泄,肾阳乃秘。若冬不藏精,坎阳泄露,相火升炎,孔窍常开,是以易伤于寒。寒束皮毛,相火莫泄,虽当冰雪之天,实行曦赫之令。及其令气一迁,寒去温来,袭以春风,开其皮毛,营愈欲泄,气愈欲闭。卫气敛闭,遏其营血,郁热燔蒸,温病作矣,故曰冬伤于寒,春必病温。冬伤于寒者,因肾精不藏,相火发泄,外寒闭其内热也。春必病温者,因卫气得风,遏其营血也。非叔和《序例》所谓冬时严寒,中而即病者,名曰伤寒;不即病者,寒毒藏于肌肤,至春变而为温病之谓。此与若痉、若湿、若暍、若霍乱等，较之风寒之病，虽不同气，而实则同类。《热病论》：热病者，伤寒之类也。故将伤寒同类之证，列于六经之后（风、寒、温、痉、湿、暍、霍乱等，皆是外感之病，故为同类也）。

温病一

太阳病，发热而渴，不恶寒者，为温病。若发汗已，身灼热者，名曰风温。风温为病，脉阴阳俱浮，自汗出，身重，多眠睡，鼻息必鼾，语言难出。若被下者，小便不利，直视失溲。若被火者，微发黄色，剧则如惊痫，时瘛疭，若火熏之，一逆尚引日，再逆促命期。

春温之病，受之少阳、厥阴两经，其初感则在少阳之经，其经尽则在厥阴之脏。以其寒水不蛰，阳根失秘，当冬藏之时而行春泄之令，风木发扬，不俟春交，相火升炎，无须夏至，其木火之气久泄于蛰闭之秋，故胆肝之经必病于生长之日，少阳、厥阴，实为春温受病之所也。

太阳寒水之经，主司皮毛，风寒外束，皮毛不开，经气郁遏，必见恶寒。温家风露外袭，木火内应，感于太阳之部，应在少、厥之经。木火当令，寒水无权，故但见发热，不觉恶寒。风烈火炎，津枯肺燥，是以发渴。是其津血耗伤，最忌汗下火劫。若发汗方已，阴亡火烈，木枯风飐，身热如灼，名曰风温。风性发泄，故脉浮汗出。木邪克土，土败则身重，土气困乏则多眠。胃逆肺阻，气道不通，则鼻息必鼾。厥阴之脉，上咽环唇，经络枯燥，开阖謇涩，故语言难出。被下则亡脾胃膀胱之津，土燥水涸，故小便不利。太阳之脉，起于内眦；少阳之脉，起于外眦。目系焦缩，是以直视。风木疏泄，膀胱不藏，是以失溲。被火则益其肝胆之热，微则枯木贼土，而发黄色；剧则神魂惊惕，筋脉瘛疭，黄变而黑，色若烟熏。

五行之理，病则传其所胜，发黄瘛疭惊痫，皆少阳之病气传于阳明者也。《素问·诊要经终论》：阳明终者，善惊色黄。以土色为黄，而木主五色，木邪逼土，土郁则黄色外见也。肝胆藏魂，故发惊骇。《素问·阳明脉解》：足阳明之脉，病恶人与火，闻木音则惕然而惊。缘甲木生于癸水，甲木之降，随乎戊土，甲木下降，而戊土培之，根深不拔，是以胆壮。阳明热甚而恶火（《脉解》语），被火则胃热愈增，气逆不降，甲木升泄，胆气无根，虚飘浮荡，上侵戊土。木者，阳明之所畏也。一闻木音，则土气振惊，畏其所不胜也。惊者，胆胃之合病，阳根失培，土木皆怯也。肝胆主筋，筋养于阳明，而滋于膀胱。阳明者，五脏六腑之海，主润宗筋，阳明之津衰，则宗筋不养，是以缓急失中，发为瘛疭（瘛，急也，疭，缓也）。《痿论》：阳明虚则宗筋纵。《诊要经终论》：太阳之脉，其终也，反折瘛疭。正此义也。血者，色之华也，火逼血燥，无以华色，色之黄者，加以枯槁黧黑，故形如火熏也。是皆缘于诊治之逆。一逆尚可引日而待时，再逆则追促其性命之期矣。

温病与温疫不同：温疫之热在经，因外感而内郁，原无里热也；温病之热在脏，因外感而内应,原有里热也。温疫原于外感,或但传经络,而病外热,或入脏腑,而病内热,视人里气之阴阳虚盛,各有不同。温病原于内伤,而发于外感,热从内应,自里达表,无但传经络不传脏腑之理,即《内经》之热病也。三日之内,病在三阳,三阳未伤,可用汗法;三日之外,病在三阴,阴枯热极,必用泻法。《内经》汗泻,俱是针刺,改而用药,汗宜辛凉之剂,泻以清润之方,滋其燥热,以救焚毁可也。

痉病五章

痉亦太阳之病,外感于风寒者也。或缘于伤寒之多汗,或缘于产后之亡血。筋脉枯焦,固属阴虚,而汗血被夺,实为阳弱。切当照顾中气,不可恣用阴凉,缘为汗血失亡,虚者十九也。

痉病一

太阳病,发热汗出,不恶寒者,名曰柔痉。

太阳病,发热汗出,不恶寒者,风伤卫也。风性柔,名曰柔痉。

痉病二

太阳病,发热无汗,反恶寒者,名曰刚痉。

太阳病,发热无汗,反恶寒者,寒伤营也。寒性刚,名曰刚痉。

痉病三

太阳病,发汗太多,因致痉。

汗多耗其津血,筋脉失养,因感风寒,即成痉,痉病之原如此。

痉病四

病身热足寒,颈项强急,恶寒,时头热,面赤,目赤,独头摇,卒口噤,背反张者,痉病也。

身热足寒,颈项强急,恶寒,头热,面赤,目赤,头摇,口噤,脊背反张者,是为痉病。缘筋统于肝,肝血虚燥,风动筋缩,故头摇口噤。太阳行身之背,膀胱,津液之腑,津亡筋燥,故脊背反折。

痉病五

太阳病,发热,脉沉而细者,名曰痉。

营虚则发热,卫虚则脉沉细。痉病义详见《金匮》。

湿病九章

湿有内外之殊,外感则入经络而流关节,内伤则由脏腑而归脾肾。湿为土气,土居水火之中,水阴而火阳,阴阳交感,水火相蒸,则生湿气。火盛则湿化而为热,水盛则湿化而为寒。湿热者,治以燥凉;湿寒者,治以燥温;在脏腑者,利其水道;在经络者,开其汗孔;湿病之能事毕矣。

湿病一

太阳病,关节疼痛而烦,脉沉而细者,此名湿痹。湿痹之候,其人小便不利,大便反快,但当利其小便。

湿流关节,气道壅阻,故疼痛而烦。经络凝涩,故脉沉而细。湿为阴邪,其性沉滞痹著,故曰湿痹。膀胱者,津液之腑,气化则出,湿则气不化水,故小便不利。前窍不通,则湿气后行,故大便反快。但当利其小便,以泻湿气,则疼痛止矣。

湿病二

湿家之为病,一身尽疼,发热,身色如熏黄也。

湿盛则气滞,故疼作。阳郁故发热。土郁故色黄。黄而兼黑,色如烟熏,如曰熏黄。

湿病三

湿家,其人但头汗出,背强,欲得被覆向火。若下之早,则哕,胸满,小便不利,舌上如胎者,以丹田有热,胸中有寒,渴欲得水,而不能饮,则口燥烦也。

湿盛阳郁,发而为热,则热蒸皮毛,泄而为汗。若其人但头上汗出,阳壅遏于上,未至盛实于中也。湿在太阳之经,脉络壅阻,是以背强。阳气郁遏,不得透发,故皮肤恶寒,欲得被覆向火。俟其湿热内盛,而后可下。若下之太早,则胃败气逆,哕而胸满,小便不利,舌上如苔。以太阴土湿,木气不达,肝脾郁陷,而生下热,热在丹田,而胸中无热,惟有湿寒,虽渴欲得水,而却不能饮,止是口中烦躁而已。以其阳郁于上,故头汗口渴。舌窍于心,阳虚火败,肺津不布,凝塞心宫,故舌上如苔,如苔则非热盛生苔矣。盖湿证不论寒热,总因阳虚,阳郁不达,是以生热,阳气极虚,则不能化热,止是湿寒耳。

湿病四

湿家下之,额上汗出,微喘,小便利者,死,若下利不止者,亦死。

湿家之证,不可下也。下之额上汗出,微喘,则气脱于上矣;小便利,下利不止,则气脱于下矣,上下俱脱,是死证也。

湿病五

湿家病,身上疼痛,发热,面黄而喘,头痛鼻塞而烦,其脉大,自能饮食,腹中和无病,病在头中寒湿,故鼻塞,内药鼻中则愈。

寒湿在头,不关中焦,故自能饮食。湿盛气滞,肺金不清,故头疼鼻塞。内药鼻中,清肺金而去寒湿,则愈矣。

湿病六

问曰:风湿相抟,一身尽疼痛,法当汗出而解,值天阴雨不止,医云此可发汗,汗之病不愈者,何也? 答曰:发其汗,汗大出者,但风气去,湿气在,是故不愈也。若治风湿者,发其汗,但微微似欲汗出者,风湿俱去也。

湿为阳虚,发汗太大,风去而阳亡,阴旺湿增,又值阴雨湿盛之时,是以湿气仍在。此当微汗以泄之,则风湿俱去矣。

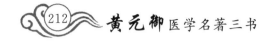

湿病七

病者一身尽疼,发热,日晡所剧者,名曰风湿。此病伤于汗出当风,或久伤取冷所致也。

午后湿土当令,故日晡时剧。汗出当风,开其皮毛,汗液郁遏,流溢经隧,阻碍气道,故身痛而发热也。

湿病八

伤寒八九日,风湿相抟,身体烦痛,不能自转侧,不呕不渴,脉浮虚而涩者,桂枝附子汤主之。若其人大便硬,小便自利者,去桂枝加白术汤主之。

湿为风郁,两相抟结,营卫寒滞,故身体烦痛,不能转侧。《脉法》:风则浮虚,脉浮虚而涩者,血分之虚寒也。桂枝附子汤,桂枝和中而解表,附子暖血而去寒也。若其人大便硬,小便自利者,则木达而疏泄之令行,湿不在下而在中,去桂枝之疏木,加白术以燥己土也。

桂枝附子汤百四

即桂枝去芍药加附子汤,而分两不同。

桂枝四两　甘草二两,炙　大枣十二枚　生姜三两　附子三枚,炮,去皮,破八片

上五味,以水六升,煮取三升,去滓,分温三服。

去桂枝加白术汤百五

甘草二两　大枣十二枚　生姜三两　附子三枚,炮,去皮,破八片　白术四两

于桂枝附子汤内去桂枝,加白术四两,余依前法。

湿病九

风湿相抟,骨节烦疼掣痛,不得屈伸,近之则痛剧,汗出短气,小便不利,恶风不欲去衣,或身微肿者,甘草附子汤主之。

湿流关节,烦疼掣痛,不得屈伸,近之则痛剧。气道郁阻,皮毛蒸泄,则汗出气短。阳郁不达,而生表寒,则恶风不欲去衣。湿气痹塞,经络不通,则身微肿。甘草附子汤,温脾胃而通经络,则风湿泄矣。

甘草附子汤百六

甘草二两,炙　附子二枚,炮,去皮　白术二两　桂枝四两

以水六升,煮取三升,去滓,温服一升,日三服。初服得微汗则解,能食。汗出复烦者,服五合。恐一升多者,服六七合为妙。湿病义详见《金匮》。

暍病三章

暍者,夏月而伤风寒,郁其表热。表热盛则内气虚,故不可汗下。以寒则伤形,故外闭而为实,热则伤气,故外泄而为虚。当内度本气之虚实,不宜外泥时令之热寒。汗下温针之法,所以伐正而扶邪,不可轻犯也。

暍病一

太阳中暍者,发热恶寒,身重而疼痛,其脉弦细芤迟,小便已,洒洒然毛耸,手足逆冷,小有劳,身即热,口开,前板齿燥。若发汗,则恶寒甚;加温针,则发热甚;数下之,则淋甚。

风寒外闭,阳郁不达,则发热恶寒。阴旺土湿,因表寒而壅遏,故身重疼痛。营卫虚涩,故脉弦细芤迟。小便已去,水降而气升,故惕然振悚,肺主皮毛,故耸然而毛起也。阳衰土弱,四肢失温,故手足逆冷。阳不归根,因动而扰,故小劳而身热。阳明之经,行于口齿,阳明之气不降,故火盛而齿燥。左不在肝,右不在肺,故燥见于前板齿。发汗亡经中之阳,故恶寒甚。温针亡经中之阴,故发热甚。下之阳衰土湿,木郁不泄,故淋甚也。

暍病二

太阳中热者,暍是也。其人汗出恶寒,身热而渴也。

太阳夏月感冒,而中暑热,其名曰暍。热盛于经,外蒸皮毛,是以汗出。风寒外束,阳郁不达,是以恶寒。肺金被烁,津液耗伤,故身热而渴。《金匮》主人参白虎,清金益气,生津止渴,暍病之定法也。

暍病三

太阳中暍,身热疼重,而脉微弱,此以夏月伤冷水,水行皮中所致也。

冷水洗浴,汗孔未阖,水渍经络,而皮毛闭塞,经热不泄,故身热而疼。水阻气滞,故肢体重浊。热伤肺气,故脉微弱。肺气遏闭,必生痰饮。《金匮》以瓜蒂吐之,是定法也。义详见《金匮》。

霍 乱十一章

霍乱者,夏秋之月,食寒饮冷,而外感风寒者也。时令则热,而病因则寒,故仲景立法,则主理中。此与太阳、阳明合病之呕利,证同而气异。其外有风寒,内有水邪,中气紊乱,胃逆脾陷,则一也。而彼则热郁而莫泄,此则寒郁而莫容,气不同也。其与三阴之吐利,气同而因异,其俱属里寒,则一也。而彼缘脏气之自动,此缘饮食之郁发,因不同也。究之饮食之寒冷,得伤其脏气,总以其里阳之虚,是又其不同而同者也。

霍乱一

问曰:病有霍乱者何? 答曰:呕吐而利,是名霍乱。

食寒饮冷,水谷不消,外感风寒,则病霍乱。脾胃以消化为能,水谷消化,旧者下传而新者继入,中气运转,故吐利不作,水谷不消。在上脘者则胃逆而为吐,在下脘者则脾陷而为利。或吐或利,不并作也。若风寒外束,经迫腑郁,则未消之饮食,不能容受,于是吐利俱作。盖胃本下降,今上逆而为吐,脾本上升,今下陷而为利,是中气忽然而紊乱也,故名曰霍乱。

霍乱二

问曰:病发热头痛,身疼恶寒,吐利者,此属何病? 答曰:此名霍乱,自吐下,利止复更发热也。

表寒外束,故发热恶寒,头痛身疼,利止发热者,表里寒盛,经阳郁遏也。

霍乱三

伤寒,其脉微涩者,本是霍乱,今是伤寒,却四五日至阴经上,转入阴,必利。本呕下利者,不可治。欲似大便,而反矢气,仍不利者,此属阳明也,便必硬,十三日愈,所以然者,经尽故也。

脉微涩者,中气凝滞而不转也。此本是霍乱,今者乃是伤寒,却四五日之久,方至阴经。伤寒转入三阴之经,必利。若本先呕而后下利者,是转入阴经之吐利,不可以霍乱之法妄治也。若欲似大便,而反矢气,仍不下利者,此不入三阴而传入阳明也,大便必硬,十三日愈。所以然者,十二日则六经俱尽故也。此借伤寒,以辨霍乱。

霍乱四

下利后,当便硬,硬则能食者愈。今反不能食,到后经中,颇能食,复过一经,能食,过之一日当愈。不愈者,不属阳明也。

阳明初证,亦有下利呕吐之条,甚似霍乱。但阳明下利后,大便当硬,便硬能食者,六日经尽自愈。若今更不能食,六日经毕不愈,到后一经中,颇能食,是初经不能食,复过一经能食也。如此则十二日后经亦尽,十三日,过后经之一日,必当愈。若不愈者,此不属阳明也。此亦借伤寒,以辨霍乱。

霍乱五

霍乱,头疼,发热,身疼痛,热多欲饮水者,五苓散主之(方在太阳四十一)。寒多不用水者,理中丸主之。

热多欲饮水者,湿盛而阳隔也。五苓利水泄湿,阳气下达,上热自清矣。寒多不用水者,阳虚而中寒也。理中温补中气,阳气内复,中寒自去也。

理中丸百七

人参　白术　甘草　干姜各三两

上四味,捣筛为末,蜜和,丸如鸡子黄大,以沸汤数合和一丸,研碎温服,日三四夜二服。腹中未热,益至三四丸。然不及汤。汤法,以四物依两数切,用水六升,煎取三升,去滓,温服一升,日三服。若脐上筑者,肾气动也,去白术,加桂四两(水盛土湿,木郁风动,则脐上振悸,筑筑不宁,桂枝疏木而达郁)。吐者,去白术,加生姜三两(生姜降逆止吐)。下利者,仍用术(白术燥土止利)。悸者,加茯苓二两(水盛土湿,木郁风动,则心下振悸,茯苓利水而泻湿)。渴欲得水者,加术足前成四两(土湿火升则渴,白术燥土生津)。腹中痛者,加人参足前成四两半(土虚木贼则腹痛,人参补脾养阳而止痛)。寒,加干姜足前成四两半(干姜温暖脾胃)。腹满者,去术,加附子一枚(附子去阴寒而破胀满)。服汤后,如食顷,饮热粥一升许,微自温,勿发揭衣被(热粥以助药力,温覆微取汗,以散外寒)。

霍乱六

吐利汗出,发热恶寒,四肢拘急,手足厥冷者,四逆汤主之(方在太阴三)。

火土双败,表里之阳俱虚,故用四逆。

霍乱七

既吐且利,小便复利,而大汗出,下利清谷,内寒外热,脉微欲绝者,四逆汤主之。

膀胱不藏,则小便利;卫气不敛,则大汗出。经络脏腑之阳俱虚,故用四逆。

霍乱八

吐已下断,汗出而厥,四肢拘急不解,脉微欲绝者,通脉四逆加猪胆汁汤主之。

吐利俱止,气泄里寒,经阳虚败,则汗出而厥,四肢拘急,而脉微欲绝。通脉四逆温补火土,以通经脉,猪胆汁清上热而止汗出也。汗出因阳升而上热故也。

通脉四逆加猪胆汁汤百八

甘草三两,炙　干姜三两　附子大者一枚

于通脉四逆方内加猪胆汁半合,余依前法服(如无猪胆,以羊胆代之)。

霍乱九

恶寒脉微而复和,利止,亡血也,四逆加人参汤主之。

阳虚则恶寒脉微,而脉复和而无邪,利必止矣。而利泄血中温气,则气既脱而血亦亡也。气血俱虚,阴阳未尝偏胜,故脉虽微而复和。四逆加人参汤,双补火土,并益血中之温气也。

四逆加人参汤百九

甘草二两　干姜一两半　附子一枚,生用,去皮,破八片　人参一两

于四逆汤内加人参一两,余依前法。

霍乱十

吐利止,而身痛不休者,当消息和解其外,宜桂枝汤小和之(方在太阳五)。

吐利既去,而痛不休,以表寒未解,经气壅滞之故。桂枝汤,通经解表,小和其外,身痛即休也。

霍乱十一

吐利发汗,脉平,小烦者,以新虚不胜谷气故也。

吐利发汗之后,阳气极虚,而脉却平和,是正复邪退,必自愈也。而犹有烦者,以阳气新虚,不胜谷气,谷气不消,则阳郁而烦生故也。

差后劳复六章

差后劳复者,病愈而复发者也。或余热犹存,停水未去,或宿物淤浊,新谷壅

阳。偶因调理不节,伤其中气,旧根立发,新病如初。病因不同,立法亦异。清金泄水,发表攻中,内扫宿物,外损新谷,浊瘀消散,障碍清空,还其冲虚澹静之常,复其回运升沉之旧。劳复之病,爰无遗法。盖宿草之再发者,以有根也。削迹无遗根,则蔓自除矣。

差后劳复一

大病差后,喜唾,久不了了者,胃上有寒,当以丸药温之,宜理中丸(方在霍乱五)。

病后阳虚,胃寒气逆,津唾上涌,久不了了。此当以丸药温之,不便急下,宜理中丸也。

差后劳复二

伤寒解后,虚羸少气,气逆欲吐者,竹叶石膏汤主之。

病后中气虚,胃逆,故虚羸少气,气逆欲吐。胃逆则火金不降,肺热郁生。竹叶石膏汤,竹叶、石膏清金而润燥,参、甘、粳米、半夏补中而降逆也。

竹叶石膏汤百十

竹叶二把　石膏一斤　麦冬一升　人参三两　甘草二两,炙　粳米半升　半夏半升,洗

上七味,以水一斗,煮取六升,去滓,内粳米,煮米熟汤成,去米,温服一升,日三服。

差后劳复三

大病差后,从腰以下有水气者,牡蛎泽泻散主之。

病后上虚,不能制水,从腰以下有水气者,肾阴之盛也。牡蛎泽泄散,牡蛎、栝蒌,清金而泻湿,蜀漆、海藻,排饮而消痰,泽泻、葶苈、商陆,决郁而泄水也。

牡蛎泽泻散百十一

牡蛎熬　泽泻　葶苈熬　商陆根熬　海藻洗去咸　蜀漆去腥　栝蒌根各等分

异捣,下筛为散,更入臼中治之,白饮和服方寸匕,日三服。小便利,止后服。

差后劳复四

伤寒差已后,更发热,小柴胡汤主之(方在少阳二)。脉浮者,以汗解之。脉沉实者,以下解之。

病后中气未复,最易感伤。设更见发热者,宜柴胡汤,温里而清表。其脉浮者,病在表,应以汗解之。脉沉实者,病在里,应以下解之也。

差后劳复五

大病差后,劳复者,枳实栀子豉汤主之。若有宿食者,加大黄如博棋子五六枚。

病后邪退正复,清气流通,浊阴消散矣。若因劳而复,则浊阴凝聚,清气埋郁,里热重生,壅闷又作,缘其中气新虚,易于感伤故也。宜枳实栀子豉汤,枳实泻其壅满,栀子清其郁热,香豉散其滞气也。若有宿食不消,阻碍中脘者,加大黄下其郁

陈,以还其气化之新也。

枳实栀子豉汤百十二

枳实三枚,炙　栀子十四枚,擘　香豉一升,绵裹

上三味,以清浆水七升,空煮取四升,内枳实、栀子,煮取二升,下豉,更煮五六沸,去滓,分温再服,覆令微似汗。

差后劳复六

病人脉已解,而日暮微烦,以病新差,人强与谷,脾胃气尚弱,不能消谷,故令微烦,损谷则愈。

日暮阳收,宿食阻碍,阳气不降,是以生烦。食减易消,则愈也。

阴阳易一章

阴阳易者,男女交易之病也。以其原无阴阳寒热之偏,而病传于他人,非关于本气,则温凉补泄之法,俱无所用。惟以同气相召,引之前出,盖病原于人我之贸迁,是以其所无易其所有也。法亦用男女之交换,仍以其所有易其所无也。彼以易来,此以易往,不烦别方,而阴阳互位,物我各还,妙难言喻也。

阴阳易一

伤寒,阴阳易之为病。其人身体重,少气,少腹里急,或引阴中筋挛,热上冲胸,头重不欲举,眼中生花,膝胫拘急者,烧裈散主之。

伤寒新差,男女交感,阴邪传染,是谓阴阳易。伤寒之病,无论阴阳,肾水升泄,阴精必寒。以此阴寒之气,传之于人,阴盛气滞,则身体重浊。水寒木郁,则腹满里急,阴中筋挛,膝胫拘急。下寒则阳气升格,热上冲胸,虚乏少气,眼中生花,头重难举。其病肝肾下寒,肺心上热,烧裈散同气感召,阴寒下泻,则复其和平之旧矣。

烧裈散百十三

裈裆

上取妇人中裈近阴处,剪烧灰,以水和服方寸匕,日三服。小便即利,阴头微肿,则愈。妇人病,取男子裈裆,烧灰服。

伤寒悬解卷十四　汗下宜忌五十一章

昌邑黄元御坤载著

汗　下

汗下者,伤寒之法,而用之太过,则虚以实治,而或以亡身,用之不及,则实以虚

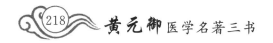
治,而或以殒命。譬犹水也,载舟覆舟,水不任过,而破浪冲风,人之罪也。譬犹兵也,止乱生乱,兵不任咎,而纵敌长寇,人之责也。是以相阴阳之盛衰,审汗下之忌宜。忌汗下者,勿孟浪致误,引贼而入室;宜汗下者,勿迟回失断,养虎以贻患。故六经之外,又有汗下宜忌之篇,未可不求甚解矣。

不可汗十八章

不可汗一

脉濡而弱,弱反在关,濡反在巅,微反在上,涩反在下。微则阳气不足,涩则无血。阳气反微,中风汗出,而反躁烦。涩则无血,厥而且寒。阳微发汗,躁不得眠。

濡弱者,阳虚之诊。阳在上而阴在下,平人寸关常盛而尺中常虚,今弱反在关,濡反在寸。阳分之血多虚,阴分之气多虚,平人寸口常涩而尺中常微,今微反在寸,涩反在尺。微者,阳气之不足也。涩者,血少而不流也。上焦之阳气反微,于是表气不固,中风汗出,阳不内根而外泄,则反生烦躁,似乎阳盛也。下焦涩而无血,以其温气之虚,是以厥逆,而且寒冷。上之阳气不足,下之无血,总是阳微。阳微发汗,而再泻其阳,则躁不得眠矣。

不可汗二

脉濡而弱,弱反在关,濡反在巅,弦反在上,微反在下。弦为阳运,微为阴寒。上实下虚,意欲得温。微弦为虚,不可发汗,发汗则寒栗,不能自还。

肝胆之脉弦,弦者,阳生之象。木生于水而长于土,弦应在关上,今者弦反在上。寸部既弦,则尺不应微,今者微反在下。弦为阳气升运而不降,微为阴分阳虚而生寒,是上实而下虚也。下焦虚寒,则意欲得温。总之,寸口之弦,尺中之微,悉因中焦之阳虚。虚者不可发汗,汗亡其阳,则寒冷战栗,不能自还也。

不可汗三

脉濡而紧,濡则卫气微,紧则营中寒。阳微卫中风,发热而恶寒。营紧胃中冷,微呕心内烦。医谓有大热,解肌而发汗。亡阳虚烦躁,心下苦痞坚。表里俱虚竭,卒起而头眩。客热在皮肤,怅怏不得眠。不知胃气冷,紧寒在关元。技巧无所施,汲水灌其身。客热因时罢,栗栗而战寒。重被而覆之,汗出而冒巅。体惕而又振,小便为微难。寒气因水发,清谷不容间。呕变反肠出,颠倒不得安。手足为微逆,身冷而内烦。迟欲从后救,安可复追还!

脉濡而紧,阳虚阴盛之诊。濡则卫气微弱,紧则营中虚寒。卫阳微则卫中于风,发热而恶寒。营紧则胃中虚冷,微作呕吐,而心内生烦。医见脉之紧,谓为伤寒浮紧之脉,内有大热不泄,因解其肌而发其汗。汗多亡阳,阳虚而生烦躁,心下浊阴填塞,而苦痞坚。其卫微而胃冷,表里之阳原虚,汗则表里俱虚,而且罄竭,于是卒起而头上眩晕。阳虚外脱,则客热在于皮肤,烦躁怅怏,不得眠卧。外热虽甚,不知其胃气之冷,紧寒在于关元(关元,任脉穴,在脐下)。医见其外热愈增,技巧无施,乃汲水灌之，退其客热。客热因时罢退，栗栗振寒。医见其振寒，意其战汗，又重被而覆之，以逼其汗。汗出而冒颠昏晕，其身体动惕而又振摇，木郁而风动矣。阳亡气滞，小便为难。肾中之寒气，因冷水发作，下利清谷立见。前之微呕而上逆，今且变为肠滑而下陷。中气颓败，由是颠倒反覆，不得安宁，手足微生厥逆，身则外冷而内烦。是其命在顷刻，速治亦且无医，况迟迟欲从后救，安可复追还也！

不可汗四

诸脉得数动微弱者，不可发汗。发汗则大便难，腹中干，胃燥而烦。其形相象，根本异源。

数动者，阳气之盛，微弱者，阴血之虚。汗则阴血愈亡，故便难腹干，胃燥而烦。阴盛者汗则亡阳，而阳盛者汗则亡阴，其烦躁之形状虽甚相象，而其亡阳亡阴之根本则源委不同也。

不可汗五

厥逆脉紧，不可发汗。发汗则声乱，咽嘶，舌萎，声不得前。

厥逆而脉紧，阴盛里寒，故不可汗。汗则声乱，咽嘶，舌萎，而不能发声。嘶者，音欲绝而不亮。《素问》：弦绝者，其音嘶败，以肺主声，汗泄肺气，故声败也。

不可汗六

动气在左，不可发汗。发汗则头眩，汗不止，筋惕肉瞤。

动气在左，肝气之郁。汗泄肝气，则阳气飞升而头上眩晕，风木疏泄而汗出不止，风木摇撼而筋惕肉瞤。

不可汗七

动气在右，不可发汗。发汗即衄而渴，心苦烦，饮即吐水。

动气在右，肺气之郁。汗泄肺气，则收敛失政，衄血作渴，心中苦烦。阳虚里寒，故饮即吐水。

不可汗八

动气在上，不可发汗。发汗则气上冲，正在心端。

动气在上，风木郁冲而心下动悸也。汗亡肝家温气，则肝气上冲，正在心端也。

不可汗九

动气在下，不可发汗。发汗则无汗，心中大烦，骨节苦疼，目晕恶寒，食则反吐，谷不得前。

动气在下，风木振摇而脐下动悸也。此缘水寒木郁，汗之阴旺无汗，而微阳升泄，心中大烦。阴旺湿作，骨节苦痛。阳飞火败，目晕恶寒。土败胃逆，食则反吐，谷不得入也。

不可汗十

咽中闭塞，不可发汗。发汗则吐血，气欲绝，手足逆冷，欲得蜷卧，不得自温。

咽中闭塞,浊气上填也。汗之中气颓败,不能统血,温气欲绝,故厥逆蜷卧也。

不可汗十一

衄家,不可发汗,汗出必额上陷,脉紧急,目直视,不能眴,不得眠。

衄家阳气升泄,汗之亡阳,必额上塌陷,经脉紧急,目睛直视,不能眴转,不得眠睡,由其阳根泄露而不秘藏也。

不可汗十二

亡血家,不可发汗,发汗则寒栗而振。

亡血家中脘阳虚,温气脱泄,汗之阳气愈亡,故寒栗而振。

不可汗十三

淋家,不可发汗,发汗必便血。

淋家土湿木郁,生气不达,汗之再亡血中温气,风木愈陷,疏泄不藏,必便血也。

不可汗十四

疮家,虽身疼痛,不可发汗,汗出则痉。

疮家脓血损伤,再以汗伤其血,则筋脉挛缩而病痉。

不可汗十五

咽喉干燥,不可发汗。

津液亏也。

不可汗十六

咳而小便利,若失小便者,不可发汗,汗则四肢厥冷。

阳升气逆,不能摄水,汗之中气愈败,故四肢厥冷。

不可汗十七

咳者则剧,数吐涎沫,咽中必干,小便不利,心中饥烦,晬时而发,其形似疟,有寒无热,虚而寒栗,咳而发汗,蜷而苦满,腹中复坚。

凡病见咳,则证更剧。咳家多缘水旺土湿,肺气冲逆之故。气不清降,则津液凝结,化生涎沫。咽喉失滋,是以必干。气逆不能化水,故小便不利。此其清阳下陷,心中饥馁,君火不降,又觉烦生,晬时气虚寒战,发作如疟,但无热耳。咳而发汗,阳亡湿动,必蜷卧恶寒,而苦腹满,腹中复觉坚硬也。

不可汗十八

诸逆发汗,病微者难差,剧者言乱目弦者死,命将难全。

诸厥逆之证,阳气最虚,汗之阳脱阴败,则言乱目眩而死。

不可下十六章

不可下一

脉濡而弱,弱反在关,濡反在巅,微反在上,涩反在下。微则阳气不足,涩则无血。阳气反微,中风汗出,而反躁烦。涩则无血,厥而且寒。阳微不可下,下之则心

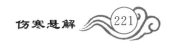

下痞硬。

上之阳气不足,下之无血,总是阳微。下之阳败胃逆,浊气填塞,则心下痞硬。

不可下二

脉濡而弱,弱反在关,濡反在巅,弦反在上,微反在下。弦为阳运,微为阴寒。上实下虚,意欲得温。微弦为虚,虚者不可下也。

寸口之弦,尺中之微,总因中焦阳虚,不可发汗,亦不可下也。

不可下三

脉濡而弱,弱反在关,濡反在巅,浮反在上,数反在下。浮为阳虚,数为无血,浮为虚,数为热。浮为虚,自汗出而恶寒。数为痛,振寒而栗。微弱在关,胸下为急,喘汗而不得呼吸。呼吸之中,痛在于胁。振寒相抟,形如疟状。医反下之,故令脉数发热,狂走见鬼,心下为痞,小便淋漓,小腹甚硬,小便则尿血也。

阴虚于寸,阳虚于尺,是其常也。乃浮反在上,数反在下。浮者,阳虚而不根于阴也。数者,血虚而不能荣木也。血虚木燥,少阳胆经不降,相火升炎,必当发热,故浮为虚而数为热。阳虚而表气不固,故自汗出而恶寒。少阳不降而脉数,则经气壅遏而为痛。少阳之病,往来寒热,脉数痛生,则经气郁闭,必振寒而战栗。肝胆脾胃,候在关上,微弱在关,则土虚胃逆,碍胆经降路。胆脉自胸下膈,由胃口而循胁肋,胆经不降,故胸下满急。胆胃升塞,气道壅阻,故喘促汗出,不得呼吸。呼吸则气鼓胁肋,而痛作焉,故痛在于胁(释数为痛句)。其振寒战栗,时往时来,形如疟状,全以中气不足,胃逆胆郁之故。医不知而反下之,中气愈败,胆胃更逆,故令脉数,发热较前更剧,加以狂走见鬼,心下为痞。阳亡湿动,脾肝郁陷,则小便淋漓,小腹胀满。风木陷泄,久必尿血也。

不可下四

脉浮而大,浮为气实,大为血虚。血虚为无阴,孤阳独下阴部者,小便当赤而难,胞中当虚。今反小便利而大汗出,法应卫家当微。今反更实,津液四射,营竭血尽,干烦而不得眠,血薄肉消,而成暴液。医复以毒药攻其胃,此为重虚,客阳去有期,必下如污泥而死。

脉浮而大,浮为卫气之实,大为营血之虚。血虚是为无阴,阴虚不能配阳,则阳为孤阳,阳盛必俯侵阴位。孤阳独下阴部者,膀胱热癃,小便当赤而难,胞中当空虚而无尿。今反小便利,乃知阳盛于外,而未下于阴部,下焦阴虚,而温气脱泄,实阴中之阳虚也。外之阳实,蒸发皮毛,津液四射,大汗不止。营血化汗,尽泄于外,表里干燥,烦不得眠。血逼肉消,而化汗液,暴泄不收,则胃气虚败,亡脱非久。医不知此,而复以毒药攻其胃,是谓重虚其虚。外之客阳,亦不久驻,而脱去有期。表里阳竭,则脏腑溃烂,必下如污泥而死也。

不可下五

微则为咳,咳则吐涎。下之则咳止而利因不休,利不休则胸中如虫啮,粥入则出,小便不利,两胁拘急,喘息为难,颈背相引,臂则不仁。极寒反汗出,身冷若冰,眼睛不慧,语言不休,而谷食多入,此谓除中,口虽欲言,舌不得前。

阳微则为咳(前章:微反在上),咳则吐涎沫,此以胃寒而气逆也。下之气降而脾陷,故咳止而利因不休。利不休则清气愈陷而浊气愈逆,胸中痒如虫啮。胃败而不纳,故粥入则吐。胆经不降,故两胁拘急。胸膈壅塞,故喘息为难。太阳寒水之经,行身之背,水寒筋缩,故颈背相引而掣。手之三阳俱虚,故臂则不仁。极寒而卫阳败泄,反汗出,其身冷如冰。而眼睛不慧,语言不休,则神明败矣。阳败如此,应不能食,而乃谷食多入,此为中气除根,而居膈上,反能食,必死之证也。心窍于舌,阳败神亡,则舌不能用,前之语言不休者,今且口虽欲言,而舌不得举矣。

不可下六

脉数者,久数不止,止则邪结,正气未复,邪气却结于脏,故邪气浮之,与皮毛相得。脉数者,不可下,下之必烦利不止。

凡外见数脉,必有里阴格阳,阳不下根,故动数失度。久数而不见停止,里阴未结也,一见停止,则阴邪结矣。正气内复,虽结必消,正气不能内复,则邪气却结于脏。盘踞根深,外逼阳气,浮于皮毛之部,是以脉数。脉数者,不可下,下之阴邪愈旺,必上烦下利不止。盖盛于外者,必虚于内,见其外盛而知其内虚,是为良工。

不可下七

动气在左,不可下,下之则腹内拘急,食不下,动气更剧,虽有身热,卧则欲蜷。

动气在左,肝气之郁。下之生气愈败,是以拘急。

不可下八

动气在右,不可下,下之则津液内竭,咽燥鼻干,头眩心悸也。

动气在右,肺气之郁。下之津亡气泄,阳神飞越,故咽燥鼻干,头眩心悸也。

不可下九

动气在上,不可下,下之则掌握烦热,身上浮冷,热汗自泄,欲得水自灌。

动气在上,风木郁冲于心下也。下之温气外泄,风木不敛,故烦热汗出,欲得水灌。

不可下十

动气在下,不可下,下之则腹胀满,卒起头眩,食则下清谷,心下痞也。

动气在下,风木振撼于脐下也。下之温气亡泄,木郁克土则腹胀,阳气无根则头眩。风木不敛,则下清谷,浊气上填,则心下痞也。

不可下十一

咽中闭塞者,不可下,下之则上轻下重。水浆不下,卧则欲蜷,身急痛,下利日数十行。

咽中闭塞者,浊阴冲逆。下之阳亡湿动,则下重。阴盛胃逆,则水浆不下。

不可下十二

诸外实者，不可下，下之则发微热，亡脉厥者，当脐握热。

外实则内虚，下之阳亡气泄，则发微热。无脉而厥逆者，中气外脱，故当脐热。

不可下十三

诸虚者，不可下，下之则大渴。求水者，易愈；恶水者，剧。

求水者，阳气未败，故易愈。

不可下十四

夫病阳多者热，下之则硬。

阴盛者，下则亡阳；阳盛者，下则亡阴。所谓坚者不受，瑕者受之也。阳病热多，下之阴亡，是以便硬。

不可下十五

无阳阴强，大便硬者，下之则必清谷腹满。

阴盛而便硬者，下之土败木郁，故清谷腹满。

不可下十六

发汗多，亡阳谵语者，不可下，与桂枝柴胡汤（方在少阳七）。和其营卫，以通津液，后自愈。

营卫和而津液通，神气渐复，谵语自止。

不可汗下四章

不可汗下一

伤寒发热，口中勃勃气出，头痛，目黄，衄不可制。贪水者必呕，恶水者厥。若下之，咽中生疮。假令手足温者，必下重便脓血。头痛目黄者，若下之，则两目闭。贪水者，脉必厥。其声嘤，咽喉塞，若发汗，则战栗，阴阳俱虚。恶水者，若下之，则里冷不嗜食，大便完谷出。若发汗，则口中伤，舌上白苔，躁烦，脉实数，不大便。六七日后，必便血。若发汗，则小便自利也。

伤寒发热，口中勃勃热气外出，头痛，目黄，衄不可制，是湿热之上壅也。渴而贪水者，胃逆而火升，必呕。恶水者，阳虚而火败，必厥。若下之，则下寒格其上热，相火升炎，咽中生疮。脾主四肢，假令手足温者，肝脾阳陷，郁热伤阴，必下重而便脓血。头痛目黄者，阳虚湿盛，若下之，则虚阳陷而目闭。渴而贪水者，下则亡其下焦之阳，脉必厥，厥者，初来大，渐渐小，更来渐大，乃气结而不流畅之故也。其声嘤，嘤者，声细欲绝，乃气败而不发扬之故也。咽喉塞，塞者，孔窍梗阻，乃气蔽而不开通之故也。盖渴而贪水者，胃逆火升，下之而寒湿下旺，浊气上填，气道壅塞，故脉证如此。若发汗，则亡其上焦之阳，战栗振摇，气脱津伤，阴阳俱虚。恶水者，若下之，则胃阳颓败，里冷不嗜食，脾阳颓败，大便完谷出。若发汗，则阳泄火升，口中必伤。肺津郁浊，塞于心部，心窍于舌，故舌上白苔。君火升逆，故生烦躁。经阳外脱,故脉数实。津液亡泄,故不大便。肝脾陷败,六七日后,木郁风动,疏泄不藏,必便血也。若发汗,里阳愈败,则膀胱不藏,小便自利,而不禁也。

不可汗下二

伤寒,脉阴阳俱紧,恶寒发热,则脉欲厥。厥者,脉初来大,渐渐小,更来渐渐大,是其候也。如此者,恶寒甚者,翕翕汗出,喉中痛。热多者,目赤脉多,睛不慧。医复发之,咽中则伤。若复下之,则两目闭。寒多者,便清谷。热多者,便脓血。若熏之,则身发黄。若熨之,则咽燥。若小便利者,可救之。小便难者,为危殆。

伤寒,尺寸脉俱紧,恶寒发热,则脉欲作厥。厥者,脉初来大,渐渐小,更来渐渐大,是其候也。盖脉道紧迫,经气不能畅行,故忽大而忽小也。其恶寒甚者,外寒闭其内热,热蒸窍泄,翕翕汗出,喉中疼生。发热多者,热气外达,目多赤脉,眼睛不慧。若医复发其汗,则肺津愈枯,咽中更伤矣。若复下之,则阳气陷,两目闭。下后阳败而内寒多者,则便清谷,阳陷而内热多者,则便脓血。若用火熏之,则湿气郁蒸,而身发黄色。若用火熨之,则肺津消烁,而咽中干燥。若小便利者,气化未绝,尚可救之。小便难者,气化不行,此为危殆矣。上章小便之利,乃水泉之不止,此章小便之利,乃气化之犹行,证同而病异也。

不可汗下三

伤寒头痛,翕翕发热,形像中风,常微汗出。自呕者,下之益烦,心中懊恼如饥,发汗则致痉,身强难以屈伸。熏之则发黄,不得小便。久则发咳吐。

伤寒头痛,翕翕发热,形像中风,常微汗出,是湿盛而阳郁者也。若自呕者,胃气上逆,下之中气败而胃愈逆,益增其烦,心中懊恼不快,而清阳陷败,空馁如饥。发汗耗其津血,筋脉失养,则成痉病,身体强,难以屈伸。火熏则湿气郁蒸,身发黄色,不得小便。久则肺胃升逆,而发咳吐也。

不可汗下四

伤寒,发热头痛,微汗出。发汗则不识人,熏之则喘,不得小便,心腹满。下之则短气,小便难,头痛背强。加温针则衄。

发热头痛,微汗出,证与前同。发汗败其阳神,故不识人。熏之伤其肺气,故喘。气不化水,故不得小便。湿气不泄,故心腹胀满。下之阳亡湿盛,浊气升塞,则短气而小便难,头疼而脊背强。温针烁其营血,则血升而鼻衄。总之,阳虚之家,汗下温针,俱非宜也。

可 汗一章

可汗一

脉浮大,应发汗。医反下之,此为大逆。

浮为在表,故宜汗不宜下。

可　吐三章

可吐一

病人手足厥冷,脉乍结,以客气在胸中,心下满而烦。欲食不能食者,病在胸中,当吐之。

手足厥冷,脉乍结代,此以下焦浊气客居胸中,心下胀满而烦生。欲食不能食者,病在胸中,阻碍气道故也。此当吐之。

可吐二

病胸上诸实,胸中郁郁而痛,不能食,欲使人按之,而反有涎唾,下利日十余行,其脉反迟,寸口脉微涩。此可吐之,吐之利即止。

胸上诸实者,内有败浊之物,非无形之空气也。败浊阻碍,肺气壅塞,故胸中郁郁而痛,不能下食。浊气冲突,欲使人按之。按之壅遏肺气,津液上涌,故反有涎唾。浊阴上逆,则清阳下陷,故下利日十余行。阴盛于下,故脉反迟。浊物阻塞,清气阻滞,故脉涩见于寸口。此可吐之,吐之则败浊去而清阳升,利即止也。

可吐三

宿食在上脘,当吐之。

食消则在下脘,不能吐也。未消而在上脘,法当吐之。

可　下九章

可下一

下利,三部脉皆平,按之心下硬者,急下之,宜大承气汤(方在阳明二十一)。

寸大于关,关大于尺,人之常也,是以三部脉不平。三部皆平,是乙木郁于尺中,不能上达,故尺与关平,甲木郁于关上,不能下达,故关与寸平。乙木陷则少腹胀满,甲木逆则心下痞硬,关尺弦浮,肝胆俱病。若按之少腹满者,是乙木之陷,土湿木郁,不可下也。若按之心下硬者,是甲木之逆,土燥火炎,当急下之。盖脾经壅迫,胃腑郁遏,水谷莫容,故见下利。宜大承气汤,泻其腑中之郁遏也。

可下二

脉双弦而迟者,必心下硬。脉大而紧者,阳中有阴也。可以下之,宜大承气汤方在阳明二十一。

心下硬者,虽关与寸平(上章)。然胆木不降,必见弦象。脉双弦而迟者,是胆经郁塞,降令不遂,必心下痞硬。若脉大而紧者,是阳明胃中有未消之谷,外为胆经郁遏,里不能容而表不能达,故浮大而紧涩也。此可下之,宜大承气汤,泻其宿食也。

可下三

问曰:人病有宿食者,何以别之?答曰:寸口脉浮而大,按之反涩,尺中亦微而涩,故知有宿食。当下之,宜大承气汤(方在阳明二十一)。

宿食在胃,郁格表阳,故寸口浮大,阻碍里气,故按之梗涩。尺中亦微而涩者,尺中主里也,涩即紧之变文。此申明上章之义。

可下四

下利不欲食者,以有宿食故也。当下之,宜大承气汤(方在阳明二十一)。

上论宿食之脉,此论宿食之证,宜合观之。

可下五

下利脉反滑,当有所去,下之乃愈,宜大承气汤(方在阳明二十一)。

内有宿物,沉取而脉反涩,必浮取而脉反滑。缘宿物郁碍,阳气外浮,不交于阴,而无阴气之翕聚,故令脉滑。滑即上章浮大之义。

可下六

下利脉迟而滑者,内实也。利未欲止,当下之,宜大承气汤(方在阳明二十一)。

迟即涩之变文,宿食不能阻其表气,而郁其里气,故外滑而内迟。里气郁阻,肝脾不升,故利未欲止。

可下七

伤寒后,脉沉沉者,内实也。下解之,宜大柴胡汤(方在少阴十三)。

脉沉沉者,少阳之经郁逼阳明之腑也。故宜大柴胡汤,外散甲木之邪,内泄戊土之郁。表里双解,故曰下解。缘少阳经气不舒,逼侵胃腑,胃热而郁,不得外达,故脉气沉沉而郁荡也。

可下八

病人腹中满痛者,此为实也。当下之,宜大承气汤(方在阳明二十一)。

腑邪壅遏,不得下泄,故腹中满痛。

可下九

下利差后,至其年月日复发者,以病不尽故也。当下之,宜大承气汤(方在阳明二十一)。

下利差后,至其年月日而又发,以病根不尽故也。当下之,以绝其根。

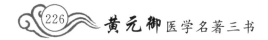

伤寒悬解卷末

昌邑黄元御坤载著

附王叔和《伤寒例》

叔和《伤寒序例》,悖谬之至,而传流千古,遂成伤寒祖派。程氏应旄郊倩,解经义以辟之,甚有识悟。惜其议论多疵,削而正之,存其梗概,以破医书承袭之讹。

《阴阳大论》云:春气温和,夏气暑热,秋气清凉,冬气冷冽,此则四时正气之序也。冬时严寒,万类深藏,君子固密,则不伤于寒,触冒之者,乃名伤寒耳。其伤于四时之气,皆能为病。以伤寒为毒者,以其最成杀厉之气也。中而即病者,名曰伤寒。不即病者,寒毒藏于肌肤,至春变为温病,至夏变为暑病。暑病者,热极重于温也。是以辛苦之人,春夏多温热者,皆缘冬时触寒所致,非时行之气也。凡时行者,春时应暖而反大寒,夏时应热而反大凉,秋时应凉而反大热,冬时应寒而反大温,此非其时而有其气,是以一岁之中,长幼之病,多相似者,此则时行之气也。夫欲候知四时正气为病,及时行疫气之法,皆当按斗历占之。九月霜降节后,宜渐寒,向冬大寒,至正月雨水节后,宜解也。所以谓之雨水者,以冰雪解而为雨水故也。至惊蛰二月节后,气渐和暖,向夏大热,至秋便凉。从霜降以后,至春分以前,凡有触冒霜露,体中寒,即病者,谓之伤寒也。其冬有非节之暖者,名曰冬温。冬温之毒,与伤寒大异。冬温复有先后,更相重沓,亦有轻重,为治不同,证如后章。从立春节后,其中无暴大寒,又不冰雪,而有人壮热为病者,此属春时阳气发于冬时伏寒,变为温病。从春分以后,至秋分节前,天有暴寒者,皆为时行寒疫也。三月四月,或有暴寒,其时阳气尚弱,为寒所折,病热犹轻。五月六月,阳气已盛,为寒所折,病热则重。七月八月,阳气已衰,为寒所折,病热亦微。其病与温及暑病相似,但治有殊耳。十五日得一气,于四时之中,一时有六气,四六名为二十四气也。然气候亦有应至而不至,或有未应至而至者,或有至而太过者,皆成病气也。但天地动静,阴阳鼓击者,各止一气耳。是以彼春之暖,为夏之暑;彼秋之忿,为冬之怒。是以冬至之后,一阳爻升,一阴爻降也;夏至之后,一阳气下,一阴气上也。斯则冬夏二至,阴阳合也,春秋二分,阴阳离也,阴阳交易,人便病焉。此君子春夏养阳,秋冬养阴,顺天地之刚柔也。小人触冒,必婴暴疹,须知毒烈之气,留在何经,而发何病,详而取之。是以春伤于风,夏必飧泄,夏伤于暑,秋必病疟,秋伤于湿,冬必咳嗽,冬伤于寒,春必病温,此必然之道,可不审明之。

《素问·生气通天论》:凡阴阳之要,阳密乃固,两者不和,若春无秋,若冬无夏,因而和之,是谓圣度。故阳强不能密,阴气乃绝;阴平阳秘,精神乃治;阴阳离决,精气乃绝;因于露风,乃生寒热。是以春伤于风,邪气留连,乃为洞泄。夏伤于暑,秋病痎疟。秋伤于湿,上逆而咳,发为痿厥。冬伤于寒,春必病温。四时之气,更伤五脏。《金匮真言论》:夫精者,身之本也。故藏于精者,春不病温。冬时寒水蛰藏,阳气下潜,人于此际,宜顺天时,以藏水精。精藏则相火不泄,坎阳乃秘。若冬不藏精,坎阳泄露,相火蒸炎,孔窍常开,是以易伤于寒。寒束皮毛,相火莫泄,虽当冬时,实行夏令。及其冬去春来,袭以温风,开其皮毛,风愈欲泄,气愈欲闭。卫气一闭,遏其营血,郁热燔蒸,温病作矣。故曰冬伤于寒,春必病温。冬伤于寒者,因于冬不藏精；春必病温者，因于冬伤于寒。盖肾精不藏，相火泄露，外寒闭其内热，是以春时得风，必成温病也。叔和但据白文有冬伤于寒，春必病温之语，仲景《伤寒》中，殊未点出，便从无中生有，演出中而即病者，名曰伤寒。不即病者，寒毒藏于肌肤，至春变为温病，至夏变为暑病，春夏温热，皆由冬时触寒所致，甚属荒陋之说矣（程氏此节未妥，酌改之）。

伤寒之病，逐日浅深，以施方治。今世人伤寒，或始不早治，或治不对病，或日数久淹，困乃告医。医人又不依次第而治之，则不中病，皆宜临时消息制方，无不效也。今搜采仲景旧论，录其证候，诊脉声色，对病真方，有神验者，拟防世急也。又土地温凉高下不同，物性刚柔餐居亦异，是故黄帝兴四方之问，岐伯举四治之能，以训后贤，开其未悟者。临病之工，宜须两审也。凡伤于寒，则为病热。热虽甚不死，若两感于寒而病热者，必死。

程氏曰：《素问·热论》黄帝曰：今夫热病者，皆伤寒之类也。或愈或死，其死皆以六七日之间，其愈皆以十日以上者何也？不知其解，愿闻其故。热病为伤寒之类，其与伤寒，自是两病可知。盖伤寒有统属之伤寒，有分隶之伤寒病。凡病从皮毛得而属于太阳经者，皆得谓之伤寒。于太阳经中，有发热恶寒，头身痛，骨节疼，无汗而喘，脉阴阳俱紧者，方得名为伤寒病。其外风暑湿热等病，不必如伤寒，此一病之脉证，而为伤寒之类则一，故谓热病为伤寒之类则可，谓伤寒为热病则不可。《热论》：人之伤于寒也，则病热，热虽甚不死。人之伤于寒也，则为病热。其易温云热者，以夏至前为温，夏至后为暑，温不足该之，而有热无寒则均。伤寒必恶寒，表虽热而里无热，温病一起，表里俱热，挨经而日增剧，势之难遏，似不同于伤寒。然势虽从经过，未连及脏，故热虽甚而不死。叔和加一凡字，将寒伤营之病混作热病，而以热虽甚之热混伤寒发热之热，由此涓黑白而为一矣。《热论》：两感于寒而病者，必不免于死。两感者，冬不藏精，相火发泄，故冬去春来，风露外袭，郁其内热，感应更速，于是表里双传。此其阳亢阴枯，更甚于前，是以不免于死。程氏此节未妥，改之。

尺寸俱浮者，太阳受病也，当一二日发，以其脉上连风府，故头项痛，腰脊强。尺寸俱长者，阳明受病也，当二三日发，以其脉挟鼻，络于目，故身热目痛鼻干，不得卧。尺寸俱弦者，少阳受病也，当三四日发，以其脉循胁，络于耳，故胸胁痛而耳聋。此三经皆受病，未入于腑，可汗而已。尺寸俱沉细者，太阴受病也，当四五日发，以其脉布胃中，络于嗌，故腹满而嗌干。尺寸俱沉者，少阴受病也，当五六日发，以其脉贯肾，络于肺，系舌本，故口燥舌干而渴。尺寸俱微缓者，厥阴受病也，当六七日发，其脉循阴器，络于肝，故烦满而囊缩。此三经皆受病，已入于腑，可下而已。若两感于寒者，一日太阳受之，即与少阴俱病，则头痛口干，烦满而渴；二日阳明受之，即与太阴俱病，则腹满身热，不欲食，谵语；三日少阳受之，即与厥阴俱病，则耳聋囊缩而厥,水浆不入,不知人者,六日死。若三阴三阳五脏六腑皆受病,则营卫不行,腑脏不通,则死矣。其不两感于寒,更不传经,不加异气者,至七日太阳病衰,头痛少愈也;八日阳明病衰,身热少歇也;九日少阳病衰,耳聋微闻也;十日太阴病衰,腹减如故,则思饮食;十一日少阴病衰,渴止,舌干已而嚏;十二日厥阴病衰,囊纵,少腹微下,大气皆去,病人精神爽慧也。

程氏曰:《热论》帝曰:愿闻其状。岐伯曰:伤寒一日,巨阳受之,巨阳者,诸阳之属也,故为诸阳主气也。其脉连于风府,故头项痛,腰脊强。二日阳明受之,阳明主肉,其脉挟鼻络于目,故身热目痛鼻干,不得卧。三日少阳受之,少阳主胆,其脉循胁络于耳,故胸胁痛而耳聋。四日太阴受之,太阴脉布胃中,络于嗌,故腹满而嗌干。五日少阴受之,少阴脉贯肾,络于肺,系舌本,故口燥舌干而渴。六日厥阴受之,厥阴脉循阴器而络于肝,故烦满而囊缩。

热病之状,类于伤寒者,以六经之所主,及其脉之所挟、所络、所循、所布、所贯、所系皆同。究竟伤寒是寒,热病是热,类中自有不类处,人当于此别其源头也。一日巨阳受之,头项痛,腰脊强,类也。其不类者,伤寒必恶寒,此不恶寒,表里皆热故也。二日阳明受之,身热目痛鼻干,不得卧,类也。其不类者,伤寒有胃家之虚,热病皆胃家之实,有热无寒故也。三日少阳受之,胸胁痛而耳聋,类也。其不类者,伤寒则往来寒热,此不往来寒热,有半表热无半里寒故也。伤寒三阳经属热,三阴经属寒,热病则三阳三阴只有热而无寒。盖此热自冬不藏精,而伤于寒时,已从脏气酿成。至春阳发动,从前所酿之脏气,尽成病气,分布出来,虽经络有阴阳之不同,而所受者,只此阳热之一气为布现。四日太阴受之,则腹满嗌干,全不类伤寒腹满吐利食不下之太阴也。五日少阴受之,则口燥舌干而渴,绝不类伤寒脉微细,但欲寐之少阴也。六日厥阴受之,则烦满而囊缩,绝不类伤寒食不下,食即吐蛔之厥阴也。视伤寒不啻霄壤,岂容混哉!

叔和将伤寒混入热病,遂于三阳经加尺寸俱浮、尺寸俱长、尺寸俱弦之脉,于三阴经加尺寸俱沉细、尺寸俱沉、尺寸俱沉缓之脉。彼见经无脉法,遂恣其杜撰。不知热病之脉,经文已于后篇《评热论》补出脉躁疾三字矣,即仲景论中脉数急为传之数急字也。数急字紧对论中脉若静者为不传之静字。看浮、长、弦、沉、细、缓,皆不传之静脉,与传经之热病何涉?热病经虽传,而所传者无非热,首尾止是一病,故数急外无他改易。虽六经各有见证,其为阳旺阴衰,津液内竭之诊则一。若伤寒,则病随经变,脉从病转,其虚实寒热等,一经有一经之病,则一经有一经之脉。故治法有实表发汗、吐、下、和解、温经之不同,一皆相其脉法处治。叔和以此等脉法混加热病,热病为阳,浮弦长岂是两阳合明,火邪熏灼之脉?至于加三阴经以沉微缓,则是阳病见阴脉者死矣。经文又何以云热虽甚不死,此等所关匪小。至于本文受之云者,缘未病之先,经络已是阳热布满,挨到便现六经,皆自然而然之事。叔和将之字换一病字,则未受之前无病气,与伤寒之续得转属证何异?叔和爱经,与仲景论中寒热分途,经同病异处,总不管理,但于经文有不合处,辄改而添捏之。后人无从正其舛讹,反以此篇为例,或歌或赋,罔不以之几何。不以《内经》为锋镝,是又叔和之罪人也。经之不两感于寒者,七日巨阳病衰,头痛少愈;八日阳明病衰,身热少愈;九日少阳病衰,耳聋微闻;十日太阴病衰,腹减如故,则思饮食;十一日少阴病衰,渴止不满,舌干已而嚏;十二日厥阴病衰,囊纵,少腹微下,大气皆去,病日已矣。热病传遍六经,方得从头罢去。以从前各经,皆为阳热所布伏,故毒热必从头次第发得出来,真阴方从头次第复得转去,万无中止之理,亦万无越次之理也。

《内经》帝曰:治之奈何?岐伯曰:治之各通其脏脉,病日衰已矣。其未满三日者,可汗而已。其已满三日者,可泄而已。汗泄二字,俱是刺法,故云各通其脏脉,刺法有浅有深,故云可汗可泄,法详《刺热篇》(《灵枢·热病》:泄之则热去,补之则汗出,汗与泄,有补泄之分也)。《灵枢·热病》:热病三日,而气口静,人迎躁,取之五十九刺,以泄其热而出其汗,实其阴以补其不足。其可刺者,急取之,不汗出则泄,故本文于汗泄下著而已二字。见刺法外无他治,隐伏仲景汗下温针之禁。仲景不言刺法,已于刺法外另会经意矣。《刺热篇》云:治诸热,饮之以寒水,乃刺之,必寒衣之,居止寒处,身寒而止也。从此推之,仲景法中,岂无一二方法,可以代此四寒字者乎?叔和以腑字换去脏脉字,而以下字换去泄字,笔尖一动,冤魂载道。千载后,谁复于汗下二字外一从《内经》,检及《洗冤录》也。

《内经》帝曰:其病两感于寒者,其脉应与其病形何如?岐伯曰:两感于寒者,病一日巨阳与少阴俱病,则头痛口干而烦满;二日阳明与太阴俱病,则腹满身热,不欲食,谵语;三日少阳与厥阴俱病,则耳聋囊缩而厥,水浆不入,不知人,六日死。三阴三阳五脏六腑皆受病,营卫不行,五脏不通,则死矣。帝曰:五脏已伤,六腑不通,营卫不行,如是之,后三日乃死,何也?岐伯曰:阳明者,十二经脉之长也,其血气盛,故不知人,三日其气乃尽,故死矣。两感于寒者,寒水被伤,夺之再夺,竭脂伐髓,由腑及脏,故次年病温,辄见双传,即《评热病论》所谓阴阳交之病也。一腑一脏,阴阳相交,而以火作合。人身一水不胜两火,况水亦是火,以之布满于腑脏营卫间,如燔如炙,宁不速死!然阳明有气,尚能迟之三日,可见不成死证之温病,便当留此胃汁,不容汗下温针之重夺矣。《评热病论》:凡病伤寒而成温者,先夏至日者为病温,后夏至日者为病暑,暑当与汗皆出,勿止。《内经》俱是说热病,恐人失去冬伤于寒,春必病温之来历,故以凡病伤寒而成温者总之,见其言热,都是温也。温病已成,在春不发,至夏亦发,温与暑,实是一病。论春夏温暑之病根,何当不种于冬时,但所种原是热,不是寒,何云寒毒藏于肌肤,至春变为温病,至夏变为暑病耶?一篇《热病》经文,被叔和引来混入仲景之《伤寒》,处处矛盾矣。

伤寒有三解:一曰伤寒,一曰伤寒病,一曰伤于寒。伤寒,即《难经》所云伤寒有五,正经自病,五邪所伤之谓,仲景以伤寒名书者主此。伤寒病,即《难经》五中分出之一病,《素问》所云重感于寒,内外皆然之病。仲景论中太阳病,或已发热,或未发热,必恶寒,体痛呕逆,脉阴阳俱紧,名曰伤寒者主此。若伤于寒,则非病也,乃温病所受之源头,《素问》所云冬不藏精,阳强不秘,精气乃绝之谓。其发为病,则仲景论中太阳病,发热而渴,不恶寒,为温病者是也。温病对伤寒病言,为两歧。温病对伤寒言,为统属。伤寒所统属者,多热病,其一耳。温病对伤于寒言,为胎系,冬伤于寒,是从母腹中受妊,寒水被伤,而阳热遂胎于此,至春必病温,则其出胎成人时也。三伤寒各还其来历,则热字各有所贴矣。

若过十三日以上不间,尺寸陷者,死。若更感异气,变为他病者,当依旧坏病证而治之。若脉阴阳俱盛,重感于寒者,变为温疟。阳脉浮滑,阴脉濡弱者,更遇于风,变为风温。阳脉洪数,阴脉实大者,更遇温热,变为温毒。温毒为病,最重也。阳脉濡弱,阴脉弦急者,更遇温气,变为温疫。以此冬伤于寒,发为温病,脉之变证,方治如说。

程氏曰:五十八难:伤寒有五,其脉有变否(变者,不同也)? 然:伤寒有五,有中风,有伤寒,有湿温(即湿热病),有热病(暑热病也),有温病,其所苦,各不同形。中风之脉,阳浮而滑,阴濡而弱;湿温之脉,阳濡而弱,阴小而急;伤寒之脉,阴阳俱盛而紧涩;热病之脉,阴阳俱浮,浮之而滑,沉之散涩;温病之脉,行在诸经,不知何经之动也。《难经》之文如此,盖以名为伤寒,而其类则不同,恐人混而为一,故特从脉上辨出风、寒、暑、湿、温、热来。何意扁鹊方欲从伤寒之类四字上分出来,叔和竟将伤寒之类四字上合将去? 更奇者,脉上不生出病,劈空变出病来,荒唐极矣!

凡人有疾,不时即治,隐忍冀差,以成痼疾,小儿女子,益以滋甚。时气不知,便当早言,寻其邪由,及在腠理,以时治之,罕有不愈者。患人忍之,数日乃说,邪气入脏,则难为制。此为家有,患备虑之要。凡作汤药,不可避晨夜,觉病须臾,即宜便治,不等早晚,则易愈矣。若或差迟,病即传变,虽欲除治,必难为力。服药不如方法,纵意违师,不须治之。凡伤寒之病,多从风寒得之,始表中风寒,入里则不消矣,未有温覆而当,不消散者。不在证治,拟欲攻之,犹当先解表,乃可下之。若表已解而内不消,非大满,犹生寒热,则病不除。若表已解而内不消,大满大实坚,有燥屎,自可徐下之,虽四五日,不能为祸也。若不宜下,而便攻之,内虚热入,协热遂利,烦躁诸变,不可胜数,轻者困笃,重者必死矣。夫阳盛阴虚,汗之则死,下之则愈;阳虚阴盛,汗之则愈,下之则死。夫如是,则神丹安可以误发,甘遂何可以妄攻。虚盛之治,相背千里,吉凶之机,应若影响,岂容易哉! 况桂枝下咽,阳盛则毙,承气入胃,阴盛以亡,生死之要,应乎须臾,视身之尽,不暇计日。此阴阳虚实之交错,其候至微,发汗吐下之相反,其祸至速。而医术浅狭,懵然不知病源,为治乃误,使病者殒没,自谓其分至,令冤魂塞于冥路,死尸盈于旷野。仁者鉴此,岂不痛欤! 凡两感病俱作,治有先后,发表攻里,本自不同。而执迷妄意者,乃云神丹、甘遂,合而饮之,且解其表,又除其里,言巧似是,其理实违。夫智者之举措也,常审以慎;愚者之动作也,必果而速。安危之辨,岂可诡哉!世上之士,但务彼翕习之荣,而莫见此倾危之败,唯明者居然能护其本,近取诸身,夫何远之有焉。凡发汗,温服汤药,其方虽言日三服,若病剧不解,当促其间,可半日中尽三服。若与病相阻,即便有知觉。病重者,一日一夜,当晬时观之。如服一剂,病证犹在,故当复作本汤服之。至有不肯汗出,三剂乃解。若汗不出者,死病也。凡得时气病,至五六日,而渴欲饮水,饮不多,不当与也。何者?以腹中热尚少,不能消之,便更与人作病也。至六七日,大渴欲饮水者,犹当依证与之。与之当令不足,勿极意也,言能饮一斗,与五升。若饮而腹满,小便不利,若喘若哕,不可与之。忽然大汗出,是为自愈也。凡得病,反能饮水,此为欲愈之病。其不晓病者,但闻病欲饮水自愈,小渴亦强与饮之,因成其祸,不可胜数也。凡得病厥,脉动数,服汤药更迟,脉浮大减小,初躁后静,此皆欲愈证也。凡治温病,可刺五十九穴。又身之穴,凡三百六十有五,其三十九穴,灸之有害,七十九穴,刺之为灾,并中髓也。凡脉四损,三日死,平人四息,病人脉一至,名曰四损。脉五损,一日死,平人五息,病人脉一至,名曰五损。脉六损,一时死,平人六息,病人脉一至,名曰六损。

程氏曰:上条刺法从温,此条脉法又不从温,不从温而单言损至,言损至而遗去至脉,俱不可解。《难经》只言三呼一至曰死,四呼一至曰命绝,此直讲到五呼六呼上,怪妄之至。

脉盛身寒,得之伤寒。脉虚身热,得之伤暑。

程氏曰:据上下文读去,此二句经文,何由嵌入?只为句中有伤寒二字,因将二气字换作二脉字,强揑在此,但经文不如是解耳。按《通评虚实论》黄帝问曰:愿闻虚实之要。岐伯对曰:气实形实,气虚形虚,此其常也,反此者病。帝曰:如何而反?岐伯曰:气盛身寒,此谓反也。气虚身热,此谓反也。气盛身寒,得之伤寒;气虚身热,得之伤暑。夫实者,气入也;虚者,气出也。经文是言人身形气之失常,必有所得之由,而特以伤寒、伤暑为气盛身寒、气虚身热者,一推原之也。阳盛之人,宜其身热,何以反常而身寒,此必得之于伤寒。由寒伤形而不伤气,从前伤寒病其形,故遂成一气盛身寒之体。阳虚之人,宜其身寒,何其反常而身热,此必得之伤暑。由暑伤气而不伤形,从前伤暑病其气,遂成一气虚身热之躯。夫实者,气入也,寒主密固,气所以实;虚者,气出也,暑主疏泄,气所以虚。由是推之,寒热在气,而不在形。气实者,身虽寒,而不失其为热也;气虚者,身虽热,而不失其为寒也。经旨如此,何得换一脉字,以身寒身热贴在伤寒伤暑之证候上言?不曰得之伤寒、得之伤暑,而曰谓之伤寒、谓之伤暑矣。果尔伤寒,恶寒即有之,身不但不寒,而且发热,伤暑虽发热,亦未始不洒洒恶寒。颠倒错乱,何至于此!

脉阴阳俱盛,大汗出,不解者死。脉阴阳俱虚,热不止者死。脉至乍疏乍数者死。脉至如转索者其日死。谵言妄语,身微热,脉浮大,手足温者生,逆冷,脉沉细者,不过一日死矣。此以前是伤寒热病证候也。

叔和混伤寒于热病,遂启后来传经为热之讹。注《伤寒》者数十百家,无不背仲景而遵叔和。伪例一出,流祸至今,存心仁爱者,曷能默而已乎!程氏驳之,颇开伤寒生面。删而改之,去其差谬,使后之览者,由伪例而得真统,其为助非小也。但伤寒非不传经,《伤寒论》亦是六日六经,既尽则病解。因病家里气各有虚实寒热之差,故阳盛而入三阳之腑,阴盛而入三阴之脏,则迟速久近,不应经传经尽之期耳。程氏以传腑传脏为传经,差之远矣。热病之刻日挨经者,其常也。间有里气之偏者,则亦不悉应此期。凡治温病,亦当变通而化裁之,审其内热之有无也。

金匮悬解

金匮悬解自序

仲景先师著《金匮玉函要略》一书，垂诸杂病之法，以约言而析玄理。玉楸子神宇天光，自负解者，乃参伍悦研，三载于兹。真宰恍惚，未得其眹。百家诸子之论，率皆过目而冰销，入耳而瓦解。兹独惊怖其言，譬犹河汉无极。其义何居？《南华》之奇，《太玄》之奥，可谓諔诡幻怪之至矣。然何至如此之闭结不解也。仲景先师，忧念元元，意济后来，知其解者，旦暮俟之。千百年来，竟索解人不得，此真欲广文通恨事已。

戊辰孟秋，既成《伤寒悬解》，乃复凝思眇虑，入此坚白。心游万仞，精骛八极。八月末望，又告成功。灵思妙悟，恍恍离披，幽理玄言，络绎奔会。向解《伤寒》，心枯神瘁，几于白凤朝飞，彩霞夜去，讵以强弩之末，竟尔羽没石开，是亦千古之奇也。

盖扬庄之文，义浅而辞深；《金匮》之书，言显而理晦。非精于《灵》《素》之理者，不能解《金匮》之言，昧其理而求其言，是以幽冥而莫睹其原。注《金匮》者，蕙质而蓬心，金口而木舌，是皆今日适越而昔来者也。仆也身登会稽，亲探禹穴，目睹越国江山，知昔日之来者，歧路迷罔，自谓适越而非也。

嗟呼！扁桑流誉于针石，和缓蜚声于方药，彼岂乐此而为之？丈夫有志，郁沦奥渫，胸臆约结，何以为欢，永惟医经药录，启先圣之玄扃，非第消永日而遣牢思，抑亦康济斯民之术也。由是刓心刻意，而书传焉。至于辞赋诗歌之丽，雕虫篆刻之工，詹詹小言，间间小智，壮夫何心而为此也。

戊辰八月东莱都昌黄元御撰

金匮悬解卷一　脏腑经络十六章

昌邑黄元御坤载著

脏腑经络,隐不可见,然有其外著者焉。若声臭色脉,若寒热痛痒,若喜怒爱憎,若便溺饮食,是皆可即显以知微者,但粗工不解耳。先师张仲景,究天人之际,通神明之德,于脏腑经络之内,示望、闻、问、切之法,是亦长桑见物之神丹,太真烛怪之灵犀也。古圣贤四诊玄机,悉在于此,此论不可不熟也(《吕览》语)。

脏腑经络一

问曰:上工治未病,何也? 师曰:夫治未病者,见肝之病,知肝传脾,当先实脾,四季脾王不受邪,即勿补之。中工不晓相传,见肝之病,不解实脾,惟治肝也。余脏准此。

五行生克,肝木克土,脾土克水,肾水克火,心火克金,肺金克木。克其所胜,故以病传之。见肝之病,知脾土当被贼,先实其脾,是谓未病而早医。土旺四季,其时脾不受邪,即勿补之。中工未晓相传之义,见肝之病,不解实脾,惟治肝也,是以肝病未已,脾病复起。余脏准此类推。

脏腑经络二

问曰:病有急当救里救表者,何谓也? 师曰:病,医下之,续得下利清谷不止,身体疼痛者,急当救里。后身体疼痛,清便自调者,急当救表也。

此段见《伤寒·太阳篇》,而语稍不同。伤寒表病,医误下之,泄其脾阳,续得下利清谷不止,而身体疼痛,表证犹在者,表里俱病,然急当救里。救里之后,身体疼痛,表证未解,清便自调,里证已愈,然后急当救表也。

脏腑经络三

夫病痼疾,加以卒病,当先治其卒病,后乃治其痼疾也。

病有新旧,治有先后,此定法也。

脏腑经络四

问曰:经云厥阳独行,何谓也? 师曰:此为有阳无阴,故称厥阳。

阳性上行,有阴以吸之,则升极而降;阴性下行,有阳以煦之,则降极而升。有阳无阴,则阳有升而无降,独行于上,故称厥阳。

脏腑经络五

问曰:阳病十八,何谓也? 师曰:头痛,项、腰、脊、臂、脚掣痛。阴病十八,何谓也？师曰：咳嗽上气、喘、哕、咽痛、肠鸣胀满、心痛拘急。五脏病各有十八，合为九十病。人又有六微，微有十八病，合为一百八病。五劳、七伤、六极、妇人三十六病，不在其中。清邪居上，浊邪居下，大邪中表，小邪中里，𫗦饪之邪，从口入者，宿食也。五邪中人，各有法度。风中于前，寒中于暮。湿伤于下，雾伤于上。风令脉浮，寒令脉急。雾伤皮腠，湿流关节。食伤脾胃，极寒伤经，极热伤络（𫗦与馨同）。

经络在外为阳，头、项、腰、脊、臂、脚六者掣痛，是谓阳经之六病。阳有三阳，太阳、阳明、少阳三经，一经六病，三六十八，此阳病之十八也。五脏在内为阴，咳嗽上气、喘促、哕逆、咽痛、肠鸣胀满、心痛拘急，是谓阴脏之六病。阴有三阴，太阴、少阴、厥阴三经，一经六病，三六十八，此阴病之十八也。五脏之病，非第各有十八，一脏之病，虚则六气乘我，实则我乘六气，合之本气自病，亦有六条，是为三六十八。五脏病各有十八，合为九十病也。人又有六微，《难经》：心脉甚急者，肝邪干心也；心脉微急者，胆邪干小肠也。凡脏邪则甚，腑邪则微，故六腑之病，谓之六微。一腑之病，虚则六气乘我，实则我乘六气，合之本气自病，亦有六条，是又三六十八。六腑病各有十八，合为一百八病也。此三阳三阴、五脏六腑之中于五邪，虚实相乘之大数也。五劳，五脏之劳病，六极，六腑之极病，七伤，饮食、忧劳、饥饱、房室、经络、营卫、气血之损伤。五劳、七伤（解见"虚劳"）、妇人三十六病（解见妇人"妊娠""产后""虚劳"），皆本内伤，不关外邪，故另当别论，不在其中。

五邪维何？清邪居于上，浊邪居于下，大邪中于表，小邪中于里，𫗦饪之邪，从口入者，宿食也，是谓五邪。五邪中人，各有一定之法度。风为大邪，中于身前，多得之日早，寒为小邪，中于身后，多得之日暮，湿为浊邪，伤于下焦，雾为清邪，伤于上部，此五邪中人之部位也。风则令脉浮虚，是谓大邪之中表。寒则令脉紧急，是谓小邪之中里。雾则伤其皮腠，居于上而中于表。湿则流于关节，居于下而中于里。食则伤其脾胃，入于口而中于中。此五邪中人之处所也。邪虽有五，不过寒热二者而已，五邪中人，总之极寒则内伤于经，极热则外伤于络也。

脏腑经络六

问曰：病人有气色见于面部，愿闻其说。师曰：鼻头色青，腹中痛，苦冷者，死。鼻头色微黑者，有水气。色黄者，胸上有寒。色白者，亡血也。设微赤非时者，死。其目正圆者，痉，不治。又色青为痛，色黑为劳，色赤为风，色黄者便难，色鲜明者有留饮。

《灵枢·五阅五使》：脉出于气口，色见于明堂。《灵枢·五色》：明堂者，鼻也。青为木色，鼻头色青，是木邪克土，当腹中痛。若腹里苦冷者，则水寒木枯，土败火熄，于法当死。黑为水色，鼻头色微黑者，必有水气。黄为土色，鼻虽土位，而实窍于肺。肺位在胸，色黄者，土冷胃逆，传于肺部，法应胸上有寒也。白为金色，木藏血而主色。色白者，血亡木枯，而金气乘之，故白而不华。《伤寒·脉法》所谓面白脱血也。设色见微赤,而非其应见之时者,则死。盖亡血之家,缘于土败胃逆,肺金失敛,又见赤色,则火不归水,逆刑肺金,而吐衄之病,无有止期。是其中气崩溃,阳根下断,必主死也。足太阳之脉,起于目之内眦,上巅下项,而行身后。《素问·诊要经终论》:太阳之脉,其终也,戴眼,反折,瘛疭(瘛,急。疭,缓)。痉者,颈项强急,脊背反折,缘太阳之脉屈而不伸也。筋脉急缩,上引目系,开而不阖,故其目正圆,直视不瞬。此太阳之脉终,故不治也。又青为木色,木枯当冲击而为痛,黑为水色,水寒则虚损而为劳,黄为土色,土湿则郁结而便难,鲜明为留饮之色,留饮在中,故鲜明而不黯淡也(此望而知之之法也)。

脏腑经络七

师曰:病人语声寂寂然,喜惊呼者,骨节间病。语声喑喑然不彻者,心膈间病。语声啾啾然细而长者,头中病。

《素问·金匮真言论》:东方青色,入通于肝,其病发惊骇。《阴阳应象论》:在体为筋,在脏为肝,在声为呼。《五脏生成论》:诸筋,皆属于节,语声寂寂然,喜忽然惊呼者,肝之声也,肝主筋,而筋会于节,故为骨节间病。肺主声,位在心膈之上,语声喑喑然不彻者,此心膈间病,肺气不清,故声音不亮也。头痛者,响震则头鸣而痛剧,故语声啾啾细长,此头中之病,不敢高声语也(此闻而知之之法也)。

脏腑经络八

师曰:息摇肩者,心中坚。息引胸中上气者,咳。息张口短气者,肺痿唾沫。

喘息摇肩者,心中坚满,气无降路,故逆冲而肩摇。息引胸中上气者,气逆,必生咳嗽也。息张口短气者,肺痿而胸满,清气堙塞,常生唾沫也(此兼闻而知之之法也)。

脏腑经络九

师曰:吸而微数,此病在中焦,实也。当下之则愈,虚者不治。在上焦者其吸促,在下焦者其吸远,此皆难治。呼吸动摇振振者,不治。

吸气微数,此中焦盛实,肺气不降,下之腑清而气降,则愈矣。若中虚而吸数,此气败而根绝,法为不治。气逆于上焦者,其吸促,气陷于下焦者,则吸远,此皆中气之败也,升降失职,最难治也。呼吸动摇振振者,其真气拔根,脱亡不久,此不治也(此亦闻而知之之法也)。

脏腑经络十

师曰:五脏病各有所得者愈。五脏病各有所恶,各随其所不喜者为病。病者素不应食,而反暴思之,必发热也。

五脏病各有所得者愈,如肝虚得春而愈,心虚得夏而愈,燥盛得湿而愈,湿盛得燥而愈也。五脏之病,各有所恶,恶则不喜,本其所恶而反得之,则随其所不喜而为病。如病者素不应食,是食为所恶,而反暴思之,是必脏腑之发热也(此问而知之之

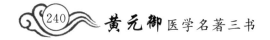

法也)。

脏腑经络十一

夫诸病在脏,欲攻之,当随其所得而攻之,如渴者,与猪苓汤(方在《消渴》)。余皆仿此。

诸病在脏,欲攻下之,当随其所应得而攻之。如渴者,是内有湿邪,格其君相之火,上烁肺津,应得猪苓汤,则按法与之也。余皆仿此(此亦问而知之之法也)。

脏腑经络十二

师曰:寸口脉动者,因其王时而动。假令肝王色青,四时各随其色。肝色青而反色白,非其时色脉,皆当病。

寸口脉动者,因其旺时而动。如木旺于春,则肝脉动;火旺于夏,则心脉动;金旺于秋,则肺脉动;水旺于冬,则肾脉动;土旺于四季,则脾脉动也。动者,一气独旺,鼓动而有力也。脉既应时,色亦应脉,四时各随其色。假令肝旺,则色应青,而反色白,是木衰而金贼也。凡色不应脉,皆当病也(此望而知之、切而知之之法也)。

脏腑经络十三

问曰:有未至而至,有至而不至,有至而不去,有至而太过,何谓也?师曰:冬至之后,甲子夜半,少阳起。少阳之时,阳始生,天气温和。以未得甲子,天因温和,此为未至而至也。以得甲子,而天未温和,此为至而不至也。以得甲子,而天大寒不解,此为至而不去也。以得甲子,而天温如盛夏五六月时,此为至而太过也。

《难经》:冬至后,得甲子,少阳旺;复得甲子,阳明旺;复得甲子,太阳旺;复得甲子,太阴旺;复得甲子,少阴旺;复得甲子,厥阴旺。旺各六十日,六六三百六十日,以成一岁,此天人之所同也。五行之序,成功者退,将来者进。冬至之后,甲子之日,夜半之时,少阳初起。少阳之时,一阳始生,天气渐向暖和,节候之正也。以未得甲子,而天遂温和,来气太早,此为未应至而已至也。已得甲子,而天未温和,来气太迟,此为应至而不至也。以既得甲子,而天大寒不能解,此为已至而不去也。以方得甲子,而天温如盛夏五六月时,此为应至而太过也。此天气之不正。天人同气,人之六气,随天之六气而递迁。《难经》:少阳之至,乍大乍小,乍短乍长。阳明之至,浮大而短。太阳之至,洪大而长。太阴之至,紧大而长。少阴之至,紧细而微。厥阴之至,沉短而敦。人气不正,则脉不应时,而太过不及之诊见矣(此亦切而知之之法也)。

脏腑经络十四

师曰:病人脉浮者在前,其病在表,浮者在后,其病在里,腰痛背强不能行,必短气而极也。

寸在前主表,尺在后主里。病人脉浮者在前,其病在表,浮者在后,其病在里。表病则腰痛背强不能行,足太阳行身之背,挟脊抵腰而走足也。里病则短气而极,手太阴肺主中气而行呼吸也。前后俱浮,则表里俱病,肺之脏与太阳之经气逆而不降故也(此亦切而知之之法)。

脏腑经络十五

问曰:寸口脉沉大而滑,沉则为实,滑则为气,实气相抟,血气入脏即死,入腑即愈,此为卒厥,何谓也?师曰:唇口青,身冷,为入脏即死,如身和,汗自出,为入腑即愈(抟,音团。《说文》圜也)。

寸口脉沉大而滑,沉则为肾水之实,滑则为肝木之气,此缘水寒木陷,郁而欲升,故见沉滑。实气相抟,必伤中焦血气,血气伤深而入脏即死,伤浅而入腑即愈,此为卒然厥仆。何以辨其入脏入腑,或死或愈也?盖脾窍于口而主肌肉,唇舌者,肌肉之本也。唇口青,是土败而木贼,身冷,是火败而水旺,此为脏阴之盛,入脏即死也。如身和,汗出而不冷,此为腑阳之盛,入腑即愈也(此亦切而知之之法)。

脏腑经络十六

问曰:脉脱,入脏即死,入腑即愈,何谓也?师曰:非为一病,百病皆然。譬如浸淫疮,从口流向四肢者可治,从四肢流来入口者不可治。病在外者可治,入里者即死。

脉脱者,脉虚脱而不实也。入脏者阴胜,则死;入腑者阳复,则愈。凡病向外者伤浅,可治;入里者伤深,则死。浸淫疮,解见《疮痈》(此亦切而知之之法。所谓四诊也)。夫人禀五常,因风气而生长。风气虽能生万物,亦能害万物,如水能浮舟,亦能覆舟。若五脏元真通畅,人即安和,客气邪风,中人多死。千般疢难,不越三条:一者,经络受邪,入脏腑,为内所因也;二者,四肢九窍,血脉相传,壅塞不通,为外皮肤所中也;三者,房室、金刃、虫兽所伤。以此详之,病由都尽。若人能养静,不令邪风干忤经络,适中经络,未流传腑脏,即医治之;四肢才觉重滞,即导引、吐纳、针灸、膏摩,勿令九窍闭塞;更能无犯王法、禽兽、灾伤,房室勿令竭乏,饮食节其冷、热、苦、辛、酸、甘,不遗形体有衰,病则无由入其腠理。腠者,是三焦通会元真之处,为血气所注;理者,是皮肤脏腑之纹理也(黄氏无此条,依《要略》本补之,以待考焉)。

金匮悬解卷二 外感

昌邑黄元御坤载著

五脏风寒积聚二十一章

五脏风寒积聚,虚邪之外感,本气之内伤者也。风雨之邪伤于上,清湿之邪伤于下,饮食喜怒之邪伤于中。表邪外袭,里邪内应,两虚相逢,留而不去,此积聚所由来也。积者,血多而气少,《难经》所谓血滞而不濡者也。聚者,气多而血少,《难经》所谓气留而不行者也。心病于上,肾病于下,肺病于右,肝病于左,脾病于中,五脏之积聚,各有其部,此三焦所由分也。既成积聚,不得不用消磨,仲景未尝立法,然大黄䗪虫、桂枝茯苓、抵当汤丸、鳖甲煎丸、下瘀血汤之类,具载诸篇,审宜而选用之可也。

五脏风寒十九章

五脏风寒一

肺中风者,口燥而喘,身运而重,冒而肿胀。

肺主气,气化津。肺中风者,风邪在表,肺气壅阻,是以发喘。气滞津凝,是以口燥。风郁勃而外泄,故身体旋运。气收敛而内闭,故身体迟重。阳遏不能外达,故昏冒无觉。气滞不能四达,故肿胀不消。

五脏风寒二

肺中寒,吐浊涕。

肺主皮毛,寒侵皮毛,表气郁塞,肺无降路,逆冲上窍,清气淫蒸,则化痰涕。浊少则出于鼻,多则吐于口也。

五脏风寒三

肺死脏,浮之虚,按之弱如葱叶,下无根者,死。

肺死脏者,肺之真脏脉也。肺脉浮而涩,盖金降于水,则脉沉。涩者,将沉而未沉,气之方收而未藏者也。若浮取之而虚飘,重按之弱如葱叶之空,下无根者,是肺金之衰败而不降也。此谓真脏脉,真脏见则死。《素问·平人气象论》:死肺脉来,如物之浮,如风吹毛,曰肺死。《玉机真脏论》:真肺脉至,大而虚,如以毛羽中人肤。即此义也。

五脏风寒四

肝中风者,头目瞤,两胁痛,行常伛,令人嗜甘。

肝为厥阴风木,肝中风者,木郁风动,筋脉振摇,故头目瞤动。肝脉行于胁肋,经气壅塞,故两胁痛楚。筋脉燥急,则行常伛俯。木燥而克土,土虚则嗜甘,土味甘也。

五脏风寒五

肝中寒者,两臂不举,舌本燥,善太息,胸中痛,不得转侧,食则吐而汗出也。

足之三阴,自足走胸;手之三阴,自胸走手。肝中寒者,足之厥阴下陷,手之厥阴上逆。手厥阴之脉,入肘下臂,两臂无气,故痿而不举。《灵枢·经脉》:肝者,筋之合也。筋者,聚于阴器而脉络于舌本,木陷风生,故舌本燥。《灵枢·经脉》:胆足少阳之经,是动则病口苦,善太息。肝胆同气,阳盛则怒,阴盛则悲也。肝脉上贯胸膈,风木郁冲,故胸中痛。厥阴行身之侧,经气郁缩,转侧痛生,故不得转侧。脾土被刑,饮食不化,故食则吐逆。食下之时,土困肝郁,风木疏泄,是以汗出也。

五脏风寒六

肝死脏,浮之弱,按之如索不来,或曲如蛇行者,死。

肝死脏者,肝之真脏脉也。肝脉弦而滑,盖甲木降于水而乙木升于火,升于火,则脉浮。滑者,将浮而未浮,气之方生而未长者也。若浮取之而弱,重按之如索不来,或曲如蛇行者,是肝木之颓败而不升也。如索不来者,如绳索空悬,轻飘游移,按之应手而去,如不能复来鼓指也。如蛇行者,木畅则直,郁则曲,一曲一直,郁而不畅,故其状如蛇行。《平人气象论》:死肝脉来,急益劲,如新张弓弦,曰肝死。《玉机真脏论》:真肝脉至,中外急,如循刀刃责责然,如按琴瑟弦,彼乃肝脉之太过,此则肝脉之不及者也。

五脏风寒七

肝著,其人常欲蹈其胸上,先未苦时,但欲饮热,旋覆花汤主之(方在妇人杂病)。

肝著者,肝气痹著而不舒也。肝愈郁而风愈动,风木荡摇,神魂悬虚,故常欲人蹈其胸上。先未苦时,水寒木燥,故但欲饮热。旋覆花汤,旋覆、新绛行血而清风,葱白通经而泄滞也。

五脏风寒八

心中风者,翕翕发热,不能起,心中饥,食即呕吐。

心中风者,火郁上炎,故翕翕发热。热则伤气,故虚乏不能起身。心液消烁,空洞虚馁,故心中常饥。心火既升,胃气必逆,缘火不归水,水寒则土湿故也。胃气上逆,故食即呕吐。

五脏风寒九

心中寒者,其人苦病心如啖蒜状,剧者心痛彻背,背痛彻心,譬如虫注。其脉浮者,自吐乃愈。

金之味辛,心中寒者,火衰不能制金,金反侮火,故心中时作辛味。剧者寒水克火,故心痛彻背,背痛彻心,譬如虫注之痛楚也。其脉浮者,寒瘀胸膈,必自吐之乃愈也。

五脏风寒十

心伤者,其人劳倦即头面赤而下重,心中痛而自烦,发热,当脐跳,其脉弦,此为心脏伤所致也。

心为水伤,心者火也。心伤者,一遇劳倦即火上炎而头面赤,水下凝而腿足重,寒气逆冲而心痛,热气升郁而自烦,火上郁而发热,水下郁而脐跳,其脉弦而不能洪,此为心脏伤于寒水所致也。弦为肝脉,肝者心之母,心脉浮洪,木不生火,故心脉不洪而反弦也。

五脏风寒十一

邪入使魂魄不安者,血气少也。血气少者属于心,心气虚者,其人则畏,合目欲眠,梦远行而精神离散,魂魄妄行。阴气衰者为颠,阳气衰者为狂。

《灵枢·本神》:心藏脉,脉舍神,肾藏精,精舍志,肝藏血,血舍魂,肺藏气,气舍魄。邪入使魂魄不安者,肝肺之血气少也。血气少者属于心,以血者自阴而之阳,水升而化火则生血,气者自阳而之阴,火降而化水则生气,气血皆缘于火,故血气少者,由于心火之虚也。心气虚则肾水胜火,肾之志为恐,缘火盛则神气升达而为喜,水盛则神气沦陷而为恐,故水胜火者,其人则恐。水寒火败,则火升而水沉,金逆而木陷。火升水沉,则神飞而精走,金逆木陷,则魄荡而魂驰,故合目欲眠,梦远行而精神离散。魂魄妄行,以水火之不济,金木之不交也。精魄阴也,阴气衰者,则志迷而为颠;神魂阳也,阳气衰者,则神乱而为狂。

《难经》:重阴则巅,重阳则狂,言与此殊,而实则同也。盖浊降则为阴,阴愈盛则愈温,清升则为阳,阳愈盛则愈凉,故阳降而为浊阴,阴升而化清阳。阳清则化神,阴浊则化精,而神根于精,坎之阳也。水阴而抱阳,故精温而不颠,精根于神,离之阴也。火阳而含阴,故神清而不狂。狂者君火不降,虽上热如炉,实阳虚而非阳盛也;颠者癸水不升,虽下寒如冰,实阴虚而非阴盛也。

五脏风寒十二

心死脏,浮之实如麻豆,按之益躁疾者,死。

心死脏者,心之真脏脉也。心火下降,则心位清虚而不实,《难经》所谓浮而大散者,心也。若浮取之实如麻豆,重按之益觉躁疾者,是心火之升炎而不降也。《平人气象论》:死心脉来,前曲后居,如操带钩,曰心死。《玉机真脏论》:真心脉至,坚而抟,如循薏苡子累累然。即此义也。

五脏风寒十三

肾著之病,其人身体重,腰中冷,如坐水中,形如水状,反不渴,小便自利,饮食如故,病属下焦,身劳汗出,衣里冷湿,久久得之,腰以下冷痛,腹重如带五千钱,姜甘苓术汤主之。

肾著者,肾气痹著而凝洀也。水盛阴旺,故身体迟重,腰中寒冷,如坐水中。水渍经络,故形如水病之状,似乎浮肿。水旺土湿,故反不渴。水不在于脏腑,故小便自利,饮食如故。其病在肾,属于下焦。原因身劳汗出,衣里沾濡冷湿,冷湿之气,久久入腠理而浸经络,同气相感,故令肾气痹著,而成此病。肾位在腰,自腰以下阴冷痛楚。土位在腹,水旺侮土,故腹重如带五千钱也。姜甘苓术汤,姜、苓温中而泄水,术、甘培土而去湿也。

姜甘苓术汤一

干姜四两　甘草二两　茯苓四两　白术二两

上四味,以水五升,煮取三升,分温三服。腰中即温。

五脏风寒十四

肾死脏,浮之坚,按之乱如转丸,益下入尺者,死。

肾死脏者,肾之真脏脉也。癸水升于丁火,则水位泮涣而不结。若浮取之而坚,重按之乱如转丸,益下入尺者,是肾水之下沉而不升也。《平人气象论》:死肾脉来,发如夺索,辟辟如弹石,曰肾死。《玉机真脏论》:真肾脉至,抟而绝,如指弹石辟辟然,即此义也(肾无中风、中寒者,心肾同经,心病即肾病也。而肾著之病,即中寒所伤)。

五脏风寒十五

脾中风者,翕翕发热,形如醉人,腹中烦重,皮肉眴眴而短气。

脾为湿土,脾中风者,湿郁为热,故形如醉人。脾位在腹,故腹中烦重,热盛则烦,湿盛则重也。土湿则木郁而生风,故皮肉眴动。脾土郁滞,肺金莫降,是以短气。

五脏风寒十六

脾死脏,浮之大坚,按之如覆杯,洁洁状如摇者,死。

脾死脏者,脾之真脏脉也。己土升于离位,则清气在上,戊土降于坎中,则浊气在下,清升浊降,中气冲和,是以脉见关上,其象为缓。若浮之大坚,是戊土之壅而不降也。按之如覆杯之硬,洁洁状如摇动者,是己土之滞而不升也(《脉法》:浮为在表,沉为在里,腑者里中之表,故宜浮取,脏者里中之里,故宜重按)。《伤寒·脉法》所谓数脉见于关上,上下无头尾,如豆大,厥厥动摇者是也。《平人气象论》:死脾脉来,锐坚如鸟之喙,如鸟之距,曰脾死。《玉机真脏论》:诸真脏脉见者,皆死不治也。五脏者,皆禀气于胃,胃者,五脏之本也。脏气者,不能自致于手太阴,必因于胃气乃致于手太阴也,故五脏各以其时,自胃而致于手太阴。邪气胜者,精气衰也。病甚者,胃气不能与之俱致于手太阴,故真脏之气独见,独见者,病胜脏也,故曰死。

五脏风寒十七

问曰:三焦竭部,上焦竭善噫,何谓也?师曰:上焦受中焦气未和,不能消谷,故为噫耳。下焦竭,即遗溺失便,其气不和,不能自禁制。不须治,久则愈。

三焦各有其部,三焦竭部者,三焦竭其本部之气也。上焦清气竭,则浊气上逆而为噫。缘上焦受气于中焦,中焦燥湿之气未和,不能消谷,土气郁满,浊阴不降,故上焦痞闷,而为噫耳。下焦肾气亏竭,无以约束便溺,即遗溺而失便。以其阳根升泄,阴孤于下,其气不和,不能自禁制夫二便也。不须治之,久而阳降气和则愈矣(此寒气之伤于三焦而内寒者)。

五脏风寒十八

师曰:热在上焦者,因咳为肺痿。热在中焦者,则为坚。热在下焦者,则尿血,亦令淋闭不通。大肠有寒者,多鹜溏,有热者,便肠垢。小肠有寒者,其人下重便血,有热者,必痔。

热在上焦者,因咳嗽而为肺痿。热在中焦者,则为消谷而便坚。热在下焦者,则为木陷而尿血,亦令淋闭而不通。缘土湿木陷,郁生下热,风木疏泄而水不能藏,则为尿血,寒水闭藏而木不能泄,则为淋闭(此风气之伤于三焦而内热者)。若夫大肠有寒者,多如鸭鹜之溏泄,有热者,脂膏腐烂,而便肠垢。小肠有寒者,肝脾湿陷,下重而便血。有热者,肛门肿结而为痔(此于下焦之中,分别寒热)。

五脏风寒十九

趺阳脉浮而涩,浮则胃气强,涩则小便数。浮涩相抟,大便则坚。其脾为约,麻仁丸主之。

趺阳,胃脉,足跗上之冲阳也。阳盛则脉浮,浮则胃气强壮也。血虚则脉涩,涩则风木疏泄,而小便数也。浮涩相合,土燥水枯,大便则坚。其脾气为之约结不舒,而粪如羊矢。麻仁丸,麻仁、杏仁润燥而滑肠,芍药、大黄清风而泄热,厚朴、枳实行滞而开结也(此热在中焦,则为坚者)。

麻仁丸二

麻子仁二升　芍药半斤　杏仁一升,熬,别作脂　大黄一斤,去皮　厚朴一尺,去皮　枳实一斤,炙

上六味,末之,炼蜜和丸,梧子大,饮服十丸,日三服。渐加,以知为度。

积　聚二章

积聚二十

问曰:病,有积,有聚,有䅽气,何谓也?师曰:积者,脏病也,终不移。聚者,腑病也,发作有时,展转痛移,为可治。䅽气者,胁下痛,按之则愈,复发为䅽气。

病,有积,有聚,有䅽气。积者,五脏之病也。脏为阴,其性静,故终不迁移(《难经》:脏病者,止而不移,其病不离其处)。聚者,六腑之病也。腑为阳,其性动,故发作有时,展转痛移,此为可治(《难经》:腑病者,恍惚贲响,上下流行,居无常处)。䅽气者,谷气也,水谷不消,中气郁满,木气抑遏,故胁下作痛。按之郁开则愈,举手复发,是为䅽气(此风寒之伤于脏腑,而成积聚者也)。

积聚二十一

诸积大法,脉来细而附骨者,乃积也。寸口,积在胸中;微出寸口,积在喉中;关上,积在脐旁;上关上,积在心下;微下关,积在少腹;尺中,积在气冲;脉出左,积在左;脉出右,积在右;脉两出,积在中央,各以其部处之。

诊诸积之大法,脉来细而附骨者,乃积也。见于寸口,则上而积在胸。微出寸口,则更上而积在喉中。见于关上,则中而积在脐旁。上于关上,则上而积在心下。微下于关,则下而积在少腹。见于尺中,则下而积在气冲。脉出于左,积在左。脉

出于右,积在于右。脉左右两出,积在中央。各以其上下左右之部处之。《五十六难》:肝之积,曰肥气,在左胁下,如覆杯,有头足。心之积,曰伏梁,起脐上,大如臂,上至心下。脾之积,曰痞气,在胃脘,覆大如盘。肺之积,曰息贲,在右胁下,覆大如杯。肾之积,曰奔豚,发于少腹,上至心下,若豚状,或上或下无时。此五积之部也(此就积聚而分三焦之部)。

　　积聚者,风寒之所成也。《灵枢·百病始生》:夫百病之始生也,皆起于风雨寒暑,清湿喜怒。喜怒不节则伤脏,风雨则伤上,清湿则伤下,是谓三部。虚邪之中人也,始于皮肤。皮肤缓则腠理开,开则邪从毛发入,入则抵深,深则毛发立,毛发立则淅然,故皮肤痛。留而不去,则传舍于络脉。在络之时,痛于肌肉,其痛之时息,大经乃代。留而不去,传舍于经,在经之时,洒淅善惊。留而不去,传舍于腧,在腧之时,六经不通,四肢则肢节痛,腰脊乃强。留而不去,传舍于伏冲之脉,在伏冲之时,体重身痛。留而不去,传舍于肠胃,在肠胃之时,贲响腹胀,多寒则肠鸣飧泄食不化,多热则溏出糜。留而不去,传舍于肠胃之外,募原之间,留著于脉,稽留而不去,息而成积。或著孙脉,或著络脉,或著经脉,或著腧脉,或著于伏冲之脉,或著于膂筋,或著于肠胃之募原,上连于缓筋,邪气淫泆,不可胜论。其著孙络之脉而成积者,其积往来上下。臂手,孙络之所居也。浮而缓,不能句积而止之,故往来移行肠胃之间。水凑渗注灌,濯濯有音,有寒则腹满雷引,故时切痛。其著于阳明之经,则挟脐而居,饱食则益大,饥则益小。其著于缓筋也,似阳明之积,饱食则痛,肌则安。其著于肠胃之募原也,痛而外连于缓筋,饱食则安,饥则痛。其著于伏冲之脉者,揣之应手而动,发手则热气下于两股,如汤沃之状。其著于膂筋,在肠后者,饥则积见,饱则积不见,按之不得。其著于腧之脉者,闭塞不通,津液不下,孔窍干壅。此邪气之从外入内,从上下也。积之始生,得寒乃生,厥乃成积也。厥气生足悗,悗生胫寒,胫寒则血脉凝涩,血脉凝涩则寒气上入于肠胃,入于肠胃则䐜胀,䐜胀则肠外之汁沫迫聚不得散,日以成积。卒然多食饥则肠满。起居不节,用力过度,则络脉伤。阳络伤则血外溢,血外溢则衄血;阴络伤则血内溢,血内溢则后血。肠胃之络伤则血溢于肠外,肠外有寒,汁沫与血相抟,则并合凝聚不得散,而积成矣。卒然外中于寒,若内伤于忧怒,则气上逆。气上逆则六腧不通,温气不行,凝血蕴裹而不散,津液涩渗,著而不去,而积皆成矣。忧思伤心,重寒伤肺,忿怒伤肝,醉以入房,汗出当风伤脾,用力过度,若入房汗出浴则伤肾,此内外三部之所生病者也。风寒积聚之义如此。

金匮悬解卷三　　外感杂病

昌邑黄元御坤载著

中风历节九章

中风历节之病,皆内伤湿寒而外感风邪者也。湿寒流关节而伤筋骨,则病历节;湿寒浸脏腑而淫经络,则病中风。风为阳邪,其伤在上;湿为阴邪,其伤在下。中风未尝不病足,然究竟足轻而手重,历节则全在足而不在手。盖中风之家,阳虚湿旺,上下表里,无处不伤,故手足皆病。历节之家,中上二焦,犹可支持,寒湿独甚于下,故足病而手无恙也。中风之病,仲景未尝立法,然苓桂术甘、茯苓四逆、八味肾气之方,皆中风必须之法。即有上焦烦躁之证,而中下湿寒,则无不悉同。上部稍清,即宜大用温燥,不可久服阴药也。

中　风三章

中风一

夫风之为病,当半身不遂,或但臂不遂者,此为痹,脉微而数,中风使然。

风之为病,或中于左,或中于右,手足偏枯,是以半身不遂。其初先觉麻木,麻木者,气滞而不行也。肺主气,而血中之温气,实为肺气之根。右麻者,肺气之不行;左麻者,肝气之不行。麻之极,则为木。气郁于经络之中,阻滞不运,冲于汗孔,簌簌靡宁,状如乱针微刺之象,是谓之麻。久而气闭不通,肌肉顽废,痛痒无觉,是谓之木。《灵枢·决气》:上焦开发,宣五谷味,熏肤,充身,泽毛,若雾露之溉,是谓气。物之润泽,莫过于气。筋脉之柔而不枯者,气以煦之,血以濡之也。血随气动,气梗则血瘀,气血双阻,筋膜失养,一被外风乘袭,而内风感应,则病偏枯。内风者,厥阴风木之气也。气郁而血凝,血凝而木郁,风伤卫气,遏逼营血,木气愈郁,木郁生风,精血耗伤,筋脉焦缩,故病偏枯。其在经络,未尝非燥,而在脏腑,则全是湿。缘湿土壅满,肺金不得降敛,故气阻而生麻,肝木不得升达,故血郁而生风,而湿土之由,全因肾水之寒,水寒土湿,此金木埋郁之原也。若或但一臂不遂者,此为痹,非风也。痹者,风、寒、湿三者合而痹其血脉也。若脉微而数,则中风使然矣。风因虚中,是以脉微。风动而不息,是以脉数。风随八节,而居八方,冬至在北,夏至在南,春分在东,秋分在西,立春东北,立夏东南,立秋西南,立冬西北。《灵枢·九宫八风》:风从其所居之乡来,为实风,主生,生长万物,从其冲后来,为虚风,伤人者也,主杀主害,故圣人避风如避矢石焉。其有三虚,而偏中于风邪,则为击仆偏枯矣。《岁露论》:乘年之衰,逢月之空,失时之和,因为贼风所伤,是谓三虚。

中风二

寸口脉浮而紧,紧则为寒,浮则为虚,寒虚相抟,邪在皮肤。浮者血虚。脉络空虚,贼邪不泻,或左或右,邪气反缓,正气即急,正气引邪,喎僻不遂。邪在于络,肌肤不仁,邪在于经,即重不胜,邪入于腑,即不识人,邪入于脏,舌即难言,口即吐涎。

寸口脉浮而紧,紧则为寒,浮则为虚,寒虚相抟,则邪在皮肤,而病中风。盖紧者营血之寒,浮者营血之虚。肝木藏血而胎君火,火者,血中温气之所化也,温气不足,故营血虚寒,而脉见浮紧。血虚寒甚,则木郁风动,是以脉浮。络脉空虚,一被外风感袭,则内风郁发,而为贼邪。不得外泄,或入于左,或入于右,随其正气之偏虚而中之,无一定也。邪气之所在,气留而血归之,气血去而正归邪,则邪气反缓,而正气即急。正气紧急,而引其邪气,则邪处之筋长,正处之筋短,鼻口喎僻而不遂,《素问·缪刺论》:邪中于经,左盛则右病,右盛则左病是也。邪气浅在于络,即肌肤痹著而不仁。邪气次在于经,即身体迟重而不胜。邪气内入于腑,则胃土上逆,浊气熏蒸,化生痰涎,堵塞心窍,即昏愦不能识人。邪气内入于脏,则脾土下陷,筋脉紧急,牵引舌本,即謇涩不能言语(太阴脾脉,上连舌本),脾败不能摄涎,即口角涎流。腑邪必归于胃,脏邪必归于脾,以胃败而后邪侵于腑,脾败而后邪侵于脏也。中风之病,由于土湿,土湿则木郁而风动,以风木而贼湿土,胃逆则神迷,脾陷则言拙,是皆中气之败也。

中风三

寸口脉迟而缓,迟则为寒,缓则为虚。营缓则为血亡,卫缓则为中风。邪气中经,则身痒而瘾疹。心气不足,邪气入中,则胸满而短气。

寸口脉迟而缓,迟则为气血之寒,缓则为营卫之虚,营缓则为里虚而亡血,卫缓则为表虚而中风。邪气中于经络,风以泄之,而卫气愈敛,闭遏营血,不得外达,则身痒而生瘾疹。痒者,气欲行而血不行也。血郁外热,发于汗孔之外,则成红斑。卫气外敛,不能透发,斑点隐见于皮肤之内,是为瘾疹。营气幽郁,不得畅泄,是以身痒。若心气不足,邪气乘虚而入中,壅遏中气,则胸膈胀满,而短气不舒也。

历 节六章

历节一

寸口脉沉而弱,沉即主骨,弱即主筋,沉即为肾,弱即为肝,汗出入水中,如水伤心,历节痛,黄汗出,故曰历节。

寸口脉沉而弱,肾主骨而脉沉,故沉即主骨。肝主筋而脉弱,故弱即主筋。沉即为肾,骨属于肾也,弱则为肝,筋属于肝也。此缘汗出而入水中,如使水伤心气,则水邪随脉而注筋骨,以心主脉也。筋骨既伤,则历节作痛,以诸筋皆属于骨节,而湿邪传流于关节。湿蒸皮毛,黄汗乃出,缘脾主肌肉,其色为黄,湿渍肌肉,木气不达,木主五色,入土化黄也。

历节二

趺阳脉浮而滑,滑则谷气实,浮则自汗出。少阴脉浮而弱,弱则血不足,浮则为风,风血相抟,即疼痛如掣。

趺阳脉浮而滑,滑则为阳盛而谷气实,浮则为气蒸而自汗出。少阴脉浮而弱,弱则为营血之不足,浮则为风邪之外中。风邪与血虚相合,即筋骨疼痛如掣。趺阳,胃脉。少阴,肾脉。肾水温升,则生肝木,而化营血,水寒不能生木,是以血虚。血中温气,实胎君火,血虚则温气不足,最易感召阴邪。水冷血寒,郁格阳明,胃气不得下行,故谷气蒸泄,自汗常出。水湿之邪,入于汗孔,流注关节之中,内与肝肾之寒合伤筋骨,复得风邪外闭,寒湿郁发,即筋骨掣痛,而病历节。水暖血温,不作此病也。

历节三

盛人脉涩小,短气,自汗出,历节痛,不可屈伸,此皆饮酒汗出当风所致也。

肥盛之人,营卫本盛旺,忽而脉候涩小,短气自汗,历节疼痛,不可屈伸,此皆饮酒汗出当风,感袭皮毛所致。风性疏泄,故自汗出。风泄而卫闭,故脉涩小。经脉闭塞,肺气不得下达,故气道短促。《素问》:饮酒中风,则为漏风。以酒行经络,血蒸汗出,益以风邪疏泄,自汗常流,是为漏风。汗孔不阖,水湿易入,此历节伤痛之根也。

历节四

味酸则伤筋,筋伤则缓,名曰泄。咸则伤骨,骨伤则痿,名曰枯。枯泄相抟,名曰断泄。营气不通,卫不独行,营卫俱微,三焦无所仰,四属断绝,身体羸瘦,独足肿大,黄汗出,胫冷,假令发热,便为历节也。

肝主筋,其味酸,味酸则伤筋,筋伤则缓弱不振,其名曰泄。肾主骨,其味咸,味咸则伤骨,伤骨则痿软不坚,其名曰枯。枯泄相合,筋骨俱病,名曰断泄,言其真气断绝于内而疏泄于外也。筋骨者,营卫之所滋养,营虚血涩,经脉不通,则卫气不能独行。营卫俱微,无以充灌三焦,三焦无所仰赖,以致四肢失秉,断绝不通,身体羸弱,独足肿大,黄汗出而胫自冷,假令发热,便是历节也。黄汗之病,两胫自冷,以其内热不能外发也。历节之病,两胫发热,以其内寒郁格阳气也。

历节五

诸肢节疼痛,身体尪羸,脚肿如脱,头眩短气,温温欲吐,桂枝芍药知母汤主之。

诸肢节疼痛,身体尪羸,脚肿如脱,头眩短气,温温欲吐者,湿伤关节,则生疼痛,营卫不行,则肌肉瘦削,浊阴阻隔,阳不下根,则生眩晕,气不降敛,则苦短促,胃气上逆,则欲呕吐。桂枝芍药知母汤,术、甘培土以制阴邪,附子暖水而驱寒湿,知母、生姜清肺而降浊气,芍、桂、麻、防通经而开痹塞也。

桂枝芍药知母汤三

桂枝四两　芍药三两　麻黄二两　防风四两　甘草二两　白术二两　生姜五

两 知母四两 附子二两,炮

上九味,以水七升,煮取二升,温服七合,日三服。

历节六

病历节,不可屈伸,疼痛,乌头汤主之。

湿寒伤其筋骨,则疼痛不可屈伸。乌头汤,甘草、芍药培土而滋肝,黄芪、麻黄通经而泻湿,乌头开痹而逐寒也。

乌头汤四

乌头五枚,㕮咀,以蜜二升,煎取一升,即出乌头 甘草三两,炙 芍药三两 黄芪三两 麻黄三两

上五味,㕮咀四味,以水三升,煮取一升,去渣,内蜜煎中重煎之,服七合。不知,尽服之。亦治脚气疼痛,不可屈伸。

附 方

千金矾石汤一

治脚气冲心。

矾石二两

上一味,以浆水一斗五升,煎三五沸,浸脚良。

崔氏八味丸二

治脚气,上入少腹不仁。方在《消渴》。

按:中风之病,仲景未尝立方,其证与八味甚合,崔氏以之治历节脚气。若以治中风,则妙甚矣。

金匮悬解卷四 外感杂病

昌邑黄元御坤载著

痉湿暍二十七章

痉湿暍者,风郁于表而里气内应,燥盛则木枯而为痉,水盛则土溃而为湿,火盛则金烁而为暍。三气非同,然有相通者焉。相通维何?湿而已矣。痉,燥病也。而曰若发其汗,寒湿相得,则恶寒甚,是痉病之有湿也。暍,火病也。而曰夏月伤水,水行皮中所致,是暍病之有湿也。盖湿旺土郁,中脘莫运,木气不舒,金气不敛,一被感袭,闭其皮毛,木遏风动,血燥筋缩,则为痉病。金被火刑,气耗精伤,则为暍病。三者虽殊,而溯本穷原,未始不类。此三证,助阴滋湿之品,当斟酌而详慎也。

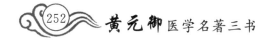

痉十三章

痉病一

太阳病,发热汗出,而不恶寒者,名曰柔痉。

太阳病,发热汗出,而不恶寒者,风伤卫也。风性柔和,故名柔痉。

痉病二

太阳病,发热无汗,反恶寒者,名曰刚痉。

太阳病,发热无汗,反恶寒者,寒伤营也。寒性刚急,故名刚痉。

痉病三

太阳病,发汗太多,因致痉。

太阳病,发汗太多,亡其津血,筋脉失养,感于风寒,因成痉病。

痉病四

疮家,虽身疼痛,不可发汗,汗出则痉。

疮家脓血失亡,筋脉不荣,虽感风寒,不可发汗。汗出血枯,筋脉焦缩,则成痉病。

痉病五

夫风病,下之则痉。复发汗,必拘急。

风病木枯血燥,下之津血内亡,则成痉病。复发其汗,津血外亡,必苦拘急。

痉病六

病者身热足寒,颈项强急,恶寒,时头热,面赤,目赤,独头动摇,卒口噤,背反张者,痉病也。若发其汗者,寒湿相得,其表益虚,即恶寒甚。发其汗已,其脉如蛇。

身热足寒,颈项强急,恶寒头热,面赤目赤,头摇口噤,脊背反张者,是痉病也。以太阳寒水之经,起目内眦,上额交巅,下项挟脊,抵腰走足,筋司于肝,血枯木燥,风动筋缩,而膀胱津液之腑,木所自生,更失滋润,故太阳之部,筋脉拘牵,头摇口噤,颈项强急,而脊背反折也。《素问·诊要经终论》:太阳之脉,其终也,戴眼,反折,瘛疭(瘛,急。疭,缓),即痉病之谓也。若发其汗者,阳亡火败,水土之寒湿相得,里气既亏,而表气益虚,即恶寒甚。发其汗已,经脉枯槁,动如蛇行,全失和缓从容之象矣。

痉病七

夫痉脉,按之紧如弦,直上下行。

脉紧如弦,直上下行,即上章之其脉如蛇也。

痉病八

暴腹胀大者,为欲解。其脉如故,反伏弦者,痉。

阴盛则腹胀,《素问》:肾气实则胀是也。暴腹胀大者,阴气内复,自脏流经,故为欲解。其脉如故,反沉伏而弦紧者,痉病不瘥也。

痉病九

太阳病，发热，脉沉而细者，名曰痉，为难治。

发热而脉沉细，阴阳俱败，故为难治。

痉病十

痉病有灸疮，难治。

灸疮，艾火燔灼，焦骨伤筋，津血消烁，未易卒复，故难治也。

痉病十一

太阳病，其证备，身体强，几几然，脉反沉迟，此为痉，栝蒌桂枝汤主之。

太阳病，颈项强急，发热恶寒，汗出，中风之证具备，身体强硬，几几不柔，脉反沉迟，此为柔痉。栝蒌桂枝汤，姜、桂，达经气而泻营郁，甘、枣补脾精而滋肝血，芍药、栝蒌清风木而生津液也。

栝蒌桂枝汤五

栝蒌根三两　桂枝三两，去皮　芍药三两　生姜三两，切片　甘草二两，炙　大枣十二枚，擘

上六味，㕮咀，以水七升，微火煮取三升，去滓，适寒温，服一升。

痉病十二

太阳病，无汗而小便反少，气上冲胸，口噤不得语，欲作刚痉，葛根汤主之。

太阳病，无汗，是伤寒之证，而小便反少，寒水不降也。甲木生于壬水，少阳不降，甲木逆行，而贼戊土，故气上冲胸，而口噤不语。以少阳之脉，下胸而贯膈，阳明之脉，挟口而环唇也。此欲作刚痉。葛根汤，姜、甘、大枣和中宫而补土，桂枝、芍药达营郁而泻热，麻黄散太阳之寒，葛根解阳明之郁也。刚痉是太阳表寒束逼阳明之证，故用葛根。

葛根汤六

葛根四两　麻黄三两，去节　桂枝二两　芍药二两　生姜三两，切　甘草二两，炙　大枣十二枚，擘

上七味，以水一斗，先煮麻黄、葛根，减二升，去上沫，内诸药，煮取三升，去滓，温服一升，覆取微似汗，不须啜粥。余如桂枝汤将息及禁忌。

痉病十三

痉为病，胸满口噤，卧不著席，脚挛急，必齘齿，可与大承气汤。

刚痉为病，阳明上逆，故胸满口噤。脊背反张，故卧不著席。筋脉缩急，故足挛齿齘（筋脉屈伸、牙齿开合作响，是谓齿齘）。此其土燥胃逆，病在阳明，可与大承气汤，大黄、芒硝泻其燥热，枳实、厚朴破其壅塞也。

大承气汤七

大黄四两，酒洗　芒硝三合　厚朴半斤，去皮　枳实五枚，炙

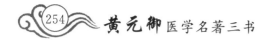
上四味,以水一斗,先煮枳、朴二物,取五升,去滓,内大黄,煮取二升,去滓,内芒硝,更上微火一二沸,分温再服。得下,余勿服。

湿十一章

湿病一

太阳病,关节疼痛而烦,脉沉而细者,此名中湿,亦曰湿痹。其候小便不利,大便反快,但当利其小便。

湿流关节,经脉郁阻,故生烦痛。土湿木遏,清阳不达,故脉沉细。此名中湿,亦曰湿痹。木郁不能疏泄水道,肠胃滋濡,故大便反快,而小便不利。但当利其小便,以泄湿气也。

湿病二

湿家之为病,一身尽疼,发热,身色如熏黄也。

湿伤筋骨,而阻经脉,故一身尽疼。阳气郁遏,是以发热。木气不达,则见黄色,以肝主五色,入脾为黄也。

湿病三

湿家病,身痛发热,面黄而喘,头痛鼻塞而烦,其脉大,自能饮食,腹中和无病,病在头中寒湿,故鼻塞,纳药鼻中则愈。

湿家病,身痛发热,面黄而喘,头痛鼻塞而烦,其脉又大,而且自能饮食,此其腹中平和无病,病在头中寒湿,阻其肺窍,是以鼻塞头痛,面黄作喘。纳药鼻中,散其寒湿则愈矣。

湿病四

湿家,其人但头汗出,背强,欲得覆被向火,若下之早则哕,或胸满,小便不利,舌上如胎者,以丹田有热,胸中有寒,渴欲得水,而不能饮,则口燥、烦也。

湿郁发热,皮毛蒸泄,则汗自出。若但头上汗出,是其阳郁于上,而犹未盛于中也。湿在太阳之经,脉络壅阻,是以背强(太阳行身之背)。阳郁不得外达,是以恶寒。俟其湿热内盛,而后可下。若下之太早,则土败胃逆,哕而胸满,小便不利,舌上如胎。以太阴土湿,乙木遏陷,而生下热,在于丹田。至其胸中,全是湿寒,虽渴欲得水,却不能饮,止是口中燥、烦而已。以其阳郁于上,故头汗口渴。舌窍于心,阳虚火败,肺津寒凝,胶塞心宫,故舌上如胎,实非盛热生胎也。盖湿证不论寒热,总因阳虚。阳郁不达,是以生热。阳气极虚,则不能化热,止是湿寒耳。

湿病五

湿家下之,额上汗出,微喘,小便利者,死。若下利不止者,亦死。

湿寒之证,而误下之,若额上汗出,微喘,则气脱于上,小便利,下利不止,则气脱于下,是死证也。

湿病六

风湿相抟,一身尽疼痛,法当汗出而解,值天阴雨不止,医云此可发汗,汗之病不愈者,何也?答曰:发其汗,汗大出者,但风气去,湿气在,是故不愈也。若治风湿者,发其汗,但微微似欲汗出者,风湿俱去也。

　　湿为阳虚,汗多阳亡,风虽去而湿愈增,又值阴雨湿盛之时,是以湿气仍在。此当微汗以泄之,则风湿俱去矣。

　　湿病七

　　湿家身烦疼,可与麻黄加术汤,发其汗为宜,慎不可以火攻之。

　　湿郁经络,卫气壅遏,而生烦疼。可与麻黄加术汤,麻、桂、杏仁泄营卫而利肺气,甘草、白术补中脘而燥湿土。汗出湿消,烦疼自止。慎不可以火攻之,生其内热也。

　　麻黄加术汤八

　　麻黄三两,去节　桂枝二两,去皮　杏仁七十枚,去皮尖　甘草一两,炙　白术四两

　　上五味,以水五升,先煮麻黄,减二升,去上沫,内诸药,煮取二升半,去滓,温服八合。覆取微似汗。

　　湿病八

　　病者一身尽痛,发热,日晡所剧者,此名风湿。此病伤于汗出当风,或久伤取冷所致也。可与麻黄杏仁薏苡甘草汤。

　　汗出当风,闭其皮毛,汗液郁遏,流溢经隧,营卫壅滞,故发热身痛。午后湿土当令,故日晡所剧。麻黄杏仁薏苡甘草汤,麻黄、杏仁破壅而发汗,薏苡、甘草燥湿而培土也。

　　麻黄杏仁薏苡甘草汤九

　　麻黄五钱,去节　杏仁十粒,去皮尖　薏苡五钱　甘草一两,炙

　　上锉麻豆大,每服四钱匕,水盏半,煎八分,去滓,温服。有微汗,避风。

　　湿病九

　　风湿,脉浮身重,汗出恶风者,防己黄芪汤主之。

　　风客皮毛,是以脉浮。湿渍经络,是以身重。风性疏泄,是以汗出恶风。防己黄芪汤,甘草、白术补中而燥土,黄芪、防己发表而泄湿也。

　　防己黄芪汤十

　　防己一两　黄芪一两　甘草五钱,炙　白术七钱五分

　　上锉麻豆大,每抄五钱匕,生姜四片,大枣一枚,水盏半,煎八分,去滓,温服,良久再服。喘者,加麻黄五钱。胃中不和者,加芍药三分。气上冲者,加桂枝三分。下有陈寒者,加细辛三分。服后当如虫行皮肤中,从腰以下如冰。后坐被上,又以一被绕腰以下,温令有微汗,差。

　　按:以上二方,分两、煎法、加减,俱非仲景法。小青龙汤:喘者,去麻黄,加杏

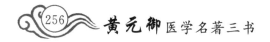

仁。此云喘者,加麻黄,大抵后人所补也。

湿病十

伤寒八九日,风湿相抟,身体疼烦,不能转侧,不呕不渴,脉浮虚而涩者,桂枝附子汤主之。如大便坚,小便自利者,去桂加白术汤主之。

湿为风郁,两相抟结,营卫壅滞,故身体烦疼,不能转侧。《脉法》:风则浮虚,脉浮虚而涩者血分之虚寒也。桂枝加附子汤,桂枝和中而解表,附子暖血而驱寒也。若大便坚,小便自利者,则木达而疏泄之令行,湿不在下而在中,去桂枝之疏木,加白术以燥土也。

桂枝附子汤十一

此即桂枝去芍药加附子汤,而分两不同(方见《伤寒·太阳十一》)。

桂枝四两,去皮　生姜三两,切　甘草二两,炙　大枣十二枚,擘　附子三枚,炮,去皮

上五味,以水六升,煮取二升,去滓,分温三服。

去桂加白术汤十二

炙甘草二两　生姜一两半　大枣六枚,擘　附子一枚,炮,去皮　白术一两

上五味,以水三升,煮取一升,去滓,分温三服。一服觉身痹,半日许再服。三服都尽,其人如冒状,勿怪,即是术、附并走皮中逐水气,未得除故耳。

湿病十一

风湿相抟,骨节疼烦掣痛,不得屈伸,近之则痛剧,汗出短气,小便不利,恶风不欲去衣,或身微肿者,甘草附子汤主之。

湿流关节,烦疼掣痛,不得屈伸,近之则痛剧。汗出短气,小便不利,湿土中郁,肺金不得降敛,故气短而汗泄。肝木不得升达,故水阻而尿癃。阳遏不达,则恶风寒。气滞不通,则见浮肿。甘草附子汤,甘草、白术补土而燥湿,附子、桂枝暖水而疏木也。

甘草附子汤十三

炙甘草二两　白术二两　附子二枚,炮　桂枝四两,去皮

上四味,以水六升,煮取三升,去滓,温服一升,日三服。初服得微汗则解,能食。汗止复烦者,服五合。恐一升多者,服六七合为妙。

暍三章

暍病一

太阳中暍,发热恶寒,身重而疼痛,其脉弦、细、芤、迟,小便已,洒洒然毛耸,手足逆冷,小有劳,身即热,口开,前板齿燥。若发其汗,即恶寒甚,加温针,则发热甚,数下之,则淋甚。

暍者,夏月而感风寒。表闭阳遏,则见发热、恶寒。湿动表郁,则身重疼痛。营

卫虚涩,故弦、细、芤、迟。水降气升,故皮毛振耸。土郁不达,故手足逆冷。阳升火泄,故劳即身热。阳明不降,故口开齿燥(阳明之脉,行于口齿)。阳明行身之前,故燥在前齿。发汗亡阳,故恶寒甚。温针亡阴,故发热甚。下之阳败土湿,木郁不泄,是以淋甚。

暍病二

太阳中热者,暍是也。汗出恶寒,身热而渴,白虎加人参汤主之。

暑热而感风寒,其名曰暍。内热熏蒸,是以汗出。表邪束闭,是以恶寒。暑伤肺气,津液枯燥,是以身热而渴。白虎加人参汤,白虎清金而补土,人参益气而生津也。夏月中暑,必感外寒,郁其内热。但壮火食气,汗泄亡阳,不可发汗。人参白虎,清金泄热,益气生津,实不刊之神方也。

白虎加人参汤十四 (方见《伤寒》)

石膏一斤,碎,绵裹 知母六两 甘草二两,炙 粳米六合 人参三两

上五味,以水一斗,煮米熟汤成,去滓,温服一升,日三服。

暍病三

太阳中暍,身热疼重,而脉微弱,此以夏月伤冷水,水行皮中所致也,一物瓜蒂汤主之。

夏月汗出,浴于冷水,水入汗孔,而行皮中。皮毛冷闭,郁遏阳火,不得外泄,故生内热也。热则伤气,故脉微弱。瓜蒂汤,泄皮中之冷水,水去则窍开而热泄矣。

瓜蒂汤十五

瓜蒂二十枚

上锉,以水一升,煮取五合,去滓,顿服。

金匮悬解卷五　外感杂病

昌邑黄元御坤载著

疟　病五章

疟者,阴阳之交争也。暑蒸汗泄,浴于寒水,寒入汗孔,藏于肠胃之外,秋伤于风,则成疟病。卫气离则病止,卫气集则病作。卫气昼行于阳二十五周,夜行于阴二十五周。寒邪在经,得阳而外出,得阴而内薄。其浅在阳分,则昼与卫遇而日作;其深在阴分,则夜与卫遇而夕作。邪中于头项者,卫气至头项而病。邪中于腰脊者,卫气至腰脊而病。其后客于脊背也,循膂而下,其气日低,故其作日晏。其前行于脐腹也,循腹而上,其气日高,故其作日早。其内薄于五脏,横连于募原也,道远

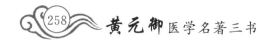

而行迟,不能与卫气日遇,故间日乃作。岐伯析其理,仲景传其法,理明而法良,疟无不愈之病矣。

疟病一

师曰:疟脉自弦,弦数者多热,弦迟者多寒,弦小紧者下之差,弦迟者可温之,弦紧者可发汗针灸之,浮大者可吐之。弦数者,风发也,以饮食消息止之。

弦为少阳之脉,寒邪在经,以类相从,内舍三阴。少阳居二阳三阴之间,内与邪遇,相争而病作,故疟脉自弦。少阳甲木,从相火化气,其初与邪遇,卫气郁阻,不得前行,渐积渐盛,内夺阴位。阴气被夺,外乘阳位,裹束卫气,闭藏而生外寒。卫气被束,竭力外发,重围莫透,鼓荡不已,则生战栗。及其相火郁隆,内热大作,寒邪退败,尽从热化,则卫气外发而病解。此痎疟之义也。但相火不无虚实,弦数者,火胜其水,其病多热。弦迟者,水胜其火,其病多寒。弦而小紧者,腑热重而表寒轻,下之则差。弦迟者,内寒,可温其里。弦紧者,外寒,可发汗针灸,以散其表。浮大者,宿物内阻,可吐之。弦数者,木郁而风发也。以饮食消息而止之,如梨浆、瓜汁清润甘滑之品,息其风燥,经所谓风淫于内,治以甘寒是也。

疟病二

师曰:阴气孤绝,阳气独发,则热而少气烦冤,手足热而欲呕,名曰瘅疟。若但热不寒者,邪气内藏于心,外舍分肉之间,令人消烁肌肉。

《素问·疟论》:其但热而不寒者,阴气先绝,阳气独发,则少气烦冤,手足热而欲呕,名曰瘅疟。瘅疟者,肺素有热,气盛于身,厥逆上冲,中气实而不外泄。因有所用力,腠理开,风寒舍于皮肤之内分肉之间而发,发则阳气盛,阳气盛而不衰,则病矣。其气不反于阴,故但热而不寒。气内藏于心而外舍于分肉之间,令人消烁肌肉,故名曰瘅疟。瘅疟但热不寒,缘其阳盛阴虚,肺火素旺。汗出窍开,风寒内入,浅居皮中,闭其卫气。卫阳郁发,热伤肺气,手足如烙,烦冤欲呕。以阴气先虚而客邪又浅,是以但热无寒。其热内蓄于心,外舍分肉之间,令人消烁肌肉,是则瘅疟之义也。

疟病三

温疟者,其脉如平,身无寒,但热,骨节疼烦,时呕,白虎加桂枝汤主之。

《疟论》:先伤于风而后伤于寒,故先热而后寒,亦以时作,名曰温疟。温疟者,得之冬中于风,寒气藏于骨髓之中,至春阳气大发,邪气不能自出。因遇大暑,脑髓烁,肌肉消,腠理发泄,或有所用力,邪气与汗皆出。此病藏于肾,其气先从内出之于外也。如是者,阴虚而阳盛,阳盛则热矣。衰则气复反入,入则阳虚,阳虚则寒矣。故先热而后寒,名曰温疟。温疟先热后寒,缘冬月中风,泄其卫气,风愈泄而卫愈闭,遏其营血,郁而为热。后伤于寒,皮毛敛束,而卫不能泄,营热更郁。营血司于肝木而生于肾水,冬时肾水蛰藏而肝木已枯,此热遂藏骨髓之中。至春乙木萌生,阳气大发,骨髓之热,可以出矣(肾主骨髓,乙木生于肾水,故骨髓之热,当随木气外出),而外为寒束,不能自出。因遇大暑,脑髓燔烁,肌肉消减之时,腠理发泄,邪可出矣。即不遇大暑,或有所用力烦劳,气蒸汗流,邪亦出矣。热邪与汗皆出,表里如焚,于是阳盛而阴虚。物极必反,阳气盛极而衰,复反故位,阴气续复,渐而翕聚,是以寒生。此温疟之义也。

温疟即瘅疟之轻者,其热未极,则阳衰阴复,能作后寒,是谓温疟。热极阴亡,后寒不作,是谓瘅疟。曰身无寒,但热,仲景指温疟之重者而言,即瘅疟也。骨节者,身之溪谷,肾水之所潮汐,热极水枯,故骨节烦疼。呕者,热盛而胃逆也。白虎加桂枝汤,石膏、知母清金而泄热,甘草、粳米益气而生津,桂枝行经而达表也(风寒在表,故热藏骨髓,桂枝解散风寒,引骨髓之热外达于皮毛也)。

白虎加桂枝汤十六

石膏一斤　知母六两　甘草二两,炙　粳米二合　桂枝三两,去皮

上五味,以水一斗,煮米熟汤成,去滓,温服一升,日三服。

疟病四

疟多寒者,名曰牝疟,蜀漆散主之。

《疟论》:疟先寒而后热者,夏伤于暑,腠理开发,因遇夏气凄沧之水寒,藏于腠理皮肤之中,秋伤于风,则病成矣。夫寒者,阴气也;风者,阳气也。先伤于寒而后伤于风,故先寒而后热也。病以时作,名曰寒疟。寒疟先寒后热,缘阳为阴束,故闭藏而为寒,阳气鼓发,故郁蒸而为热。阳虚不能遽发,故寒多而热少。阳败而不发,故纯寒而无热。疟多寒者,阴盛而阳虚也,是其寒邪凝瘀,伏于少阳之部。必当去之。蜀漆散,云母除其湿寒,龙骨收其浊瘀,蜀漆排决积滞,以达阳气也。

蜀漆散十七

蜀漆洗,去腥　云母烧二日夜　龙骨等分

上三味,杵为散,未发前以浆水服半钱匕。温疟加蜀漆半分,临发时服一钱匕。

疟病五

病疟以月一日发,当以十五日愈。设不瘥,当月尽解。如其不瘥,当云何?师曰:此结为癥瘕,名曰疟母,急治之,宜鳖甲煎丸。

病疟以此月之初一日发,五日一候,三候一气,十五日气候一变,故当愈。设其不瘥,再过一气,月尽解矣。如其仍然不瘥,此其邪气盘踞,结为癥瘕,名曰疟母。当急治之,宜鳖甲煎丸,鳖甲行厥阴而消癥瘕,半夏降阳明而消痞结,柴胡、黄芩清泄少阳之表热,人参、干姜温补太阴之里寒,桂枝、芍药、阿胶疏肝而润风燥,大黄、厚朴泄胃而遣烦郁,葶苈、石韦、瞿麦、赤硝利水而泄湿,丹皮、桃仁、乌扇、紫葳、蜣螂、鼠妇、蜂窠、蟅虫,破瘀而消癥也。

鳖甲煎丸十八

鳖甲十二分,炙　半夏一分,炙　柴胡六分　黄芩三分　人参一分　干姜三分

桂枝三分 阿胶三分,炙 芍药五分 大黄三分 厚朴三分 葶苈一分,熬 石韦三分,去毛 瞿麦二分 赤硝十二分 桃仁四分 乌扇三分,烧 紫葳三分 蜣螂六分,熬 鼠妇三分,熬 蜂窠四分,炙 䗪虫五分,熬 丹皮五分

上二十三味,为末,取煅灶下灰一斗,清酒一斛五斗,浸灰,俟酒尽一半,著鳖甲于中,煮令泛烂如胶漆,绞取汁,纳诸药,煎为丸,如梧桐子大,空心服七丸,日三服。

附　方

《外台》柴胡去半夏加栝蒌根汤三

方见《伤寒·少阳》小柴胡汤加减,在伤寒门。治疟病发渴者,亦治劳疟。

柴胡八两 黄芩三两 人参三两 甘草二两 生姜三两 大枣十二枚 栝蒌根四两

上七味,以水一斗二升,煮取六升,去滓,再煎取三升,温服一升,日三服。

《外台》柴胡桂姜汤四

方见《伤寒·少阳》。治疟寒多微有热,或但寒不热,服一剂如神。

柴胡八两 黄芩三两 甘草三两,炙 桂枝三两,去皮 干姜二两 牡蛎二两 栝蒌根四两

上七味,以水一斗,煮取六升,去滓,再煎取三升,温服一升,日三服。初服微烦,复服汗出便愈。

金匮悬解卷六　　外感杂病

昌邑黄元御坤载著

百合狐惑阴阳毒十三章

百合、狐惑、阴毒、阳毒,非同气也。而狐惑之神思迷乱有似百合,阳毒之脓血腐瘀颇类狐惑,不同之中未尝无相同之象,而皆有表邪则同也。百合之病,有得于吐下发汗者,有不经吐下发汗者,是伤寒之变证也。狐惑之病,状类伤寒,是伤寒之类证也。阳毒、阴毒之病,服药取汗,是伤寒之别证也。其病气之变现,固以本气之郁发,然非有表邪之外束,则本气何因而郁发也?此可以会通其原病矣。

百　合九章

百合一

百合病者,百脉一宗,悉致其病也。意欲食,复不能食,常默然,欲卧不能卧,欲行不能行,饮食或有美时,或有不欲闻食臭时,如寒无寒,如热无热,口苦,小便赤,诸药不能治,得药则剧吐利,如有神灵者,身形如和,其脉微数。每溺时头痛者,六

十日乃愈。若溺时头不痛，淅淅然者，四十日愈。若溺时快然，但头眩者，二十日愈。其证或未病而预见，或病四五日而出，或病二十日或一月后见者，各随证治之。

百合病者，伤寒之后，邪气传变，百脉一宗，悉致其病。百脉者，六气攸分，五行不一，而百脉一宗，则殊途同归，悉致其病，则百端俱集。意未尝不欲食，复不能食，常默然无语。动止不安，故欲卧不能卧，欲行不能行。饮食或有甘美之时，或有恶闻食臭之时。如寒而无寒，如热而无热，口苦便赤。诸药不效，得药则剧，吐利不测。身形如和，其脉微数。如是则经络脏腑莫名其部，寒热燥湿莫名其条。此有法焉，观其小便。溺时头痛者，水降而气升也。气水一原，在上则为气，是谓上焦如雾；在下则为水，是谓下焦如渎；在中气水之交，是谓中焦如沤。上焦清气昏蒙，心绪烦乱，浊气稍降，头目犹清，溺时清气降泄而浊气升腾，头上壅塞，是以作痛，此其病重，两月乃愈。若溺时头上不痛，但淅淅振栗者，气虽上升，而未甚壅遏，其病颇轻，四十日愈。若溺时快然，但觉头眩者，气虽上升，而不至填塞，其病更轻，二十日愈。其溺时之证，或未病而预见，或病四五日而方出，或病二十日及一月而后见者，各随其证之轻重而治之也。

百合二

百合病，发汗后者，百合知母汤主之。

百合之病，即其溺时头痛观之，是病在气分也。主气者肺，肺朝百脉，百脉之气，受之于肺，一呼则百脉俱升，一吸则百脉皆降，呼吸出入，百脉关通，是以肺病则百脉皆病。肺气清明，则神思灵爽，甘寝饱食。肺气不清，则郁闷懊侬，眠食损废矣。是宜清肺，肺气清和，百脉自调。而其由来非一，则用法不同。若得于发汗之后者，是汗亡肺津，金被火刑也。百合知母汤，百合清肺而生津，知母凉金而泄火也。

百合知母汤十九

百合七枚　知母三两

上，先以水洗百合，渍一宿，当白沫出，去其水，更以泉水二升，煎取一升，去滓，别以泉水二升煎知母，取一升，去滓，后合和，煎取一升五合，分温再服。

百合三

百合病，下之后者，滑石代赭汤主之。

百合病，得于下之后者，是以下伤中气，湿动胃逆，肺郁而生热也。滑石代赭汤，百合清金而泄热，滑石、代赭渗湿而降逆也。

滑石代赭汤二十

百合七枚　滑石三两，碎，绵裹　代赭石如鸡子大，一枚，碎，绵裹

上，先以水洗百合，浸一宿，当白沫出，去其水，更以泉水二升，煎取一升，别以泉水二升煎滑石、代赭石，取一升，去滓，后合和，重煎取一升五合，分温服。

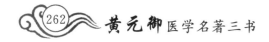

百合四

百合病,吐之后者,百合鸡子汤主之。

百合病,得于吐之后者,是吐伤肺胃之津,燥动而火炎也。百合鸡子汤,百合清肺热而生津,鸡子黄补脾精而润燥也。

百合鸡子汤二十一

百合七枚　鸡子黄一枚

上,先以水洗百合,浸一宿,当白沫出,去其水,更以泉水二升,煎取一升,去滓,内鸡子黄,搅匀,煎五分,温服。

百合五

百合病,不经吐下发汗,病形如初者,百合地黄汤主之。

百合病,不经吐下发汗,病形如初者,瘀热淫蒸,败浊未泄。百合地黄汤,百合清金而除烦热,地黄泄胃而下瘀浊也。

百合地黄汤二十二

百合七枚　生地黄汁一升

上,先以水洗百合,浸一宿,当白沫出,去其水,更以泉水二升,煎取一升,去滓,内地黄汁,煎取一升五合,分温再服。中病,勿更服。大便当如漆。

百合六

百合病,一月不解,变成渴者,百合洗方主之。

百合病,一月不解,变成渴者,是金被火刑,津枯而肺燥也。百合洗方,润皮毛而清肺燥也。

百合洗方二十三

百合一升

上百合一升,以水一斗,浸之一宿,以洗身。洗后食煮饼,勿以盐豉也。

百合七

百合病,渴不差者,栝蒌牡蛎散主之。

百合病,渴不差者,是相火刑金而津液枯槁也。栝蒌牡蛎散,栝蒌清金而润燥,牡蛎敛肺而止渴也。

栝蒌牡蛎散二十四

栝蒌根　牡蛎等分

上为细末,饮服方寸匕,日三服。

百合八

百合病,变发热者,百合滑石散主之。

百合病,变发热者,是湿动胃逆,而肺气不降也。百合滑石散,百合清金而泄热,滑石利水而渗湿也。

百合滑石散二十五

百合一两,炙　滑石二两

上为散,饮服方寸匕,日三服。当微利,热除则止服。

百合九

百合病,见于阴者,以阳法救之,见于阳者,以阴法救之。见阳攻阴,复发其汗,此为逆;见阴攻阳,乃复下之,此亦为逆。

百合病,见于阴分者,以阳法救之,阳长而阴自消;见于阳分者,以阴法救之,阴进而阳自退。若见于阳者,反攻其阴而发汗,愈亡其阴,此为逆也;若见于阴者,反攻其阳而下之,愈亡其阳,此亦为逆也。

狐惑二章

狐惑一

狐惑之为病,状如伤寒,默默欲眠,目不得闭,卧起不安,蚀于喉为惑,蚀于阴为狐,不欲饮食,恶闻食臭,其面目乍赤、乍黑、乍白。蚀于上部则声嗄,甘草泻心汤主之。蚀于下部则咽干,苦参汤洗之。蚀于肛者,雄黄散熏之。

狐惑者,狐疑惶惑,绵昧不明,状如伤寒,而病实在里。默默欲眠,目不能闭,卧起不安,饮食俱废,其面目乍赤乍黑乍白,而无定也。此盖湿气遏郁,精神昏愦之病也。湿邪淫泆,上下熏蒸,浸渍糜烂,肌肉剥蚀。蚀于喉咙,其名为惑,以心主藏神,阳分受伤,清气燔蒸,则神思惶惑而不灵也。蚀于二阴,其名为狐,以肾主藏志,阴分受伤,浊气熏烁,则志意狐惑而不清也。蚀于上部,其病在心,心火刑金,是以声嗄。心火升炎,下寒上热,甘草泻心汤,参、甘、姜、枣,温补中脘之虚寒,芩、连、半夏清降上焦之郁热也。蚀于下部,其病在肾,肾脉上循喉咙,是以咽干。其前在阴器,则以苦参汤洗之,后在肛门,则以雄黄散熏之。盖土湿木陷,郁而生热,化生虫䘌,前后侵蚀,苦参、雄黄清热而去湿,疗疮而杀虫也。土湿则脾陷而不消,胃逆而不纳,故不能饮食。君火不降,则见赤色。辛金不降,则见白色。壬水不降,则见黑色。病见上下,而根在中焦,总由太阴湿土之旺。甘草泻心汤,温中清上,培土降浊,狐惑之的方也。

甘草泻心汤二十六

方见《伤寒·太阳》。

甘草四两,炙　半夏半升　黄连一两　黄芩三两　干姜三两　人参三两　大枣十二枚

上七味,以水一斗,煮取六升,去滓,再煎取三升,温服一升,日三服。《伤寒》无人参。

苦参汤二十七

苦参一升

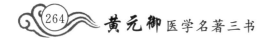

上一味,以水一斗,煎取七升,去滓,熏洗,日三次。

雄黄散二十八

雄黄

上一味,为细末,筒瓦二枚合之,烧,向肛熏之。

狐惑二

病者脉数,无热,微烦,默默但欲卧,汗出,初得之三四日目赤如鸠眼,七八日目四眦黑,若能食者,脓已成也,赤小豆当归散主之。

病者脉数,而无表热,郁郁微烦,默默欲卧,自汗常出,此狐惑之湿旺而木郁者。初得之三四日目赤如鸠鸟之眼,七八日目之四眦皆黑,以肝窍于目,藏血而胎火,木郁生热,内蒸而不外发,故脉数而身和,木贼土困,故烦郁而欲卧,风木疏泄,故见自汗,邪热随经而走上窍,故目如鸠眼,营血腐败而不外华,故目眦灰黑,此必作痈脓。若能饮食者,脓已成也。以肉腐脓化,木郁松缓,是以能食。赤小豆当归散,小豆利水而泄湿,当归养血而排脓也。

赤小豆当归散二十九

赤小豆三升,浸令芽出,曝干 当归十两

上二味,杵为散,浆水服方寸匕,日三服。

阳 毒一章

阳毒一

阳毒之为病,面赤斑斑如锦纹,咽喉痛,吐脓血,五日可治,七日不可治,升麻鳖甲汤主之。

阳毒之病,少阳甲木之邪也。相火上逆,阳明郁蒸,而生上热。其经自面下项,循喉咙而入缺盆,故面赤喉痛,而吐脓血。脏气相传,五日始周,则犹可治。七日经气已周,而两脏再伤,故不可治,《难经》所谓七传者死也(《五十三难》:假令心病传肺,肺传肝,肝传脾,脾传肾,肾传心,一脏不再伤,故言七传者死。七日肺肝再伤,故死也)。升麻鳖甲汤,升麻、甘草清咽喉而松滞结,鳖甲、当归排脓血而决腐瘀,雄黄、蜀椒泄湿热而下逆气也。

升麻鳖甲汤三十

升麻二两 鳖甲手指大一片,炙 甘草二两 当归一两 雄黄五钱,研 蜀椒一两,炒去汗

上六味,以水四升,煮取一升,顿服之,老小再服。取汗。

阴 毒一章

阴毒一

阴毒之为病,面目青,身痛如被杖,咽喉痛,五日可治,七日不可治,升麻鳖甲去雄黄蜀椒汤主之。

阴毒之病，厥阴乙木之邪也。肝窍于目而色青，故面目青。足厥阴之脉，上膈而挟咽，脾肝郁迫，风木冲击，故身与咽喉皆痛。升麻鳖甲去雄黄蜀椒汤，升麻、甘草清咽喉而松迫结，鳖甲、当归破痞瘀而滋风木也。

升麻鳖甲去雄黄蜀椒汤三十一

升麻二两，炙　鳖甲手指大一片，炙　甘草二两，炙　当归一两

煎服依前法。阴阳毒有表邪外束，故宜取汗。

金匮悬解卷七　内伤

昌邑黄元御坤载著

血痹虚劳十八章

血痹、虚劳，非一病也，而证有相通。血痹之证，必因于虚劳，所谓骨弱肌肤盛，重因疲劳汗出是也。虚劳之病，必致于血痹，所谓中有干血，肌肤甲错，两目黯黑是也。盖劳伤在乎气，而病成在乎血。《二十二难》解《灵枢·经脉》之文：是动者，气也。所生病者，血也。气主煦之，血主濡之，气留而不行者，为气先病也，血滞而不濡者，为血后病也，故先为是动，后所生也。缘气无形而难病，病必由于血瘀，血有质而易病，病必由于气凝。气倡而血随之，故气动则血病也。其未结而方瘀，由上亡于吐衄而下脱于便溺。其既瘀而又结，则浅聚于经络而深积于脏腑。其方瘀而亡脱，以阴气埋郁而中寒也。其既结而积聚，则阳气壅阻而变热也，而其先，总缘于土虚。土虚则火热而水寒，金烁而木枯，中枢败而四维不转，故火金伤而神气病于上，水木损而精血病于下。会仲景建中之义，则血痹、虚劳之病，随处逢源矣。

血　痹二章

血痹一

问曰：血痹病，从何得之？师曰：夫尊荣人，骨弱肌肤盛，重因疲劳汗出，卧不时动摇，加被微风，遂得之。但以脉自微涩，在寸口、关上小紧，宜针引阳气，令脉和紧去则愈。

血痹者，血闭痹而不行也。此以尊荣之人，骨弱肉丰，气燥血盛，重因疲劳汗出，气蒸血沸之时，安卧不时动摇，血方动而身已静，静则血凝，加被微风吹袭，闭其皮毛，内郁不得外达，因此痹著，而不流通。血痹不行，则脉自微涩。风寒外闭，则寸口、关上小紧。紧者，寒闭之脉。清邪居上，故气行于寸口关上。此宜针引阳气，令阳气通达，则痹开而风散，紧去而脉和，自然愈也。久痹不已，而成干血，则为大黄䗪虫之证矣。

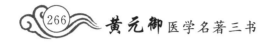

血痹二

血痹,阴阳俱微,寸口、关上微,尺中小紧,外证身体不仁,如风痹状,黄芪桂枝五物汤主之。

血痹,寸阳尺阴俱微,其寸口、关上则微,其尺中则微而复兼小紧。《脉法》:紧则为寒,以寒则微阳封闭而不上达,故脉紧。外证身体不仁,如风痹之状,以风袭皮毛,营血凝涩,卫气郁遏,渐生麻痹,营卫阻梗,不能煦濡肌肉,久而枯槁无知,遂以不仁。营卫不行,经络无气,故尺、寸、关上俱微。营瘀木陷,郁于寒水,而不能上达,故尺中小紧。黄芪桂枝五物汤,大枣、芍药滋营血而清风木,姜、桂、黄芪宣营卫而行瘀涩,倍用生姜,通经络而开闭痹也。

黄芪桂枝五物汤三十二

黄芪三两　　桂枝三两　　芍药三两　　生姜六两　　大枣十二枚

上五味,以水六升,煮取二升,温服七合,日三服(一方有人参)。

虚　劳十六章

虚劳一

脉弦而大,弦而为减,大则为芤,减则为寒,芤则为虚,虚寒相抟,此名为革。妇人则半产漏下,男子则亡血失精。

此段见《伤寒·脉法》。脉弦而大,弦则为阳衰而脉减,大则为阴衰而脉芤,减则阳气不足而为寒,芤则阴血不充而为虚,虚寒相合,此名为革。妇人则半产漏下,男子则亡血失精,以其阳升而不降,阴降而不升,上热下寒,阴中无阳,精血失统故也。中气者,交济水火之媒。水火不济,总以中气之虚。后世医法不传,治此乃用清凉滋润,中气崩败,水走火飞,百不一生。今之医士,不可问也(漏下者,非经期而血下。血暴脱者,谓之崩中,如堤崩而水泻也。血续失者,谓之漏下,如屋漏而水滴也)。

虚劳二

夫男子平人,脉大为劳,极虚亦为劳。

脉大者,表阳离根而外浮,所谓大则为芤也。极虚者,里阳亏乏而内空,所谓芤则为虚也。或大或芤,皆以劳伤元气之故也。

虚劳三

男子面色薄者,主渴及亡血,卒喘悸。脉浮者,里虚也。

血者,色之华也。亡血而无以华色,故面色清薄。血弱则发热而作渴,《伤寒》所谓诸弱发热,热者必渴也。热盛火炎,则刑金而作喘。亡血肝虚,风木郁冲,则生悸动。凡脉浮者,皆缘里气之虚,表阳不能内交也。

虚劳四

男子脉虚沉弦,无寒热,短气里急,小便不利,面色白,时目瞑,兼衄,少腹满,此为劳使之然。

脉虚者,空虚而不实;沉者,阳陷而不升;弦者,水寒而木枯。无寒热者,无表证也。短气者,气不归根也。里急者,木郁不达。小便不利者,土湿木陷,不能行水。面色白者,血不华色。时目瞑者,阳不归根,升浮而眩晕。衄者,肺金之不敛。少腹满者,肝木之不升。此皆劳伤中气,不能升降阴阳,故使之然也。

虚劳五

劳之为病,其脉浮大,手足烦,春夏剧,秋冬瘥,阴寒精自出,痠削不能行。

脉浮大,手足烦者,阳气内虚而外盛也。春夏阳气浮升,内愈寒而外愈热,故剧。秋冬阳气沉降,外热轻而内寒减,故瘥。缘中气虚败,不能交济水火,火炎而上热,水渍而下寒。肾者,蛰闭封藏之官也。水冷不能蛰藏阳气,则阴寒精自出;水寒不能生发肝木,则痠削不能行也。

虚劳六

男子脉浮弱而涩,为无子,精气清冷。

脉浮者,阳虚而不敛也;弱者,气衰而不振也;涩者,血寒而不流也。此其肝肾阳亏,精气清冷,不能生子也。冬水蛰藏,地下温暖,春时木气发泄,则阳升而物生。人之所以生子者,肝肾之阳旺也。若水寒木枯,生意不旺,不能生子也。

虚劳七

男子平人,脉虚弱细微者,喜盗汗也。

脉虚弱细微者,里阴盛而表阳虚,寝时卫气不交,阴分外泄而不敛,故喜盗汗。

虚劳八

人年五六十,其病脉大者,痹挟背行,若肠鸣,马刀挟瘿者,皆为劳得之。

病脉大者,阳不归根而外盛也。痹挟背行者,足太阳之经,行身之背,太阳不降,则经气痹著,挟背而行也。肠鸣者,水寒而木郁,乙木陷于寒水之中,郁勃激宕,故雷鸣而气转也。马刀挟瘿者,瘰疬之疮,足少阳之病也。足少阳之经,循颈侧而入缺盆,随足阳明而下降,水寒土湿,胃逆不降,则胆脉上壅,瘀结而生瘰疬。《灵枢·经脉》:胆足少阳之经,是动则病口苦,心胁痛,缺盆中肿痛,腋下肿,马刀挟瘿。《灵枢·痈疽》:其痈坚而不溃者,为马刀挟瘿。此皆劳伤水土,不能滋培木气故也。

虚劳九

脉沉小迟,名脱气。其人疾行则喘喝,手足逆寒,腹满,甚则溏泄,食不消化也。

脉沉小而迟,是名脱气。脱气者,阴中之阳陷而不升也。其人疾行则喘喝而仰息,喘喝者,阳中之阴逆而不降也。气不归根,故动则发喘。其手足逆冷,以四肢秉气于脾胃,脾胃阳虚,四肢失秉,故寒冷不温。阳气受于四末(《素问》语),手足者,阳盛之处,温则为顺,不温而寒,是谓逆也。脾主升清,胃主降浊,阳衰湿旺,升降反作,清气陷而浊气逆,是以腹满。脾阳升动,则水谷消磨,清阳下陷,磨化失职,是生飧泄,故甚则大便溏泄,食不消化也。

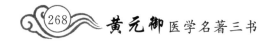

虚劳十

夫失精家,少腹弦急,阴头寒,目眩,发落,脉极虚芤迟,为清谷亡血失精,脉得诸芤动微紧。男子失精,女子梦交。桂枝龙骨牡蛎汤主之。

失精之家,风木郁陷,则少腹弦急。温气虚败,则阴头寒凉。相火升泄,则目眩发落。缘水寒不能生木,木气遏陷,横塞于少腹,故弦硬而紧急。肝主筋,前阴者,宗筋之聚,肾肝之阳虚,故阴头寒凉。水木下寒而不升,则火金上热而不降,相火升腾,离根而虚飘,故目眩而发落。其脉虚极芤迟,此为清谷亡血失精之诊。凡脉得诸芤动微紧,皆阴中无阳,男子则失精,女子则梦交。盖乙木生于肾水,温则升而寒则陷,肾主蛰藏,肝主疏泄,水寒木陷,郁而生风,肝行其疏泄,肾失其蛰藏,故精滑而遗失也。此其中,全缘土虚。以水木为阴,随己土而上升,则下焦不寒,火金为阳,随戊土而下降,则上焦不热,上清则无嗽喘吐衄之证,下温则无清谷遗精之疾,是谓平人。脾升胃降之机,是为中气。中气者,升降阴阳之枢,交济水火之媒,姹女婴儿之配合,权在于此,道家谓之黄婆,义至精也。其位坎离之中,戊己之界,此即生身之祖气,胎元之元神,阴阳之门,天地之根也(《老子》:玄牝之门,是谓天地根,指此)。桂枝龙骨牡蛎汤,桂枝、芍药达木郁而清风燥,姜、甘、大枣和中气而补脾精,龙骨、牡蛎敛神气而涩精血也。

桂枝龙骨牡蛎汤三十三

桂枝三两　芍药三两,酒炒　甘草二两,炙　大枣十二枚　生姜三两　龙骨三两　牡蛎三两

上七味,以水七升,煮取三升,分温三服。

虚劳十一

虚劳里急,悸,衄,腹中痛,梦失精,四肢痠疼,手足烦热,咽干口燥,小建中汤主之。

里急者,乙木郁陷,迫急而不和也。木性喜达,郁而欲发,生气不遂,冲突击撞,是以腹痛。肝主筋,诸筋皆聚于节,生气失政,筋节不畅,故四肢痠疼。胆气上逆,胸肋壅塞,肝脉上行,升路郁阻,不能上达,则欲动而梦交接。益以风木疏泄,是以精遗。风燥亡津,肺腑枯槁,故咽干口燥。风木善泄,肺金失敛,故血衄鼻窍。手之三阳,足之三阴,陷而不升,故手足烦热(手之三阳不升,则阳中之阴陷于阴中,足之三阴不升,则阴中之阳陷于阴中,故手足烦热)。此以中气虚败,风木下陷而相火上逆也。小建中汤,胶饴、甘、枣补脾精而缓里急,姜、桂、芍药达木郁而清风火也。

小建中汤三十四(方见《伤寒·少阳》)

桂枝三两,去皮　芍药六两　甘草三两,炙　大枣十二枚　生姜三两　胶饴一升

上六味,以水七升,煮取三升,去滓,内胶饴,更上微火消解,温服一升,日三服。

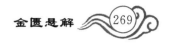

呕家不可用此汤,以甜故也。

虚劳十二

虚劳里急,诸不足,黄芪建中汤主之。

虚劳之病,脾阳陷败,风木枯槁,郁迫不升,是以里急。木中温气,阳气之根也。生气之陷,原于阳根之虚。黄芪建中汤,胶饴、甘、枣补脾精而缓里急,姜、桂、芍药达木郁而清风燥,黄芪补肝脾之气,以培阳根也。

黄芪建中汤三十五

桂枝三两　芍药六两　甘草二两,炙　大枣十二枚　生姜三两　黄芪一两半
胶饴一升

于小建中汤内加黄芪一两半,余依建中汤法。气短胸满者,加生姜。腹满者,去枣,加茯苓一两半。及疗肺虚损不足,补气加半夏一两。

虚劳十三

虚劳腰痛,少腹拘急,小便不利者,八味肾气丸主之(方在消渴)。

肾位于腰,在脊骨十四椎之旁,足太阳之经,亦挟脊而抵腰中。腰者,水位也。水寒不能生木,则木陷于水,而腰痛作。木郁风生,不能上达,则横塞少腹,枯槁而拘急。乙木郁陷,缘于土湿,木遏于湿土之中,疏泄之令不畅,故小便不利。八味肾气丸,附子温癸水而益肾气,地黄滋乙木而补肝血,丹皮行血而开瘀涩,薯蓣、茱萸敛精而止失亡,苓、泽泄水而渗湿,桂枝疏木而达郁也。

虚劳十四

虚劳诸不足,风气百疾,薯蓣丸主之。

虚劳之病,率在厥阴风木一经。肝脾阳虚,生气不达,木郁风动,泄而不藏,于是虚劳不足,百病皆生。肺主收敛,薯蓣敛肺而保精,麦冬清金而宁神,桔梗、杏仁破壅而降逆,以助辛金之收敛。肝主生发,归、胶滋肝而养血,地、芍润木而清风,芎劳、桂枝疏郁而升陷,以助乙木之生发。土位在中,是为升降金木之枢。大枣补己土之精,人参补戊土之气,苓、术、甘草培土而泄湿,神曲、干姜消滞而温寒,所以理中而运升降之枢也。木位在左,是为克伤中气之贼,柴胡、白蔹泄相火而疏甲木,黄卷、防风燥湿土而达乙木,所以剪乱而除中州之贼也。

薯蓣丸三十六

薯蓣三十分　麦冬六分　桔梗五分　杏仁六分　当归十分　阿胶七分　芍药六分　干地黄十分　大枣百枚,为膏　人参七分　甘草二十八分　白术六分　茯苓五分　神曲十分　干姜三分　柴胡五分　白蔹二分　桂枝十分　防风六分　豆黄卷十分,以黑豆芽为正　芎劳六分

上二十一味,末之,炼蜜和丸,如弹子大,空腹酒服一丸,一百丸为剂。八珍、十全,俱仿此方,但于疏木敛金之法,升降戊己之法,不及此丸精密。

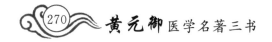
虚劳十五

虚劳,虚烦不得眠,酸枣汤主之。

土湿胃逆,相火升泄,是以虚烦,不得眠睡。酸枣汤,甘草、茯苓培土而泻湿,芎劳、知母疏木而清烦,酸枣敛神魂而安浮动也。

酸枣汤三十七

酸枣仁二升　知母二两　芎劳二两　甘草一两　茯苓二两

上五味,以水八升,煮酸枣仁,取六升,内诸药,煮取三升,分温三服。

虚劳十六

五劳虚极,羸瘦腹满,不能饮食,食伤,忧伤,饮伤,房室伤,饥伤,劳伤,经络营卫气伤,内有干血,肌肤甲错,两目黯黑,缓中补虚,大黄䗪虫丸主之。

五劳,五脏之劳病也。《素问·宣明五气》:久视伤血,久卧伤气,久坐伤肉,久立伤骨,久行伤筋,是谓五劳所伤。心主血,肺主气,脾主肉,肾主骨,肝主筋,五劳不同,其病各异,而总以脾胃为主,以其为四维之中气也。故五劳之病,至于虚极,必羸瘦腹满,不能饮食,缘其中气之败也。五劳之外,又有七伤,饱食而伤,忧郁而伤,过饮而伤,房室而伤,饥馁而伤,劳苦而伤,经络营卫气伤。其伤则在气,而病则在血,血随气行,气滞则血瘀。血所以润身而华色,血瘀而干,则肌肤甲错而不润,两目黯黑而不华,肝窍于目。《灵枢》:肝病者眦青(《五阅五使篇》),正此义也。血枯木燥,筋脉短缩,故中急而不缓也。大黄䗪虫丸,甘草培土而缓中,杏仁利气而泄满,桃仁、干漆、虻虫、水蛭、蛴螬、䗪虫破瘀而消癥,芍药、地黄清风木而滋营血,黄芩、大黄泄相火而下结块也。凡五劳七伤,不离肝木,肝木之病,必缘土虚。以中气劳伤,己土湿陷,风木郁遏,生气不达,于是贼脾位而犯中原。脾败不能化水谷而生肌肉,故羸瘦而腹满。肝藏血而窍于目,木陷血瘀,皮肤失荣,故肌肤甲错,两目黯黑。大黄䗪虫丸,养中而滋木,行血而清风,劳伤必需之法也。

大黄䗪虫丸三十八

大黄十分,蒸　黄芩二两　芍药四两　干地黄十两　甘草三两,炙　杏仁一升　桃仁一升　干漆一两　虻虫一升　水蛭百枚　蛴螬一升　䗪虫半升

上十二味,末之,炼蜜为丸,如小豆大,酒饮服五丸,日三服。

附劳方

《千金翼》炙甘草汤(方见《伤寒·少阳》)

治虚劳诸不足,汗出而闷,脉结心悸,行动如常,不出百日,危急者十一日死。

甘草四两,炙　桂枝三两　人参二两　生姜三两　大枣三十枚　麦冬半升,留心　阿胶二两　生地黄一斤　麻仁半升

上九味,以酒七升,水八升,先煮八味,取三升,去滓,内胶,消尽,温服一升,日三服。

金匮悬解卷八　内伤杂病

昌邑黄元御坤载著

惊悸吐衄下血瘀血十八章

惊悸、吐衄、下血、瘀血，病虽不一，而原则无二。惊悸之家，风木郁动，营血失敛，往往上溢而下泄。不溢不泄，则蓄结而内瘀。内瘀不去，久成疚癖。疚癖渐大，多至殒命而亡身。故瘀血之病，由于吐衄；吐衄之病，根于惊悸；惊悸之病，起于虚劳；虚劳之病，原于中气之败。盖水寒土湿，不能荣木，肝胆动摇，必生惊悸。惊悸既作，风木疏泄，扰而不静，经络埋郁，凝而不流。以既凝之血，而得疏泄之令，未有不吐衄而便泻者也。吐下不行，势必积聚，而为瘀血。瘀血一成，是为心腹之疾病，事如养虎矣。惊悸、吐衄之法，全以中气为主，温养保固，不可凉泻。及成瘀血，不得不下。但一下之后，病去而人不殒亡，人存而年不夭折，则善之善矣。

惊　悸四章

惊悸一

寸口脉动而弱，动则为惊，弱则为悸。

《伤寒·脉法》：阴阳相搏，名曰动。阳动则汗出，阴动则发热。故数脉见于关上，上下无头尾，如豆大，厥厥动摇者，名曰动也。动者，动荡而不宁。弱者，濡弱而不畅也。盖胃土不降，浊气升塞，胆木不得下根，则浮荡而为动，动则虚飘而惊生，肝木不得上达，则抑郁而为弱，弱即振摇而悸作，而总原土气之湿。湿则中气埋塞而木郁故也。是以虚劳之家，中气羸困，升降失职，肝胆不荣，无不有惊悸之证。惊悸之人，营血瘀蓄，风火鼓煽，往往有吐衄之条。仲景别惊悸于虚劳之后，吐衄之先，盖虚劳、惊悸、吐衄之病，实一本而同源者也。后世不解，以为阴虚，反以清凉滋润之药，毙其性命。庸工代起，述作相承，亿万生灵，胥罹其祸。愚妄之罪，罄竹难书矣。

惊悸二

师曰：病有奔豚，有吐脓，有惊怖，有火邪，此四部病，皆从惊发得之。

奔豚者，肝木之邪，阳亡土败，水寒木郁，风动根摇，奔冲心肺，是谓奔豚（言其势如奔豚也）。吐脓者，惊悸之家，气动血挠，离经郁蓄，涌溢阳窍，是为吐衄。不经吐衄，郁碍阳气，阳郁热发，淫蒸腐化，随吐而上，是谓吐脓。惊怖者，水寒土湿，胃逆不降，胆木失根，神魂振惕，是谓惊怖。火邪者，火劫发汗，阳败惊生，迷乱昏狂，卧起不安，是谓火邪。此四部之病，异派同源，悉属肝胆。肝胆主惊，皆由木气受伤,惊发于肝胆,而得之也。

惊悸三

火邪者,桂枝去芍药加蜀漆龙骨牡蛎救逆汤主之。

《伤寒·太阳篇》:伤寒脉浮,医以火迫劫之,亡阳,必惊狂,起卧不安者,桂枝去芍药加蜀漆龙骨牡蛎救逆汤主之。火邪者,以火劫发汗,而中火邪也(《伤寒》:太阳病,以火熏之,不得汗,其人必躁,到经不解,必清血,名为火邪)。汗多亡阳,土败胃逆,君相飞腾,神魂浮荡,是以惊生。浊阴上逆,化生痰涎,迷塞心宫,是以狂作。桂枝去芍药加蜀漆龙骨牡蛎救逆汤,蜀漆吐腐败而疗狂,龙骨、牡蛎敛神魂而止惊,去芍药者,以其酸寒而泻阳气也。

桂枝去芍药加蜀漆龙骨牡蛎救逆汤三十九(方见《伤寒·太阳》)

桂枝三两,去皮　甘草二两,炙　生姜三两　大枣十二枚　蜀漆三两,洗去腥　龙骨四两　牡蛎五两,熬

上为末,以水一斗二升,先煮蜀漆,减二升,内诸药,煮取三升,去滓,温服一升。

惊悸四

心下悸者,半夏麻黄丸主之。

阳衰土湿,升降失政,胃土上逆,心下郁塞,碍厥阴升路,风木上行,不得顺达,郁勃鼓荡,是以心下悸动。半夏麻黄丸,半夏降胃逆而驱浊阴,麻黄泻埋塞而开经路也。

惊悸之证,土湿胃逆,阳气升泄,神魂失藏,多不能寐。《灵枢·邪客》:卫气独卫其外,行于阳,不得入于阴,行于阳则阳气盛,不得入于阴,则阴虚,故目不瞑。饮以半夏汤一剂,阴阳已通,其卧立至,正此义也。

内伤外感惊悸之证,皆少阳之阳虚(土败胃逆,甲木失根之故也)。惟少阴伤寒小建中、炙甘草二证,是少阳之阳旺者(足少阳化气于相火),汗下伤中,阳亡土败,甲木拔根,相火升炎。故以生地、芍药,泄其相火(此在内伤,必是火败,以伤寒表邪,郁其相火,是以火旺也)。然火自旺而土自虚,非表里阳盛者(小建中、炙甘草,皆培土而泻火),除此无阳旺之惊悸矣。

后世庸工,归脾加减,天王补心之方,滋阴泻阳,误尽天下苍生。至今海内宗之,加以俗子表彰,其祸愈烈。此关天地杀运,非一人之力所能挽也。

半夏麻黄丸四十

半夏　麻黄等分

上二味,末之,炼蜜和丸,小豆大,饮服三丸,日三服。

吐衄下血瘀血十四章

吐衄下血一

寸口脉弦而大,弦则为减,大则为芤,减则为寒,芤则为虚,寒虚相抟,此名曰

革。妇人则半产漏下,男子则亡血。

此段见《虚劳》中。亡血之病,无不由于虚寒;虚寒之源,无不由于中气之败。其亡于吐衄,非无上热。上热者,火烈金燔而不降,其中下则虚寒也。其亡于便溺,非无下热。下热者,水冷木郁而不升,其中上则虚寒也。中气者,升降水火之枢轴,枢轴不转,则火浮而水沉,此亡血之源也。中气虚寒,阳明不降而辛金逆,郁为上热而沸涌,太阴不升而乙木陷,郁为下热而注泻,外证以弦大之脉,毫不露虚寒之形,此所以后世方书专事清凉,千手雷同,万不一生也。不知弦则为减,减则为寒,大则为芤,芤则为虚,于弦大之中而得虚寒之义,则金逆于上而寸大者,上热而非下热也,木陷于下而尺弦者,下热而非上热也。

吐衄下血二

病人面无色,无寒热,脉沉弦者,衄,烦咳者,必吐血,浮弱,手按之绝者,下血。

肝藏血而生色,面无色者,血郁欲脱,而不外华也。无寒热者,病系内伤,无外感表证也。肾脉沉,肝脉弦,脉沉而弦者,水寒不能生木,木郁于水而不升。肝肾之阴,沉实于下,不能上吸阳气,金逆而不降,故血外溢而上衄。加以烦躁咳嗽,肺胃冲逆,必吐血也。心肺之脉俱浮,浮弱而手按之绝者,金火双败,不能归根,阳气升泄而不降也。心肺之阳,虚浮于上,不能下呼阴气,木陷而不升,故血内溢而下泄。血之在下,则藏于木,血之在上,则敛于金,而总统于中。《灵枢》:中焦受气取汁,变化而赤,是谓血。其亡于吐衄者,阳明之不降也。脱于便溺者,太阴之不升也。太阴、阳明之不治,中气之败也。

衄血三

师曰:尺脉浮,目睛晕黄,衄未止。晕黄去,目睛慧了,知衄今止。

金性收敛,木性疏泄,衄血之病,木善泄而金不敛也。其原总由于土湿,土湿而阳明不降,则辛金上逆而失其收敛,太阴不升,则乙木下陷而行其疏泄。木生于水,尺脉浮者,木陷于水,郁动而欲升也。肝窍于目,目睛晕黄者,土湿而木郁也。肝主五色,入脾为黄(《难经》语)。木郁而克土,黄为土色,土败故色随木现。晕者,日外云气,围绕如环。白睛,肺气所结。手太阴从湿土化气,湿气上淫,溢于辛金之位,故白睛黄气,如日外之环晕,遮蔽阳光,黯淡不清。湿气堙郁,肺金失其降敛之性,是以病衄。晕黄既去,云雾消而天光现,故目睛慧了。此其湿邪已退,木达风清,金敛政肃,是以衄止也。

衄血四

又曰:从春至夏衄者,太阳。从秋至冬衄者,阳明。

衄者,阳经之病。《灵枢·百病始生》:卒然多食饮,则肠满。起居不节,用力过度,则络脉伤。阳络伤则血外溢,血外溢则衄血,阴络伤则血内溢,血内溢则后血。阳络者,阳经之络,即太阳、阳明之络也。少阳半表半里,阴阳相平,故无衄证(伤寒衄证,独在阳明、太阳二经)。《素问·阴阳离合论》:太阳为开,阳明为阖。开主表中之表,故春夏之衄,属之太阳。阖主表中之里,故秋冬之衄,属之阳明。

衄血五

衄家,不可发汗,汗出必额上陷,脉紧急,直视不能眴,不得眠。

此段在《伤寒·不可汗》中(《汗下忌宜》)。衄家营血上流,阳气升泄,汗之亡阳,必额上塌陷,经脉紧急,目睛直视,不能眴转,不得眠。血,所以灌经脉而滋筋膜,《素问·五脏生成论》:诸脉者,皆属于目。肝受血而能视,血随汗亡,筋脉枯燥,故脉紧直视,不能运转。阳气潜藏则善寐,阳根泄露而不藏,故不得眠。精血,阴也,而内含阳气,失精亡血之病,人知精血之失亡,而不知其所以泄者,阴中之阳气也。是以失精亡血之家,脾胃寒湿,饮食不化者,阴中之阳气败也。气,所以熏肤而充身,额上塌陷者,阳分之气脱也。

吐衄六

亡血家,不可发其表,汗出即寒栗而振。

此段见《伤寒·不可汗》中。汗酿于血而酝于气,亡血家血亡气泄,汗之再泄其气,阳亡火败,故寒栗而振摇,《经》所谓夺血者勿汗也。气,阳也,而其凉肃而降敛者,精血滋生之本也。血,阴也,而其温暖而升发者,神气化育之原也。故气降则水生,血升则火化。水盛则寒,而寒胎于肺气之凉。火旺则热,而热胎于肝血之温。亡血之家,名为亡阴,而实则亡阳,以亡其血中之温气也。再发其表,血愈泄而阳愈亡,是以寒栗而振也。

吐血七

夫吐血,咳逆上气,其脉数而有热,不得卧者,死。

吐血,咳逆上气,肺金之逆也。其脉数而身热,躁烦而不卧,则土败亡阳,拔根而外泄,无复归宿之望,是以死也。吐血之死,死于中气困败,阳泄而根断也。后世庸工,以为阴虚火旺,而用清润,其书连屋而充栋,其人比肩而接踵,遂使千古失血之家,尽死其手,此是几许痛苦(《隋书》语),不可说也。

吐血八

夫酒客咳者,必致吐血,此因极饮过度所致也。

酒之为性,善生上热,而动下湿。酒客咳者,湿盛胃逆,而肺气不降也。咳而不已,收敛失政,必致吐血。此因极饮过度,湿滋土败,肺胃冲逆所致也。人知酒为湿热之媒,不知酒后烦渴,饮冷食凉,久而脾阳伤败,必病湿寒。庸工以为积热伤阴,最误天下也。

瘀血九

病人胸满,唇痿,舌青,口燥,但欲漱水,不欲咽,无寒热,脉微大来迟,腹不满,其人言我满,为有瘀血。

胸满者,胃逆而浊阴不降也。脾窍于口,其华在唇(《素问》语)。唇痿者,脾陷而下唇不举也。心窍于舌,青为肝色,舌青者,木枯而火败也。口燥者,肺津不升也。但欲漱水,不欲咽者,口燥而胃湿也。无寒热者,非表证也。脉微大而来迟者,里阳不足,而表阳亦复不盛也。腹不满,其人言我满者,阴凝而气滞也。此为内有瘀血。盖血以阴质而含阳气,温则流行,寒则凝结。血之瘀而不行者,脏阴盛而腑阳衰,阳衰阴盛,湿旺土郁,故胃逆而胸满,脾陷而唇痿。肝主五色,而司营血,血行于脉,而脉主于心,血瘀而木郁于脉,故色见而青发于舌。厥阴以风木之气,血瘀则木遏而风动,风动而耗肺津,是以口燥而漱水。阴旺土湿,是以漱水而不咽。脏腑堙郁,中气莫运,按之虚空,而自觉壅塞,是不满而言满也。

瘀血十

病者如有热状,烦满,口干燥而渴,其脉反无热,此为阴伏,是瘀血也,当下之。

如有热状者,无热而似热也。烦满者,丁火不降则心烦,辛金不降则胸满也。口干燥渴,即上章之口燥而欲漱水也。其脉反无热者,内原无火,故脉不洪数也。此为阴气伏留,营血瘀涩,阻遏阳气,逆而不降,故见以上诸证。是瘀血也,法当下之(下瘀血汤,见妇人产后)。血之吐衄溲便,必因先瘀而不行。血已郁矣,而不亡于吐衄,则血瘀于上,不亡于溲便,则血瘀于下。瘀而不去,较之外亡者更重,不得不下也。凡惊悸、吐衄、瘀血,往往相兼而见。虚劳之家,必有惊悸、吐衄之条。惊悸皆同,而吐衄或不尽然,不知吐衄不见,则瘀血内凝矣。始若抱卵,终如怀子,环脐结硬,岁月增添,此病一成,未有长生者也。男子犹少,妇人最多。初瘀失下,后治颇难也。

吐衄十一

心气不足,吐血,衄血,大黄黄连泻心汤主之。

肺金不降,相火失敛,郁生上热,而病吐衄。热伤心气,故心气不足。大黄黄连泻心汤,泻心火以救心气,火泻而气复,则泻亦成补。亡血皆虚寒病,此用三黄者,《经》所谓急则治其标也。

大黄黄连泻心汤四十一

大黄二两　黄连一两　黄芩一两

上三味,以水三升,煮取一升,顿服之。亦主霍乱。

吐血十二

吐血不止者,柏叶汤主之。

吐血不止者,中寒胃逆,而肺金失敛也。柏叶汤,干姜温中而降逆,柏、艾、马通,敛肺而止血也。

柏叶汤四十二

柏叶三两　干姜三两　艾三把

上三味,以水五升,取马通汁一升,合煮取一升,分温再服(马通即马屎也)。

下血十三

下血,先血后便,此近血也,赤小豆当归散主之(方在狐惑)。

下血,先血而后便者,此近血,在大便之下者也。脾土湿陷,肝气抑遏,木郁风动,疏泄失藏,则便近血。赤小豆当归散,小豆利水而燥湿土,当归养血而润风木也。

下血十四

下血,先便后血,此远血也,黄土汤主之。

下血,先便而后血者,此远血,在大便之上者也。便血之证,总缘土湿木遏,风动而疏泄也。其木气沉陷而风泄于魄门,则便近血;其木气郁冲而风泄于肠胃,则便远血。黄土汤,黄土、术、甘补中燥湿而止血,胶、地、黄芩滋木清风而泄热,附子暖水土以荣肝木也。下血之家,风木郁遏,未尝不生燥热,仲景所以用胶、地、黄芩;而风木郁遏,而生燥热,全由水土之湿寒,仲景所以用术、甘、附子。盖水土温暖,乙木荣畅,万无风动血亡之理。风淫不作,何至以和煦之气,改而为燥热者哉!燥热者,水寒土湿,生气不遂,乙木郁怒而风动也。后世医书,以为肠风,专用凉血驱风之药。其命名立法,荒陋不通,至于脾肾湿寒之故,则丝毫不知,而一味凉泻。何其不安于下愚,而敢于妄作耶!

黄土汤四十三

灶中黄土半斤　甘草三两　白术三两　附子三两,炮　阿胶三两　地黄三两　黄芩三两

上七味,以水八升,煮取三升,分温三服。亦主吐衄。

金匮悬解卷九　　内伤杂病

昌邑黄元御坤载著

奔豚四章

奔豚之证,水寒土湿,而风木郁发者也。木生于水而长于土,水寒则不生,土湿则不长,生长不遂,则木郁而风动。动而不已,则土崩堤坏,而木邪奔腾,直冲于胸膈,心腹剧痛,鼻口火发,危困欲死,不可名状。病势之恶,未有若此之甚者也。而气机将作,则悸动先生。悸动者,风木之振摇也。盖惊悸、奔豚,俱缘亡阳。惊悸即奔豚之前矛,奔豚即惊悸之后劲,同声一气之邪,非有二也。其中吐衄之条,往往相兼而见。不吐衄而瘀腐,即为吐脓之证耳。大凡虚劳内伤之家,必有惊悸、奔豚之

病。奔豚或有时作止,而惊悸则无刻不然。其时常惊悸而奔豚不作者,己土未败,而风木不能遽发也。然悸动未息,则奔豚虽不发作,而发作之根,未尝不在。当其小腹硬块,岁月增长,即不必发作,而祸根已伏,不可不察也。

奔豚一

师曰:奔豚病,从少腹起,上冲咽喉,发作欲死,复还止,皆从惊恐得之。

《难经》:肾之积,名曰奔豚,发于少腹,上至心下,若豚状,或上或下无时。《伤寒·霍乱》理中丸加减:若脐上筑者,肾气动也(《伤寒》:脐下悸者,必发奔豚)。其实根原于肾而病发于肝,非纯为肾家之邪也。病从少腹而起,上于胸膈而冲于咽喉,喘呼闭塞,七窍火生。木气奔腾,势如惊豚,若胁,若腹,若心,若头,诸处皆痛,发作欲死,凶恶非常。及其气衰而还,诸证乃止。其原皆从惊恐得之。盖五脏之志,肾主恐而肝主惊,惊则气乱,恐则气下。惊恐之时,肾肝之气乱其升发之常,而为沦落之势,生气殒堕陷于重渊,日月积累,渐成硬块。《难经》以为肾积,究竟是木陷于水,而成积聚也。其结于少腹,坚硬不移者,奔豚之本。其冲于咽喉,奔突不安者,奔豚之标。其标不无燥热,而其本则全是湿寒。以少阳甲木,下行而温癸水,水暖木荣,则胆壮而不生惊恐,甲木拔根,相火升泄,肝胆皆寒,则惊恐作焉。人之仓卒惊恐,而振栗战摇者,水渐而胆寒也。

奔豚二

奔豚,气上冲胸,腹痛,往来寒热,奔豚汤主之。

奔豚之发,木贼而土败也。木邪奔发,气上冲胸,脾土被贼,是以腹痛。肝胆同气,肝气上冲,胆木不得下行,经气郁迫,故往来寒热。以少阳之经,居半表半里之间,表阳里阴,迭为胜负,则见寒热之往来。厥阴,风木之气,风动血耗,木郁热发。奔豚汤,甘草补土而缓中,生姜、半夏降胸膈之冲逆,黄芩、生葛清胆胃之郁热,芎、归、芍药疏木而润风燥,李根白皮清肝而下奔气也。

奔豚汤四十四

甘草二两,炙　半夏四两　生姜四两　芍药二两　当归二两　芎䓖二两　黄芩二两　生葛五两　甘李根白皮一升

上九味,以水二斗,煮取五升,温服一升,日三夜一服。

奔豚三

发汗后,烧针令其汗。针处被寒,核起而赤者,必发奔豚,气从少腹上冲心。灸其核上各一壮,与桂枝加桂汤主之。

此段见《伤寒·太阳》。伤寒,烧针发汗,汗后阳虚脾陷,木气不舒,一被外寒,闭其针孔,风木郁动,必发奔豚。若气从少腹上冲心胸,便是奔豚发矣。宜灸其核上各一壮,以散外邪之寒,即以桂枝加桂汤,疏风木而降奔豚也。

桂枝加桂汤四十五(方见《伤寒·太阳》)

桂枝五两　芍药三两　甘草二两,炙　大枣十二枚　生姜三两

上五味,以水七升,微火煮取三升,去滓,温服一升。

奔豚四

发汗后,脐下悸者,欲作奔豚,茯苓桂枝甘草大枣汤主之。

汗亡血中温气,木郁风动,摇荡不宁,则生振悸。轻则枝叶振惕而悸在心下,重则根本撼摇而悸在脐间。若脐下悸生,则奔豚欲作矣。苓桂甘枣汤,茯苓、桂枝泄癸水而疏乙木,甘草、大枣补脾精而滋肝血也。

茯苓桂枝甘草大枣汤四十六(方见《伤寒·太阳》)

茯苓半斤　桂枝四两　甘草二两,炙　大枣十五枚

上四味,以甘澜水一斗,先煮茯苓,减二升,内诸药,煮取三升,去滓,温服一升,日三服。

作甘澜水法:取水二斗,置大盆内,以勺扬之,水上有珠子五六千颗相逐,遂取用之。

金匮悬解卷十　　内伤杂病

昌邑黄元御坤载著

水　气三十二章

水气之病,阳衰土湿,气郁而水泛者也。或内停于脏腑,或外溢于经络,内则有气血之分,外则有风湿之辨。风湿之清浊不同,气血之上下异位,上下之界,以腰为准。腰上为阳,是谓气分;腰下为阴,是谓血分。气分之病,发其汗孔,血分之病,利其水道,而上下疏通,总以保中为主。血气轮转,血温而升则汗出,气清而降则便通。盖水病不离气,气病不离水,气水一物,以上下而异名耳。中焦气水之交,所以降气化水、升水化气之原也,未有中气不败而气水独病于上下者。治水气之病,而败中气,则人亡矣。后世庸工,加减八味之法,轻者偶服可愈,重病而久服之,以湿土而得地黄,未有不死者。俗子见其偶效,以为良方,误人甚多。八味之方,制于仲景,使其可以治水,仲景何以不用,而待下士加减乎!

水气一

师曰:病有风水,有皮水,有正水,有石水,有黄汗。

风水者,水之闭于风邪。皮水者,水之溢于皮肤。正水者,水之正病于肺肾。石水者,水之凝结于肾脏。黄汗者,水之内入于汗孔者也。

水气二

风水其脉自浮,外证骨节疼痛,恶风。皮水其脉亦浮,外证胕肿,按之没指,不

恶风,其腹如鼓,不渴,当发其汗。正水其脉沉迟,外证自喘。石水其脉自沉,外证腹满不喘。黄汗其脉沉迟,身发热,胸满,四肢头面肿,久不愈,必致痈脓。

风水者,风郁其水也。《素问·水热穴论》:勇而劳甚则肾汗出,肾汗出逢于风,内不得入于脏腑,外不得越于皮肤,客于玄府,行于皮里,传为胕肿,本之于肾,名曰风水,所谓玄府者,汗孔也。风袭皮毛,故其脉自浮。湿流关节,故骨节疼痛。病因风得,是以恶风。

皮水者,水之溢于皮肤。外与风水同处,其脉亦浮。水气泛溢,营卫郁阻,故皮肉胕肿,按之没指。不因风得,故不恶风。水胀于腹,是以如鼓。水旺土湿,是以不渴。风水、皮水,皆外在皮里,法当发汗。

正水者,水之正病于肺肾。少阴水旺,故其脉沉迟。水上连肺,气道壅遏,故外证自喘。《水热穴论》:肺者,太阴也;少阴者,冬脉也。其本在肾,其末在肺,皆积水也。故水病下为胕肿大腹,上为喘呼不得卧者,标本俱病。此水之自下而泛滥于上者。

石水者,水之凝结于肾,如石之坚。肾气实则胀,故外证腹满。上不至肺,是以不喘。

黄汗者,汗出而浴,水入汗孔,浸于经络。水旺阴盛,故其脉沉迟。水遏阳气,不得外达,故身发热。土湿胃逆,肺气不降,是以胸满。浊气上壅,故头面肿。土败不能行气于四肢,故四肢肿。久而不愈,湿郁为热,肌肉腐烂,必致痈脓也。

水气三

寸口脉沉滑者,中有水气,面目肿大,有热,名曰风水。视人之目窠上微肿,如蚕新卧起状,其颈脉动,时时咳,按其手足上,陷而不起者,风水。

寸口脉沉者,肾阴之盛。滑者,风客皮毛,水气内郁而动荡也。是为中有水气,面目肿大,身上有热,名曰风水。视人之目窠上微微壅肿,如蚕之新卧起状,其颈脉振动,时时咳嗽,按其手足上陷而不起者,是风水也(视人之目窠上至末,《灵枢·论疾诊尺篇》文。《灵枢·水胀篇》《素问·平人气象论》皆有此段,而语稍不同)。《素问·评热病论》:诸有水气者,微肿先见于目下也。水者阴也,目下亦阴也,腹者至阴之所居,故水在腹者,必使目下肿也。其气上逆,故口苦舌干,卧不得正偃,正偃则咳出清水也(此论风水,岐伯曰:病名为风水)。颈脉者,足阳明之人迎,动于结喉之旁。颈脉动,时时咳者,胃气之上逆。按其手足,陷而不起者,肿之坚厚也。

水气四

太阳病,脉浮而紧,法当骨节疼痛,反不疼,身体反重而痠,其人不渴,汗出即愈,此为风水。恶寒者,此为极虚发汗得之。渴而不恶寒者,此为皮水。身肿而冷,状如周痹,胸中窒,不能食,反聚痛,暮躁不得眠,此为黄汗。痛在骨节,咳而喘,不渴者,此为肺胀,其状如肿。发汗则愈。然诸病此者,渴而下利,小便数者,皆不可发汗。

太阳病,脉浮而紧,是伤寒之脉,法当骨节疼痛,今反不疼,身体反重著而酸,其人不渴,是非伤寒,乃水气在内,发汗则愈,此为风水也。其恶寒者,此为阳气极虚,而又发汗亡阳而得之。其渴而不恶寒者,卫阳未泄,此为皮水。若身体胕肿寒冷,状如周痹,随经脉上下而痛作,胸中窒塞,不能下食,气反聚痛于膈上,暮躁不得眠睡,此为黄汗。若痛在骨节,咳而发喘,口不渴者,此为肺胀。以湿土壅塞,肺气郁碍,故咳喘俱作。其状亦如胕肿,乃内胀而非外肿也。以上诸证,皆发汗以泄其水气则愈。然诸病此者,设若渴而下利,小便数者,津液内耗,不可发汗也。

水气五

脉浮而洪,浮则为风,洪则为气。风气相搏,风强则为瘾疹,身体为痒,痒者为泄风,久为痂癞。气强则为水,难以俯仰。风气相系,身体洪肿,汗出乃愈,恶风则虚,此为风水。不恶风者,小便通利,上焦有寒,其口多涎,此为黄汗。

脉浮而洪,浮则为风邪之外袭,洪则为卫气之内郁。风性疏泄,气性敛闭,外风与内气相搏,风泄于外,气闭于内,营郁热作,透出汗孔,而见红斑,是谓瘾疹。气之为性,愈泄则愈敛,若风强而外泄,气强而内闭,则红斑不出。其风强而气不能全闭,红斑半出,出而不透,隐见于皮肤之内,是为瘾疹。气不透出,则郁而为痒,痒者名为泄风。泄风者,风之半泄而未透也。《素问·风论》:外在腠理,则为泄风是也。泄风不愈,营血之郁热莫宣,久而肌肉腐溃,则为痂癞(义详见《风论》),《素问》名为癞风,亦曰脉风。《脉要精微论》谓脉风成为癞是也(此段,见《伤寒·脉法》)。盖肺窍于鼻,司卫气而主皮毛,卫气郁,故皮肿毛落而鼻坏,法当泄卫气之闭遏,清营血之郁热,则疮癞平矣。若气强而风不能半泄,则气闭而为水,以气为水母,气行则水行,气郁则水郁。气水鼓胀,故难以俯仰。风气抟结,两相维系,营卫郁阻,水气不行,故身体洪肿。汗出而水气外泄,肿乃愈也。恶风者,是其表气之虚,得风则卫气愈闭而病加,是以恶之,此谓风水。不恶风者,小便通利,上焦有寒,肺气不降,其口多涎,此谓黄汗。黄汗者,土湿木郁,而生下热,上原无热,惟有寒也。

水气六

趺阳脉当伏,今反紧,本自有寒,疝瘕,腹中痛,医反下之,即胸满短气。趺阳脉当伏,今反数,本自有热,消谷,小便数,今反不利,此欲作水。

趺阳脉当伏,今反紧,紧则为寒,本自当有寒,疝瘕,腹中疼痛,医不用温,而反下之,土败胃逆,即胸满而短气也。趺阳脉当伏,今反数,数则为热,本自当有内热,消谷,小便数,今反小便不利,此欲作水也。盖素有伏气者,趺阳脉亦当有伏留之象,而伏气有寒热之不同,寒伏则脉紧,此当有寒,疝瘕,腹中痛,医反下之,即胸满而短气。热伏则脉数,此当有积热,消水谷而便数,今反不利,此水谷不消,内原无热,欲作水也。

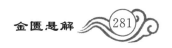

水气七

寸口脉浮而迟,浮脉则热,迟脉则潜,热潜相抟,名曰沉。趺阳脉浮而数,浮脉即热,数脉即止,热止相抟,名曰伏。沉伏相抟,名曰水。沉则络脉虚,伏则小便难,虚难相抟,水走皮肤,即为水矣。

寸口脉浮而迟,浮脉则为阳盛而上热,迟脉即为阴盛而下潜,上热与下潜相抟,是阴气不升,其名曰沉。趺阳脉浮而数,浮脉即为阴虚而上热,数脉即为阳盛而上止,上热与上止相抟,是阳气不降,其名曰伏。阴之下沉与阳之上伏相抟,则阴中无阳而水不化气,其名曰水。阴升于上,是谓清阳。水升而化阳气,故络脉充满,阴沉而不升,则络脉虚。阳降于下,是谓浊阴。气降而化阴水,故小便通利,阳伏而不降,则小便难。络脉之虚与小便之难相抟,则水不渗于膀胱而逆走于皮肤,即为水矣。抟者,合也。水病原于下寒,今阳气伏止于上而不下交,阴气沉潜于下而不上交,则水寒不能化气而水道瘀塞,络脉空虚,积水无下泄之路。盛满莫容,则避实而走虚,游溢于经络而浸淫于皮肤,必然之势也。

水气八

寸口脉弦而紧,弦则卫气不行,即恶寒,水不沾流,走于肠间。

弦为肝脉,紧为肾脉,寸口脉弦而紧,肾肝阴盛,营阴束其卫阳,卫气不行,即见恶寒。阳气颓败,阴水泛滥,停瘀而不沾流,故走于肠间,沥沥有声也。

水气九

少阴脉紧而沉,紧则为痛,沉则为水,小便即难。

少阴脉紧而沉,阴旺而水寒也。紧则寒气凝涩而为痛,沉则阴气结渐而为水,水寒木郁,膀胱不泄,小便即难也。

水气十

脉得诸沉,当责有水,身体肿重。水病脉出者,死。

脉得诸沉,阴旺水寒,不能化气,当责有水。水溢皮肤,身体肿重,是其证也。水病脉沉,若脉出者,阳根下断,升浮无归,法当死也。

水气十一

夫水病人,目下有卧蚕,面目鲜泽,脉伏,其人消渴,病水。腹大,小便不利,其脉沉绝者,有水,可下之。

目下,阳中之阴位,水气上溢,阴位先凝,故目下壅肿如卧蚕也。水气浸润,故面目鲜泽,所谓色鲜明者有留饮也(首卷《脏腑经络》语)。脉伏者,伏留而不动也。消渴者,水泛而火逆,木郁而风动也。如此,法当病水。若腹大而小便不利,其脉沉绝者,此为有水,可下之也。

水气十二

问曰:病下利后,渴而饮水,小便不利,腹满因肿者,何也? 答曰:此法当病水。

若小便自利及汗出者,当自愈。

病下利后,阳亡生湿,木郁风动,渴而饮水,小便不利,腹满因致胕肿者,此法当病水。若内而小便自利及外而汗出者,自当平愈,是以水病有发汗利水之法也。

水气十三

心水者,其身重而少气,不得卧,烦而躁,其人阴肿。

心水者,水灭火也。阴盛阳虚,故身重而少气。阳不根阴,故烦躁,不得卧寐。火种下绝,肝肾寒凝,故阴器肿大也。

水气十四

肝水者,其腹大,不能自转侧,胁下腹痛,时时津液微生,小便续通。

肝水者,水乘木也。木郁贼土,是以腹大。肝脉自少腹而循胁肋,行身之侧,脾胀肝郁,经脉迫急,故不能转侧而胁腹时痛也。风木疏泄,故时时津液微生于上,小便续通于下也。

水气十五

肺水者,其身肿,小便难,时时鸭溏。

肺水者,水乘金也。肺主气,卫气不行,故其身肿。气生水,肺气不化,故小便难。肺为太阴,化气于湿土,下与大肠相表里,大肠燥金,亦从湿化,收敛失政,故时时鸭溏。

水气十六

脾水者,其腹大,四肢苦重,津液不生,但苦少气,小便难。

脾水者,水侮土也。脾为太阴湿土,水盛土湿,乙木不达,郁怒而贼脾土,脾气胀满,是以腹大。脾主四肢,湿流关节,故四肢苦重。木郁风动,肺津伤耗,故津液不生。脾土被贼,困乏衰倦,故苦少气。土湿木郁,不能泄水,故小便难。

水气十七

肾水者,其腹大,脐肿,腰痛,不得溺,阴下湿,如牛鼻上汗,其足逆冷,面反瘦。

肾水者,水自伤也。水盛而侮土,土湿木郁,是以腹大,脐居上下之交,中气所在,寒水侮土,中气崩溃,是以脐肿。脐肿腹大,总缘土败,所谓肾气实则胀也。腰者,肾之府,水旺木郁,陷于肾部,盘塞不舒,是以腰痛。乙木不能疏泄,故不得溺。肾开窍于二阴,前阴者,宗筋之聚,肝之所司也。水寒土湿,肝木郁陷,湿气外蒸,故阴下湿,如牛鼻上汗。肾脉自足走胸,寒水下旺,经脉不升,故其足逆冷。阳明行身之前,循面下项,阳明从燥金化气,是为燥土。水侮土败,太阴湿土之部,无不浮肿,而燥被湿夺,亦当肿及阳明之分。但阳明为三阳之长,首面又六阳之会,以燥土而居阳盛之地,是以面部不肿。阳明太阴,同主肌肉,水胜土负,肌肉消减,故面部不肿,反见其瘦也。

《素问·阴阳别论》:三阴结,谓之水。三阴者,太阴也。手太阴肺不能行水,足太阴脾不能制水，阴气凝结，是以水泛。究竟化水者脾肺，司水者肾也。然则太阴者水病之标，少阴者水病之本。手之少阴，是谓丁火，足之少阴，是为癸水，丁火不根于癸水之中，此少阴水病所由作也。水盛则灭火而侮土，火灭土败，堤防崩毁，水病既成，不可医矣。治法补火燥土，以制癸水，而横流倒注，实因水窍不开，则条达厥阴，以通疏泄之路，不易之诀也（厥阴风木，性主疏泄，汗溺皆司，汗孔尿孔，水之去路也）。

水气十八

问曰：病者苦水，面目、身体、四肢皆肿，小便不利，脉之，不言水，反言胸中痛，气上冲咽，状如炙肉，当微咳喘，审如师言，其脉何类？师曰：寸口脉沉而紧，沉为水，紧为寒，沉紧相抟，结在关元。始时尚微，年盛不觉，阳衰之后，营卫相干，阳损阴盛，结寒微动，肾气上冲，咽喉塞噎，胁下急痛。医以为留饮，而大下之，气系不去，其病不除。复重吐之，胃家虚烦，咽燥欲饮水，小便不利，水谷不化，面目手足浮肿。又与葶苈丸下水，当时如小差，食饮过度，肿复如前，胸胁苦痛，象若奔豚，其水扬溢，则咳喘逆。当先攻击冲气，令止，乃治咳，咳止，其喘自差，先治新病，病当在后。

病者苦水，面目、身体、四肢皆肿，小便不利，是水也，乃脉之，不言水，反言胸中痛，气上冲咽喉，状如炙肉，当微作咳喘，缘其寸口脉沉而紧。沉为水盛，紧为寒凝，沉紧相抟，水寒结在任脉之关元。始时病气尚微，年方盛壮，不知觉也。及乎年迈阳衰之后，营卫俱虚，两相干碍，是时阳损阴盛，关元之结寒微微动作，肾中阴气随而上冲，是以咽喉塞噎，状如炙肉。水寒木郁，故胁下急痛。医不知是结寒，以为留饮，而大下之，寒气维系而不去，其病不能除也。复重吐之，以伤胃气，胃逆而生虚烦，咽燥而欲饮水。其小便不利，前无渗泄之路，而水谷陈宿，不能腐化，水溢经络，是以面目手足浮肿。医又与葶苈丸下水，积水初下，当时如小差，遇食饮过度，伤其脾胃，水气泛滥，肿复如前。风木郁冲，胸胁苦痛，象若奔豚升突。其水邪上腾，扬溢胸膈，壅其肺气，故咳嗽喘逆俱作。治法当先攻击冲气，令止，乃后治咳，咳止，其喘自差。先治其冲气之新病，咳喘之病，当在后也（肾肝冲逆，因于下有结寒，当以温暖肾肝之药下其冲气）。

水气十九

师曰：寸口脉沉而迟，沉则为水，迟则为寒，寒水相抟，趺阳脉伏，水谷不化。脾气衰则鹜溏，胃气衰则身肿，少阳脉卑，少阴脉细，男子则小便不利，妇人则经水不通，经为血，血不利则为水，名曰血分。

寸口脉沉而迟，沉则阴盛而为水，迟则阳虚而为寒，寒水相抟，阴盛阳奔，故趺阳脉伏，水谷不化。太阴主内，脾气衰则湿旺而鹜溏，阳明主外，胃气败则阳衰而身肿，于是少阳之脉卑，相火虚而形于左关，少阴之脉细，寒水旺而现于尺中。寒气下凝,男子得此,则小便不利,妇人得此,则经水不通。经水为血,血原于肾而藏于肝,水暖木荣,则血流而水利,水寒木郁,则血瘀而水凝。缘血中温气,实胎君火,火败血瘀,水病必作,故经脉不利则为水。寸口主血,此以血分之寒而病水,根起于下焦者也。

水气二十

师曰:寸口脉迟而涩,迟则为寒,涩为血不足。趺阳脉微而迟,微则为气,迟则为寒。寒气不足则手足逆冷,手足逆冷则营卫不利,营卫不利则腹满,胁鸣相逐,气转膀胱,营卫俱劳,阳气不通即身冷,阴气不通即骨疼,阳前通则恶寒,阴前通则痹不仁。阴阳相得,其气乃行。大气一转,其气乃散。实则矢气,虚则遗溺,名曰气分。

寸口脉迟而涩,迟则为阴盛而寒,涩则为血之不足。趺阳脉微而迟,微则为气之不足,迟则为阳虚而寒。寒旺而气血不足,则手足厥逆而寒冷。手足逆冷,则营卫凝涩而不利。营卫不利,经络壅塞,则脏腑郁遏而腹满。肝司营血而行于左胁,肺司卫气而行于右胁,中气胀满,碍左升右降之路,则两胁滞气,雷鸣相逐,下转于膀胱。营卫之气,不得顺行,逼而下转,俱致劳伤而郁结不行,堵塞膀胱注泄之路,此水病之所以作也。卫郁而阳气不通。即内陷而身冷,营郁而阴气不通,即外束而骨痛。阳欲前通而未能遽通,则寒栗而不舒,阴欲前通而未能遽通,则麻痹而不仁。必阴阳和调而相得,其气乃行(阴不乘阳,则卫气外行,阳不乘阴,则营气内行,是谓相得)。行则大气一转,膀胱之滞气乃散,散则滞气泄于二阴之窍,实则矢气于后阴,虚则遗溺于前阴,滞气泄则水道通矣。趺阳主气,此因气分之寒而病水,根原于上焦者也。二章总承以上诸水证,虽有表里之辨,脏腑之别,名目不一,证状不同,其究不过血分气分二者而已。气分之病,心肺之阳虚,血分之病,肾肝之阴盛也。血分病水,因于肾寒,血以水为母而火为子,水阴而火阳,往往下寒而上热,若气分病水,则火灭而阳亡,上下俱寒也。

水气二十一

师曰:诸有水者,腰以下肿,当利小便,腰以上肿,当发汗乃愈。

诸有水者,腰以下肿,是气鼓也。气鼓因于土湿而气陷,腰以上肿,是水胀也。水胀因于土虚而水逆。盖气中之水降,则水不上逆,水中之气升,则气不下陷。水位于下,气所化也。气清则化水,循经而降,至腰以下,而水成矣。气位于上,水所生也。水温则化气,循脏而升,至腰以上,而气成矣。气之在上,清者归于心肺而化神气,浊者外发而为汗。水之在下,精者入于肾肝而化精血,粗者外渗而为溺。其所以上下升降,化生气水者,中气之旺也。中焦气水之交,气水未分,非水非气,其象如沤。中气衰败,升降失职,气陷于下,膀胱闭癃,水窍不开,则腰以下肿,故当利水。水逆于上,玄府致密,汗孔不泄,则腰以上肿,故当发汗。腰以下肿,所谓血分

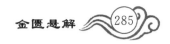

也。腰以上肿,所谓气分也。水病非一,随处异名,约而言之,气分血分尽之矣。

水气二十二

风水,脉浮身重,汗出恶风者,防己黄芪汤主之(方在《湿病》)。腹痛者,加芍药。

此段见《湿病》。风水,脉浮身重,汗出恶风者,窍闭汗回,浸淫经络,是谓风水。风性发扬,是以脉浮。水性沉著,是以身重。风性疏泄,是以汗出。病因风得,是以恶风。防己黄芪汤,术、甘燥土而补中,黄芪益卫以发表,防己利水而泄湿也。土湿木郁,肝气贼脾,则病腹痛,芍药泄木而清风也。

水气二十三

风水恶风,一身悉肿,脉浮不渴,续自汗出,无大热,越婢汤主之。

风水恶风,一身悉肿者,水胀于经络也。续自汗出,无大热者,表郁热作,热蒸于内,风泄于外,是以汗出,而泄之未透,故外无大热。越婢汤,麻黄、石膏发表而清热,姜、甘、大枣补土而和中也。

越婢汤四十七

麻黄六两　石膏半斤　甘草二两　大枣十五枚　生姜三两

上五味,以水七升,先煮麻黄,去上沫,内诸药,煮取三升,分温三服。恶风,加附子一枚。风水,加白术四两。

水气二十四

皮水为病,四肢肿,水气在皮肤中,四肢聂聂动者,防己茯苓汤主之。

阳受气于四肢,皮水为病,阳衰湿旺,故四肢肿。水气在皮肤中,木郁风动故四肢聂聂动摇。防己茯苓汤,黄芪、桂枝发营卫而达木郁,苓甘、防己,培中土而泄水气也。

防己茯苓汤四十八

防己三两　茯苓六两　黄芪三两　桂枝三两　甘草二两

上五味,以水六升,煮取二升,分温三服。

水气二十五

厥而皮水者,蒲灰散主之(方在消渴)。

水在皮肤,阻遏阳气,不能四达,故四肢厥冷。蒲灰散,蒲灰、滑石利水而泻湿也。

水气二十六

里水者,一身面目黄肿,其脉沉,小便不利,故令病水。假如小便自利,此亡津液,故令渴,越婢加术汤主之。

里水者,土湿木郁,浸淫经络,故一身面目黄肿,缘木主五色,入土化黄故也。木气过陷,故其脉沉,疏泄不行,故小便不利。膀胱闭癃,湿无泄路,故令病水。假

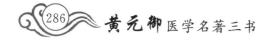
令小便自利,是风动而行。疏泄,津液耗伤,故令发渴。越婢加术汤,甘草、大枣和中而辅土,石膏清金而泄热,白术燥土而生津海,麻黄发汗以泄水湿也。盖湿淫之病,善伤津液,以其木郁风动,疏泄失藏故也。白术气味淳厚,能燥土,亦能生津,湿证发渴之灵丹也。

越婢加术汤四十九

麻黄六两　　石膏半斤　　生姜三两　　甘草二两　　大枣十二枚　　白术四两

上六味,以水六升,先煮麻黄,去上沫,内诸药,煮取三升,分温三服。

水气二十七

里水,越婢加术汤主之,甘草麻黄汤亦主之。

里水,越婢加术汤,主小便自利而渴者;甘草麻黄汤,主小便不利而无渴者,皆用麻黄,使里水化汗而外泄也。

甘草麻黄汤五十

甘草二两　　麻黄四两

上二味,以水五升,先煮麻黄,去上沫,内甘草,煮取三升,温服一升,重覆汗出。不汗,再服。慎风寒。

水气二十八

水之为病,其脉沉小,属少阴,浮者为风,无水虚肿者,为气水,发其汗即已,脉沉者,宜麻黄附子汤,脉浮者,宜杏子汤。

水之为病,其脉沉小,属之少阴,肾脉沉小也。浮者为风,风性发扬也。无水虚肿者,名为气水,其实是气,而非水也。凡此诸证,发其汗即已,但脉有浮沉,则药有温清之不同耳。脉沉者,宜麻黄附子汤,温中下而发表,浮者,宜杏子汤,清中上而发表也。

麻黄附子汤五十一(方见《伤寒·少阴》)

即麻黄附子甘草汤,而分两不同。

麻黄三两　　甘草二两　　附子一枚,炮

上三味,以水七升,先煮麻黄,去上沫,内诸药,煮取二升半,温服八合,日三服。

杏子汤五十二(方见《伤寒·太阳》)

原方缺载,取《伤寒》麻杏石甘汤补。

杏子五十枚　　麻黄四两　　石膏半斤,碎,绵裹　　甘草二两,炙

上四味,以水七升,煮麻黄,减二升,去上沫,内诸药,煮取二升,去滓,温服一升。

水气二十九

问曰:黄汗之为病,身体肿,发热汗出而渴,状如风水,汗沾衣,色正黄如柏汁,脉自沉,何从得之?师曰:以汗出入水中浴,水从汗孔入得之,宜黄芪芍药桂酒汤

主之。

黄汗为病,身体浮肿,发热汗出而渴,状如风水,汗沾衣上,色正黄如柏汁。此以汗出入水,水从汗孔入里,浸淫经络,阻其营卫,卫郁而为肿,营郁而为热。经热郁蒸,泄而为汗,肌肉滋湿,汗色正黄。缘脾为湿土,而主肌肉,土湿木郁,则发黄色,木主五色,入土化黄故也。木郁风动,是以发渴。木气遏陷,是以脉沉。黄芪芍药桂酒汤,黄芪、桂枝行营卫之郁遏,芍药、苦酒泄经络之瘀热也。

黄芪芍药桂酒汤五十三

黄芪五两　芍药三两　桂枝三两

上三味,以苦酒一升,水七升,相合,煮取三升,温服一升。当心烦,服至六七日乃解。若心烦不止者,以苦酒阻故也。苦酒,即醋也。

水气三十

黄汗之病,两胫自冷,假令发热,此属历节,食已汗出,又身常暮盗汗出者,此营血也。若汗出已,反发热者,久之其身必甲错,发热不止者,必生恶疮。若身重,汗出已辄轻者,久之必身瞤,瞤即胸中痛,又从腰以上必汗出,下无汗,腰髋弛痛,如有物在皮中状,剧者不能食,身疼重,烦躁,小便不利,此为黄汗,桂枝加黄芪汤主之。

黄汗之病,经热内郁,而不外达,故两胫自冷。假令发热,是寒湿格其阳气,外热内寒,此属历节。黄汗外冷内热,食后水谷未消,中气胀满,经热愈郁,皮毛蒸泄,是以汗出。又常暮盗汗出者,此卫气不敛,营血之外泄也。若汗出之后,反更发热者,经热不为汗减,久而营血瘀蒸,不能外华,皮腠肌肤枯涩,必生甲错。发热不止,血肉腐溃,必生恶疮。若身体沉重,汗后辄轻者,湿随汗泄,暂时轻松,久而汗夺血虚,木枯风作,必生瞤动,瞤即风木郁冲,胸中疼痛。风木升泄,故汗出腰半以上。风木郁勃,经络鼓荡,故腰髋弛痛,如有物在皮中。湿遏经络,故身体疼重,烦躁。湿旺木郁,故小便不利。此为黄汗,宜桂枝加黄芪汤,姜、甘、大枣培土而和中,芍药、桂枝通经而泄热,黄芪助卫气以达皮毛。辅以热粥,而发微汗,以泄经络之郁热也。

桂枝加黄芪汤五十四

桂枝三两　芍药三两　甘草二两　大枣十二枚　生姜三两　黄芪二两

上六味,以水八升,煮取三升,温服一升,须臾食热稀粥一升余,以助药力,覆取微汗。若不汗,更服。

水气三十一

气分,心下坚,大如盘,边如旋杯,桂甘姜枣麻附细辛汤主之。

气分,清阳之位,而浊气痞塞,心下坚,大如盘,边如旋杯,此下焦阴邪逆填阳位,必缘土败而水侮也。桂甘姜枣麻附细辛汤,甘枣培其土虚,附子温其水寒,麻黄泄其滞气,姜、桂、细辛降其浊阴也。

桂甘姜枣麻附细辛汤五十五

桂枝三两　生姜三两　甘草二两　大枣十二枚　麻黄二两　附子一枚,炮
细辛二两

上七味,以水七升,先煮麻黄,去上沫,内诸药,煮取二升,分温三服。当汗出,
如虫行皮中,即愈。

水气三十二

心下坚,大如盘,边如旋杯,水饮所作,枳术汤主之。

心下坚,大如盘,边如旋杯,此缘水饮所作,以水旺土湿,胃气上逆,壅阻胆经下
行之路,因而痞结心下,坚硬不消。枳术汤,枳实泄水而消痞,白术燥土而补中也。

枳术汤五十六

枳实七枚　白术二两

上二味,以水五升,煮取三升,分温三服。腹中软,即当散也。

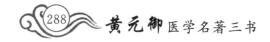

金匮悬解卷十一　内伤杂病

昌邑黄元御坤载著

消渴小便不利淋十三章

消渴、癃淋者,皆厥阴之病也。厥阴风木之气,性主疏泄,泄而不藏,津液失亡,
则为消渴。泄而不通,川渎瘀塞,则为癃淋。其标是燥,其本则湿。消渴者,肺胃之
燥也。癃淋者,肝脾之湿也。燥胜其湿,则有消而无淋。湿胜其燥,则有淋而无消。
燥湿相敌,上下不交,则消见于上,淋见于下,上下之机缄,总在乎厥阴。有合病者,
有分病者,其分合之概,则有消渴也,有消渴而小便不利也,有消渴而小便反多也,
有小便不利也,有淋也,有淋而消渴也。病机非一,而厥阴为病则一。缘厥阴乙木,
位居水火之中,火盛于上,则风木疏泄而病消渴,水盛于下,则风木郁遏而病癃淋,
无异故也。

消渴一

厥阴之为病,消渴,气上冲心,心中疼热,饥而不欲食,食则吐蛔,下之利不止。

此段见《伤寒·厥阴》。厥阴之经,以风木而胎君火,肝藏血而心藏液,病而风
动火炎,血液耗伤,津亡肺燥,则生消渴。风木不舒,奔腾击撞,故气上冲心,心中疼
热。木郁克土,饮食不消,故胃口虽饥而腹不欲食。木郁蛊化,是生蛔虫。食下不
消,必复呕出,蛔随呕上,故食则吐蛔。下之脾败肝郁,风木疏泄,故下利不止。厥

阴不病则已,病则必见诸证,外感内伤,无有不然。后世粗工不解,以为伤寒之病,《金匮》此条,系后人误从《伤寒》采入。是于伤寒、杂病一丝不晓,何敢妄言无忌,一至于此。

消渴二

寸口脉浮而迟,浮即为虚,迟即为劳,虚即卫气不足,劳则营气竭。趺阳脉浮而数,浮即为气,数即消谷而大便坚,气盛则溲数,溲数即坚,坚数相抟,即为消渴。

寸口脉浮而迟,浮即为表气之虚弱,迟即为里气之劳伤,表阳虚弱,则卫气不足,里阴劳伤,则营血枯竭。趺阳脉浮而数,浮则为阳气之盛,数即为消谷而大便坚,阳气盛则溲溺数,溲溺数则大便坚。大便之坚与小便之数相合,津液渗泄,即为消渴。盖消渴之病,在胃不在脾。《素问·阴阳别论》:二阳结,谓之消。二阳者,阳明也。手阳明以燥金主令,金燥则消水而便坚;足阳明从燥金化气,土燥则消谷而溲数。消渴者,手足阳明之合气,而燥结于肠胃者也。太阴行气于三阴,脉候于寸口,阳明行气于三阳,脉候于趺阳。太阴主升,阴中之阳,升于脉络,则经气旺;阳明主降,阳中之阳,降于肠胃,则腑气旺。太阴虚而经中之气衰,是以寸口浮迟,卫气不足而营气消竭。此以虚劳伤其营卫,营卫耗弱,乃发热作渴之原,《伤寒》所谓诸弱发热,弱者必渴是也。阳明盛而腑中之气旺,是以趺阳浮数,戊土溲数而庚金便坚。此以燥热烁其津液,津液枯涸及消谷引饮之根。故消渴之病,太阴衰而阳明盛,经气虚而腑气实,所谓壮火之食气者也。

消渴三

趺阳脉数,胃中有热,即消谷引饮,大便必坚,小便即数。

趺阳脉数,则胃中有热,胃热即善饥善渴,消谷而引饮。谷消水化,中气有余,则谷传于后而大便必坚,水渗于前而小便即数。便坚溲数,土金俱燥,是以消渴也。

淋四

淋之为病,小便如粟状,少腹弦急,痛引脐中。

淋之为病,溺孔艰涩,如粟粒阻梗而不利也。乙木郁陷,故少腹弦急。肝气贼脾,故痛引脐中。土升则木达,水寒土湿,脾气下陷,乙木抑遏,不能上达,郁怒而贼己土,是以少腹弦急而痛引脐中也。膀胱者,州都之官,津液藏焉,气化则能出。盖化水者,肺金也。泄水者,肝木也。土湿则金逆于上,不能化水,木陷于下,不能泄水,小便所以不利也。木以疏泄为性,土湿木郁,疏泄不行,而强欲泄之。愈泄则愈梗,愈梗则愈泄,是以频数而痛涩。温气遏陷,郁而为热,是以黄赤而闭癃。此与痢家之坠痛一理,痢病于后而淋病于前也。其燥热在肝而湿寒在脾,后世庸工,专以寒泄而治淋痢,杀人多矣。

淋五

淋家,不可发汗,发汗则必便血。

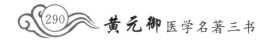

淋家土湿木郁,怒生风燥,汗之再亡血中温气,风木愈郁,疏泄失藏,必便血也。此段见《伤寒·不可汗》中。

消渴六

渴欲饮水,口干舌燥者,白虎加人参汤主之(方见暍病)。

此段见《伤寒·阳明》。渴欲饮水,口干舌燥者,金被火刑,热伤肺气,不能化生津液,泽脏腑而润口舌也。白虎加人参汤,知母、石膏泄热而清金,参、甘、粳米益气而培土,土旺金生,气充津化,解渴除烦之圣法也。

消渴七

渴欲饮水不止者,文蛤散主之。

渴欲饮水不止者,水盛土败,火升而刑金也。文蛤散利水而泄湿,止渴而清烦也。《伤寒》:意欲饮水,反不渴者,服文蛤散。若不差者,与五苓散。文蛤散证即五苓散证之轻者。上燥下湿,故意欲饮水,而反不渴,其渴欲饮水不止,实非真渴也。

文蛤散五十七(方见《伤寒·太阳》)

文蛤

上一味,杵为散,以沸汤五合和服方寸匕。

消渴八

渴欲饮水,水入则吐者,名曰水逆,五苓散主之(方见"痰饮")。

此段见《伤寒·太阳》。渴欲饮水,水入则吐者,以有停水在内,两水莫容,是以吐出。五苓散,二苓、泽泻利水而泄湿,白术、桂枝燥土而疏木也(方见"痰饮")。

消渴小便不利九

脉浮,小便不利,微热消渴者,宜利小便发汗,五苓散主之(方见"痰饮")。

此段见《伤寒·太阳》。脉浮,小便不利,微热消渴者,湿盛于下,火升而不降也。宜利小便以泄下焦之湿,发汗以泄上焦之湿。五苓散上下渗泄,使湿淫尽化汗溺而去,湿盛发渴之神方也。人参白虎证,是燥盛作渴。文蛤、五苓、猪苓证,是湿盛作渴。

消渴小便不利十

脉浮发热,渴欲饮水,小便不利,猪苓汤主之。

此段见《伤寒·阳明》。湿盛于下,阳气郁格,故脉浮发热。湿旺木郁,风燥亡津,故渴欲饮水。木郁不能泄水,故小便不利。猪苓汤,二苓、滑、泽利水而泄湿,阿胶滋木而清风也。

猪苓汤五十八(方见《伤寒·阳明》)

猪苓一两　　茯苓一两　　泽泻一两　　滑石一两　　阿胶一两

上五味,以水四升,先煎四味,取二升,去滓,内阿胶,烊消尽,温服七合,日三服。

消渴十一

男子消渴，小便反多，以饮一斗，小便一斗，肾气丸主之。

凡消渴之病，率小便不行，缘土湿木遏，郁生风燥，上而津液损耗，则为消渴，下而疏泄不行，则小便不利。男子消渴，而小便反多者，乙木善泄而癸水失藏也。小便之通塞，司于膀胱，而膀胱之开阖，职在三焦。《灵枢·本输》：三焦者，入络膀胱，约下焦，实则闭癃，虚则遗溺。以水性下润而火性上炎，水欲降而火升之，则溲溺不至遗失，故三焦之火，能约小便。夫水性善藏，火性善泄。《素问·灵兰秘典》：膀胱者，州都之官，津液藏焉，气化则能出矣。三焦者，决渎之官，水道出焉（火盛土燥，则肺气降洒而化水。火旺水暖，则肝气升达而水泄。水土温燥，金生木泄，皆三焦之力也）。膀胱主藏，三焦主出，乃火实而水虚，反闭癃而不出，火虚而水实，反遗溺而不藏，此何以故？盖蛰藏者，肾之能也。传输者，膀胱之事也。火藏于肾则水道清利而不塞（癸水温暖，则乙木荣畅，善于泄水），火泄于膀胱则水府热塞而不通，所谓实则闭癃者，三焦之火不藏于肾而泄于膀胱也。夫三焦之火，本藏于肾，今何缘而泄于膀胱？则厥阴之咎也。以肾主蛰藏，肝主疏泄，水中之火旺，藏于少阴，是为肾气。肾气温暖，木荣风静，则癸水善藏而木不能泄。肾气渐寒，木郁风作，则乙木善泄而水不能藏。风木疏泄，必由水寒，而寒有微甚之差，则泄有通塞之殊。其肾水微寒而相火未至极衰，则木陷于水而生下热，泄而不通，乃病淋涩，所谓实则闭癃者，木愈泄而水愈藏也。其肾水极寒而相火不存微焰，则木郁于水而无下热，泄而不藏，乃病注倾，所谓虚则遗溺者，水莫藏而木善泄也。

消渴者，厥阴风木之病。厥阴母水而子火，病则风木疏泄，火不归根，下寒而上热。上热则善渴，故饮水一斗；下寒则善溲，故小便一斗。《诊要经终论》：厥阴终者，中热而善溺是也。而木郁风动之由，全因土湿。土湿之故，全以水寒。水寒者，肾气之败也。肾气丸，附子、桂枝温肾气而达木，茱萸、薯蓣敛肝气而摄水，茯苓、泽泻渗己土而泄湿，地黄、丹皮滋乙木而清风也。

肾气丸五十九

附子一两　桂枝一两　薯蓣四两　山茱萸四两　茯苓三两　泽泻三两　丹皮三两　干地黄八两

上八味，末之，炼蜜和丸，梧子大，酒下十五丸，日再服。

消渴小便不利十二

小便不利者，有水气，其人若渴，栝蒌瞿麦丸主之。

小便不利者，内有水气，在下郁其乙木。其人若渴，是寒湿格其君相之火，上烁肺津也。栝蒌瞿麦丸，瞿、苓、附子泄水而温肾寒，茱萸、栝蒌敛金而清肺燥也。此与肾气丸证，皆上有燥热，下有湿寒，彼则小便反多，此则小便不利。缘彼无水气，则上燥偏多，此有水气，则下湿偏盛。燥多则风木上达而善泄，湿多则风木下郁而

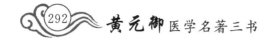

不能泄也。

栝蒌瞿麦丸六十

栝蒌根二两　薯蓣三两　瞿麦一两　茯苓三两　附子一枚，炮

上五味，末之，炼蜜和丸，梧子大，饮服二丸，日三服。不知，增至七八丸，以小便利，腹中温为知。

小便不利十三

小便不利，蒲灰散主之，滑石白鱼散、茯苓戎盐汤并主之。

小便不利，以土湿木遏，郁而生热，热传己土，而入膀胱，是以小便黄赤。黄者，湿土之下传。赤者，君火之下郁也（君火胎于乙木，故木郁则生下热）。木气遏陷，泄而不通，故水道淋涩。蒲灰散，蒲灰咸寒而通淋涩，滑石淡渗而泄湿热也。滑石白鱼散，滑石渗湿而泄热，白鱼、发灰利水而开癃也。茯苓戎盐汤，苓、术燥土而泄湿，戎盐利水而清热也。

蒲灰散六十一

蒲灰七分　滑石三分

上二味，杵为散，饮服方寸匕，日三服。

滑石白鱼散六十二

滑石一斤　白鱼一斤　乱发一斤，烧

上三味，杵为散，饮服方寸匕，日三服。

茯苓戎盐汤六十三

茯苓半斤　白术二两　戎盐即青盐，弹丸大一枚

上三味，先将茯苓、白术煎成，入戎盐，再煎，分温三服。

金匮悬解卷十二　内伤杂病

昌邑黄元御坤载著

黄　疸二十三章

黄疸者，水旺土湿，外感风邪，湿郁为热，传于膀胱者也。水土合邪，法当利水而燥土，但高低不同，表里攸判。其表在经络，发其汗孔，里在膀胱，利其小便，高在上脘，吐其败浊，低在下脘，下其陈菀，四路清泄，黄疸无余矣。第黄生于土湿，湿原于阳虚，其小便清白，腹满欲利者，是湿寒之黄也。湿热者，黄疸之标证。湿寒者，黄疸之本色也。湿寒之黄，仲景未尝立法，然痉湿暍中桂、附、术、甘诸方，具在推而

扩之，附子、真武、茯苓四逆，亦何非湿寒之法也。读者变通而化裁之，法不可胜用矣。慎勿株守栀子大黄一法，以概寒热无定之黄疸也。

黄疸一

寸口脉浮而缓，浮则为风，缓则为痹，痹非中风。四肢苦烦，脾色必黄，瘀热以行。

寸口以候三阴，寸口脉浮而缓，浮则为表中于风，缓则为肌肤之痹，是为风痹，非中风也。风痹于表，则四肢苦烦，脾色必黄，瘀热以行。盖脾为湿土，其色为黄，脾气内遏，不得四达，故湿瘀为热，黄色外发。四肢秉气于脾，脾病不得行气于四肢，故四肢烦生。《素问·平人气象论》：溺黄赤，安卧者，黄疸。目黄者，曰黄疸。《灵枢·论疾诊尺》：身痛而色微黄，齿垢黄，爪甲上黄，黄疸也。黄疸者，土湿而木郁，木主五色，入土则化黄。溺者，肝木之疏泄。目者，肝木之开窍。爪甲者，筋之余，肝木之主司。安卧者，脾之倦。肝木之伤克，风木不郁，不成黄疸也。

黄疸二

趺阳脉紧而数，数则为热，热则消谷，紧则为寒，食即为满，尺脉浮为伤肾，趺阳脉紧为伤脾，风寒相抟，食谷即眩，谷气不消，胃中苦浊，浊气下流，小便不通，阴被其寒，热流膀胱，身体尽黄，名曰谷疸。

趺阳脉以候三阳，趺阳脉紧而数，数则为热，内热则消谷，紧则为寒，内寒则不能消谷，食即为满。尺脉之浮，为风伤于肾（上章：寸口脉浮而缓，浮则为风，寸口、关上、尺中三部俱浮。其尺中之浮，乃风伤于肾），趺阳脉紧，为寒伤于脾（紧为肾脉，风邪外束，郁其肾家之寒），外风与内寒相抟，脾伤不能磨化，故食谷则头晕而目眩（水气不化，中气胀满，甲木不降，是以目眩）。谷气陈宿不消，胃中败浊，化生瘀热（趺阳脉紧而数，数则为热，热在胃也，紧则为寒，寒在脾也），浊气下流，出于溲溺，则瘀热泄矣。而水道阻梗，小便不通，又无外泄之路，其太阴、少阴，俱被寒伤，瘀热不能内入于脏，因而外入于腑，流于膀胱。膀胱之瘀热，蒸于周身，身体尽黄，名曰谷疸（胃热入于膀胱，水土合邪，湿热瘀蒸，则病黄疸）。谷疸者，胃热脾寒，谷气不消之所致也。

黄疸三

阳明病，脉迟者，食难用饱，饱则发烦头眩，小便必难。此欲作谷疸，虽下之，腹满如故，所以然者，脉迟故也。

此段见《伤寒·阳明》。阳明燥土，太阴湿土，阳旺土燥则脉数，阴旺土湿则脉迟，阳明病脉迟者，太阴盛而阳明虚也。阳衰湿旺，饮食不甘，故难以致饱。饱则脾不能化，中焦郁满，故心烦而头眩。土湿则木郁，不能疏泄，小便必难。湿无泄路，而谷气陈宿，此欲作谷疸。虽下之，而腹满如故，所以然者，以其脉迟而阴盛故也。

黄疸四

心中懊憹而热，不能食，时欲吐，名曰酒疸。

心中懊侬烦热，不能下食，时欲呕吐，名曰酒疸。酒之为性，最动下湿，而生上热。醉醒之后，往往烦渴饮冷，伤其脾阳，久而脾阳颓败，下湿愈滋，上热弥盛，遂生懊侬烦热，呕吐不食之证，将来必病酒疸。医知其上焦之湿热而昧其下焦之湿寒，凉泄不已，热未去而寒愈增，土崩阳绝，则人亡矣。酒家之病，成于饮食之生冷；酒家之命，殒于药饵之寒凉。此千古之冤枉，而人无知者，良可哀也！

黄疸五

夫病酒黄疸，必小便不利。其候心中热，足下热，是其证也。

酒疸阳败土湿，金郁于上，不能化津，木遏于下，不能泄水，必小便不利。胃逆而君火不降，则心中热。脾陷而风木不升，则足下热（木中孕火，其气本温。木陷于水，温郁为热。肝脉起于足大趾，肾脉起于足心，故足下热也）。缘其中气颓败，不能升降阴阳故也。

黄疸六

酒疸，心中热，欲吐者，吐之愈。

酒疸，心中烦热，欲作呕吐者，吐之则愈。缘其湿热郁蒸，化生败浊，浊气熏心，故欲作吐。吐其腐败，则恶心呕哕止矣。

黄疸七

酒黄疸者，或无热，靖言了了，腹满欲吐，鼻燥。其脉浮者，先吐之；脉沉弦者，先下之。

酒疸，或心中无热，靖言了了，烦乱不生，而腹满欲吐，此缘土湿而胃逆也。肺金莫降，津液不生，是以鼻燥，肺窍于鼻也。其脉浮者，浊瘀在心肺之部，当先吐之。脉沉弦者，浊瘀在肝肾之部，当先下之。以腐败郁阻，心肺不降，是以脉浮（心肺之脉浮）。肾肝不升，故脉沉弦（肾脉沉，肝脉弦）。吐下之后，腐物涌泄，则心肺下降而肾肝上升矣。

黄疸八

酒疸下之，久久为黑疸，目青面黑，心中如蒜齑状，大便正黑，皮肤爪之不仁，其脉浮弱，虽黑微黄，故知之。

酒疸下之，败其脾阳，久而寒水侮土，变为黑疸。木主五色，入土为黄，入水为黑，自入为青。肝木藏血，而华皮肤。水土温燥，乙木荣达，则五气调和，色不偏见。其一色偏呈者，一藏埋郁，而木气不达也。下后土败阳亏，水邪上凌，木郁湿土之中，则见黄色，木郁寒水之内，则见黑色，木气自郁，则见青色。肝窍于目，目青者，肝气抑郁，自现其色于本经之窍也。阳明行身之前，自面下项，面黑者，寒水风木之邪上乘戊土之位也。谷入于胃而消于脾，从土化气，故大便色黄。正黑者，水侮木贼而土败也。土生于火，木贼而土负，水胜则火熄，心中火位，而如啖蒜齑，寒水灭火，金气无制，故辛味见于心家，金味辛也。木郁血凝，不能滋荣皮肤，故皮肤枯槁，爪之不仁。阳虚而不根于下，故脉浮弱。其色虽黑，而黑中微见黄色，故知是黄疸所变化也。

黄疸九

额上黑，微汗出，手足中热，薄暮即发，膀胱急，小便自利，名曰女劳疸。腹如水状，不治。

足太阳之经，起于睛明（在目内眦），上额交巅，而后行于背，太阳寒水之气逆而不降，则额见黑色。湿气蒸泄，则微汗出。手厥阴之经，起胸中，而走掌中，脉出于劳宫（在手心中）。足少阴之经，起小指而走足心，脉出于涌泉（在足心中）。手中热者，少阳相火之陷也。少阳与厥阴为表里，故热在手心。足中热者，厥阴风木之陷也。乙木生于癸水，木陷于水，湿气下郁，故热在足心。日暮阳衰，寒湿下动，木火郁陷，是以病发。木陷于水，遏抑鼓荡，不得上达，故膀胱迫急。风木疏泄，火败水寒，蛰藏失政，故小便自利。此名曰女劳疸。女劳之家，纵欲伤精，泄其肾肝温气，水寒木枯，脾败湿作，则病黑疸。久而腹如水状，鼓胀不消，则水木为贼，而中气崩溃，不可治也。

黄疸十

师曰：病黄疸，发热烦喘，胸满口燥者，以病发时，火劫其汗，两热所得。然黄家所得，从湿得之。一身尽发热而黄，肚热，热在里，当下之。

病黄疸，发热烦喘，胸满口燥，何遽至此？此以疸病发时，原有内热，复以火劫其汗，两热相合，表里燔蒸，肺金受伤，故致于此。然黄家所以得病，从湿得之，非从热得，湿郁则为热耳。若一身尽发热而黄，肚皮又热，此湿热在里，当下之也。《灵枢·师传》：胃中热，则消谷，脐以上皮热；肠中热，则出黄如糜，脐以下皮热，即此肚热，热在里之义也。

黄疸十一

脉沉，渴欲饮水，小便不利者，皆发黄。

脉沉者，水盛而木陷也。木郁不能疏泄，则小便不利。风燥亡津，则渴欲饮水。湿热在中，而下无泄路，凡有此证，无不发黄。

黄疸十二

腹满，舌痿黄，躁不得睡，属黄家。

土郁不运，则病腹满。《素问·痿论》：治痿独取阳明。舌痿黄者，土湿胀满，阳明上逆，君火不得下降，郁于戊土之中，火土合邪，湿热熏蒸，故舌痿而发黄，黄为土色而舌为心窍也。火不根水，故躁不得睡。此属黄家也。

黄疸十三

黄疸之病，当以十八日为期，治之十日以上瘥，反剧者，为难治。

《素问·太阴阳明论》：脾者，土也。治中央，当以四时长四脏，各十八日寄治，

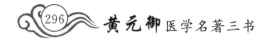
不得独主于时也。黄疸,太阴湿土之病,故以十八日为期。土气未败,治之十日以上当瘥。反剧者,土败不应常期,故为难治。

黄疸十四

疸而渴者,其疸难治;疸而不渴者,其疸可治。发于阴部,其人必呕;阳部,其人振寒而发热也。

疸而渴者,湿蒸为热,湿为阳虚,热为火盛,泄火则损其阳,补阳则益其火,故为难治。疸而不渴者,湿多热少,故为可治。发于阴部,其病在里,湿盛土郁,胃气上逆,必作呕吐。发于阳部,其病在表,湿旺经郁,风寒外袭,必发热而恶寒也。

黄疸十五

谷疸之病,寒热不食,食即头眩,心胸不安,久久发黄为谷疸,茵陈蒿汤主之。

谷疸之病,湿盛而感风寒,郁其营卫,则病寒热。湿土郁满,不甘饮食。食下不消,浊气上逆,即头目眩晕而心胸不安。久而谷气瘀浊,化而为热,热流膀胱,发为谷疸。茵陈蒿汤,茵陈利水而除湿,栀、黄泄热而清烦也。

茵陈蒿汤六十四(方见《伤寒·太阴》)

茵陈蒿六两　栀子十四枚　大黄二两

上三味,以水一斗,先煮茵陈,减六升,内二味,煮取三升,去滓,分温三服。小便当利,尿如皂角汁状,色正赤。一宿腹减,黄从小便去。

黄疸十六

酒黄疸,心中懊憹,或热痛,栀子大黄汤主之。

酒疸,心中懊憹,或生热痛,全是湿热熏冲,宫城郁塞。栀子大黄汤,栀子、香豉清热而除烦,枳实、大黄泄满而荡瘀也。

栀子大黄汤六十五

栀子十四枚　香豉一升　枳实五枚　大黄三两

上四味,以水六升,煮取二升,分温三服。

黄疸十七

黄家,日晡所发热,而反恶寒,此为女劳得之。膀胱急,少腹满,身尽黄,额上黑,足下热,因作黑疸。其腹胀,如水状,大便必黑,时溏。此女劳之病,非水也。腹满者,难治,硝矾散主之。

黄家,日晡所发热,而反恶寒,此为女劳得之。缘女劳泄其肾阳,水寒土湿,乙木遏陷,不能疏泄水道,一感风邪,卫气内闭,汗尿不行,湿无泄路,瘀蒸肌肤,而发黄色。日晡土旺之时,湿盛热发,而木郁阳陷,故足下常热,而身反恶寒。木郁水土之内,不能上达,膀胱迫急,少腹满胀,一身尽发黄色,而寒水上逆,额上独黑。久而土负水胜,黄化而黑,因作黑疸。谷滓不从土化,而从水化,大便亦黑,时时溏泄,其腹胀,如水之状。此系女劳之病,并非水也。腹胀满者,水木旺而中气败,证为难

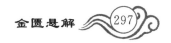

治。硝矾散,硝石清热瘀而泄木,矾石收湿淫而泄水也。

硝矾散六十六

硝石　矾石等分,烧

上二味,为散,大麦粥汁和服方寸匕,日三服。病随大小便去,小便正黄,大便正黑,是其候也。

黄疸十八

黄疸病,茵陈五苓散主之。

黄疸病,水郁土湿,茵陈泄湿而清热,五苓利水而燥土也。

茵陈五苓散六十七

茵陈蒿末十分　五苓散五分

上二味和,先食饮服方寸匕,日三服。

黄疸十九

诸黄,猪膏发煎主之。

诸黄,湿热瘀蒸,膀胱癃闭。猪膏利水而清热,发灰泄湿而开癃也。

猪膏发煎六十八

猪膏半斤　乱发如鸡子大三枚

上二味,和膏中煎之,发消药成,分再服,病从小便去。

黄疸二十

诸病黄家,但利其小便。假令脉浮,当以汗解之,宜桂枝加黄芪汤主之(方在《水气》)。

诸病黄家,皆由湿得。膀胱闭癃,湿无泄路,但当利其小便,以泻湿热,茵陈、五苓、猪膏发煎之法是也。假令脉浮,则湿在经络而不在脏腑,此当以汗解之,宜桂枝加黄芪汤,泄其营卫,以散湿邪也。

黄疸二十一

黄疸腹满,小便不利而赤,自汗出,此为表和里实,当下之,宜大黄硝石汤。

黄疸腹满,小便不利而赤,自汗出,此为表和里实,缘汗孔外泄,水道里瘀,湿不在经络而在脏腑,法当下之。大黄硝石汤,大黄、硝石泻阳明之湿热,栀子、黄柏清君相之郁火也。

大黄硝石汤六十九

大黄四两　硝石四两　栀子十五枚　黄柏四两

上四味,以水六升,煮取二升,去滓,内硝石,更煮取一升,顿服。

黄疸二十二

黄疸病,小便色不变,欲自利,腹满而喘,不可除热,热除必哕。哕者,小半夏汤主之(方在《痰饮》)。

黄疸病，小便清白，不变黄赤之色，兼自欲利，是脾肾寒湿而清气下陷也。腹满而喘，是肺肾寒湿而浊气上逆也。此虽有外热，不可除也。热除土败，寒湿愈增，胃气更逆，必发哕噫。哕者，宜小半夏汤，半夏、生姜降冲逆而止呕哕，温寒湿而行郁满也。

黄疸二十三

诸黄，腹痛而呕者，宜小柴胡汤（方在《呕吐》）。

诸黄，腹痛而呕者，甲木之贼戊土，而胃气上逆也。宜小柴胡汤，柴胡、黄芩疏甲木而泄相火，参、甘、大枣培戊土而补中气，生姜、半夏降逆气而止呕吐也。

金匮悬解卷十三　　内伤杂病

昌邑黄元御坤载著

呕吐哕下利四十九章

呕哕者，阳明胃病也。下利者，太阴脾病也。胃以下行为顺，胃气上逆，则为呕哕；脾以上行为顺，脾气下陷，则病下利，总以中气之不治也。中气者，升降脾胃之枢机。枢机不利则升降失职，而吐利乃作。此中多挟木邪，以木郁则克土，甲木逼于上，则胃气逆而吐，乙木贼于下，则脾气陷而为利。补土疏木，乃吐利之定法。土旺而木达，胆胃降则呕止，肝脾升则利止矣。

呕吐哕二十四章

呕吐一

问曰：病人脉数，数为热，当消谷引饮，而反吐者，何也？师曰：以发其汗，令阳气微，膈气虚，脉乃数。数为客热，不能消谷，胃中虚冷故也。

此段见《伤寒·太阳篇》。汗多亡阳，浊气上逆，是以呕吐。阳不归根，客居膈上，息道短促，是以脉数。膈上虽热，胃中则是虚冷，虚冷则水谷不消，而病呕吐也。

呕吐二

趺阳脉浮而涩，浮则为虚，虚则伤脾，脾伤则不磨，朝食暮吐，暮食朝吐，宿谷不化，名曰胃反。脉紧而涩，其病难治。

趺阳者，阳明胃气之所变现也。动脉在足跗上之冲阳，故曰趺阳。阳明胃气，以下行为顺，脉不应见浮涩，浮则胃气之虚而不降也。胃虚而上逆，则脾虚而下陷，陷则脾伤，脾伤不能磨化水谷，故朝食而暮吐，暮食而朝吐，宿谷不化，名曰胃反。胃反者，饮食倒上，是反顺而为逆也。紧涩者，血寒而阳陷也。脾败不磨，而脉见紧涩，水冰地坼，微阳沦陷而不升，故其病难治。

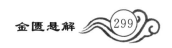

呕吐三

脉弦者,虚也。胃气无余,朝食暮吐,变为胃反。寒在于上,医反下之,令脉反弦,故名曰虚。

肝胆脉弦,弦者,木郁克土,胃阳之虚也。胃气无余,不能消谷,朝食暮吐,变为胃反。宗气衰微,寒在于上,医反下之,令土败木贼,脉反见弦,故名曰虚也。

呕吐四

寸口脉微而数,微则无气,无气则营虚,营虚则血不足,血不足则胸中冷。

寸口者,手太阴肺气之所变现也。肺主气。寸口脉微而数者,肺中宗气之虚也。水谷之化营气,行于经络,其大气之抟而不行者,积于胸中,命曰宗气。宗气者,所以贯心肺而行呼吸,营气之源也。无宗气则营气虚,营虚则血不足也。宗气之根,实本于营血,血藏于肝,而血中之温气,则化君火,气乃君火之敛降者也。营虚血少,不能化火,阳衰于上,故胸中冷。血阴也,而孕君火,其性温暖而和煦。后世但言凉血,而不知暖血,误人多矣。

呕吐五

先呕却渴者,此为欲解。先渴却呕者,为水停心下,此属饮家。呕家本渴,今反不渴者,以心下有支饮故也,此属支饮。

先呕而后渴者,积饮既去,而津亡作渴,故为欲解。先渴而后呕者,为水停心下,阻格君火,是以作渴。渴而饮水,为停水所阻,乃复吐出,此属素有积饮之家也。呕家津液失亡,本当发渴,今呕后反不渴者,以心下有支饮停留,所呕者,但是新下之水故也,此属支饮。此段见《痰饮咳嗽》中。

呕吐六

病人欲吐者,不可下之。

病人欲吐者,陈宿在上,故不可下。

呕吐七

呕家有痈脓,不可治呕,脓尽自愈。

此段见《伤寒·厥阴》。呕家而有痈脓,当令其脓从呕出,不可降逆止呕,使脓无出路。俟其脓尽痈平,则呕吐自愈矣。

哕八

哕而腹满,视其前后,知何部不利,利之则愈。

此段见《伤寒·阳明》。浊气上逆,则生呕哕。哕而腹满者,太阴之清气不升,阳明之浊气不降也。前后二阴,必有不利之部。前部不利,利其水道,后部不利,利其谷道,前后窍通,浊气下泄,则满消而哕止矣。

呕吐九

胃反呕吐者,大半夏汤主之。

胃反呕吐者,前窍短涩,后门干燥,多有粪若羊矢之证。盖手足太阳,两经同气,水谷入胃,脾阳消磨,散其精华,上归于肺,雾气化津,传于膀胱小肠,水道清通,谷道滋润,是以小便不涩,大便不干。胃反气逆,肺金莫降,津液凝瘀,化生痰涎,二阴失滋,枯涩燥结,故粪如羊矢。下窍堵塞,浊气莫泄,逆而上冲,故呕吐不止。缘其阳衰土湿,中气颓败,不能腐熟水谷,化气生津,以滋肠胃下窍,是以饮食不得顺下而逆行也。大半夏汤,人参补中气之虚,白蜜润小肠之燥,半夏降胃气之逆。中气旺而水谷消,下窍开而渣滓降,浊气不升,呕吐自止也。《阴阳别论》:三阳结,谓之膈。手足太阳,是为三阳。足太阳膀胱结则小便涩,手太阳小肠结则大便干。下窍涩结,浊气上逆,故食膈而不下,总由于阳明之阳虚。噎膈反胃颇同,反胃之病,在胃之下脘,噎膈之病,兼在胃之上脘。上脘气闭,则食不能入;下脘气闭,则入而复出。阳明之性,阳盛则开,阴盛则闭故也。

大半夏汤七十

半夏二升,洗　白蜜一升　人参三两

上三味,以水一斗二升,和蜜扬之二百四十遍,煮取二升半,温服一升,余分再服。

呕吐十

胃反,吐而渴欲饮水者,茯苓泽泻汤主之。

胃反,呕吐而渴欲饮水者,湿盛胃逆而火不根水也。以戊土上逆,降路瘀塞,君相二火,不得下蛰,逆刑辛金,是以渴生。茯苓泽泻汤,茯苓、泽泻、桂枝疏木而泄水,姜、甘、白术降逆而燥土也。

茯苓泽泻汤七十一

茯苓八两　泽泻四两　桂枝二两　生姜四两　甘草二两　白术三两

上六味,以水一斗,煮取三升,内泽泻,再煮取二升半,温服八合,日三服。

呕吐十一

吐后渴欲得水,而贪饮者,文蛤汤主之。

吐后渴欲得水,而贪饮者,吐伤胃气,湿动肺逆,郁生上热,表里无降泄之路。文蛤汤,甘草、大枣补土而益脾精,石膏、文蛤清金而泄湿热,杏、姜利气而降逆,麻黄发表而达郁也。

文蛤汤七十二

文蛤五两　麻黄三两　生姜三两　杏仁五十枚　石膏五两　甘草三两　大枣十二枚

上七味,以水六升,煮取二升,温服一升,汗出即愈。

呕吐十二

呕吐而病在膈上,后思水者,解,急与之,思水者,猪苓散主之。

病在膈上,呕吐之后,而思水饮,是病去而津亡也。其病当解,宜急与之水,以益津液。思水者,痰饮虽去而土湿犹在,渴欲饮水,恐其复致停瘀,猪苓散,二苓、白术泄湿而燥土,最为相宜也。

猪苓散七十三

猪苓　茯苓　白术等分

上三味,杵为散,饮服方寸匕,日三服。

呕吐十三

食已即吐者,大黄甘草汤主之。

食已即吐者,胃之上口,必有湿热瘀塞。大黄甘草汤,大黄泄其郁热,甘草培其中气也。

大黄甘草汤七十四

大黄四两　甘草一两

上二味,以水三升,煮取一升,分温再服。

呕吐十四

呕而脉弱,小便复利,身有微热,见厥者,难治,四逆汤主之。

此段见《伤寒·厥阴》。呕而脉弱,胃气之虚;小便复利,肾气之虚(肾司二便,寒则膀胱失约,故小便自利)。里阳虚败,加以身有微热,而见厥逆者,阴盛于内而微阳外格,故为难治。宜四逆汤,以回里阳也。

四逆汤七十五(方见《伤寒·太阴》)

甘草二两,炙　干姜一两半　附子一枚,生用

上三味,以水三升,煮取一升二合,去滓,分温再服。强人可大附子一枚,干姜三两。

呕吐十五

诸呕吐,谷不得下者,小半夏汤主之(方在《痰饮》)。

呕吐而谷不得下者,胃气上逆,浊阴不降也。小半夏汤,半夏、生姜降逆气而驱浊阴也。

呕吐十六

呕而发热者,小柴胡汤主之。

此段见《伤寒·少阳》。呕者,胆木之克胃土。甲木从相火化气,相火郁升,是以发热。小柴胡汤,参、甘、大枣补戊土而益中气,柴胡、黄芩疏甲木而清相火,生姜、半夏降浊而止呕也。

小柴胡汤七十六(方见《伤寒·少阳》)

柴胡八两　黄芩三两　半夏一升　生姜三两　人参三两　甘草三两　大枣十二枚

上七味,以水一斗二升,煮取六升,去滓,再煎取三升,温服一升,日三服。

呕吐十七

呕而肠鸣,心下痞者,半夏泻心汤主之。

寒邪冲激,则肠中雷鸣。胆胃升郁,则心下痞硬。心痞则火无降路,必生上热。半夏泻心汤,黄芩、黄连清上而泄火,姜、甘、参、枣温中而补土,半夏降逆而止呕也。

半夏泻心汤七十七(方见《伤寒·少阳》)

半夏八两,洗　黄芩三两　黄连一两　干姜三两　人参三两　甘草三两,炙
大枣十二枚

上七味,以水一斗,煮取六升,去滓,再煎取三升,温服一升,日三服。

呕吐十八

呕而胸满者,吴茱萸汤主之。

呕而胸满者,中气虚寒,胆胃泛升,浊阴填塞于膈上也。吴茱萸汤,人参、大枣补中而培土,茱萸、生姜温胃而降逆也。

吴茱萸汤七十八(方见《伤寒·阳明》)

吴茱萸一升　人参三两　大枣十二枚　生姜六两

上四味,以水五升,煮取二升,温服七合,日三服。

呕吐十九

干呕,吐涎沫,头痛者,吴茱萸汤主之。

此段见《伤寒·厥阴》。胃气上逆,浊气翻腾,则生干呕。肺气郁阻,津液凝滞,则生涎沫。浊气升填,头上壅塞,则苦头痛。肺胃上逆,根缘中下之虚寒,宜吴茱萸汤,温补中脘而降逆气也。

呕吐二十

干呕,吐逆,吐涎沫,半夏干姜散主之。

干呕,吐逆,吐涎沫,胃寒而气逆也。半夏干姜散,半夏降其逆气,干姜温其中寒也。

半夏干姜散七十九

半夏　干姜等分

上二味,杵为散,取方寸匕,将水一升半,煎取七合,顿服之。

呕吐二十一

干呕而利者,黄芩加半夏生姜汤主之。

干呕而利者,甲木之贼戊土,胃气郁遏,不能容纳水谷,故下为泻利而上为干呕。黄芩加半夏生姜汤,甘草、大枣补中气而益脾精,黄芩、芍药清甲木而泄相火,半夏、生姜降胃气而止呕吐也。

黄芩加半夏生姜汤八十(方见《伤寒·少阳》)

黄芩三两　芍药二两　甘草二两　大枣十二枚　半夏半升　生姜三两

上六味,以水一斗,煮取三升,去滓,温服一升,日再夜一服。

呕吐二十二

病人胸中似喘不喘,似呕不呕,似哕不哕,彻心中愦愦然无奈者,生姜半夏汤主之(有物无声为吐,有声无物曰哕,有物有声曰呕)。

胸中似喘似呕似哕,又复不喘不呕不哕,彻心中愦愦然烦乱而无奈者,胃气上逆,浊阴翻腾,温温泛泛,心绪作恶之象也。生姜半夏汤,降逆气而驱浊阴也。

生姜半夏汤八十一(此即小半夏汤,而分两不同)

生姜汁一升　半夏半斤

上二味,以水三升,煮半夏,取二升,内生姜汁,煮取一升半,少冷,分四服,日三夜一。呕止,停后服。

呕哕二十三

干呕哕,若手足厥者,橘皮汤主之。

干呕哕者,胃气上逆,浊气涌泛也。肺气阻滞,郁生痰涎,遏抑清阳,不得四布,故手足厥逆。橘皮汤,橘皮、生姜降冲逆而行瘀浊也。

橘皮汤八十二

橘皮四两　生姜八两

上二味,以水七升,煮取三升,温服一升,下咽即愈。

哕逆二十四

哕逆者,橘皮竹茹汤主之。

哕逆者,中虚而胃逆也。橘皮竹茹汤,参、甘、大枣补中而培土,橘、姜、竹茹降逆而止呕也。

橘皮竹茹汤八十三

橘皮二斤　竹茹二斤　生姜半斤　人参一两　甘草五两　大枣三十枚

上六味,以水一斗,煮取三升,温服一升,日三服。

下　利二十五章

下利一

下利清谷,不可攻其表,汗出必胀满。

此段见《伤寒·太阴》。下利清谷,脾阳陷败,虽有太阳表证,不可攻之。攻之汗出阳亡,清阳愈陷,浊阴愈逆,必生胀满。

下利二

下利气者,当利其小便。

下利而失气者,湿盛而气滞也。当利其小便,以渗湿邪。

下利三

夫六腑气绝于外者,手足寒,上气脚缩。五脏气绝于内者,利不禁。下甚者,手足不仁。

六腑为阳,其位在外,六腑气绝于外者,手足寒冷,喘促而上气,蜷卧而脚缩也。五脏为阴,其位在内,五脏气绝于内者,下利不禁。下甚者,神气败泄,而手足不仁。六腑以胃为主,五脏以脾为主,脾胃同主四肢,故病皆见于手足也。

下利四

下利后脉绝,手足厥冷。晬时脉还,手足温者生。脉不还者死。

此段见《伤寒·厥阴》。利后脉绝,手足厥冷,阳气败泄,危亡在目。若晬时脉还,手足温者,阳气来复,可以回生。脉不还者,阳气不复,死无日矣。

下利五

下利,手足厥冷,无脉者,灸之不温,若脉不还,反微喘者,死。

此段见《伤寒·厥阴》。下利,厥冷无脉,灸之不温与脉不还,是纯阴无阳,而反微喘者,则气不归根,必死无疑也。

下利六

少阴负趺阳者,为顺也。

少阴,肾脉。趺阳,胃脉。胃土本克肾水,而水盛反得侮土,以土生于火而火克于水,火胜则土能克水而少阴负,火败则水反侮土而趺阳负。凡病皆水胜而土负,土胜而水负者,甚少。水胜则死,土胜则生,故少阴以负趺阳为顺。仲景脉法,唐后无传,庸工下士,开滋阴补水之门,误世殃民,祸流千载。今海内医书,连床累架,皆徐世勣作无赖贼时,逢人辄杀者也。俗子诵之,以害生灵,医如猛虎,人如孤豚,诚足悲伤不可说也。

下利七

下利,脉沉弦者,下重。脉大者,为未止。脉微弱数者,为欲自止,虽发热,不死。

此段见《伤寒·厥阴》。下利,脉沉而弦者,水寒木陷,必主下重。设脉大者,是利亡肝脾之阳,木贼土败,利为未止。若脉微弱数者,是脾阳欲复,肝邪将退,为欲自止,虽外见发热,然续将内敛,不至死也。

下利八

下利,脉沉而迟,其人面少赤,身有微热。下利清谷者,必郁冒汗出而解,病人必微厥,所以然者,其面戴阳,下虚故也。

此段见《伤寒·厥阴》。下利而脉沉迟,脏阴盛而腑阳虚也。乃其人面色少赤,身有微热者,是微阳欲复,为阴邪所遏,郁于皮腠,而不能透发也。然阳郁欲发,必不终陷,顷当冲透群阴,汗出而解。但微阳孤弱,未能遽出重围,难免郁冒昏迷,而后外达皮毛耳。方其郁冒之时,病人必当微厥,所以然者,其面之少赤,是谓戴阳,戴阳者,阳根微弱而下虚故也。

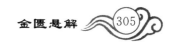

下利九

下利,有微热而渴。脉弱者,令自愈。

此段见《伤寒·厥阴》。下利,有微热而渴,是阳复矣。脉弱则木邪欲退,故令自愈。

下利十

下利,脉反弦,发热身汗者,愈。

下利,脉沉而弦者,水寒而木陷也。今弦而不沉,是乙木有升达之意,再见发热身汗,则下陷之阳,已升于上,故愈。

下利十一

下利,脉数,有微热,汗出,令自愈。设脉紧,为未解。

此段见《伤寒·厥阴》。下利,脉数而有微热,阳欲复也。汗出则阳气外达,故令自愈。设脉复紧,则阴邪闭束,阳陷而不升,为未解也。

下利十二

下利,脉数而渴者,令自愈。设不差,必圊脓血,以有热故也。

此段见《伤寒·厥阴》。下利,脉数而渴者,阳已复矣,故令自愈。设利不差,必圊脓血,以其阳复之过,而有余热以伤阴也。

下利十三

下利,寸脉反浮数。尺中自涩者,必圊脓血。

此段见《伤寒·厥阴》。下利而寸脉反见浮数,是阳复而上盛。尺中自涩者,是阴退而下虚。阳盛必俯侵阴位,郁蒸营分,而圊脓血也。

下利十四

下利,腹胀满。身体疼痛者,先温其里,乃攻其表。温里宜四逆汤,攻表宜桂枝汤。

此段见《伤寒·太阴》。下利而腹胀满,是太阴腹满自利之证也。其身体疼痛,则是太阳表证,是当先温其里,乃攻其表。温里宜四逆汤,以驱其寒;攻表宜桂枝汤,以驱其风。里温而攻表,则汗出,不虑其阳亡也。

桂枝汤八十四(方见《伤寒·太阳》)

桂枝三两,去皮　芍药三两　甘草二两,炙　大枣十二枚　生姜三两

上五味,吹咀,以水七升,微火煮取三升,去滓,适寒温,服一升。余法详见《伤寒·太阳篇》。

下利十五

下利清谷,里寒外热,汗出而厥者,通脉四逆汤主之。

下利清谷,里寒外热,手足厥逆,脉微欲绝,是少阴通脉四逆证。而厥阴风木疏泄,故有汗出之证,亦宜通脉四逆,温脏寒而通经脉也。此段见《伤寒·厥阴》。详

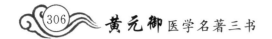

阅《伤寒》"少阴""厥阴"二篇,此段之义乃明。

通脉四逆汤八十五(方见《伤寒·少阴》)

此即四逆汤,而分两不同。

甘草二两,炙　干姜三两,强人可四两　附子大者一枚,生用

上三味,以水三升,煮取一升二合,去滓,分温再服。

下利十六

气利,诃黎勒散主之。

气利,如前法所谓下利气也。以肝脾湿陷,土气郁塞,木遏风动,疏泄不藏,而为下利。利而隧道梗涩,气块喧鸣而不调畅,是谓气利。诃黎勒散,行气滞而收滑陷也。

诃黎勒散八十六

诃黎勒十枚,煨

上一味,为散,粥饮和,顿服。

下利十七

下利,肺痛,紫参汤主之。

肺与大肠为表里,肠陷而利作,则肺逆而痛生。而肺肠之失位,缘中气之不治,脾土不升,而后肠陷,胃土不降,而后肺逆。紫参汤,甘草补中而缓急,紫参清金而破瘀,瘀开而气调,各复肺肠升降之旧,则痛定而利止矣。

紫参汤八十七

紫参半斤　甘草三两

上二味,以水五升,先煮紫参,取二升,内甘草,煮取一升半,分温再服。

下利十八

下利后更烦,按之心下濡者,为虚烦也,栀子豉汤主之。

此段见《伤寒·厥阴》。利后阳泄,不应生烦,乃更烦者,是阳复而有内热也。承气证之烦,心下硬满,是谓实烦,若按之心下濡者,是谓虚烦。缘阳复热升,熏蒸肺津,而化涎沫,心气郁阻,是以生烦。宜栀子豉汤,吐其瘀浊,以清烦热也。

栀子豉汤八十八(方见《伤寒·太阳》)

栀子十四枚,劈　香豉四合,绵裹

上二味,以水四升,先煮栀子,取二升半,内豉,煮取一升半,去滓,分二服。进一服得吐,则止。

下利十九

下利,谵语者,有燥屎也,小承气汤主之。

此段见《伤寒·厥阴》。下利,谵语者,是胆火传于胃土,胃热而有燥屎也。宜小承气汤,下其燥屎,以泄胃热。此下大承气证四章,皆少阴之负阳明,下利之顺

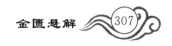

证也。

小承气汤八十九（方见《伤寒·阳明》）

大黄四两　枳实三枚，炙　厚朴二两，炙

上三味，以水四升，煮取一升二合，去滓，分温二服。得利则止。

下利二十

下利，三部脉皆平，按之心下坚者，急下之，宜大承气汤（方见《痉病》）。

此段见《伤寒·可下》中（在《汗下宜忌篇》内）。寸大于关，关大于尺，人之常也，是以三部不平。三部皆平，是乙木郁于尺中，不能上达，故尺与关平。甲木郁于关上，不能下达，故关与寸平。乙木陷则脐下胀，甲木逆则心下坚，若按之心下坚者，是甲木之逆也。戊土被迫，腑不能容，故见下利。宜大承气急下之，以清胃腑之郁热也。

下利二十一

下利，脉迟而滑者，实也。利未欲止，急下之，宜大承气汤。

此段见《伤寒·可下》中。宿食在中，阻其表气，而郁其里气，故外滑而内迟。里气郁阻，肝脾不升，故利未欲止。

下利二十二

下利，脉反滑者，当有所去，下之乃愈，宜大承气汤。

此段见《伤寒·可下》中。宿食在中。郁格阳气，不交于阴，无复阴气之翕聚，是以脉滑。

下利二十三

下利已瘥，至其年月日时复发者，以病不尽故也。当下之，宜大承气汤。

此段见《伤寒·可下》中。下利瘥后。至其从前病起之期而又发，以病根不尽故也。当下之，以绝其根。

下利二十四

热利下重者，白头翁汤主之。

此段见《伤寒·厥阴》。肝气遏陷，郁生下热，魄门重坠者，宜白头翁汤，白头翁清少阳之相火，黄连清少阴之君火，黄柏、秦皮泄厥阴之湿热也。

白头翁汤九十（方见《伤寒·厥阴》）

白头翁三两　黄连三两　黄柏三两　秦皮三两

上四味，以水七升，煮取二升，去滓，温服一升。不愈，更服。

下利二十五

下利，便脓血者，桃花汤主之。

此段见《伤寒·少阴》。久利不止，木郁血陷，寒湿腐败，风木摧剥，故便脓血。桃花汤，粳米补土而泄湿。干姜温中而驱寒，石脂敛肠而固脱也。

桃花汤九十一

干姜一两　粳米一升　赤石脂一斤,一半生用,一半筛末

上三味,以水七升,煮米熟,去滓,温服七合,内石脂末方寸匕,日三服。若一服愈,余勿服。

附　方

《外台》黄芩汤六

治干呕下利。

黄芩三两　桂枝一两　人参三两　大枣十二枚　干姜三两　半夏半斤

上六味,以水七升,煮取三升,分温三服。

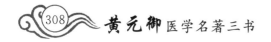

金匮悬解卷十四　内伤杂病

昌邑黄元御坤载著

痰饮咳嗽三十七章

痰饮咳嗽者,肺肾之病也,而根原于土虚。盖化水者,气也,其职在肺;化气者,水也,其职在肾。阳衰土湿,则肺失清降而气不化水,肾失温升而水不化气,于是痰饮作矣。痰饮浊瘀,肺气不布,隔碍壅阻,于是咳嗽生焉。治咳嗽者,去其痰饮。治痰饮者,培其土气。培土气者,疏木而泄水,缘水侮木贼,中气湿寒,此痰饮咳嗽所由来也。然则苓、桂、术、甘,实为痰饮主方。自此而化裁之,温凉补泄,意悉法周,虽百虑而不一致,实同归而非殊途也。后世庸工,凡临咳嗽,必用清润,至于滋湿伐阳,茫然不知,久而土崩人亡,未有幸脱者。百试不验,而千古皆同,此辈方心,不可鉴也。

痰饮一

问曰:夫饮有四,何谓也? 师曰:有痰饮,有悬饮,有溢饮,有支饮。

痰饮之处所不同,名目亦殊。义详下章。

痰饮二

问曰:四饮何以为异? 师曰:其人素盛今瘦,水走肠间,沥沥有声,谓之痰饮。饮后水流在胁下,咳唾引痛,谓之悬饮。饮水流行,归于四肢,当汗出而不汗出,身体疼重,谓之溢饮。咳逆倚息,气短不得卧,其形如肿,谓之支饮。

其人素日肌肉丰盛,今忽瘦削,此由脾虚不能化谷,食宿水停,肌肉不生也。水走肠间,沥沥有声,如此谓之痰饮,饮之行走于心下小肠之间者也。饮后水流胁下,咳唾鼓动,牵引作痛,如此谓之悬饮,饮之空悬于肝胆之经者也。饮水流行,归于四

肢,当化汗外泄,而不得汗出,水浸肢节,身体疼重,如此谓之溢饮,饮之流溢于四末者也。咳嗽气逆,倚物布息,气道短促,不得眠卧,营卫郁迫,其形如肿,如此谓之支饮,饮之支结于胆经而伤及肺脏者也(支饮或左或右,偏而不正,如树木之枝,在木干之旁。在左则右倚物息,在右则左倚物息。以足少阳之经,下胸贯膈而循胁,位在胸侧,水饮阻隔,胆经不降,逆冲肺部,肺无布息之地,故咳喘而不卧也)。

痰饮三

水在心,心下坚筑,短气,恶水不欲饮。水在肺,吐涎沫,欲饮水。水在脾,少气身重。水在肝,胁下支满,嚏而痛。水在肾,心下悸。

水在心,火败水凌,浊阴填塞,心下坚痞动筑,气息短促,恶水不欲饮。水在肺,气滞津凝,吐涎沫而欲饮水。水在脾,阳衰湿旺,少气而身重。水在肝,经气迫急,胁下支结满硬,嚏而振动,鼓冲作痛。水在肾,木郁风摇,心下动悸。盖饮食入胃,脾阳蒸动,化为精气,上归于肺。肺金清和,将此精气散布于五脏六腑、十二经络之中,而经络脏腑,皆得受气。气降则化水,水升又化气。水之在上,气方化而未盛,故气多而水少,其象如雾;气之在下,水方化而未盛,故水多而气少,其形如渎。在上之气,有清有浊,清者化而为神气,内归于心肺,浊者外泄而为汗;在下之水,有精有粗,精者化而为精血,内归于肾肝,粗者外渗而为溺。至于脾胃湿盛而阳虚,则气水不化,而凝为痰饮。痰者,气不化水,熏蒸于上而凝结者也,故其质厚。饮者,水不化气,淫泆于下而停瘀者也,故其质薄。痰饮之家,虽由于肺肾之阳虚,而实原于脾胃之湿盛。后世庸工,乃有湿痰、燥痰之说,不通矣。

痰饮四

夫心下有留饮,其人背寒冷如掌大。

心下火位,而留饮居之,是寒水之凌君火也。太阳寒水之经,行身之背,其人背后寒冷,正对心位,其大如掌也。留饮即痰饮之停留者,上自心下,下至小肠,停留不散,是谓诸饮之宗,如水木之源本也。自此而流于胁下,则为悬饮。归于四肢,则为溢饮。结于胸旁,则为支饮。是诸饮之支,如水木之支派也。

痰饮五

留饮者,胁下痛引缺盆,咳嗽则转甚。

足少阳之经,自缺盆而入胁里;足厥阴之经,自小腹而布胁肋。胁下痛引缺盆者,饮阻少阳之经,经气不舒,故痛引缺盆。咳嗽则经脉振动,是以痛甚。此饮之留于胁下而在肝胆之经者,所谓悬饮也。

痰饮六

胸中有留饮,其人短气而渴,四肢历节痛。

饮阻窍隧,肺无降路,津液凝滞,故短气而渴。湿流关节,故四肢历节而烦痛。此饮之自胸膈而流四肢,所谓溢饮也。

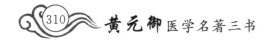

痰饮七

脉沉者,有留饮。

火浮水沉,自然之性也。

痰饮八

膈上病痰,满喘咳吐,发则寒热,背痛腰疼,目泣自出,其人振振身瞤悸,必有伏饮。

膈上痰饮阻碍,肺气壅满,喘促咳嗽,是土湿而胃逆也。一旦痰气上涌,呕吐发作,胃气逆升,则太阳不降。太阳寒水之经,经气郁遏,营卫易位,则发热而恶寒(营阴束其卫中之阳,是以发热恶寒)。太阳行身之背,逆而不降,经气壅迫,故脊背疼痛。胃逆则脾陷,肝木抑遏,陷于水位,是以腰疼(肾位于腰,是谓水位)。肝窍于目,肾主五液,入肝为泪,木郁风动,肝液升泄,故目泣自出。风木摇荡,故振振而瞤悸。如此必有伏饮,缘饮伏湿旺,土木双郁,是以见证如此。

痰饮九

夫病人饮水多,必暴喘满。凡食少饮多,水停心下,甚者则悸,微者短气。脉双弦者,寒也,皆大下后虚。脉偏弦者,饮也。

病人阳虚湿旺,火升作渴,饮水一多,不能消化,水阻肺气,必暴生喘满。凡土虚食少而饮水多者,水停心下,郁其木气,甚者木郁风动,则生瞤悸,微者肺金阻隔,必苦短气。水旺木郁,其脉必弦。弦为木气,应见于左关。若两关双弦者,是水寒土湿,木气不达,乙木郁于左关而不升,甲木郁于右关而不降,此皆大下后之虚脉。若一手偏弦者,此必饮之偏在一方,郁其木气也。盖饮泛土湿,木气必郁,生气不达,故见弦象。在左偏弦者,饮在脾土;右偏弦者,饮在胃土也(双弦者,即偏弦之重者;微则偏弦,甚则双弦,实同原也)。

痰饮十

脉弦数,有寒饮,冬夏难治。

弦数者,少阳甲木不降,相火逆升,其下必有寒饮郁格。冬时水旺下寒,阳气不升,夏而水衰。然相火升泄,下寒愈剧,皆难治也。

痰饮十一

肺饮不弦,但苦喘短气。

肺病痰饮,金能胜木,故脉不弦,但苦痰饮阻碍,喘促短气耳。

痰饮十二

支饮亦喘而不能卧,加短气,其脉平也。

支饮亦饮之偏结于肺部者,故喘不能卧。加以短气,其脉亦平而不弦也。

痰饮十三

脉浮而细滑,伤饮。

水饮在中,郁格阳气,升浮不归,故如循贯珠,累累联属,流利不停,其诊曰滑,而其中实有捍格之象。水旺阴盛,是以脉细。

痰饮十四

病痰饮者,当以温药和之。

痰饮者,水寒土湿,火冷金凉,精气堙郁所作。当以温药和之,寒消湿化,自然涣解。盖土不得火,湿气滋生,此痰饮化生之原也。土湿则上不能生金,痰凝于心胸,下不能制水,饮聚于肠胃;肺冷故气不化水,熏蒸而为痰;肾寒故水不化气,停瘀而为饮,是以当温也。

痰饮十五

心下有痰饮,胸胁支满,目眩,苓桂术甘汤主之。

心下有痰饮,停瘀胃口,土湿木郁,胆经莫降,故胸胁偏支胀满,目珠晕眩。以君相同气,甲木失根,君相飞腾,神魂浮荡,无所归宿,是以发眩。目者神魂之开窍,故眩见于目。苓桂术甘汤,术、甘补中而燥土,苓、桂泄水而疏木也。

苓桂术甘汤九十二(方见《伤寒·太阳》)

茯苓四两　桂枝三两　白术三两　甘草二两,炙

上四味,以水六升,煮取三升,分温三服。小便则利。

痰饮十六

夫短气有微饮,当从小便去之,苓桂术甘汤主之,肾气丸亦主之(方在“消渴”)。

微饮阻隔,肺金不降,是以短气。此缘土湿木郁,不能泄水,当从小便去其水饮。饮去而土燥,则肺敛而气降矣。苓桂术甘汤,术、甘补中而燥土,苓、桂泄水而疏木,可以主之。肾气丸,丹、地、苓、泽清风而泄湿,附、桂、萸、蓣暖水而荣木,亦可以主之也。

痰饮十七

病者脉伏,其人欲自利,利反快,虽利,心下续坚满,此为留饮欲去故也,甘遂半夏汤主之。

留饮在下,故脉伏而欲自利。若利反捷快,是留饮下行,肠胃滋濡也。虽水随利下,心下犹续续坚满,以水下未尽,浊阴不得遽消,然已非从前痞结之象,此为留饮欲去,故稍觉松软也。甘遂半夏汤,甘遂、半夏泄水而涤饮,甘草、芍药培土而泄木,蜂蜜滑肠而行水也。

甘遂半夏汤九十三

甘遂大者三枚　半夏十二枚,以水一升,煮取半升,去滓　芍药五枚　甘草,如指大一枚,炙

上四味,以水二升,煮取半升,去滓,以蜜半升,合药汁煎取八合,顿服之。

痰饮十八

腹满,口舌干燥,此肠间有水气,己椒苈黄丸主之。

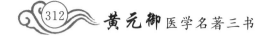

肠间有水,阻遏中气,升降不行,是以腹满。君相升逆,故口舌干燥。己椒苈黄丸,防己、椒目泄湿而行水,葶苈、大黄潜流而决壅也。

己椒苈黄丸九十四

防己　椒目　葶苈,熬　大黄各一两

上四味,末之,蜜丸如梧子大,先食饮服一丸,日三服。稍增,口中有津液。渴者,加芒硝半两。

痰饮十九

脉沉而弦者,悬饮内痛。病悬饮者,十枣汤主之。

水寒木郁,则脉沉而弦,法当悬饮在胁,咳唾引痛。病悬饮者,木旺土虚,不能行水,宜扶土而泄水。十枣汤,芫、遂、大戟决渠而泄水饮,大枣补土而保脾精也。

十枣汤九十五(方见《伤寒》)

芫花,熬　甘遂　大戟各等分

上三味,捣筛,以水一升五合,先煮肥大枣十枚,取八合,去滓,内药末,强人服一钱匕,羸人服半钱匕,平旦温服之。不下者,明日更加半钱匕。得快利后,糜粥自养。

痰饮二十

病溢饮者,当发其汗,大青龙汤主之,小青龙汤亦主之。

水归四肢,当汗不汗,而成溢饮。病溢饮者,当发其汗。其阳气郁阻而肺热者,宜大青龙汤,石膏、麻、桂清金而泄营卫,杏仁、生姜利肺而泄逆气,甘草、大枣培土而补脾精也。其阴气冲逆而肺寒者,宜小青龙汤,麻、桂、芍药发表而泄营卫,甘草、半夏补中而降胃气,姜、辛、五味温肺而下冲逆也。

大青龙汤九十六(方见《伤寒·太阳》)

麻黄六两,去节　桂枝二两,去皮　石膏如鸡子大,碎杏仁四十枚,去皮尖　生姜三两　甘草二两,炙　大枣十二枚

上七味,以水九升。先煮麻黄,减二升,去上沫,内诸药,煮取三升,去滓,温服一升,取微汗。汗多者,温粉扑之。

小青龙汤九十七(方见《伤寒·太阳》)

麻黄三两　桂枝三两　芍药三两　甘草三两,炙　半夏半升　细辛三两　干姜三两　五味子半斤

上八味,以水一斗,先煮麻黄,减二升,去上沫,内诸药,煮取三升,去滓,温服一升。

痰饮二十一

膈间支饮,其人喘满,心下痞坚,面色黧黑,其脉沉紧,得之数十日,医吐下之不愈,木防己汤主之。虚者即愈,实者三日复发。复与不愈者,宜木防己汤去石膏加

茯苓芒硝汤主之。

土湿胃逆,不能行水,故饮停胸膈,阻隔肺气,喘促壅满。胆胃填塞,甲木莫降,故盘结胃口,心下痞坚。水旺木郁,不能外华,故面色黧黑,其脉沉紧。木防己汤,人参、桂枝补中而疏木,防己、石膏泄水而清金也。邪虚者,病在膈间,得之即愈。邪实者,土湿木郁,而生下热,暂时虽愈,三日复发。复与此汤不愈者,宜木防己汤去石膏之清上,加茯苓以泄下湿,芒硝以清下热也。面色黧黑者,《灵枢·经脉》:足少阳、厥阴之经,病则面尘脱色。盖木主五色,入心为赤,入肾为黑,以肝木藏血而华色,木旺则阳火发露而光华,木枯则阴水郁埋而晦黑,木者水母而子火,火明而水黯故也。得之数十日,医吐下之不愈者,支饮黏瘀,湿热缠绵,非用防己、石膏,不能泄也。实者三日复发,以湿热在下,病根伏留而不除也。

木防己汤九十八

木防己三两　石膏鸡子大十二枚　人参四两　桂枝二两

上四味,以水六升,煮取二升,分温再服。

木防己去石膏加茯苓芒硝汤九十九

木防己三两　人参四两　桂枝二两　茯苓四两　芒硝三合

上五味,以水六升,煮取二升,去滓,内芒硝,再微煎,分温再服。微利则愈。

痰饮二十二

假令瘦人脐下有悸,吐涎沫而颠眩,此水也,五苓散主之。

瘦人气弱,不能消水,水停木郁,风动根摇,故脐下振悸。肺气不降,津液淫蒸,故涌吐涎沫。君相失根,神魂旋转,故颠冒眩晕。此缘水泛而土湿,五苓散,二苓、泽泻利水而泄湿,白术、桂枝燥土而疏木也。

五苓散一百（方见《伤寒·太阳》）

茯苓十八铢　猪苓十八铢,去皮　泽泻一两六铢　白术十八铢　桂枝半两

上五味,为末,白饮服方寸匕,日三服,多服暖水。汗出愈。

痰饮二十三

卒呕吐,心下痞,膈间有水,眩悸者,小半夏加茯苓汤主之。

卒然呕吐,心下痞闷,膈间有水,头眩心悸者,小半夏加茯苓汤,生姜、半夏降逆而止呕,茯苓泄水而消满也。

小半夏加茯苓汤百一

半夏一升　生姜半斤　茯苓四两

上三味,以水七升,煮取一升五合,分温再服。

痰饮二十四

心下有支饮,其人苦冒眩,泽泻汤主之。

饮停心下,阳不归根,升浮旋转,则生冒眩。此由土败水侮,故支饮上停。泽泻

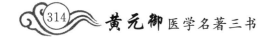

汤,白术补中而燥土,泽泻利水而排饮也。

泽泻汤百二

泽泻五两　白术二两

上二味,以水二升,煮取一升,分温再服。

痰饮二十五

呕家本渴,渴者为欲解。今反不渴,心下有支饮故也,小半夏汤主之。

呕家津液燥动,本当发渴,渴者为饮去而欲解也。今呕吐之后,反不作渴,此心下有支饮,隔阻君相之火,逆刑肺金,是以作渴,渴而饮水,不能消受,是以作呕。新水虽吐,而支饮未去,是以呕后不渴。小半夏汤,半夏、生姜降冲逆而排水饮也。

小半夏汤百三

半夏一升　生姜半斤

上二味,以水七升,煮取一升半,分温再服。

痰饮二十六

先渴后呕,为水停心下,此属饮家,小半夏加茯苓汤主之。

水停心下,火升作渴。饮而新水又停,是以作呕。

痰饮二十七

支饮胸满者,厚朴大黄汤主之。

支饮居胆肺之部,清气郁阻,胸膈壅满,此由胃土堙塞,绝其降路也。厚朴大黄汤,枳、朴降逆而消满,大黄泄胃而通瘀也。

厚朴大黄汤百四(此即小承气汤,而分量不同)

厚朴一尺　枳实四枚　大黄六两

上三味,以水五升,煮取二升,分温再服。

痰饮二十八

支饮不得息,葶苈大枣泻肺汤主之。方见“肺痈”。

支饮壅阻,肺气不得喘息,葶苈大枣泻肺汤,葶苈泻饮而利肺气,大枣补土而保脾精也。

痰饮咳嗽二十九

咳家,其脉弦,为有水,十枣汤主之。

咳家脉弦,此为有水,缘土湿木郁,是以脉弦,疏泄不行,是以有水。宜十枣汤,补土而水也。

痰饮咳嗽三十

夫有支饮家,咳烦胸中痛者,不卒死,至一百日或一岁,宜十枣汤。

咳烦胸痛者,支饮阻膈,胆肺不降也。其病虽久,而支饮未去,犹宜十枣汤也。

痰饮咳嗽三十一

久咳数岁,其脉弱者,可治;实大数者,死;其脉虚者,必苦冒,其人本有支饮在

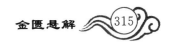

胸中故也。治属饮家。

久咳数岁，是肺胃之常逆也。其脉弱者，土金未败，犹为可治。实大数者，肺胃上逆，阳气绝根，土败于甲木，金败于相火，是以死也。其脉虚者，必苦昏冒，以其人本有支饮在胸中，格其阳气故也。治法属之饮家。

痰饮咳嗽三十二

咳逆倚息不得卧，小青龙汤主之。

咳嗽气逆，倚物布息，不得眠卧，此支饮在胸膈，气阻而不降也。小青龙汤，麻黄、桂、芍发汗而泄水，五味、姜、辛下气而止咳，甘草、半夏补中而降逆也。

痰饮咳嗽三十三

青龙汤汗已，多唾，口燥，寸脉沉，尺脉微，手足厥逆，气从少腹上冲胸咽，手足痹，其面翕热如醉状，因复下流阴股，小便难，时复冒者，与茯苓桂枝五味甘草汤，治其气冲。

青龙汤服下之后，若多唾，口燥，寸脉沉而尺脉微，手足厥逆，气从少腹上冲胸咽，是汗后亡阳而风木郁冲也。伤寒汗后阳亡，土湿水寒，木郁风动，则发奔豚，此亦奔豚之大意也。多唾口燥者，风木耗津而肺气上熏也。寸沉而尺微，上下之阳俱虚也。手足厥逆，土败而四肢失温也。气从少腹上冲胸咽，风木之上奔也。其面翕然如醉状，因复下流阴股，阳明循面下行，风木郁冲，阳明逆行，故面热，升已而降，则流于阴股。手足痹者，汗泄血中温气，经络闭塞而不行也。小便难者，土湿木郁，不能疏泄也。时复冒者，饮阻阳气，升浮无根也。此宜与茯苓桂枝五味甘草汤，治其冲气，茯苓、桂枝泄水而下乙木之冲，甘草、五味培土而降辛金之逆也。

茯苓桂枝五味甘草汤百五

茯苓四两　桂枝四两，去皮　五味子半升　甘草三两，炙

上四味，以水八升，煮取三升，去滓，分温三服。

痰饮咳嗽三十四

冲气即低，而反更咳胸满者，用桂苓五味甘草汤去桂加干姜细辛，以治其咳满。

服桂苓五味甘草后，冲气即低，而反更咳嗽而胸满者，乙木虽降，而辛金更逆也。用桂苓五味甘草去桂加干姜、细辛，利肺而降逆，以治其咳满也。

苓甘五味姜辛汤百六

茯苓四两　五味子半升　甘草三两　干姜三两　细辛三两

上五味，以水八升，煮取三升，去滓，温服半升，日三服。

痰饮咳嗽三十五

咳满即止，而更复渴，冲气复发者，以细辛、干姜为热药也，服之当遂渴，而渴反止者，为支饮也。支饮者，法当冒。冒者必呕，呕者复内半夏，以去其水。

服苓甘五味姜辛后,咳满即止。设其更觉发渴,冲气复发者,以细辛、干姜本为热药,服之热伤肺津,应当遂时作渴,津亡燥动,风木乃发。乃渴反止者,此为支饮内停也。支饮格其阳气,法当昏冒。冒者胃气升逆,必作呕吐。呕者复内半夏,以去其水饮,而止呕吐也。

苓甘五味加姜辛半夏汤百七

茯苓四两　甘草三两　五味子半升　干姜三两　细辛三两　半夏半升

上六味,以水八升,煮取三升,去滓,温服半升,日三服。

痰饮咳嗽三十六

水去呕止,其人形肿者,加杏仁主之。其证应内麻黄,以其人遂痹,故不内之。若逆而内之者,必厥。所以然者,以其人血虚,麻黄发其阳故也。

服苓甘五味姜辛半夏后,水去呕止,其人形肿者,此卫气之郁,宜加杏仁,利肺壅而泄卫郁。肿家应用麻黄,以泄卫郁,以其人服小青龙后,阳随汗泄,手足麻痹,故不内之。若逆而内之者,必手足厥冷。所以然者,以汗泄血中温气,其人阴中之阳已虚,麻黄复泄其血中之阳气故也。

苓甘五味加姜辛半夏杏仁汤百八

细辛三两　甘草三两　五味子半升　干姜三两　茯苓四两　半夏半升　杏仁半升,去皮

上七味,以水一斗,煮取三升,去滓,温服半升,日三服。

痰饮咳嗽三十七

若面热如醉,此为胃热上冲熏其面,加大黄以利之。

服小青龙后,其面翕热如醉,此胃热上冲,熏蒸其面。若服苓甘五味姜辛半杏之后,此证犹存,宜加大黄以利之,则胃热清矣。

苓甘五味加姜辛半杏大黄汤百九

茯苓四两　甘草三两　五味半升　干姜三两　细辛三两　半夏半升　杏仁半升,去皮尖　大黄三两

上八味,以水一斗,煮取三升,去滓,温服一升,日三服。

附　方

《外台》茯苓饮七

治心胸中有停痰宿水,自吐出水后,心胸间虚,气满,不能食。消痰气,令能食。

茯苓三两　人参三两　白术三两　枳实二两　橘皮二两半　生姜四两

上六味,以水六升,煮取一升八合,分温三服,如人行八九里进之。

金匮悬解卷十五　内伤杂病

昌邑黄元御坤载著

肺痿肺痈咳嗽上气十三章

肺痿、肺痈者，咳嗽上气之标；咳嗽上气者，肺痿、肺痈之本。肺痿之病，内亡津液而伤火燥；肺痈之病，外感风邪而伤湿热。溯其原委，即咳嗽上气之积渐而成者也。而咳嗽上气之由来，则因于胃气之逆也。故仲景诸方，温凉补泻，立法非一，而总以中气为主。未有土死而金生者，即未有土生而金死者。见子而顾母，仲景诸方，未尝有泻金而败土也。盖咳嗽痰喘，悉缘中气之败，后世庸工，但知清金泻火，不知照顾中气。其下者，复加以滋阴补水之药，中气沦亡，未有不死者。虚劳咳嗽，未必即死，而最难逃者，庸工之毒手。旷览夭枉，惕目惊心，天乎？人乎？不可解也。

肺痿肺痈五章

肺痿一

问曰：热在上焦者，因咳为肺痿。肺痿之病，从何得之？师曰：或从汗出，或从呕吐，或从消渴小便利数，或从便难，又被快药下利，重亡津液，故得之。曰：寸口脉数，其人咳，口中反有浊唾涎沫者何？师曰：为肺痿之病。若口中辟辟燥，咳即胸中隐隐痛，脉反滑数，此为肺痈，咳唾脓血。脉数虚者为肺痿，数实者为肺痈。

热在上焦者，因咳嗽而为肺痿。肺痿之病，由于津亡而金燥也。溯其由来，或从汗出而津亡于表，或从呕吐而津亡于里，或从消渴便数而津亡于前，或从胃燥便难，津液原亏，又被快药下利，重亡津液而津亡于后，故得之也。寸脉虚数，咳而口中反有浊唾涎沫者，此为肺痿。若口中辟辟干燥，咳即胸中隐隐作痛，脉反滑数，此为肺痈。脉数而虚者，为肺痿。脉数而实者，为肺痈。肺痿因于燥热，故脉数虚而无脓。肺痈因于湿热，故脉实而有脓也。

盖痿者，痿软而不振也。人之所以精神爽健者，肺气清也。肺热而金烁，则气耗而体倦，是以痿靡而废弛也。《素问·痿论》：肺主身之皮毛，肺热叶焦，则皮毛虚弱急薄，著则生痿躄。肺者，脏之长也，心之盖也，有所失亡，所求不得，则发肺鸣。鸣则肺热叶焦，故曰五脏因肺热叶焦，发为痿躄，此之谓也。五脏各有痿，而五脏之痿，则以肺痿为根。缘肺主气而气化津，所以浸灌五脏。五脏之气，皆受于肺，气耗而津枯，五脏失滋，是以痿也。五脏之痿，因于肺热，而肺热之由，则又原于阳明之燥,故治痿独取阳明。阳明虽化气于燥金,而燥金实受气于阳明,以金生于土故也。

肺痈二

问曰:病咳逆,脉之何以知其为肺痈? 当有血脓,吐之则死。其脉何类? 师曰:寸口脉微而数,微则为风,数则为热。微则汗出,数则恶寒。风中于卫,呼气不入。热过于营,吸而不出。风伤皮毛,热伤血脉,风舍于肺,其人则咳,口干喘满,咽燥不渴,多唾浊沫,时时振寒。热之所过,血为之凝滞,蓄结痈脓,吐如米粥,始萌可救,脓成则死。

寸口脉微而数,微则为风泄于表,数则为热郁于里。微为风泄,则窍开而汗出;数为热郁,则阴束而恶寒。风则伤卫,风愈泄而卫愈闭,呼气不能入。热则伤营,卫郁闭而营莫泄,吸气不能出也(出气为呼,风泄于外,譬犹呼气,泄而不开,是呼气不入。入气为吸,气闭于内,譬犹吸气,闭而不泄,是吸气不出)。风邪外伤其皮毛,热邪内伤其血脉。风伤皮毛,故风舍于肺,皮毛闭塞,肺气壅阻,则生咳嗽,口干喘满,咽燥不渴,多吐浊沫,时时振寒。热伤血脉,故热过于营,血脉凝滞,瘀蒸腐败,化为痈脓,痈脓蓄结,吐如米粥,始萌可救,脓成则死。盖肺痈之病,因胸膈湿盛,外感风邪,肺气壅遏,郁而为热。表则寒热交作,里则瘀浊淫蒸,营血腐烂,化而为脓,久而肺脏溃败,是以死也。

肺痿三

肺痿,吐涎沫而不咳者,其人不渴,必遗尿,小便数。所以然者,以上虚不能制下故也。此为肺中冷,必眩,多涎唾,甘草干姜汤以温之。若服汤已渴者,属消渴。

肺痿之病,金被火刑,必咳而渴,若但吐涎沫而不咳者,则其人不渴,必当遗尿而小便数。所以然者,以上虚不能制下,气不摄水故也。此为肺中寒冷,必头目眩晕,多吐涎唾。以其肺胃寒滞,阳不归根,是以发眩;气不四达,是以多涎。甘草干姜汤,甘草补中而培土,干姜温肺而降逆也。此肺痿之寒者。

甘草干姜汤百十(方见《伤寒·太阳》)

甘草四两　干姜二两,炮

上二味,㕮咀,以水三升,煮取一升五合,去滓,分温再服(原方缺载,取《伤寒》补之)。

肺痈四

咳而胸满,振寒,脉数,咽干不渴,时出浊唾腥臭,久久吐脓如米粥者,为肺痈,桔梗汤主之。

咳而胸满,振寒者,肺气郁阻,阳为阴闭也。脉数者,肺气不降,金被火刑也。咽干不渴者,咽燥而肺湿也。时出浊唾腥臭者,肺金味辛而气腥,涎痰瘀浊,郁蒸而腐化也。久而痈脓上吐,形如米粥,此为肺痈。桔梗汤,桔梗行瘀而排脓,甘草泄热而保中也。

桔梗汤百十一(方见《伤寒·少阴》)

桔梗一两　甘草二两

上二味,以水三升,煮取一升,分温再服,则吐脓血也。

肺痈五

肺痈,喘不得卧,葶苈大枣泻肺汤主之。

肺痈,喘不得卧,肺郁而气逆也。此缘土虚湿旺,浊气痞塞,腐败瘀蒸,肺无降路。葶苈大枣泻肺汤,大枣补脾精而保中气,葶苈破肺壅而排脓秽也。

葶苈大枣泻肺汤百十二

葶苈熬令黄色,捣,丸如弹子大　大枣十二枚

上先以水三升,煮枣,取二升,去枣,内葶苈,煮取一升,顿服。

咳嗽上气八章

咳嗽上气六

上气喘而躁者,为肺胀,欲作风水,发汗则愈。

咳嗽上气,喘而躁者,此为肺胀而气阻也。气为水母,此欲作风水,以风中皮毛,遏闭肺气,不能调水道而输膀胱也。《素问·五脏生成论》:咳嗽上气,厥在胸中,过在手阳明太阴。手阳明升则化气,手太阴降则化水,咳嗽上气,辛金不降,无以行水,欲作风水之兆也。发汗以泄其皮毛而消肺胀,则愈矣。

咳嗽上气七

上气,面浮肿,肩息。其脉浮大,不治。又加利尤甚。

咳嗽上气,壅于头面,是以浮肿。喘息肩摇,是谓肩息。其脉浮大者,阳根下绝,此为不治。又加下利,中气败泄,尤为甚也。

咳嗽上气八

咳而上气,此为肺胀,其人喘,目如脱状,脉浮大者,越婢加半夏汤主之。

咳而上气,此为肺气胀满,其人喘阻,肺气上冲,目如脱状,脉浮大者,是表邪外束而里气上逆也。越婢加半夏汤,姜、甘、大枣培土而和中,石膏、麻黄清金而发表,半夏降逆而下冲也。

越婢加半夏汤百十三

麻黄六两　石膏半斤　甘草二两　大枣十五枚　生姜三两　半夏半升

上六味,以水六升,先煮麻黄,去上沫,内诸药,煮取三升,分温三服。

咳嗽上气九

肺胀,咳而上气,烦躁而喘,脉浮者,心下有水,小青龙加石膏汤主之。

肺胀,咳而上气,烦躁而喘,脉浮者,此心下有水,阻隔金火降路,气阻而发喘咳,肺热而生烦躁也。小青龙加石膏汤,甘草、麻、桂补中气而泄营卫,芍药、半夏清胆火而降胃逆,姜、辛、五味下冲气而止咳喘,石膏凉肺蒸而除烦躁也。积水化汗而

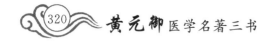

外泄,诸证自愈矣。

小青龙加石膏汤百十四

麻黄三两　桂枝三两　甘草三两　芍药三两　半夏半斤　细辛三两　干姜三两　五味半斤　石膏二两

上九味,以水一斗,先煮麻黄,去上沫,内诸药,煮取三升,强人服一升,羸者减之,日三服。小儿服四合。

咳嗽上气十

咳而脉浮者,厚朴麻黄汤主之。咳而脉沉者,泽漆汤主之。

咳而脉浮者,其病在上,是表邪外束,里气上逆,肺金郁格而不降也。厚朴麻黄汤,麻黄发表而散寒,石膏、小麦清金而润燥,朴、杏、姜、辛、半夏、五味破壅而降逆。咳而脉沉者,其病在下,是水邪上泛,相火壅阻,肺金伤克而不归也。泽漆汤,人参、甘草补中而培土,生姜、半夏降逆而驱浊,紫参、白前清金而破壅,桂枝、黄芩疏木而泄火,泽漆决瘀而泄水也(《脉法》云:浮为在表,表有寒邪,故用麻黄)。

厚朴麻黄汤百十五

厚朴五两　杏仁半升　半夏半升　干姜二两　细辛二两　五味子半升　石膏鸡子大一块　小麦一升　麻黄四两

上九味,以水一斗二升,先煮小麦熟,去滓,内诸药,煮取三升,温服一升,日三服。

泽漆汤百十六

泽漆一升,以东流水五斗,煮取一斗五升　人参三两　甘草三两　生姜五两　半夏半升　白前五两　紫参五两　桂枝三两　黄芩三两

上九味,㕮咀,内泽漆汁中,煮取五升,温服五合,至夜尽。

咳嗽上气十一

咳而上气,喉中水鸡声,射干麻黄汤主之。

风寒外闭,肺气郁阻,逆冲咽喉,泄之不及,以致呼吸堵塞,声如水鸡。此缘阳衰土湿,中气不运,一感外邪,里气愈郁,胃土上逆,肺无降路,而皮毛既合,不得外泄,是以逆行上窍,冲塞如此。射干麻黄汤,射干、紫菀、款冬、五味、细辛、生姜、半夏,下冲逆而破壅塞,大枣补土而养脾精,麻黄发汗而泄表寒也。此即伤寒齁喘之证。

射干麻黄汤百十七

射干十三枚　紫菀三两　款冬三两　五味半升　细辛三两　生姜四两　半夏半升,洗　大枣七枚　麻黄四两

上九味,以水一斗二升,先煮麻黄两沸,去上沫,内诸药,煮取三升,分温三服。

咳嗽上气十二

火逆上气,咽喉不利,止逆下气者,麦门冬汤主之。

土虚胃逆,相火莫降,刑克辛金,肺气逆冲,上窍壅塞,故火逆上气,咽喉不利。

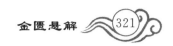

麦门冬汤,甘、枣、参、粳补中而化气,麦冬、半夏清金而降逆也。

麦门冬汤百十八

麦门冬七升　半夏一升　人参二两　甘草二两　粳米三合　大枣十二枚

上六味,以水一斗二升,煮取六升,温服一升,日三夜一服。

咳嗽上气十三

咳逆上气,时时唾浊,但坐不得眠,皂荚丸主之。

咳逆上气,时时唾浊,但能坐而不得眠,此肺气之壅闭也。皂荚丸,利气而破壅,故能主之。

皂荚丸百十九

皂荚八两,刮去皮,用酥炙

上一味,末之,炼蜜丸梧子大,以枣膏和汤,服三丸,日三夜一服。

附　方

千金生姜甘草汤八

治肺痿,咳唾涎沫不止,咽燥而渴。

生姜五两　甘草四两　人参三两　大枣十五枚

上四味,以水七升,煮取三升,分温三服。

千金炙甘草汤九

治肺痿,涎唾多,心中温温液液者。方在“虚劳”。

外台桔梗白散十

治咳而胸满,振寒脉数,咽干不渴,时出浊唾腥臭,久久吐脓如米粥者,为肺痈。

桔梗三分　贝母三分　巴豆一分,去皮,熬,研如脂

上三味,为散,强人饮服半钱匕,羸者减之。病在膈上者,吐脓;膈下者,泻出。若下多不止,饮冷水一杯,则定。

肺痈,胸胀满,一身面目浮肿,鼻塞,清涕出,不闻香臭酸辛,咳逆上气,喘鸣迫塞,葶苈大枣泻肺汤主之(此条系黄氏所缺,依《要略》本补之)。

金匮悬解卷十六　内伤杂病

昌邑黄元御坤载著

胸痹心痛短气九章

胸痹、心痛之病,浊阴逆犯清阳,责在肝肾之阴盛,心肺之阳虚,而其原,总由于

中气之败。胃逆则浊阴不降,脾陷则清阳不升,是寒水凌火,风木贼土之根本也。阳宜降也,阳中之浊气宜降而清气不宜降;阴宜升也,阴中之清气宜升而浊气不宜升。浊阴升而清阳降,则阳陷于下而阴填于上,清虚冲和之位,变而为痞满结硬之所,阴贼横逆,宫城填塞,君主失守,阳神奔败,此胸痹、心痛所由来也。失升降之职,易阴阳之部,非缘中气亏败,何至于此! 仲景于破结开痹之中而示人参一汤,所谓握要而警策者矣。

胸痹心痛一

师曰:夫脉当取太过不及,阳微阴弦,即胸痹而痛,所以然者,责其极虚也。今阳虚知在上焦,所以胸痹心痛者,以其阴弦故也。

诊脉当取其太过不及,以定虚实。寸为阳,尺为阴,寸旺于尺,人之常也。寸微是阳虚于上,尺弦是阴盛于下。弦为肝脉,应见于左关。尺弦者,水寒不能生木,木郁于水而不升也。木不升则脾必陷,肝脾所以升清阳,肝脾郁陷,清阳不升,是寸之所以微也。阳不敌阴,则阴邪上犯,浊气填塞,是以胸痹。宫城逼窄,是以心痛。所以然者,责其上焦之清阳极虚也。阳在上,今寸微阳虚,因知病在上焦。其上焦所以胸痹而心痛者,以其尺脉之弦也。阴盛而侵微阳,浊邪上而凌清位,故室塞而不开,郁冲而不宁也(此脉之不及而病虚者)。

胸痹短气二

平人无寒热,短气不足以息者,实也。

若夫平人外无寒热之表证,忽而短气不足以息者,此必隧道壅塞而不通,或有宿物阻格而不达,是实证也。实则宜泄,当以行瘀开闭之方,除旧布新之法,排决郁陈,则气降而息顺矣(此脉之太过而病实者)。

胸痹心痛短气三

胸痹之病,喘息咳唾,胸背痛,短气,寸口脉沉而迟,关上小紧数,栝蒌薤白白酒汤主之。

胸痹之病,凡喘息咳唾,即胸背疼痛,短气喘促,寸口之脉沉而迟,关上之脉小而紧数,是中气不运,浊阴上逆,气道痞塞而不通也。栝蒌薤白白酒汤,栝蒌涤瘀而清烦,薤白、白酒开壅而决塞也。

栝蒌薤白白酒汤百二十

栝蒌实一枚,捣　薤白三两　白酒七斤

上三味,同煮,取二升,分温再服。

胸痹心痛四

胸痹不得卧,心痛彻背者,栝蒌薤白半夏汤主之。

胸痹不得卧,心痛彻背者,是阴邪上填,冲逼心宫,而胸膈痹塞,气无前降之路,膈上莫容,是以后冲于脊背也。栝蒌薤白半夏汤,栝蒌涤瘀而清烦,薤白、白酒、半

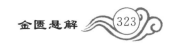

夏破壅而降逆也。

栝蒌薤白半夏汤百二十一

栝蒌实一枚,捣　薤白三两　白酒一斗　半夏半升

上四味,同煮,取四升,温服一升,日三服。

胸痹心痛五

胸痹,心中痞,留气结在胸,胸满,胁下逆抢心,枳实薤白桂枝汤主之,人参汤亦主之。

胸痹,心中痞塞,浊气留结在胸,胸膈壅闷,胁下气逆,上抢于心,是皆胆胃逆升,浊阴不降之故也。枳实薤白桂枝汤,枳、朴、薤白破壅塞而消痹结,栝蒌、桂枝涤浊瘀而下冲气也。人参汤,参、术燥土而益气,姜、甘温中而缓急,亦主治之。

枳实薤白桂枝汤百二十二

枳实四枚　厚朴四两　栝蒌一枚,捣　薤白半斤　桂枝一两

上五味,以水五升,先煮枳实、厚朴,取二升,去滓,内诸药,煮数沸,分温三服。

人参汤百二十三

人参三两　白术三两　甘草三两　干姜三两

上四味,以水八升,煮取三升,温服一升,日三服。

胸痹短气六

胸痹,胸中气塞,短气,茯苓杏仁甘草汤主之,橘枳生姜汤亦主之。

胸痹,胸中气塞,短气,是土湿胃逆,浊气痞塞,肺无降路,是以短气。肺气堙塞,则津液凝瘀,而化痰涎。茯苓杏仁甘草汤,杏仁利气而破壅,苓、甘补土而泄湿也。橘枳生姜汤,橘皮破凝而开郁,枳、姜泄满而降浊也。

茯苓杏仁甘草汤百二十四

茯苓三两　杏仁五十枚　甘草一两

上三味,以水一斗,煮取五升,温服一升,日三服。不差,更服。

橘枳生姜汤百二十五

橘皮一斤　枳实三两　生姜半斤

上三味,以水五升,煮取二升,分温再服。

胸痹七

胸痹缓急者,薏苡附子散主之。

胸痹缓急者,水土湿寒,浊阴上逆,肺气郁阻,胸膈闭塞。证有缓急不同,而总属湿寒。薏苡附子散,薏苡泄湿而降浊,附子驱寒而破壅也。

薏苡附子散百二十六

薏苡十五两　附子十枚,炮

上二味,杵为散,服方寸匕,日三服。

胸痹心痛八

心中痞,诸逆,心悬痛,桂枝生姜枳实汤主之。

心中痞塞,诸气上逆,心悬作痛,以胆胃不降,胸膈郁满,阻碍厥阴升路,冲击作疼。桂枝生姜枳实汤,枳、姜降浊而泄痞,桂枝疏木而下冲也。

桂枝生姜枳实汤百二十七

桂枝三两　生姜三两　枳实五枚

上三味,以水六升,煮取三升,分温三服。

胸痹心痛九

心痛彻背,背痛彻心,乌头赤石脂丸主之。

寒邪冲逆,凌逼心君,故心背彻痛。乌头赤石脂丸,乌、附、椒、姜驱寒邪而降逆,赤石脂护心君而止痛也。

乌头赤石脂丸百二十八

乌头一分,炮　蜀椒二分　干姜一两　附子半两　赤石脂一两

上五味,末之,蜜丸如梧子大,先食服一丸,日三服。不知,稍加服。

附　方

九痛丸十一

治九种心痛,兼治卒中恶,腹胀痛,口不能言。又治连年积冷,流注,心胸痛,并冷气上冲。落马坠车等皆治之。

附子三两,炮　巴豆一两,去皮,熬,研如脂　生狼牙一两,炙香　吴茱萸一两,炒　人参一两　干姜一两

上六味,末之,炼蜜丸如梧子大,酒下。强人初服三丸,日三服;弱者服二丸。

狼牙,疮家敷洗之药,用之心痛方中,甚属无谓。去此一味,换橘皮一两,减巴豆十分之七可也。

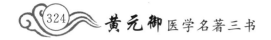

金匮悬解卷十七　内伤杂病

昌邑黄元御坤载著

腹满寒疝宿食二十五章

腹满、寒疝、宿食,病之相因者也。寒水风木之邪,合而贼土,土湿脾陷,迫于风木之侵,滞塞不通,是以胀满,所谓肾气实则胀者,虽寒水之侮土,其中未尝无木邪也。风木上郁而克湿土,则为胀满。风木下郁而陷寒水,则为疝瘕。寒疝者,风木

之下郁于寒水而凝结者也。土之所以化谷者，火也。寒盛火衰，水谷不化，是谓宿食。宿食既停，壅遏中气，变虚而为实，故宜攻下。攻下虽行，而其始实属寒因。则此三证，悉以寒为病本，总因于少阴之胜，趺阳之负也。

腹　满十七章

腹满一

趺阳脉微弦，法当腹满。不满者，必便难。两胠疼痛，此虚寒从下上也，当以温药服之。

趺阳，胃脉，在足趺上（即冲阳也）。微弦者，肝胆之气也。脉见微弦，则木邪克土，戊土贼于甲木，胃逆而浊气不降，法当腹满。若不腹满者，则甲木不贼戊土，乙木必贼己土，脾陷而清气不升，法当便难，以脾陷肝郁，不能行其疏泄之令也。肝胆之脉，行于胁肋，若见两胠疼痛，此虚寒之气从下而上也。当以温药服之，温暖水土，以舒木气也。盖木生于水，木气之郁，必生水寒，水位在下，木位在左右胁肋之间，两胠疼痛，是木气之郁，此必寒水之气从下而上侵于木位也。

腹满二

寸口脉弦者，即胁下拘急而痛，其人啬啬恶寒也。

趺阳以候阳明，寸口以候太阴。寸口脉弦者，肝木之克脾土也。木邪郁迫，经气不舒，故胁下拘急而痛。木郁阳陷，阴邪外束，其人当啬啬恶寒也（啬啬者，皮毛振悚。战栗者，不宁之义也）。此申明上章之义也。

腹满三

腹满时减，复如故，此为寒，当与温药。

阳清而阴浊，清则通而浊则塞，中气痞塞，是以满也。腹满时减，复如故者，阳有时而复，故减，阴有时而胜，故复。然阴易胜而阳难复，是以减不逾时而旋即如故。此为阴胜而内寒，非有陈宿之阻隔，当与温药，以驱寒邪也。

腹满四

夫中寒家，喜欠，其人清涕出，色和者，善嚏。

欠者，开口出气。《灵枢·口问》：卫气昼行于阳，夜行于阴，阴者主夜，夜者卧。阳者主上，阴者主下，故阴气积于下。阳气未尽，阳引而上，阴引而下，阴阳相引，故数欠。中寒之家，阴气下盛，招引阳气，引则阳陷，而阳性升浮，随引即升，一陷一升，是以有欠。常引常升，故喜欠也。缘其阴盛阳衰，升气少而降令多，不必日暮而阴常司权故也。清涕出者，肺气之上熏也。肺气郁阻，不得下达，则上熏鼻窍，而生清涕。鼻孔窄狭，积气不能畅泄，故冲激而为嚏喷。以其中气虚寒，枢轴不运，肺无下降之路，因而逆行上窍，肺气熏冲，是以清水常流而嚏喷恒作。然欲涕而即出，犹是上焦阳气之稍盛者，阳稍盛，则颜色和也。

腹满五

中寒，其人下利，以里虚也。欲嚏不能，此人肚中寒。

中寒,其人大便下利,以其里阳之虚也。若欲嚏不能,此人肚中阳虚而寒盛也。《灵枢·口问》:阳气和利,满于心,出于鼻,故为嚏。嚏者,肺气逆行,蓄极而通,而泄路迫狭,故激而为响。至于欲嚏不能,则气虚寒盛,较上之善嚏者,又不如也。

腹满六

病者痿黄,燥而不渴,胸中寒实而利不止者,死。

病者痿弱发黄,咽喉干燥而实不觉渴,是湿旺而土郁也。土气困乏,则痿靡不振。木气不达,则入土化黄(木主五色,入土为黄)。木郁风动,则咽喉干燥。水胜土湿,则不渴。若胸中寒实而下利不止者,火渐金冷,土败木贼,阳无复机,主死也。

腹满七

夫瘦人绕脐痛,必有风冷,谷气不行,而反下之,其气必冲。不冲者,心下则痞。

瘦人阳气衰乏,绕脐痛楚,腹中必有风冷之邪壅遏,谷气不得运行,寒水风木,合而贼土,冲突击撞,是以痛也。而反下之,败其微阳,阴邪无制,其气必冲。若不冲于膈上,必填于心下,心下痞满之证,于是作也。

腹满八

其脉数而紧乃弦,状如弓弦,按之不移。脉数弦者,当下其寒。脉紧大而迟者,必心下坚。脉大而紧者,阳中有阴,可下之。

其脉数而兼紧,此乃弦脉,其状如弓弦硬直,按之不能移动,是中气虚寒,木邪克土之诊。脉数弦者,寒气凝滞,当以温药下其积寒。脉紧大而迟者,浊阴上逆,必心下痞坚。以大为阳明,胃气上逆,壅碍胆经降路,甲木逼迫,胃口结滞,故心下坚硬。紧大而迟,则心下之坚,全是阴邪结聚。缘阳位一虚,则阴邪乘虚而上凑,非冲塞于胸膈,即痞结于心下也。凡脉大而紧者,是为阳中有阴,可以温药下之。《伤寒·脉法》:紧则为寒,内外之寒,皆令脉紧。外紧而内大者,阴盛而外束也。阳为阴束,鼓宕不能外发,故内大而外紧。内紧而外大者,阴盛而内格也。阳为阴格,浮动不能内交,故外大而内紧。积阴内凝,非下不去,是以可下。下宜温药,大黄附子汤是其法也。

腹满九

病者腹满,按之不痛为虚,痛者为实,可下之。舌黄未下者,下之黄自去。

病者腹中胀满,按之不痛为虚,虚满而未至滞塞也。痛者为实,实满而已至壅阻也。陈宿凝瘀,是可下之。舌黄者,湿气乘心,故舌起黄胎,以窍于舌,土性湿而色黄也。痛满因于气滞,气滞必缘土湿,舌胎黄色,湿之外候,其未下者,下之湿气内泄,则黄色外退矣。

腹满十

腹中寒气,雷鸣切痛,胸胁逆满,呕吐,附子粳米汤主之。

腹中寒气,雷鸣切痛者,水寒木郁,肝气梗涩,而怫怒冲突,必欲强行,气转肠鸣,声如雷引,排触击撞,是以切痛。胸胁逆满,呕吐者,胆胃上逆,经络壅塞,浊气熏冲,则生呕吐。附子粳米汤,粳米、甘枣补土而缓中,半夏、附子降逆而驱寒也。

附子粳米汤百二十九

附子一枚,炮　半夏半升　甘草一两,炙　大枣十枚　粳米半升

上五味,以水八升,煮米熟汤成,去滓,温服一升,日三服。

腹满十一

心胸中大寒痛,呕不能饮食,腹中寒,上冲皮起,出见有头足,上下痛而不可触近者,大建中汤主之。

心胸大寒痛,呕不能饮食者,土火俱败,寒水上凌,胃气奔逆,不能下降也。腹中寒气,上冲皮起,头足出见,上下走痛,而不可触近者,寒水与风木合邪,肆行无畏,排击冲突,势不可当也。大建中汤,胶饴、人参培土而建中,干姜、蜀椒补火而温寒也。

大建中汤百三十

干姜四两　蜀椒二合,炒去汗　人参二两

上三味,以水四升,煮取二升,去滓,内胶饴一升,微火煮取一升半,分温再服。如一炊顷,可饮粥二升,后更服,当一日食糜粥,温覆之。

腹满十二

寒气厥逆,赤丸主之。

寒气厥逆,寒气在内,手足厥冷也。四肢秉气于脾胃,寒水侮土,四肢失秉,是以厥逆。寒水上凌,心火渐败,是宜泄寒水而护心君。赤丸,茯苓、乌头泄水而驱寒湿,半夏、细辛降浊而下冲气,真朱保护心君而止疼痛也。

赤丸百三十一

茯苓四两　乌头二两,炮　半夏四两,洗　细辛一两

上四味,末之,内真朱为色,炼蜜丸如麻子大,先食酒下三丸,日再夜一服。不知,稍增之,以知为度。真珠即朱砂,非宝珠也。

腹满十三

胁下偏痛,发热,其脉紧弦,此寒也,以温药下之,宜大黄附子汤。

胁下偏痛,发热,其脉紧弦,此脾土寒湿,肝木郁遏,以温药下其湿寒则愈矣。宜大黄附子汤,辛、附降逆而驱寒,大黄下积而破结也。

大黄附子汤百三十二

大黄三两　附子三两,炮　细辛二两

上三味,以水五升,煮取二升,分温三服。若强人,煮取二升半,分温三服。服后如人行四五里,进一服。

腹满十四

腹满痛,发热十日,脉浮而数,饮食如故,厚朴七物汤主之。

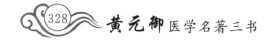

腹满痛,发热十日,脉浮而数者,外感风邪,经腑皆郁。经气不泄,故发热脉浮。腑气不通,故腹满而痛。而饮食如故,则内证非寒。厚朴七物汤,姜、桂、甘、枣解表而和中,枳、朴、大黄泻满而攻里也。以小承气汤合姜、桂、甘、枣,重用生姜,亦温下法也。

厚朴七物汤百三十三

厚朴半斤　枳实五枚　大黄三两　桂枝二两　甘草三两,炙　大枣十枚　生姜五两

上七味,以水一斗,煮取四升,温服八合,日三服。呕者,加半夏五合。下利,去大黄。寒多者,加生姜至半斤。

腹满十五

痛而闭者,厚朴三物汤主之。

痛而内闭不通,必郁而生热,直用寒泻,不须温下。厚朴三物汤,枳、朴泻其满,大黄通其闭也。

厚朴三物汤百三十四(此即小承气汤,而分两不同。)

厚朴八两　枳实五枚　大黄四两

上三味,以水一斗二升,先煮二味,取五升,内大黄,煮取三升,温服一升,以利为度。

腹满十六

腹满不减,减不足言,当须下之,宜大承气汤。方在"痉病"。

腹满时减,已复如故,此为寒也。今腹满不减,虽少减,而究不足言减,此非虚寒,是实邪也。内实,故常满而不减。当须下之,宜大承气汤也。

腹满十七

按之心下满痛者,此为实也。当下之,宜大柴胡汤。

心下满痛者,少阳之经郁迫阳明之腑也。少阳之经,由胃口而行两胁,胆胃上逆,经腑壅塞,故心下满痛。此为实也,法当下之,宜大柴胡汤,柴、芩、芍药清解少阳之经,枳实、大黄寒泄阳明之腑,半夏、姜、枣降逆而补中也。

大柴胡汤百三十五

柴胡半斤　黄芩三两　芍药三两　半夏半升,洗　生姜五两　大枣十二枚　枳实四枚,炙　大黄二两

上八味,以水一斗二升,煮取六升,去滓,再煎取三升,温服一升,日三服。

寒疝三章

寒疝一

腹痛,脉弦而紧。弦则卫气不行,即恶寒。紧则不欲食。邪正相搏,即为寒疝。寒疝绕脐痛,若发则白津出,手足厥冷,其脉沉紧者,大乌头煎主之。

腹痛,脉弦而紧者,肝脉弦,肾脉紧,寒水风木之邪,合而克土,是以腹痛。弦则木郁阳陷,阴乘阳位,外束卫气,故卫气不行,阳郁不达,是以恶寒。紧则寒水侮土,

胃气上逆,故不欲食。清阳下陷,上与阴邪相争,不能透围而出,木气郁沦,永坠寒水之中,即为寒疝。疝瘕同类,皆肾肝阴邪所凝结也。寒疝之病,水木合邪,以侵土位,常苦绕脐疼痛。若发则木气疏泄,肾精不藏,溲出白液。手足厥冷,其脉沉紧者,水寒而木郁也。宜大乌头煎,蜂蜜缓急迫而润风木,乌头泄湿淫而温寒水也(白液出,《素问·玉机真脏论》:脾传之肾,名曰疝瘕,少腹冤热而痛,出白津。白津,即白淫之类也)。

大乌头煎百三十六

乌头大者五枚,熬,去皮,不㕮咀

上以水三升,煮取一升,去滓,内蜜二升,煎令水气尽,取二升,强人服七合,弱人服五合。不差,明日更服,不可一日再服。

寒疝二

寒疝,腹中痛,逆冷,手足不仁。若身疼痛,灸刺诸药不能治,抵当乌头桂枝汤主之。

寒疝,腹中痛,手足逆冷不仁者,肝肾之邪,合而贼土,土败而四肢失养也。或身上疼痛,灸刺诸药不能治,是脏病而经亦郁,病根在里,但以灸刺诸药治其表,不能愈也。抵当乌头桂枝汤,乌头驱寒而逐湿,桂枝疏木而通经也。

乌头桂枝汤百三十七

乌头三枚　桂枝三两,去皮　芍药三两　甘草二两,炙　大枣十二枚　生姜三两

上,桂枝五味,以水七升,微火煮取三升,去滓,乌头一味,以蜜二升,煎减半,去滓,以桂枝汤五合合煎,令得一升后,初服二合,不知,即服三合,又不知,复加至五合。其知者,如醉状。得吐者,为中病。

寒疝三

寒疝,腹中痛,及胁痛里急者,当归生姜羊肉汤主之。

寒疝,腹中痛,及胁痛里急者,风木寒郁,而克湿土也。当归生姜羊肉汤,当归滋木而息风,生姜、羊肉行郁而温寒也。

当归生姜羊肉汤百三十八

当归三两　生姜五两　羊肉一斤

上三味,以水八升,煮取三升,温服七合,日三服。若寒多者,加生姜成一斤。痛多而呕者,加橘皮二两,白术一两。加生姜者,亦加水五升,煮取三升二合服之。

宿　食五章

宿食一

问曰:人病有宿食,何以别之? 师曰:寸口脉浮而大,按之反涩,尺中亦微而涩,故知有宿食,大承气汤主之。方在"痉病"。

宿食在胃,郁格表阳,故寸口脉浮大。阻碍里气,故按之梗涩。尺中亦微而涩

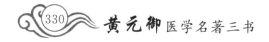
者,尺中主里也。此段见《伤寒·可下》中。

宿食二

脉紧如转索无常者,有宿食也。脉紧,头痛风寒,腹中有宿食不化也。

脉紧如转索无常者,锤轮索转而不定,愈转则愈紧也。以水寒土湿,则食停不化,宿食在中,土气郁满,乙木抑遏,陷于寒水,不能上达,是以脉紧。甚而木郁阳陷,阴邪外乘,头痛风寒,形似外感,实乃腹中有宿食不化也。

宿食三

脉数而滑者,实也。此有宿食,下之愈,宜大承气汤。

脉数而滑者,宿食在中,阳气郁格,则脉滑数。

宿食四

下利不欲食者,有宿食也。当下之,宜大承气汤。

此段见《伤寒·可下》中。宿食伤其胃气,陈腐不化,故恶闻食臭。

宿食五

宿食在上脘,当吐之,宜瓜蒂散。

此段见《伤寒·可吐》中。宿食未消,而在上脘,阻碍粮道,法当吐之,宜瓜蒂散。

瓜蒂散百三十九

瓜蒂一分,熬　赤小豆一分,煮

上二味,杵为散,煮取一钱匕,以香豉一合,用热汤七合,煮作稀糜,去滓,取汁和散,温顿服之。不吐者,少加之,以快吐为度而止。

附　方

《外台》柴胡桂枝汤十二

治心腹卒痛者。

柴胡四两　黄芩两半　半夏二合半　生姜两半　人参两半　甘草一两,炙
大枣六枚　桂枝两半　芍药两半

上九味,以水六升,煮取三升,温服一升,日三服。

金匮悬解卷十八　内伤杂病

昌邑黄元御坤载著

跌蹶手指臂肿转筋狐疝蛔虫七章

跌蹶、手指臂肿、转筋、狐疝、蛔虫,皆寒湿之病也。跌蹶之病,寒湿在足太阳之

经。手指臂肿,寒湿在手太阴之脏。转筋之病,寒湿在足厥阴之经。狐疝之病,寒湿在足少阴之经。蛔虫之病,寒湿在足厥阴之脏。凡此五者,经脏非同,而病气则同也。假使土燥而水暖,则五者不生矣。

跌 蹶一章

跌蹶一

师曰:病跌蹶,其人但能前,不能却,刺腨入二寸,此太阳经伤也。

病跌蹶,其人但能前,不能却,足跌硬直,能前步而不能后移也。缘筋脉寒湿,缩急不柔,是以不能后却。阳明行身之前,筋脉松和,则能前步;太阳行身之后,筋脉柔濡,则能后移。今能前而不能却,是病不在前而在后,太阳经伤也。太阳之经,入腘中,贯腨内,出外踝,至小指之外侧,刺腨入二寸,泻太阳之寒湿,筋柔则能却矣(腨,足肚也。刺腨者,合阳、承筋之间也)。此《脏腑经络篇》所谓湿伤于下,寒令脉急者也。

手指臂肿一章

手指臂肿二

病人常以手指臂肿动,此人身体瞤瞤者,藜芦甘草汤主之。

手、指、臂者,手三阳、三阴经之所循。手之三阴,自胸走手,手之三阳,自手走头,经气通畅则不肿。经络壅阻,不能流行,则气血蓄积,结而为肿。气壅而莫泄,故鼓郁而为动也。动则瞤瞤振摇而不宁。此其胸有瘀浊,阻格经脉,脉道不通,故至于此。藜芦甘草汤,藜芦吐其瘀浊,甘草和其中气也。

藜芦甘草汤百四十

藜芦二两　甘草一两,炙

原方阙载。

转 筋一章

转筋三

转筋之为病,其人臂脚硬直,脉上下行,微弦。转筋入腹者,鸡屎白散主之。

转筋之为病,其人臂脚硬直,不能屈伸,其脉上下直行,微带弦象,此厥阴肝经之病也。肝主筋,筋脉得湿,则挛缩而翻转也。转筋入腹,则病势剧矣。鸡屎白散,泄其湿邪,筋和而舒矣。

鸡屎白散百四十一

鸡屎白

上一味为散,取方寸匕,取水八合和,温服。

狐 疝一章

狐疝四

阴狐疝气者,偏有大小,时时上下,蜘蛛散主之。

阴狐疝气者,疝结阴囊,出没不测,状似妖狐也。左右二丸,偏有大小,时时上下,出入无常。此少阴、厥阴二经之病,由水寒木陷,肝气下郁而发。蜘蛛散,蜘蛛破瘀而消肿,桂枝疏木而升陷也。

蜘蛛散百四十二

蜘蛛十四枚,熬焦 桂枝半两

上二味,为散,取八分一匕,饮和,日再服。蜜丸亦可。

蛔　虫三章

蛔虫五

问曰:病腹痛,有虫,其脉何以别之? 师曰:腹中痛,其脉当沉若弦,反洪大,故有蛔虫。

腹中痛者,肾肝之邪,水寒而木郁也。肾脉沉,肝脉弦,是其脉当沉若弦,乃反洪大,是木郁而生上热也。木郁热闭则虫生,故有蛔虫也。

蛔虫六

蛔虫之为病,令人吐涎心痛,发作有时,毒药不止者,甘草粉蜜汤主之。

蛔虫之为病,令人吐涎沫而心痛,以肝心子母之脏,肝气通于心,其经夹胃口而贯膈,正由心旁,蛔者木气所化,木郁而上冲,故心痛。心病则火炎而刑金,津液不布,故涎沫上涌。蛔有动止,故发作有时。毒药不止者,但知杀虫,而木郁不达也。甘草粉蜜汤,甘草补土,白粉杀虫,蜂蜜润燥而清风,滑肠而下积也。

甘草粉蜜汤百四十三

甘草二两,炙 白粉一两 蜂蜜四两

上三味,以水三升,先煮甘草,取二升,去滓,内粉、蜜,搅令和,煎如薄粥,温服一升。差即止。

蛔虫七

蛔厥者,当吐蛔,令病者静,而复时烦,此为脏寒。蛔上入其膈,故烦。须臾复止,得食而呕。又烦者,蛔闻食臭出,其人当自吐蛔。蛔厥者,乌梅丸主之。

此段见《伤寒·厥阴篇》。蛔厥者,有蛔虫,而四肢厥冷,其证当见吐蛔。蛔虫在内,令病者有时静,而复有时烦,此因脏寒,不能安蛔。蛔虫避寒就温,上入其膈,故烦。蛔虫得温而安,须臾复止。及其得食,脏寒不能消化,随即呕出,故其人当自吐蛔。乌梅丸,乌梅、姜、辛杀蛔止呕而降冲,人参、桂、归补中疏木而润燥,椒、附暖水而温下寒,连、柏泄火而清上热也。盖厥阴之病,水寒不能生木,木郁而热发,故上有燥热而下有湿寒。乌梅丸上清燥热而下温湿寒,蛔厥之神方也。

乌梅丸百四十四

乌梅三百枚 细辛六两 干姜十两 人参六两 桂枝六两 当归四两 蜀椒四两,去目 附子六两,炮 黄连一斤 黄柏六两上十味,异捣筛,合治之,以苦酒浸乌梅一宿,去核,蒸之五升米下,饭熟,捣成泥,和药令相得,内臼中,与蜜杵二千下,丸如梧子大,先食饮服十丸,日三服,稍加至二十丸。禁生冷滑臭等物。

金匮悬解卷十九　外科

昌邑黄元御坤载著

疮痈肠痈浸淫七章

疮痈者,营卫壅阻之病也。营气得寒,血脉凝涩,壅阻卫气,蓄积结硬,卫郁热盛,肉腐为脓。脓不泄则烂筋,筋烂则伤骨,骨伤则髓消,筋骨肌肉不相荣,经脉败漏,熏于五脏,脏伤则人死矣。浅者为痈,深者为疽。痈者,营卫之壅塞于外者也;疽者,气血之阻滞于内者也。疽之外候,皮夭而坚;痈之外候,皮薄以泽,阴阳之分也。仲景于疮痈之门,独列肿痈、肠痈二种。肿痈即痈之浅者,肠痈即疽之深者,证不多举,而义已概矣。《灵枢·痈疽》之篇,条绪繁多,不过此两者之传变而已,无烦详引也。

疮痈一

诸脉浮数,应当发热,而反洒淅恶寒。若有痛处,当发疮痈。

此段见《伤寒·脉法》。诸脉浮数,当发热,而反洒淅恶寒,此热郁于内,不得外发,阳遏不达,故见恶寒。若有疼痛之处,则内热郁蒸,肉腐脓化,当发疮痈也。

疮痈二

师曰:诸痈肿,欲知有脓无脓,以手掩肿上,热者为有脓,不热者为无脓。

内热盛,则蒸腐血肉而为脓。以手掩肿上,热者,是内热已盛,脓化结消,而阳气外达也,故知有脓。不热者,血肉肿结,阳郁未达,故知无脓。

疮痈三

问曰:寸口脉浮微而涩,法当亡血,若汗出,设不汗出者云何? 曰:若身有疮,被刀斧所伤,亡血故也。

寸口脉浮微而涩,气虚则浮微,血虚则涩,法当亡血,若汗出,以汗者,气血郁蒸而外泄,汗去则血消,血消则气亡。寸口脉浮微而涩,气血俱虚如此,是非亡血即汗出也。设不汗出,必当亡血。若夫身有疮痈,或被刀斧所伤,营血外亡,故脉如此。

肿痈四

肿痈者,少腹肿痞,按之即痛如淋,小便自调,时时发热,自汗出,复恶寒。其脉迟紧者,脓未成,可下之,当有血。脉洪数者,脓已成,不可下也。大黄牡丹皮汤主之。

肿痈者,少腹肿痞,痈之外在肌肉者也。肌肉壅肿,内阻肠胃之气,结而不行,故痞硬不软。按之里气愈阻,膀胱经脉壅塞,木气郁迫,故其痛如淋。病不及脐,水道无阻,故小便自调。阳气郁蒸,皮毛不合,故发热汗出。而阳郁不能透泄,故仍复恶寒。其脉迟紧,则血肉凝塞,隧道不通。脓尚未成,可以下之,当有血也。脉洪数者,热盛脓成,不可下也。大黄牡丹皮汤,牡丹皮、桃仁、瓜子排决其脓血,芒硝、大黄洗荡其郁蒸也。

大黄牡丹皮汤百四十五

大黄四两　芒硝三合　瓜子半升　牡丹皮一两　桃仁五十枚

上五味,以水六升,煮取一升,去滓,内芒硝,再煎沸,顿服之。有脓,当下,无脓,当下血。

肠痈五

肠痈之为病,其身甲错,腹皮结,按之濡,如肿状,腹无积聚,身无热,脉数,此为肠内有痈,薏苡附子败酱散主之。

夫肠痈者,痈之内及六腑者也。血气凝涩,外不华肤,故其身甲错。肠胃痞胀,故腹皮紧急。壅肿在内,故按之濡塌。形如肿状,其实肌肤未尝肿硬也。病因肠间痈肿,腹内原无积聚。瘀热在里,故身上无热,而脉却甚数,此谓肠内有痈也。《灵枢·痈疽》:寒邪客于经脉之中则血涩,血涩则不通,不通则卫气归之,不得复反,故痈肿。寒气化为热,热胜则腐肉,肉腐则为脓,是痈成为热,而其先则寒也。寒非得湿则不凝,薏苡附子败酱散,薏苡去湿而消滞,败酱破血而宣脓,附子温寒而散结也。

薏苡附子败酱散百四十六

薏苡十分　附子二分　败酱五分

上三味,杵为末,取方寸匕,以水二升,煎减半,顿服,小便当下。

排脓汤百四十七

甘草二两,炙　桔梗三两　生姜二两　大枣十枚

上四味,以水三升,煮取一升,温服五合,日再服。

排脓散百四十八

枳实十六枚　芍药六分　桔梗二分

上三味,杵为散,取鸡子黄一枚,以药散与鸡子黄相等,揉和令相得,饮和服之,日三服。

金疮六

病金疮,王不留行散主之。

金疮失血，温气外亡，乙木寒湿，必生风燥。王不留行散，甘草补中，厚朴行滞，椒、姜暖血而扶阳，芩、芍清肝而息风，蒴藋细叶行瘀而化凝，桑根、王不留行通经而止血也。

王不留行散百四十九

王不留行十分，八月八日采，烧　甘草十八分　厚朴二分　黄芩二分　芍药二分　蒴藋细叶十分，七月七日采，烧　干姜二分　川椒三分，除目、闭口，去汗　桑东南根白皮十分，三月三日采，烧

上九味，桑皮、蒴藋、王不留行三味烧灰存性，勿令灰过，各别捣筛，合治之为散，服方寸匕，日三。小疮即粉之，大疮但服之，产后亦可服。如风寒，桑东南根勿取之。烧灰三物，皆阴干百日用。

浸淫疮七

浸淫疮，从口流向四肢者可治，从四肢流来入口者不可治。浸淫疮，黄连粉主之。

《素问·玉机真脏论》：夏脉太过，则令人身热而肤痛，为浸淫。《气交变论》：岁火太过，身热骨痛，而为浸淫。《灵枢·痈疽》：发于足上下，名曰四淫。四淫者，疮之淫溢于四肢，即浸淫疮之谓也。热毒浸淫，从口流向四肢者，毒散于外，故可治。从四肢流来入口者，毒结于内，故不可治。黄连粉，泄热而清火也。

黄连粉百五十

黄连

原方阙载。大概以黄连一味作粉，粉疮上，以泄毒热也。

金匮悬解卷二十　妇人

昌邑黄元御坤载著

妊　娠十一章

胎元化生，非有他也，气以煦之，血以濡之而已。气恶其滞，滞缘于湿；血恐其郁，郁因于风。妊娠养胎之要，燥土而行滞，润木而达郁，无余蕴矣。血统于乙木，气统于辛金，而肺病则湿，肝病则燥，以足厥阴主令于风木，手太阴化气于湿土，故行气以燥土为先，行血以润木为首。仲景于妊娠之门，温凉燥润，四法俱备，大要在建中而培土。中气健旺，而后用凉润于东南，以治木火，则血调矣；用温燥于西北，以治金水，则气调矣。气血均调而胎元化育，妊娠何得有余病也。

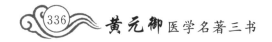

妊娠一　妊娠一

师曰:妇人得平脉,阴脉小弱,其人渴,不能食,无寒热,名妊娠,桂枝汤主之(方见《下利》)。于法六十日当有此证,设有医治逆者,却一月,加吐下,则绝之。

妇人得平和之脉,而尺脉小弱,其人渴,不能食,外无寒热表证,此名妊娠。《难经》:命门者,诸神精之所舍,原气之所系也。男子以藏精,女子以系胞。盖子宫者,少阴肾之位也,故脉见于尺。胎之初结,气血凝塞,不复流溢,故脉形小弱。胎妊方成,中气壅满,胃逆不降,故恶心呕吐,不能甘食。胃逆则金火皆升,是以发渴。桂枝汤,甘草、大枣补其脾精,桂枝、芍药调其肝血,生姜降逆止呕,妊娠初治之良法也。于妊娠之法,六十日间当有此证。设有医治之逆者,却一月之内而见此证,加以吐下之条者,日期浅近,而吐下大作,此中气之败,不关胎故,则调燮中气,绝其病本也。

妊娠二　癥痼二

妇人宿有癥痼,经断未及三月,而得漏下不止,胎动在脐上者,此为癥痼害。妊娠六月动者,前三月经水利时,胎也。下血者,后断三月,衃也。所以血不止者,其癥不去故也。当下其癥,桂枝茯苓丸主之。

妇人宿有癥痼之病,经断未及三月之久,而得漏下不止,胎动在脐上者,此为癥痼之害。盖癥痼不在胎宫,所以受胎将及三月,胎气渐大,与症痼相碍,此后经血被癥痼阻格,不得滋养胞宫,是以漏下不止。妊娠六月胎动者,前三月经水利时之胎也。经漏下血者,后断经三月之衃也。后断经三月,前经利三月,合为六月。其初漏下之血块,乃后断三月化胎之余血凝而成衃者也。所以此后之血不止者,无胎时窍隧空虚而莫阻,胎成血阻,而病漏下。此以其癥不去也,当下其癥。癥因土湿木郁而结,桂枝茯苓丸,桂枝、芍药疏木而清风,丹皮、桃仁破瘀而行血,茯苓泄水而渗湿,以渐而消磨之,此妊娠除癥之法也。

桂枝茯苓丸百五十一

桂枝　芍药　桃仁去皮尖,熬　丹皮　茯苓等分

上五味,末之,炼蜜丸如兔矢大,每日食前服一丸。不知,加至三丸。

妊娠三　胎胀三

妇人怀孕六七月,脉弦发热,其胎愈胀,腹痛恶寒者,少腹如扇,所以然者,子脏开故也。当以附子汤温其脏。

木郁则脉弦。木郁阳陷,故发热而恶寒。木郁克土,故胎胀而腹痛。木郁风生,故少腹凉气如扇。所以然者,土湿水寒,肝木不荣,陷而生风,疏泄失藏,致令子脏开张故也。当以附子汤温其肾脏,苓、附泄水而驱寒,参、术补土而益气,芍药敛木而息风,水温土燥,木荣风息,则寒热止而痛胀消矣。

附子汤百五十二

《金匮》失载,此取《伤寒》方补。

附子二枚,去皮　茯苓三两　人参二两　白术四两　芍药三两

上五味,以水八升,煮取三升,去滓,温服一升,日三服。

妊娠四　胞阻四

师曰:妇人有漏下者,有半产后因续下血不绝者,有妊娠下血者。假令妊娠腹中痛,为胞阻,胶艾汤主之。

非经期而下血,如器漏水滴,谓之漏下。土弱木郁,不能养胎,则胎落而半产。半产后肝脾遏陷,阳败而不能温升,因续下血不止。肝脾阳衰,胎成气滞,木郁血陷,故妊娠下血,如宿癥漏下之类。假令妊娠,腹中疼痛而下血,此为胞气阻碍,经血不得上行而下也。胞阻之病,因木郁风动,经脉寒涩而成。胶艾汤,芎、地、归、芍养血而行瘀涩,阿胶、艾叶润燥而温寒凝,甘草补土而暖肝气,木达则阻通矣。

胶艾汤百五十三

阿胶二两　艾叶三两　甘草二两,炙　芎藭二两　干地黄六两　当归三两
芍药四两

上七味,以水五升、清酒三升合,煮取三升,去滓,内胶,令消尽,温服一升,日三服。

妊娠五　腹痛五

妇人怀妊,腹中疒痛,当归芍药散主之。

胎成气滞,湿土贼于风木,则腹中疒痛。当归芍药散,芎、归、芍药润肝而行瘀,苓、泽、白术泻湿而燥土也。

当归芍药散百五十四

当归三两　芍药一斤　川芎三两　茯苓四两　泽泻四两　白术四两

上六味,杵为散,取方寸匕,酒和,日三服。

妊娠六　呕吐六

妊娠,呕吐不止,干姜人参半夏丸主之。

中焦郁满,胃气上逆,则呕吐不止。干姜人参半夏丸,干姜、人参温中而益气,半夏、姜汁降逆而止呕也。

干姜人参半夏丸百五十五

干姜一两　人参一两　半夏二两

上三味,末之,以生姜汁糊为丸,如梧子大,饮服十丸,日三服。按:此方以生姜汁、炼蜜为丸,治反胃呕吐甚良。加茯苓,愈妙。

妊娠七　小便七

妊娠,小便难,饮食如故,当归贝母苦参丸主之。

水生于肺金而泄于肝木,妊娠中气郁满,升降失职,金逆而生上热,木陷而生下热,源流堙塞,故小便艰难。当归贝母苦参丸,当归滋木而息风,贝母泄热而清金,

苦参泄湿而利水也。

当归贝母苦参丸百五十六

当归四两　贝母四两　苦参四两

上三味,末之,炼蜜丸如小豆大,饮服三丸,加至十丸。

妊娠八　水气八

妊娠,有水气,身重,小便不利,洒淅恶寒,起即头眩,葵子茯苓散主之。

妊娠,内有水气,身体沉重。土湿木郁,疏泄不行,故小便不利。木郁阳陷,阴气外束,故洒淅恶寒。水邪阻隔,阳气升浮,故起即头眩。葵子茯苓散,葵子、茯苓滑窍而泄水也。

葵子茯苓散百五十七

葵子一斤　茯苓三两

上二味,杵为散,饮服方寸匕,日三服。小便利即愈。

妊娠九

妇人妊娠,宜常服当归散主之。

胎之结也,赖木气以生之,藉土气以养之。妊娠所以多病者,土湿而木燥也。燥则郁热而克土,故妊娠所以宜常服者,培养土木之剂也。当归散,白术燥土,归、芍润木,芎、芩清热而行瘀,土旺木荣,妊娠无余事矣。

当归散百五十八

当归一斤　芍药一斤　芎䓖一斤　黄芩一斤　白术半斤

上五味,杵为散,酒服方寸匕,日再服。妊娠常服即易产,胎无疾苦,产后百病悉主之。

妊娠十　养胎九

妊娠养胎,白术散主之。

胎之所以失养者,土湿水寒而木气郁结也。妊娠养胎,燥土暖水,疏木散结而已矣。白术散,术、椒燥土而暖水,川芎疏木而达郁,牡蛎消瘀而散结,敛神而保精,养胎之善方也。

白术散百五十九

白术　蜀椒去汗　川芎　牡蛎等分

上四味,杵为散,酒服一钱匕,日三服,夜一服。但苦腹痛,加芍药。心下毒痛,倍加川芎。心烦吐痛,不能饮食,加细辛一两、半夏大者二十枚,服之后,更以醋浆水服之。若呕,以醋浆水服之。服不解者,小麦汁服之。已后渴者,大麦粥服之。病虽愈,服之勿置。

妊娠十一　伤胎腹满十

妇人伤胎,怀身腹满,不得小便,从腰以下重,如有水气状。怀身七月,太阴当养不养。此心气实,当刺泻劳宫及关元,小便微利则愈。

妇人伤胎,以致怀身腹满,不得小便,从腰以下沉重,如有水气之状。怀身七月,手太阴之经当养而不养,此浊阴上逆,填于阳位,心气郁塞,而成实也。盖胎之结也,一月二月,木气生之,三月四月,火气长之,五月六月,土气化之,七月八月,金气收之,九月十月,水气成之,五气皆足,而胎完矣。足太阴以湿土主令,手太阴从湿土化气,怀身七月,正手太阴当养之时,而气虚湿旺,故当养不养。湿旺则气滞,不能化水,故腹满而便癃,下重而如水状。湿气凝滞,火无降路,必克辛金,而生上热,故心气成实。劳宫者,手厥阴之穴,脉动于掌心,刺劳宫以泄厥阴之滞,则心亦泄矣,以君相之火同气也。关元,任脉之穴,在脐下三寸,小肠之募,刺关元以泄小肠之滞,则心亦泄矣,以丙丁之火同气也。气通水化,小便微利,湿气渗泄,则病愈矣。

金匮悬解卷二十一　妇人

东莱都昌黄元御解

产　后十一章

妇人产后,血室空洞,阴虚之病固多,而温气亡泄,阳虚之病亦自不少,产后三病,痉、冒、便难,皆阴虚而兼阳弱者也。至于胃实腹痛,血瘀恶露,未尝不用泻下,此以物聚而成实者也。若非陈宿凝聚,不得实也。故产后之病,切以中气为主。盖亡血木枯,乃中气克伤之本,徒知木燥而不知土虚,非良工矣。

产后一　三病十一

问曰:新产妇人有三病:一者病痉,二者病郁冒,三者大便难。何谓也? 师曰:新产血虚,多汗出,喜中风,故令病痉。亡血复汗,寒多,故令郁冒。亡津液,胃燥,故大便难。

新产血虚,多汗,易感风邪,风闭皮毛,血虚筋燥,经脉挛缩,故令病痉。亡血复汗,阳泄寒多,木遏阳陷,不能外发,阴邪闭束,清气幽埋,故令神昏而郁冒。汗亡津液,肠胃干燥,故窍涩而便难。此新产妇人之三病也。

产后二　郁冒十二

产妇郁冒,其脉微弱,呕不能食,大便反坚,但头出汗。所以然者,血虚而厥,厥而必冒。冒家欲解,必大汗出。以血虚下厥,孤阳上出,故头汗出。所以产妇喜汗出者,亡阴血虚,阳气独盛,故当汗出,阴阳乃复。大便坚,呕不能食,小柴胡汤主之

（方在"呕吐"）。

产妇阳陷，而病郁冒。温气亡泄，故其脉微弱。胃气上逆，故呕不能食。血脱肠燥，故大便反坚。阳不归根，故头上汗出。所以然者，血性温暖，而胎君火，血脱则温气亡泄，寒盛而发厥逆，厥则木遏阳陷，必生郁冒。冒家欲解，阳气外达，发于群阴之中，透围而出，故作大汗也。血虚下厥，孤阳不归，泄而失藏，故头上汗出。盖阴中之阳下陷，则病郁冒，阳中之阳上逆，则见头汗也。所以产妇喜汗出者，以其亡阴血虚，阳不归根，独盛于上，蒸泄皮毛，故当汗出。阳随汗泄，与阴气相平，阴阳之颠倒而反常者，乃复其本位也。其大便坚硬，呕不能食者，胆胃上逆，饮食不下。宜小柴胡汤，柴、芩、半夏清胆火而降胃逆，姜、甘、参、枣补脾阳而滋肝血也。

产后三　胃实发热十三

病解能食，七八日更发热者，此为胃实，大承气汤主之（方在"痉病"）。

郁冒病解，呕止能食，七八日后，更发热者，此产后阳虚，饮食不消，宿谷壅阻，阳格于外，而发热也。病本为虚，而宿食停留，则为胃实，大承气下其宿食，则阳秘而热止矣。

产后四　腹痛十四

产后腹中疠痛，当归生姜羊肉汤主之（方在"寒疝"），并治腹中寒疝，虚劳不足。

产后阳亡土湿，血虚木燥，湿土遏陷，风木不达，郁迫击冲，则病腹痛。当归生姜羊肉汤，当归滋风木而润燥，生姜、羊肉，温肝脾而行郁，治腹痛血枯之良法，亦寒疝虚劳之善方也。

产后五　腹痛烦满十五

产后腹痛，烦满，不得卧，枳实芍药散主之。

产后腹痛，烦躁胀满，不得眠卧，是木燥而克土，土郁而气滞也。枳实芍药散，泄土郁而清木燥也。

枳实芍药散百六十

枳实烧令黑，勿太过　芍药等分

上二味，杵为散，服方寸匕，日三服。并主痈脓，以麦粥下之。

产后六　瘀血十六

师曰：产妇腹痛，法当以枳实芍药散。假令不愈者，此为腹中有瘀血著脐下，宜下瘀血汤主之。

产妇腹痛，法当以枳实芍药散双泄土木之郁。假令不愈者，此为腹中有瘀血著于脐下，肝气郁阻，而为痛也。宜下瘀血汤，桃仁、䗪虫破其瘀血，大黄下其癥块也。

下瘀血汤百六十一

大黄三两　桃仁二十枚　䗪虫二十枚，去足，熬上三味，末之，炼蜜和为丸，以酒一升，煎一丸，取八合，顿服之。瘀血下如豚肝。亦主经水不利。

产后七　恶露不尽十七

产后七八日，无太阳证，少腹坚痛，此恶露不尽，不大便，烦躁发热，切脉微实。再倍发热，日晡时烦躁者，不食。食则谵语，至夜即愈。宜大承气汤主之，热在里，结在膀胱也。

产后七八日，无太阳表证，但觉少腹坚痛，此恶露之未尽也。其证不大便，烦躁而发热，若切其脉，或觉微实。再患加倍发热，日晡时益以烦躁者，此阳明之腑热。胃气郁结，必当不食。食则中气愈郁，燥热逆冲，而作谵语。至夜而阳消阴长，则愈。是宜大承气汤泄其腑热，以其热在胃里，结在膀胱之腑也。盖胃肠内实，燥土克水，病及膀胱，膀胱燥结，肝木失滋，故血道瘀涩，恶露不行，木气遏陷，少腹坚痛也。大承气泄阳明之热，故膀胱清而恶露下。若有太阳表证，太阳者，膀胱之经，是宜解表之后，用桃核承气、抵当汤丸，以下瘀血。此无太阳证，全是阳明之累及膀胱，故但清阳明，膀胱自愈也。

产后八　中风十八

产后中风，续续数十日不解，头微疼，恶寒，时时有热，心下闷，干呕，汗出，虽久，阳旦证续在耳，可与阳旦汤，即桂枝汤（方在"下利"）。

产后太阳中风，续续数十日不解，头痛恶寒，时时有热，心下壅闷，干呕汗出，此皆太阳中风之证。日期虽久，太阳之阳旦证续在者，可与阳旦汤，以解其表。阳旦汤即桂枝汤。《伤寒·太阳篇》：伤寒脉浮，自汗出，反攻其表，此误也。问曰，证象阳旦，按法治之而增剧。答曰，病证象桂枝，是阳旦即桂枝，义甚明白。喻嘉言无知妄作，乃有桂枝加黄芩之论，又造阴旦之方。庸愚狂缪，何至于此！

产后九　中风发热十九

产后中风，发热，面正赤，喘而头痛，竹叶汤主之。

产后中风，发热，面色正赤，喘而头痛，此阳虚土败，水泛胃逆，肺气壅满，阳郁头面，而不降也。竹叶汤，竹叶、桔梗凉肺而下气，生姜、葛根清胃而降逆，附子温寒而暖水，桂、防燥湿而达木，甘、枣、人参补中而培土也。盖产后中气虚弱，一感风邪，郁其表气，肝脾下陷而生寒，胃胆上逆而生热。其发热面赤，喘促头痛，皆阳逆上热之证。即其胃逆而上热，知其脾陷而下寒，非寒水下旺，君相之火不得格郁而不降也。

竹叶汤百六十二

竹叶一把　葛根三两　桔梗一两　生姜五两　附子一枚，炮　桂枝一两　防风一两　人参一两　甘草一两　大枣十五枚

上十味，以水一斗，煮取二升半，分温三服，温覆，使汗出。头项强，用大附子一

枚,破之如豆大,入前药,扬去沫。呕者,加半夏半升,洗过用。

产后十　中虚烦呕二十

妇人乳中虚,烦乱,呕逆,安中益气,竹皮大丸主之。

妇人乳子,中气虚弱,胃土不降,相火上炎而生烦乱,浊气熏冲而作呕逆。宜安中益气,竹皮大丸,竹茹、石膏止呕而清烦,甘草、桂枝补中而下冲,白薇凉金而退热也。

竹皮大丸百六十三

生竹茹二分　石膏二分　桂枝一分　甘草七分　白薇一分

上五味,末之,枣肉和丸,弹子大,以饮服一丸,日三夜二服。有热,倍白薇。烦喘者,加柏实一分。

产后十一　下利二十一

产后下利,虚极,白头翁加甘草阿胶汤主之。

产后阳衰土湿,木郁生热,风木疏泄,而病下利。亡血之后,复苦泄利,虚惫极矣。宜白头翁汤清其湿热,加甘草以培中气,阿胶以滋风木也。

白头翁加甘草阿胶汤百六十四

白头翁二两　黄连三两　黄柏三两　秦皮三两　甘草二两　阿胶二两

上六味,以水七升,煮取二升半,内胶,令消尽,分温三服。

附　方

千金三物黄芩汤十三

治妇人在草蓐,自发露得风,四肢苦烦热,头痛者,与小柴胡汤。头不痛,但烦者,此汤主之。

黄芩一两　苦参二两　干地黄四两

上三味,以水六升,煮取三升,温服一升。多呕下虫。

千金内补当归建中汤十四

治妇人产后虚羸不足,腹中刺痛不止,吸吸少气,或苦少腹中急,痛引腰背,不能饮食。产后一月,得服四五剂为善,令人强壮。

当归四两　桂枝三两　芍药六两　甘草二两,炙　大枣十二枚　生姜三两

上六味,以水一斗,煮取三升,温分三服,一日令尽。如大虚,加饴糖六两,汤成内之,于火上暖令饴消。若去血过多,崩伤内衄不止,加地黄六两、阿胶二两,合八味,汤成,内阿胶。若无当归,以川芎代之。若无生姜,以干姜代之。

金匮悬解卷二十二　妇人

东莱都昌黄元御解

杂病二十二章

妇人杂病,缘于脾肾寒湿,风木枯燥,淫泆而传化也。或有寒水不能生木,木郁而变热者,究竟标热而本寒。除热入血室外,余皆阳浮假热之证,未可恣用阴凉之品。末以阳虚积冷,总结妇人诸证,妊娠、产后、杂病,共计三十六证,无不皆然也。

杂病一　热入血室二十二

妇人中风,发热恶寒,经水适来,得之七八日,热除,脉迟,身凉和。胸胁满,如结胸状,谵语者,此为热入血室也。当刺期门,随其实而泻之。

此段见《伤寒·少阳篇》。妇人中风,发热恶寒,而值经水适来之时,得之七八日后,热解,脉迟,身体凉和,是当愈矣。乃胸胁胀满,如结胸之状,而作谵语者,此为热入血室,热不在外而在内也。盖少阳之经,下胸贯膈,而循胁里,经气不降,横塞胸胁,故满如结胸。相火逆升,而烁心液,故作谵语。以肝主血,心主脉,甲乙同气,君相交通,故血热而心病。当刺厥阴之期门,泻其经中之实热,以散血室之瘀蒸也。

杂病二

妇人中风,七八日续来寒热,发作有时,经水适断,此为热入血室,其血必结,故使如疟状,发作有时,小柴胡汤主之。

此段见《伤寒·少阳篇》。妇人中风,七八日后续得寒热往来,发作有时之证,而值经水适断之时者,此为热入血室,其血必当瘀结。热结血分,少阳之经气不得外达,阴阳交争,互相束闭,故使寒热如疟,发作有时也。小柴胡发少阳之经邪,热去则血可下。不下,然后用下瘀之剂也。妇人中风,而值经水适来、适断之时,当经传少阳,相火郁发,不得泄漏,邪热随经内传,必入血室。以其经脉新虚,最易受邪也。

杂病三

妇人伤寒,发热,经水适来,昼日明了,暮则谵语,如见鬼状者,此为热入血室,治之无犯胃气及上二焦,必自愈。

此段见《伤寒·少阳篇》。妇人伤寒,发热,而值经水正来之时,昼日清白明了,暮则谵语,如见鬼状者,此为热入血室。以血为阴,夜而阳气入阴,血热发作,故谵妄不明。治之勿犯中焦胃气及上焦清气,必自愈也。

杂病四

阳明病,下血谵语者,此为热入血室,但头汗出。当刺期门,随其实而泻之,濈然汗出而愈。

此段见《伤寒·阳明篇》。阳明病,下血而谵语,此为胃热入于血室。盖心藏神,而神之魂藏于血,血热魂扰,故心神昏乱,而作谵语。头为手足六阳所会,阳气上蒸,表不能闭,故头上汗出。而身无汗,热郁血分,不得外泄。宜刺厥阴之期门,以泄血热。随其实处而泄之,一得濈然汗出,则热解而病愈矣。

杂病五 半产漏下二十三

寸口脉弦而大,弦则为减,大则为芤,减则为寒,芤则为虚,寒虚相抟,此名曰革。妇人则半产漏下,旋覆花汤主之。

此段见《伤寒·脉法》及《虚劳》《吐衄》二篇。水寒木枯则脉弦,营虚卫浮则脉大,弦则阳衰而外减,大则阴衰而内芤,减则阳气不足而为寒,芤则阴血不充而为虚,寒虚相合,此名曰革,如鼓之外硬而中空也。气血虚寒,脉如皮革,妇人见此,则胎孕殒落而半产,经脉沉陷而漏下。旋覆花汤,旋覆花行血脉之瘀,葱白通经气之滞,新绛止崩而除漏也。

旋覆花汤百六十五

旋覆花三两 葱白十四茎 新绛少许

上三味,以水三升,煮取一升,顿服之(新绛,即帽帷,新染者能入白分)。

杂病六 陷经漏黑二十四

妇人陷经,漏下黑不解,胶姜汤主之。

妇人经水,温则升而赤,寒则陷而黑。血藏于肝而肝生于肾,肾寒不能生木,木郁血陷,则漏下黑色,久而不解。此以寒水之失藏,风木之善泄也。胶姜汤,阿胶滋木而息风,干姜温肝而暖血也。

胶姜汤百六十六

阿胶 干姜

原方缺载。

杂病七 经水不利二十五

妇人经水不利下,抵当汤主之。

经水不利,必有瘀血壅阻,宜抵当汤下其瘀血也。

抵当汤百六十七

水蛭三十枚,熬 虻虫三十枚,熬,去翅足 桃仁二十枚,去皮尖 大黄三两,酒浸

上四味,为末,水五升,煮取三升,去滓,温服一升。

杂病八　带下二十六

问曰:妇人年五十所,病下利数十日不止,暮即发热,少腹里急,腹满,手掌烦热,唇口干燥,何也? 师曰:此病属带下。何以故? 曾经半产,瘀血在少腹不去。何以知之? 其证唇口干燥,故知之。当以温经汤主之。

妇人年五十所,病下利,数十日不止,脾土湿陷而风木疏泄也。土湿水寒,暮而阳不内敛,是以发热。乙木郁陷,不得升达,故腹满里急。手厥阴之脉,行手掌而上中指,手少阴之脉,行手掌而走小指,下寒而君相之火不根于水,故手掌烦热。阴精脱泄,肺津枯槁,故唇口干燥。此属带下之证,以曾经半产,瘀血在少腹不去,阴精不能上济,故少阴失其闭藏,厥阴行其疏泄,下流而为带也。盖神藏于心,精藏于肾,半产之家,肾气虚寒,瘀血凝涩,结于少腹,阻隔阴阳交济之气,故阴精流溢,而为带证。《素问·骨空论》:任脉为病,男子内结七疝,女子带下瘕聚。以任者,诸阴之统任,任中阳秘,则为受妊,任脉寒冷,阴精失温,凝聚则为瘕,流溢则为带。阴精之不脱者,带脉横束,环腰如带之收引也。水寒木陷,带脉不引,故谓之带下。何以知其为带下也? 其证唇口干燥,阴精下脱而不上济,故知之也。带下之证,下寒上热,下寒故下利里急,上热故烦热干燥,此当温肾肝两经之下寒。温经汤,归、胶、芍药养血而清风,丹、桂、川芎破瘀而疏木,半夏、麦冬降逆而润燥,甘草、人参补中而培土,茱萸、干姜暖血而温经也。

温经汤百六十八

当归二两　川芎二两　芍药二两　阿胶二两　桂枝二两　丹皮二两　半夏半斤　麦冬一升,去心　人参二两　甘草二两,炙　干姜二两　茱萸三两

上十二味,以水一斗,煮取三升,分温三服。亦主妇人少腹寒,久不受胎。兼治崩中去血,或月水来过多,或至期不来。

杂病九

带下,经水不利,少腹满痛,经一月再见者,土瓜根散主之。

妇人带下,经水不利,此以血瘀而不流也。血瘀木陷,不得升达,则少腹满痛。木陷风生,经水疏泄,则一月再见。土瓜根散,桂枝、芍药达木而清风,土瓜根、䗪虫破瘀而行血也。

土瓜根散百六十九

土瓜根三分　䗪虫三分　桂枝三分　芍药三分

上四味,杵为散,酒服方寸匕,日三服。阴癀肿亦主之。

杂病十

妇人经水闭不利,脏坚癖不止,中有干血,下白物,矾石丸主之。

妇人经水闭涩不利,脏中坚癖不止,中有干血,阻阴精之上济,而下白物。血瘀因于木陷,木陷因于土湿,土湿遏抑,木气不达,故经水不利。木陷而生风,疏泄失

职,脏中精液流溢,故下白物。矾石丸,矾石收湿淫而敛精液,杏仁破滞气而消痼硬也。

矾石丸百七十

矾石三分,烧　杏仁一分

上二味,末之,炼蜜和丸如枣核大,内子脏中,剧者再内之。

杂病十一　吐涎心痞二十七

妇人吐涎沫,医反下之,心下即痞,当先治其吐涎沫,小青龙汤主之。涎沫止,乃治痞,半夏泻心汤主之。

妇人时吐涎沫,此正水气内格,肺金不降,津液凝瘀而上溢也。医下之,土败胃逆,浊气填塞,心下即痞。当先治其吐涎沫,以小青龙汤泄其积水,涎沫即止,乃治其痞。痞证浊阴痞塞,阳不根阴,二火升炎,下寒上热。半夏泻心汤,姜、甘、参、枣温补中脘之虚寒,黄芩、黄连清泄上焦之郁热,半夏降浊而消痞也。

杂病十二　脏躁悲伤二十八

妇人脏躁,悲伤欲哭,像如神灵所作,数欠伸,甘麦大枣汤主之。

肺属金,其气燥,其志悲,其声哭。妇人脏躁,则悲伤欲哭,像如神灵所作,不能自由。盖五行之气,升于九天之上,则畅遂而为喜,喜者,心之志也。陷于九地之下,则幽沦而为恐,恐者,肾之志也。方升未升,喜之未遂,则郁勃而为怒,怒者,肝之志也。方陷未陷,恐之将作,则凄凉而为悲,悲者,肺之志也。以厥阴风木之气善耗津血,风动而耗肺津,肺金枯燥,故悲伤欲哭。欠者,开口而呵气。伸者,举臂而舒筋,阴阳之相引也。日暮阳降,则生欠伸,欠伸者,阴引而下,阳引而上,未能即降也。金主降,燥金欲降而肾又引之,故数作欠伸。甘麦大枣汤,甘草培土,大枣滋乙木而息风,小麦润辛金而除燥也。

甘麦大枣汤百七十一

炙甘草三两　小麦一斤　大枣十枚

上三味,以水六升,煮取三升,分温三服。亦补脾气。

杂病十三　咽中炙脔二十九

妇人咽中如有炙脔,半夏厚朴汤主之。

湿土堙塞,浊气上逆,血肉凝涩,结而不消,则咽中如有炙脔。半夏厚朴汤,茯苓泄湿而消瘀,朴、半、姜、苏降逆而散滞也。

半夏厚朴汤百七十二

半夏一升　厚朴三两　生姜五两　干苏叶二两　茯苓四两

上五味,以水七升,煮取四升,分温四服,日三夜一服。

杂病十四　腹中疾痛三十

妇人腹中诸疾痛,当归芍药散主之(方在"虚劳")。

妇人腹中诸疾痛,无非风木之克湿土,气滞血凝之病也。当归芍药散,芎、归、芍药养肝血而行瘀,苓、泽、白术燥土气而泄湿,与妊娠之腹痛,无二法也。

杂病十五

妇人腹中痛,小建中汤主之(方在"虚劳")。

妇人腹中痛,风木之克土也。小建中汤,桂枝倍芍药而加胶饴,泄风木而滋脾精也。

杂病十六　血气刺痛三十一

妇人六十二种风,腹中血气刺痛,红蓝花酒主之。

妇人六十二种风,总因营血之瘀燥,风木之失养也。红蓝花酒,养血行瘀,以达风木也。

红蓝花酒百七十三

红蓝花一两

以酒一大升,煎减半,顿服一半。未止,再服。

杂病十七　水与血结三十二

妇人少腹满,如敦状,小便微难而不渴,生后者,此为水与血俱结在血室也。大黄甘遂汤主之。

妇人少腹胀满,其状如敦,小便微难而不渴,病在生产之后者,以水寒土湿,乙木抑遏,积水与瘀血俱结于血室,故腹满而便难也。大黄甘遂汤,阿胶清风而润木,大黄、甘遂下瘀血而行积水也。

大黄甘遂汤百七十四

大黄四两　阿胶二两　甘遂二两

上三味,以水三升,煮取一升,顿服之。其血当下。

杂病十八　转胞三十三

问曰:妇人病,饮食如故,烦热不得卧,而反倚息者,何也? 师曰:此名转胞,不得溺也。以胞系了戾,故致此病。但利小便则愈。肾气丸主之(方在"消渴")。

妇人病,饮食如故,烦热不得卧寐,而反倚物而布息者,此名转胞,不得溺也。以胞系了戾回转,故致此病。此缘土湿水寒,而木气郁燥,不能疏泄也。湿寒结滞,溺孔凝涩不开,胞满而不出,则气鼓而系转。水溺不行,浊气莫泄,肺气逆升,郁而生热,故烦热倚息,不得眠卧。病不在胃,是以饮食如故。肾气丸,苓、泽泻水而燥湿,丹、桂疏木而达郁,地黄清风而润燥,附子暖肾而消瘀,山萸、薯蓣敛肝气而摄水也。

杂病十九　阴吹三十四

胃气下泄,阴吹而正喧,此谷气之实也。猪膏发煎导之(方在"黄疸")。

胃中浊气下泄,前阴气吹而喧鸣,此谷气之实,后窍结塞而不通也。猪膏发煎,猪膏、乱发利水而滑大肠,泄湿而通膀胱也。

杂病二十　阴寒三十五

妇人阴寒,温阴中坐药,蛇床子散主之。

妇人阴中寒冷,肾肝之阳虚也。宜以坐药,温其阴中。蛇床子散,去寒湿而暖水木也。

蛇床子散百七十五

蛇床子

上一味,末之,以白粉少许,和合相得,如枣大,绵裹内之,自然温。

杂病二十一　阴疮三十六

妇人妊娠、产后、杂病,共计三十六证。

少阴脉滑而数者,阴中即生疮。阴中蚀疮烂者,狼牙汤洗之。

手少阴脉动神门(在小指后,掌下高骨间),足少阴脉动太溪(在足内踝后)。此少阴脉,即尺中也。尺脉滑而数者,水寒土湿,生气不遂,木郁于水,而生下热也。前阴者,肾肝之所司,木郁下热,阴中即生疮。阴中疮蚀肌肉而溃烂者,狼牙汤洗之,泄其湿热也。

狼牙汤百七十六

狼牙三两

以水四升,煮取半升,以绵缠箸如茧,浸汤,沥阴中,日四遍。

杂病二十二

妇人之病,因虚积冷结气,为诸经水断绝。至有历年,血寒积结胞门。寒伤经络,凝坚在上,呕吐涎唾,久成肺痈,形体损分。在中盘结,绕脐寒疝,或两胁疼痛,与脏相连。或结热于中,痛在关元,脉数无疮,肌若鱼鳞,时着男子,非止女身。在下为多,经候不匀,令阴掣痛,少腹恶寒,或引腰脊,下根气街,气冲急痛,膝胫疼烦,奄忽眩冒,状如厥癫,或有忧惨,悲伤多嗔,此皆带下,非有鬼神。久则羸瘦,脉虚多寒。三十六病,千变万端。审脉阴阳,虚实紧弦,行其针药,治危得安。其虽同病,脉各异源。子当辨记,勿谓不然。

妇人之病,因于脾肾阳虚,积冷结气,隧道阻塞,血瘀木陷,为诸经行断绝,不复流行。至有历年,血寒积结胞门,痞硬不消,此癥瘕之在下者。若寒伤经络,血脉结涩,则凝坚在上,壅其相火,逆刑辛金,呕吐涎唾,久成肺痈,肌肉消减,形体损分,此癥瘕之在上者。若在中盘结,绕脐寒疝作痛,或两胁疼痛,内与脏气相连,此癥瘕之在中而纯寒者。或结热于中,痛在脐下关元,脉数无疮,肌肤甲错,枯若鱼鳞,热结于内,男女交合,热淫传染,时着男子,非止但在女身,此癥瘕之在中而变热者。凡此诸病,起于肝肾,在下为多,往往经候参差,迟速不匀。或令阴器掣痛,少腹恶寒。或痛引腰脊,下根气街(气街,足阳明之动脉,在腿腹之交,又名气冲),气街急痛,膝胫疼烦,奄忽眩冒,状如厥癫之疾,狂惑不清。或有忧惨,悲伤而多怒嗔。此皆带下之病使然,非鬼神之凭附也。盖上、中、下三部,一有气血寒凝,则阻格阴精上济之路,下流而为带下。血结精流,筋脉枯槁,木气不舒,故掣引作痛,悦怒乖常。久则身体羸瘦,脉虚多寒,而成劳伤不起之证。妇人妊娠、产后、杂病,共计三十六病,悉因此生,及其病成,则千变万端,不可胜数。医家于此,审脉之阴阳,虚实紧弦,行其针药,于以治危得安。其虽同为一病,而人之强弱不一,是以脉之阴阳,各异源流。子当辨记此说,勿谓不然。此穷妊娠、产后、杂病之源,而总结之也。